Vía Aérea en Emergencias

Vía Aérea en Emergencias

Secretos y desafíos

Sociedad Argentina de Emergencias (SAE)

DIRECTORES

Edgardo Jorge Menéndez

Profesor de Medicina, Universidad del Salvador
Especialista en Medicina Interna y en Emergentología
Fellow de la *International Federation for Emergency Medicine* (IFEM)
Fellow de la Asociación Brasilera de Medicina de Emergencias (ABRAMEDE)
Jefe de la Unidad de Emergencias del Hospital Churruca Visca
Director del Programa de Residencia de Emergentología del Hospital Churruca Visca
Director de la Carrera de Especialista en Emergentología de la Universidad de Buenos Aires (UBA, Sede Churruca)
Director de la Carrera de Especialista en Emergentología de la Sociedad Argentina de Emergencias (SAE)
Miembro de la Junta Directiva de la Federación Internacional de Medicina de Emergencias (IFEM)
Director Académico de la Federación Latinoamericana de Medicina de Emergencia (FLAME)
Expresidente de la Federación Latinoamericana de Medicina de Emergencia (FLAME)
Expresidente y Miembro Fundador de la Sociedad Argentina de Emergencias (SAE)

Guillermo Jesús Mauro

Médico Especialista en Emergencias y Terapia Intensiva
Secretario Científico de la Comisión Directiva de la Sociedad Argentina de Emergencias (SAE)
Coordinador Docente de la Residencia de Emergencias, Hospital San Martín
Director del Programa de Actualización Continua en Emergencias PROEME
Miembro del Comité de Vía aérea de SAE
Médico del Servicio de Emergencias, Hospital San Martín, La Plata, Buenos Aires, Argentina

Nicolás R. Pereyra Díaz

Médico Especialista Jerarquizado en Medicina General y Familiar
Miembro del Comité de Vía Aérea de la Sociedad Argentina de Emergencias (SAE)
Coordinador de la Sede Olavarría, Carrera de Especialista de Emergentología, SAE
Jefe de Trabajos Prácticos e Instructor en Simulación, Facultad de Ciencias de la Salud, Universidad Nacional del Centro de la Provincia de Buenos Aires (UNICEN), Tandil, Buenos Aires
Médico del Servicio y Exjefe del Servicio de Emergencias
Director Asociado, Hospital Héctor Cura, Olavarría, Buenos Aires, Argentina

70 AÑOS | EDITORIAL MEDICA panamericana

Desde 1953 formando Profesionales de la Salud

Buenos Aires - Bogotá - Madrid - México
www.medicapanamericana.com

ISBN: 978-950-06-9725-5 - Libro + Versión electrónica
ISBN 978-950-06-9724-8 - Versión electrónica

Sociedad Argentina de Emergencias
Vía Aérea en Emergencias : secretos y desafíos ; Director Edgardo Jorge Menéndez; Guillermo Mauro; Nicolás Pereyra Díaz. - 1a ed. - Ciudad Autónoma de Buenos Aires : Médica Panamericana, 2024.
352 p. + Videos¡; 25 x 17 cm.

ISBN 978-950-06-9725-5

1. Medicina de Emergencia. I. Menéndez, Edgardo Jorge, dir. II. Mauro, Guillermo, dir. III. Pereyra Díaz, Nicolás, dir.
CDD 617.1026

Hecho el depósito que dispone la ley 11.723.

Av. Maipú 1300, CP C1006ACT, Ciudad Autónoma de Buenos Aires, Argentina
Esta edición se terminó de imprimir en Latingráfica Rocamora 4161, Ciudad de Buenos Aires, Argentina en el mes de febrero de 2024

IMPRESO EN LA ARGENTINA

Los editores han hecho todos los esfuerzos para localizar a los poseedores del copyright del material fuente utilizado. Si inadvertidamente hubieran omitido alguno, con gusto harán los arreglos necesarios en la primera oportunidad que se les presente para tal fin.

Gracias por comprar el original.
Este libro es el fruto del esfuerzo de profesionales que, con su dedicación en el arte y la ciencia de curar o enseñar, han encontrado tiempo para escribir esta obra. Respetar la propiedad intelectual es evitar reproducir, descargar, distribuir o compartir estos contenidos a través de cualquier medio sin el permiso del autor y del editor.

Las ciencias de la salud están en permanente cambio. A medida que las nuevas investigaciones y la experiencia clínica amplían nuestro conocimiento, se requieren modificaciones en las modalidades terapéuticas y en los tratamientos farmacológicos. Los autores de esta obra han verificado toda la información con fuentes confiables para asegurarse de que ésta sea completa y acorde con los estándares aceptados en el momento de la publicación. Sin embargo, en vista de la posibilidad de un error humano o de cambios en las ciencias de la salud, ni los autores, ni la editorial o cualquier otra persona implicada en la preparación o la publicación de este trabajo, garantizan que la totalidad de la información aquí contenida sea exacta o completa y no se responsabilizan por errores u omisiones o por los resultados obtenidos del uso de esta información. Se aconseja a los lectores confirmarla con otras fuentes. Por ejemplo, y en particular, se recomienda a los lectores revisar el prospecto de cada fármaco que planean administrar para cerciorarse de que la información contenida en este libro sea correcta y que no se hayan producido cambios en las dosis sugeridas o en las contraindicaciones para su administración. Esta recomendación cobra especial importancia con relación a fármacos nuevos o de uso infrecuente.

Ilustración de tapa: Anesthesiologist performs intubation (Faustasyan). Imagen de Adobe Stock®

EDITORIAL MEDICA panamericana

Visite nuestra página web:
http://www.medicapanamericana.com

ARGENTINA
Av. Maipú 1300, CP C1006ACT,
Ciudad Autónoma de Buenos Aires.
e-mail: info@medicapanamericana.com

COLOMBIA
Carrera 7a A Nº 69-19 - Bogotá D.C., Colombia
Tel.: (57-1) 345-4508 / 314-5014 /
Fax: (57-1) 314-5015 / 345-0019
e-mail: infomp@medicapanamericana.com.co

ESPAÑA
Calle Sauceda 10, 5a planta (28050) - Madrid, España
Tel.: (34-91) 1317800 / Fax: (34-91) 4570919
e-mail: info@medicapanamericana.es

MÉXICO
Av. Miguel de Cervantes Saavedra Nº 233 piso 8,
Oficina 801
Colonia Granada, Delegación Miguel Hidalgo -
C.P. 11520 - México, Distrito Federal
Tel.: (52-55) 5250-0664 / 5262-9470 /
Fax: (52-55) 2624-2827
e-mail: infomp@medicapanamericana.com.mx

Colaboradores

Santiago Tomás Benítez
Médico Especialista en Emergencias
Coordinador Médico del Servicio de Emergencias, Hospital Cuenca Alta, Cañuelas, Buenos Aires, Argentina
Miembro del Comité de Vía Aérea de la Sociedad Argentina de Emergencias (SAE)

Kevin Eduardo Bleuer
Médico Especialidad en Medicina General-familiar y Emergencias
Miembro del Comité de Vía Aérea de la Sociedad Argentina de Emergencias (SAE)
Instructor de Emergencias de la Residencia de Medicina General-familiar
Médico Aeroevacuador
Exjefe del Departamento de Emergencias Zona Sur, Hospital Regional de Ushuaia (HRU), Ushuaia, Tierra del Fuego, Argentina
Director de Emergencias de la Provincia de Tierra del Fuego

Mauro Javier Bosso
Licenciado Kinesiólogo Fisiatra
Especialista en Cuidados Respiratorios, Sociedad Argentina de Terapia Intensiva (SATI)
Miembro del Comité de Kinsiología Intensivista de la SATI
Jefe de Kinesiología Respiratoria, Grupo Santa Catalina
Kinesiólogo de Guardia, Hospital de Agudos Dr. Ignacio Pirovano, Ciudad Autónoma de Buenos Aires, Argentina

Lucía Brignone
Médica Especialista en Clínica Médica y Emergentología
Miembro del Comité de Vía Aérea de la Sociedad Argentina de Emergencias (SAE)
Miembro del Planta del Servicio de Emergencias, Hospital Durand, Ciudad Autónoma de Buenos Aires, Argentina

Lorena Natalia Cabillón
Médica Especialista en Emergencias
Miembro Titular de la Sociedad Argentina de Emergencias (SAE)
Miembro Titular de la Sociedad Argentina de Medicina y Cirugía del Trauma (SAMCT)
Miembro Adherente de la Sociedad Argentina de Terapia Intensiva (SATI)
Referente Disciplinar de Emergentología y Terapia Intensiva, Comisión de Gestión de Residencias de la Escuela de Gobierno en Salud Floreal Ferrara, Ministerio de Salud, Provincia de Buenos Aires, Argentina
Médica de Planta Permanente Emergentóloga, Hospital San Martín
Jefa de la Unidad de Procuración de Órganos y Tejidos, Servicio de Emergencias, Hospital San Martín, La Plata, Buenos Aires, Argentina

Juan Ignacio Casadei
Médico Especialista en Emergencias
Director del Comité de Trauma de la Sociedad Argentina de Emergencias (SAE)
Instructor PHTLS/NAEMT
Médico Coordinador de UTI, Hospital Zonal Alvear, Comodoro Rivadavia, Santa Cruz, Argentina

Rogelio Cioffi
Médico Especialista en Medicina Interna y Emergencias
Miembro de la Comisión Directiva de la Sociedad Argentina de Emergencias (SAE)
Miembro del Comité de Vía Aérea de la SAE
Médico de Planta, Unidad de Emergencias, Hospital Fernández, Ciudad Autónoma de Buenos Aires, Argentina

Raffo Escalante-Kanashiro
Especialista en Pediatría y Cuidados Intensivos Pediátricos, Unidad de Cuidados Intensivos, Instituto Nacional de Salud del Niño (INSN), Breña, Perú
Docente de la Escuela de Medicina, Universidad Peruana de Ciencias Aplicadas, Universidad Nacional Federico Villarreal, Perú
Miembro del Comité Asesor Permanente de Investigación e Innovación, Colegio Médico de Perú
Jefe Oficina de Gestión de la Calidad, INSN
Integrante del Comité Institucional de Ética en Investigación del INSN y del Comité Nacional Transitorio de Ética en Investigación sobre covid-19, Instituto Nacional de Salud, Perú

Gonzalo Figueroa
Médico Especialista en Medicina Interna y Emergencias
Director del Comité de Vía Aérea Argentina de Emergencias (SAE)
Médico de Emergencias, Hospital Dr. Ignacio Pirovano, Ciudad Autónoma de Buenos Aires, Argentina

Juan Cruz Franzoia Hernández
Médico Residente de Cirugía General, Hospital San Martín, La Plata, Buenos Aires, Argentina
Ayudante rentado simple, Cátedra de Anatomía B, Departamento de Ciencias Morfológicas, Facultad de Ciencias Médicas, Universidad Nacional de La Plata (UNLP), La Plata, Buenos Aires, Argentina

Nazareno Galvalisi

Médico Especialista en Emergentología
Especialista en Medicina Interna
Diplomado en Bioética
Miembro de la Comisión Directiva de la Sociedad Argentina de Emergencias (SAE)
Miembro del Comité de Bioética del Sanatorio Finochietto
Jefe Servicio de Emergencias, Sanatorio Finochietto, Ciudad Autónoma de Buenos Aires, Argentina

Nicolás Conrado Garelli Melero

Médico Especialista en Medicina Interna y Emergencias
Secretario del Comité de Vía Aérea de la Sociedad Argentina de Emergencias (SAE)
Médico del Servicio de Emergencias, Sanatorio Franchini, Ciudad Autónoma de Buenos Aires, Argentina

Carlos Bibiano Guillén

Profesor Asociado de Ciencias de la Salud, Facultad de Medicina, Universidad Complutense de Madrid
Coordinador de Transformación Digital y Coordinador de Urgencias y Unidad Hospitalización a Domicilio, Hospital Universitario Infanta Leonor, Madrid, España

Agustín Julián-Jiménez

Sociedad Española de Medicina de Urgencias y Emergencias (SEMES)
Coordinador del Grupo de trabajo Latinoamericano para la mejora atención del paciente con infección en Urgencias (GT-LATINFURG)
Profesor Asociado de Medicina, Universidad de Castilla, La Mancha
Médico del Servicio de Urgencias, Jefe de Estudios de Residentes, Coordinador de Docencia, Formación, Investigación y Calidad, Complejo Hospitalario Universitario de Toledo, Toledo, España

Marcos José Las Heras

Médico Especialista en Terapia Intensiva y Neumonología
Miembro de la Asociación Argentina de Broncoesofagología (AABE)
Miembro de la Asociación Argentina de Medicina Respiratoria (Sección broncoscopia)
Certified Bronchoscopy Instructor for the bronchoscopy education project program, The World Association for Bronchology and Interventional Pulmonology (WABIP)
Médico, Hospital Italiano de Buenos Aires, Ciudad Autónoma de Buenos Aires

Pablo Daniel Luchini

Médico Especialista en Emergencias, Medicina General
Miembro del Comité de Vía Aérea de la Sociedad Argentina de Emergencias (SAE)
Médico del Servicio de Emergencias, Hospital Héctor Cura, Olavarría, Buenos Aires, Argentina

Eduardo Gastón Mauro

Odontólogo
Especialista en Cirugía y Traumatología Bucomaxilofacial
Codirector del curso "Cirugía y Traumatología Bucomaxilofacial de menor y mediana complejidad", Hospital San Martín-Ministerio de Salud de la Provincia de Buenos Aires
Codictante de curso "Cirugía y Traumatología Bucomaxilofacial", Sociedad Odontológica de La Plata
Cirujano Maxilofacial, Servicio de Odontología, Hospital San Martín, La Plata, Buenos Aires, Argentina

Guillermo Jesús Mauro

Médico Especialista en Emergencias y Terapia Intensiva
Secretario Científico de la Comisión Directiva de la Sociedad Argentina de Emergencias (SAE)
Coordinador Docente de la Residencia de Emergencias, Hospital San Martín
Director del Programa de Actualización Continua en Emergencias PROEME
Miembro del Comité de Vía aérea de SAE
Médico del Servicio de Emergencias, Hospital San Martín, La Plata, Buenos Aires, Argentina

Edgardo Jorge Menéndez

Profesor de Medicina, Universidad del Salvador
Especialista en Medicina Interna y en Emergentología
Fellow de la *International Federation for Emergency Medicine* (IFEM)
Fellow de la Asociación Brasilera de Medicina de Emergencias (ABRAMEDE)
Jefe de la Unidad de Emergencias del Hospital Churruca Visca
Director del Programa de Residencia de Emergentología del Hospital Churruca Visca
Director de la Carrera de Especialista en Emergentología de la Universidad de Buenos Aires (UBA, Sede Churruca)
Director de la Carrera de Especialista en Emergentología de la Sociedad Argentina de Emergencias (SAE)
Miembro de la Junta Directiva de la Federación Internacional de Medicina de Emergencias (IFEM)
Director Académico de la Federación Latinoamericana de Medicina de Emergencia (FLAME)
Expresidente de la Federación Latinoamericana de Medicina de Emergencia (FLAME)
Expresidente y Miembro Fundador de la Sociedad Argentina de Emergencias (SAE)

María Mir Montero

Profesora Asociada de Ciencias de la Salud, Facultad de Medicina, Universidad Complutense de Madrid
Jefa de Sección de Urgencias y Hospitalización a Domicilio, Hospital Universitario Infanta Leonor, Madrid, España

Sabrina Mogliani

Médica Especialista en Emergencias
Miembro del Comité de Vía Aérea de la Sociedad Argentina de Emergencias (SAE)
Coordinadora Médica del Servicio de Emergencias, Hospital Cuenca Alta, Cañuelas, Buenos Aires, Argentina

Javier E. Ordóñez Gonzáles

Médico Especialista en Terapia Intensiva y Emergentología
Jefe de Trabajos Prácticos, Cátedra de Emergentología I y II, Facultad de Medicina, Universidad de San Pablo-T (USPT), San Miguel de Tucumán, Tucumán, Argentina
Miembro de la Sociedad Argentina de Simulación (SASIM), Instructor de Simulación Clínica
Docente Autorizado en el Comité de Docencia e Investigación, Dirección de Emergencias Sanitarias de Tucumán
Miembro del Comité de Vía Aérea de la Sociedad Argentina de Emergencias (SAE)
Médico de Terapia Intensiva, Sanatorio 9 de Julio, San Miguel de Tucumán, Tucumán, Argentina

Rodrigo Pacheco Puig

Jefe de Unidad del Servicio de Urgencias, Hospital Universitario 12 de Octubre, Madrid, España

Helio Penna Guimarães

Médico Especialista en Emergencias y Cuidados Críticos
Presidente de la Asociación Brasilera de Medicina de Emergencias (ABRAMEDE)
Profesor Afiliado, Departamento de Medicina, Universidad Federal de São Paulo (UNIFESP-EP)
Profesor Titular de la Disciplina de Medicina de Emergencia, *Centro Universitário São Camilo* (CUSC-SP)
Médico do Departamento de Pacientes Graves, Hospital Israelita Albert Einstein, São Paulo, Brasil

Nicolás R. Pereyra Díaz

Médico Especialista Jerarquizado en Medicina General y Familiar
Miembro del Comité de Vía Aérea de la Sociedad Argentina de Emergencias (SAE)
Coordinador de la Sede Olavarría, Carrera de Especialista de Emergentología, SAE
Jefe de Trabajos Prácticos e Instructor en Simulación, Facultad de Ciencias de la Salud, Universidad Nacional del Centro de la Provincia de Buenos Aires (UNICEN), Tandil, Buenos Aires
Médico del Servicio y Exjefe del Servicio de Emergencias
Director Asociado, Hospital Héctor Cura, Olavarría, Buenos Aires, Argentina

Agustina G. Piñeiro

Médica Especialista en Emergentología y Ultrasonografía en emergencias
Miembro Titular y de la Comisión Directiva de la Sociedad Argentina de Emergencias (SAE)
Médica del Servicio de Emergencias, Sanatorio Trinidad Ramos Mejía, Ramos Mejía
Médica del Servicio de Ecografía, Hospital Municipal Pte. Derqui, Derqui, Buenos Aires, Argentina

Pascual Piñera Salmerón

Doctor en Medicina
Académico Correspondiente de la Real Academia de Medicina y Cirugía de Murcia
Vicepresidente de la Sociedad Española de Medicina de Urgencias y Emergencias (SEMES)
Jefe de Servicio de Urgencias del Hospital General Universitario Reina Sofía, Murcia, España

Miguel Alberto Ritacca

Médico Generalista con posgrado en Emergentología
Exinstructor de la Residencia de Medicina General zona metropolitana, Neuquén
Exjefe de Guardia del sector Emergencias, Hospital Horacio Heller
Excoordinador del Servicio de Medicina General, Hospital Horacio Heller
Exjefe de Medicina General, Hospital Plottier, Neuquén
Exdocente de Semiología Clínica, Hospital Clemente Álvarez, Rosario, Santa Fe
Médico de Planta del sector Emergencias, Hospital Horacio Heller, Neuquén, Argentina

Beatriz Rodríguez Rodríguez
Miembro del Grupo de Insuficiencia Cardíaca Aguda (ICA), Sociedad Española de Medicina de Urgencias y Emergencias (SEMES), Hospital Universitario Infanta Leonor, Vallecas, Madrid, España

Amanda Elisabet Roldán
Médica
Jefa de Residentes, Residencia de Emergencias, Hospital San Martín, La Plata, Buenos Aires, Argentina

Luis Daniel Sánchez Arreola
Especialista en Medicina de Emergencia
Profesor Titular de Medicina de Emergencia y Jefe de Urgencias, Secretaría de Salud, Ciudad de México
Maestría en Administración de Instituciones de Salud y Gestión de Servicios de Salud, Ciudad de México, México
Presidente de la Sociedad Mexicana de Medicina de Emergencia

César Martín Santos
Médico Especialista en Pediatría y Emergentología Pediátrica
Socio Fundador de la Sociedad Latinoamericana de Emergencias Pediátricas
Miembro del Comité de Emergencias y Cuidados Críticos de la Sociedad Argentina de Pediatría (SAP)
Miembro del Comité de Vía Aérea de la Sociedad Argentina de Emergencias (SAE)
Médico de Planta, Servicio de Emergencias, Hospital Salaberry, Victoria, Entre Ríos, Argentina

Mercedes Constanza Soler
Médica Especialista en Emergencias y Terapia Intensiva
Miembro del Comité de Vía Aérea y de Neuroemergencias de la Sociedad Argentina de Emergencias (SAE)
Médica de Planta del Servicio de Emergencias, Hospital San Martín, La Plata, Buenos Aires
Médica del Servicio de Admisión del Paciente Crítico, Hospital de Alta Complejidad El Cruce-SAMIC, Florencio Varela, Buenos Aires, Argentina

Matías Tonnelier
Médico, Universidad de Buenos Aires (UBA)
Especialista en Terapia Intensiva, Sociedad Argentina de Terapia Intensiva (SATI)
Diplomado en Medicina Intensiva, Pontificia Universidad Católica de Chile
Instructor ACLS AHA
Miembro del Comité de Vía Aérea de la Sociedad Argentina de Emergencias (SAE)
Médico de Planta, UTI, CMIC, Neuquén, Argentina

Marisol Vilca
Jefa de Residentes, Residencia de Emergencias, Hospital San Martín, La Plata, Buenos Aires, Argentina
Miembro del Comité de Neuroemergencias de la Sociedad Argentina de Emergencias (SAE)
Directora del Capítulo de Residentes de la SAE

Presentación

Nos encontramos ante una obra muy completa sobre una de las tareas más complejas que enfrenta el médico de emergencias, que es la de "asegurar la vía aérea".

Esta edición abarca, de manera brillante, este proceso en el paciente crítico en emergencias, y plantea tres momentos claramente definidos en los capítulos.

En primer lugar, analiza la estrategia que comienza mucho antes de la preparación de la mesa de intubación, en el momento mismo que el médico de emergencias empieza la evaluación de un paciente y se plantea el éxito/fracaso del procedimiento. Enseña que la actividad no termina cuando el tubo pasa a través de la laringe, como siempre nos han dicho, sino en el momento de adecuar al paciente con la mejor estrategia ventilatoria ante una insuficiencia respiratoria o la protección de la vía aérea, como se explora en la tercera parte.

Asimismo, el libro trata una serie de temas que no suelen encontrarse en los tratados comunes, como el estrés que conlleva la situación crítica de un paciente que era desconocido minutos antes y su manejo. Se detallan las etapas necesarias para un entrenamiento adecuado, el mejor método de aprendizaje y la adquisición de habilidades, basado en los últimos avances científicos.

Sin duda, esta obra marcara un antes y un después en nuestra visión y aprendizaje del manejo de la vía aérea. Aportará destrezas vitales al profesional médico y, lo más importante, mejorará los resultados en los pacientes. Después de todo, ese es nuestro mayor propósito como médicos: cuidar y salvar vidas.

Felicitaciones a los autores por esta contribución invaluable a la Medicina de Emergencias.

Marcelo R. Rodríguez
Médico Especialista en Emergencias
Presidente de la Sociedad Argentina de Emergencias (SAE)

Prólogo

La respiración es vida

Inventos e innovaciones

No es necesario tener conocimientos profundos de anatomía y fisiología para reconocer la importancia de la respiración para preservar la vida. Ya en el 2000 a. C., en la India, y en el 1500 a. C., en Egipto, se practicaba la traqueotomía para abrir las vías aéreas. Se dice que Alejandro Magno (356-323 a. C.) realizó una traqueotomía para salvar la vida de un soldado que se había ahogado con un hueso. Galeno (129-199 d. C.) infló pulmones de animales y demostró que insuflar aire hacía que el tórax se elevara.

Después hubo una prolongada quietud en cuanto al manejo de la vía aérea hasta fines del siglo XVIII. La intubación y la traqueotomía eran conocidas, pero se consideraban procedimientos brutales y los médicos temían realizarlos. Sin embargo, en 1788, Charles Kite insertó tubos endotraqueales nasales u orales en víctimas de ahogamiento, cuya técnica podría describirse de la siguiente manera: *lleve la lengua hacia delante para elevar la epiglotis, después inserte en la glotis un tubo acodado similar a un catéter empleado en varones, conéctelo a un tubo para soplar y ¡respire a través de él!*

En 1833, durante una epidemia de difteria, Trousseau realizó traqueotomías exitosas en 200 pacientes.

Muchos médicos allanaron el camino de los avances que condujeron al desarrollo de la intubación endotraqueal y las habilidades requeridas para la traqueotomía (cricotiroidotomía), las cuales aplicamos y enseñamos hoy como profesionales dedicados a la atención de emergencias. Hacia el año 1900, Rosenberg y Kuhn empleaban cocaína para prevenir el reflejo de la tos durante la intubación. Jackson, Miller, Magill y Macintosh desarrollaron herramientas para la laringoscopia directa. Alrededor del año 1942 se utilizaba curare para la relajación durante la intubación.

El concepto de secuencia rápida de intubación fue descrito por primera vez en 1970 por los doctores William Stept y Peter Safar. Si bien en la actualidad tiene algunas modificaciones, la técnica es básicamente la misma. Cuando el doctor Archie Brain fue aceptado en Oxford, en anestesiología, le dieron un antiguo laboratorio lleno de equipos descartados e inútiles, ¡y en 1981 "inventó" la máscara laríngea!

Aplicación

Pero los inventos y las innovaciones son solo una parte de nuestra historia. Así como la innovación no puede ocurrir sin inventos, tampoco es posible mejorar la salud de los individuos o la sociedad sin una aplicación adecuada y generalizada.

Vía Aérea en Emergencias. Secretos y desafíos es una obra excelente y un paso necesario y relevante para la aplicación y práctica de destrezas para el manejo de la vía aérea en situaciones de emergencia. Desde la decisión de intubar (o de no hacerlo), el texto indica al lector los instrumentos y medicamentos requeridos, las técnicas expertas y eficaces, los cuidados posintubación y conceptos éticos. Es especialmente bienvenida la sección dedicada a situaciones específicas y poblaciones especiales.

Este libro tendrá un impacto muy favorable en instituciones, departamentos de urgencias y en médicos clínicos, residentes y estudiantes de medicina, quienes se enfrentarán a emergencias de la vía aérea en diversas situaciones de manera inevitable. En las instituciones y los departamentos de urgencias se comprenderá la importancia del tiempo dedicado a la enseñanza y al aprendizaje en simulaciones y prácticas. Allí deberán proporcionar las herramientas necesarias para una atención eficiente y adecuada en cuanto a relación costo-eficacia.

Los clínicos, residentes y estudiantes que atiendan emergencias de la vía aérea dispondrán, con esta guía, de la mejor información y las técnicas de práctica clínica actuales. *Vía Aérea en Emergencias* proporcionará al lector lo necesario para profundizar y ampliar su aprendizaje, dominio y preservación de los conceptos clave que las situaciones de emergencias en la vía aérea requieren.

Qasim Z, Perrone J, Delgado K. The value of not intubating comatose patients with acute poisoning. JAMA 2023;330(23):2253-4

Stept WJ, Safar P. Rapid induction-intubation for prevention of gastric-content aspiration. AnesthAnalg 1970;49(4): 633-6.

Szmuk P, Ezri T, Evron S, et al. A brief history of tracheostomy and tracheal intubation, from the Bronze Age to the Space Age. Intensive Care Med 2008;34:222-8.

Judith E. Tintinalli MD MS

Profesora y Presidente Emérita, Departamento de Medicina de Urgencias, *University of North Carolina, Chapel Hill, NC, Estados Unidos*

Diciembre de 2023

Prefacio

El manejo de la vía aérea en la emergencia es una de las pocas situaciones del ejercicio de la medicina que requiere la toma de decisiones rápidas y precisas sobre pacientes críticamente enfermos que pueden perder la vida en pocos minutos. La gran mayoría de las veces no se cuenta con tiempo para recurrir a la ayuda de otro profesional con mayor experiencia y se requiere un profundo conocimiento teórico y entrenada destreza manual individual en el uso de los diferentes dispositivos. En aquellas circunstancias, donde el plan original no resulta como fue planeado, se magnifica la importancia del liderazgo, el adecuado trabajo en equipo, el manejo de la comunicación efectiva y el uso de planes alternativos, todas habilidades que también deben entrenarse.

El manejo de la vía aérea en emergencias se diferencia del manejo que se realiza en otras áreas de cuidado. Los pacientes de los Departamentos de Emergencias (DE) suelen no ser conocidos previamente por el equipo, presentan comorbilidades, padecen de alguna alteración cardiorrespiratoria y, con frecuencia, no se encuentran en ayuno. A su vez, suele ser complejo realizar una evaluación de los predictores de vía aérea difícil por la falta de colaboración debido al estado crítico que presenta.

El objetivo de este manual es proponer una hoja de ruta sobre el abordaje de la vía aérea en emergencias escrita por médicos especialistas en Medicina de Emergencias para médicos que asistan pacientes, tanto en el ámbito hospitalario como extrahospitalario. Si bien el punto crítico es la correcta colocación del tubo en la tráquea, el procedimiento debe realizarse en un contexto de máxima seguridad para el paciente, manteniendo una adecuada oxigenación-ventilación y una estabilidad hemodinámica periprocedimiento. A fines prácticos, esta hoja de ruta se divide en "**los tres momentos fundamentales de la vía aérea**":

- **El primer momento, o preintubación**, aborda todo lo relacionado con la preparación del operador y el equipo de trabajo (factores humanos y preparación), así como también del paciente (preoxigenación, reanimación hemodinámica previa a la intubación). Incluye capítulos importantes, como la anatomía de la vía aérea, indicaciones de intubación, evaluación de la vía aérea difícil y farmacología aplicada.

- **El segundo momento, o intubación propiamente dicha**, profundiza sobre la laringoscopia directa, videolaringoscopia e intubación endotraqueal y la fibrobroncoscopia, así como también los métodos de rescate ante la falla de la intubación: dispositivos supraglóticos, vía aérea anterior del cuello (cricotirotomía).

- **El tercer momento, o posintubación**, corresponde a los capítulos fundamentales, como la ventilación mecánica en las primeras horas, la reanimación posterior a la intubación, la analgesia y sedación, la utilidad de la ultrasonografía y la ventilación mecánica no invasiva.

Se incluye también en este manual un apartado especial que corresponde al manejo de la vía aérea en pacientes pediátricos, y otro de importancia crítica, que es el manejo de la vía aérea en situaciones especiales: pacientes politraumatizados, embarazadas e individuos con obesidad.

Agradecemos a la Sociedad Argentina de Emergencias (SAE) por brindarnos un espacio de reflexión que ha sido el disparador de esta obra, a los colegas que no están presentes como autores del libro, pero que brindaron su tiempo para que la obra salga a la luz, y principalmente a nuestras familias y las de todos los autores que nos acompañaron y apoyaron.

Los directores de este manual esperamos que sea de utilidad para el lector y brinde herramientas para optimizar la práctica cotidiana en los Departamentos de Emergencias.

Como material adicional, la obra incluye el acceso a numerosos videos que complementan los procedimientos explicados en el texto, los cuales serán de gran utilidad y facilitarán la comprensión y el conocimiento práctico de los temas tratados.

Los directores

Índice

Abreviaturas de uso frecuente en vía aérea

$A\text{-}aO_2$	gradiente o diferencia alvéolo-arterial de oxígeno
Ach	acetilcolina
ACHE	acetilcolinesterasa
ACV	ataque (accidente) cerebrovascular
ATM	articulación temporomandibular
ATP	adenosina trifosfato
AVM	asistencia ventilatoria mecánica
AVP	acceso venoso periférico
BNM	bloqueante neuromuscular
BNMD	bloqueante neuromuscular despolarizante
BNMND	bloqueante neuromuscular no despolarizante
CAFO	cánulas de alto flujo de oxígeno
CaO_2	contenido de oxígeno en sangre arterial
$CMRO_2$	tasa metabólica cerebral de oxígeno
CNAF	cánula nasal de alto flujo
CPAP	presión positiva continua en la vía aérea
CPP	presión de perfusión cerebral
CRF	capacidad funcional residual
CRF	capacidad residual funcional
CVAFF	control de vía aérea facilitada con fármacos
CVC	acceso (catéter) venoso central
DBVM	dispositivo de bolsa-válvula-máscara
DE	departamento de emergencias
DO_2	aporte de oxígeno a los tejidos
DP	delta de presión (*driving pressure*)
DSI	secuencia de intubación retardada
EAB	estado ácido-base
EAP	edema agudo de pulmón
EES	esfínter esofágico superior
EPAP	presión espiratoria en la vía aérea
EPOC	enfermedad pulmonar obstructiva crónica
FONA	vía aérea por acceso anterior del cuello (*front of neck airway*)/ cricotiroidotomía
FPS	éxito en la intubación del primer intento (*first-pass success*)
FSC	flujo sanguíneo cerebral
GAB	gasometría arterial basal
GC	gasto cardíaco
GCS	Escala de Coma de Glasgow
HM	hipertermia maligna

IFS	intubación facilitada con sedación
IOT	intubación orotraqueal
IPAP	presión inspiratoria en la vía aérea
IR	insuficiencia respiratoria
IRA	insuficiencia respiratoria aguda
IRC	insuficiencia respiratoria crónica
IRCA	insuficiencia respiratoria crónica reagudizada
IS	insuficiencia suprarrenal
LD	laringoscopia directa
ML	máscara laríngea
NINO	no es posible intubar ni oxigenar
OCD	oxigenoterapia crónica domiciliaria
OCNAF	oxigenoterapia con cánula nasal de alto flujo
PAFI	índice de presión arterial de oxígeno/fracción inspirada de oxígeno
PCV	ventilación controlada por presión
PEEP	presión positiva al final de la espiración
PIC	presión intracraneal
Ppl	presión meseta o *plateau*
PS	presión de soporte
PSV	ventilación con presión de soporte
RVP	resistencia vascular periférica
SCh	succinilcolina
SDRA	síndrome de dificultad respiratoria del adulto
SRI	secuencia rápida de intubación
TAM (PAM)	tensión (presión) arterial media
TET	tubo endotraqueal
VA	ventilación alveolar
VCV	modalidad de ventilación controlada por volumen
VILI	lesión pulmonar inducida por la AVM (*ventilation induced lung injury*)
VL	videolaringoscopia
VM	ventilación mecánica
VMI	ventilación mecánica invasiva o convencional
VMNI	ventilación mecánica no invasiva
VNI	ventilación no invasiva
Vt (Vc)	volumen corriente

Introducción
Los tres momentos de la vía aérea

Edgardo Jorge Menéndez

En este libro se propone dividir los cuidados de la vía aérea en tres momentos: cuidados previos, cuidados durante y cuidados posteriores a la intubación, con el objetivo facilitar el aprendizaje, el manejo y la protocolización de la vía aérea en los servicios de emergencias. Esta idea surge después de muchos años de enseñanza y práctica que nos han llevado a descubrir que esta secuencia de cuidados mejora la compresión del proceso y su implementación.

PRIMER MOMENTO: CUIDADOS PREVIOS A LA INTUBACIÓN

Criterios de intubación, elaboración de la estrategia y preparación

En primer lugar, se deben evaluar las indicaciones de vía aérea definitiva sobre la base de tres preguntas: 1) ¿existe alteración de oxigenación o ventilación que no responden a la terapia no invasiva?; 2) ¿el paciente protege la vía aérea de la aspiración?; 3) ¿la patología presentará una evolución progresiva desfavorable?

Si la respuesta a alguna de estas preguntas es afirmativa, se debe elaborar un plan estratégico acorde a cada paciente en particular, según su situación clínica y si este presenta una vía aérea anatómica o fisiopatológicamente difícil. Si se constatan predictores de intubación y laringoscopia difícil, es aconsejable administrar bloqueantes neuromusculares (BNM), siempre y cuando que los predictores de ventilación con máscara bolsa (DBVM) o los predictores de dispositivos supraglóticos (DSG) anticipen una colocación de rescate exitosa ante el fracaso de la intubación. Es de elección implementar una estrategia sin parálisis en aquellos pacientes con vía aérea fisiopatológicamente difícil debido a acidosis metabólica porque la apnea producida por la parálisis la empeora y puede ser letal. Las estrategias que sí la utilizan generan las mejores condiciones para la laringoscopia e intubación, con altos porcentajes de éxito en el primer intento.

Es en este momento en que los enemigos fisiopatológicos de la vía aérea (hipoxemia, hipotensión, acidosis y fallo agudo del VD) deben ser detectados. El líder del equipo del manejo de la vía aérea debe realizar una *checklist* con los elementos necesarios para el procedimiento y preparar el plan que se seguirá, la elección de los fármacos, si estos incluirán BNM o no, y cómo seguir si el plan inicial falla (preparar planes B y C). La estrategia debe ser comunicada adecuadamente al resto del equipo. En la planificación se deben tener presentes herramientas para que la intubación se realice con la mejor técnica, con el operador más capacitado y en el primer intento de laringoscopia, ya que a medida que se realizan más intentos son mayores las complicaciones.

Preoxigenación

Se inicia con el paciente sentado, o con la cabeza lo más elevada posible, con una cánula nasal con un flujo de 15 L/min. A la cánula nasal se le debe sumar una máscara con reservorio, con un flujo máximo de 15 L/min y, si después de 3 minutos no se alcanza el objetivo de saturación (> 95%), esta se debe reemplazar por un DBVM conectado también a oxígeno 15 L/min con válvula de PEEP a 10 a 20 cm H_2O (se debe adherir bien la máscara con dos operadores sin retirar la cánula nasal), evitando las ventilaciones a presión positiva porque en pacientes con estómago lleno puede producir vómitos. Dado que el paciente puede estar agresivo o inquieto por efecto de la hipoxemia o la hipercapnia, se sugiere indicar ketamina intravenosa en dosis disociativas durante este momento para que tolere y pueda oxigenarse de manera adecuada.

Reanimación previa a la intubación

En los pacientes con shock o índice de shock mayor o igual a 0,8, se debe valorar si se cuenta con el tiempo necesario para realizar la reanimación previa a la intubación. Esto último se definirá en base a la oxigenación alcanzada durante la preoxigenación y a los parámetros dinámicos del compromiso de la vía aérea. Por lo tanto, si a pesar de utilizar la mejor técnica de preoxigenación la saturación no supera los 95% o nos encontramos ante una vía aérea dinámica (p. ej., angioedema o vía aérea quemada), se estará en una situación “sin tiempo” y se deben iniciar los vasopresores (adrenalina en bolos de 5 a 20 µg) para obtener rápidamente una presión arterial media (PAM) mayor de 65 mm Hg. En cambio, en pacientes con shock (o IS > 0,8) sin compromiso grave de la oxigenación (saturación > 95% luego de los 3 min de preoxigenación) o con una vía aérea estática, la situación posiblemente será “con tiempo” para realizar una reanimación con cristaloides guiada por ultrasonido e iniciar la infusión de vasopresores por bomba (noradrenalina) de manera temprana antes de la intubación.

Inducción y parálisis

Para la inducción se sugiere el uso de fármacos que no tengan efecto simpaticolítico y, por lo tanto, que no suelen generar hipotensión arterial, como ketamina a 1,5 mg/kg o etomidato a 0,3 mg/kg. Como agentes paralizantes se recomienda utilizar rocuronio (1,4 mg/kg) o succinilcolina (1,5 mg/kg). En caso de estar disponible, es preferible utilizar rocuronio en lugar de succinilcolina debido a la menor incidencia de efectos adversos.

Oxigenación al comienzo y durante la laringoscopia

La oxigenación con cánula nasal (a 15 L/min) debe continuar una vez que se han administrado los fármacos hasta el momento en que se concrete la intubación (oxigenación apneica). En aquellos pacientes con riesgo alto de desaturación (saturación menor de 95% a pesar de una correcta preoxigenación), se recomienda utilizar el DBVM con una PEEP de 10 a 20 cm H_2O, teniendo una buena adherencia de la máscara a la boca del paciente sin ventilar.

SEGUNDO MOMENTO: CUIDADOS DURANTE LA INTUBACIÓN

Laringoscopia e intubación

Se sugiere utilizar un videolaringoscopio (rama Macintosh) si el operador tiene la experiencia y facilitar la intubación con una bujía o un estilete con una angulación de 35º o un videolaringoscopio con rama hiperangulada con una bujía o estilete con una angulación de 60°. La aspiración con cánula de gran calibre resulta un elemento imprescindible en la intubación de emergencia, principalmente si se presuponen secreciones, sangre o regurgitación de contenido gástrico. Si no se cuenta con un videolaringoscopio, se recomienda utilizar la laringoscopia directa con una rama número 4 Macintosh, y una bujía o estilete para guiar la intubación.

Los tubos endotraqueales sugeridos son de 7 a 8 mm para las mujeres y de 8 a 9 mm para los hombres. Si al realizar la laringoscopia se observa un orificio glótico con su calibre disminuido, se debería utilizar un tubo de 6 a 6,5 mm para lograr que el procedimiento sea exitoso.

El posicionamiento de la cabeza con la alineación oído-esternón es central para mejorar la visión del orificio glótico, así como también la utilización de la manipulación externa de la laringe en los casos en que la laringe se encuentre anterior. Resulta importante, además, que el laringoscopista encuentre una postura ergonómica con visión binocular y una distancia adecuada a la cabeza del paciente (a la altura de la apófisis xifoide). El laringoscopio debe ingresar suavemente, reconociendo las estructuras anatómicas de manera secuencial (úvula, valécula y epiglotis), y posicionar la rama en el surco glosoepiglótico para después generar la tracción al cenit con el codo pegado al tronco. En el caso de que se utilice un videolaringoscopio hiperangulado, se debe obtener una visión panorámica (glotis en la parte superior de la pantalla) para optimizar la intubación, así como también modificar la configuración del estilete (o la bujía) para obtener una angulación (60°) similar al ángulo de la curvatura de la pala.

Confirmación de la correcta intubación

La capnografía debería ser el método de elección para la confirmación del ingreso del tubo a la tráquea, además de la visualización del pasaje del tubo por las cuerdas vocales. Otros métodos de confirmación como la ultrasonografía pueden ser de utilidad.

Fallo en la intubación

Si existe fallo y no se puede introducir el tubo en la tráquea, el plan de rescate para la oxigenación, en primer lugar, es utilizar una máscara laríngea de segunda generación, ya que tiene mejor sellado y permite evacuar el contenido gástrico. Si no se dispone de máscaras laríngeas, en segundo lugar, se debe reoxigenar mediante el empleo de DBVM con filtro viral y con técnica de dos operadores para asegurar una correcta adherencia a la boca. En el caso de no poder intubar ni oxigenar, se debe obtener un acceso a la vía aérea en la región anterior del cuello, para lo cual se aconseja hacer una cricotiroidotomía quirúrgica asistida por una bujía.

TERCER MOMENTO: CUIDADOS POSTERIORES A LA INTUBACIÓN

Reanimación posintubación y sedoanalgesia

La hipotensión posterior al ingreso de la ventilación mecánica es frecuente. Los fármacos de la inducción pueden producirla, pero también puede ser causada por el aumento de la presión en el tórax que produce un aumento de la presión en la aurícula derecha con disminución del retorno venoso y la consecuente hipotensión. Por lo tanto, deberíamos administrar vasopresores (noradrenalina en infusión o adrenalina en bolo) y administrar líquidos en aquellos pacientes que, por parámetros de respuesta a volumen, son respondedores. La ultrasonografía resulta una herramienta de suma utilidad para guiar el aporte de líquidos. Es fundamental alcanzar una PAM mayor de 65 mm Hg. En este punto debe realizarse la sedoanalgesia con bolos de ketamina (de 0,2 a 0,5 mg/kg/peso), mientras se realiza la reanimación. Cuando se logren los objetivos deseados, se debe comenzar la infusión continua con analgésicos opioides, sedantes y bloqueantes neuromusculares si corresponde, siguiendo las tablas de nomogramas de cada fármaco.

Ventilación mecánica

La ventilación mecánica se debe adaptar a la condición que llevó al paciente a ella. En aquellos pacientes con SDRA se debe iniciar con una estrategia de protección pulmonar con un volumen tidal de 6-8 mL/kg con FiO_2 de 100% y PEEP de 8-10 cm H_2O.

En aquellos pacientes que presentan una obstrucción al flujo aéreo (crisis asmática y EPOC reagudizada), la estrategia ventilatoria debe basarse en lograr tiempos espiratorios más prolongados, que se logra principalmente con frecuencias respiratorias bajas (8-12/min). Estas dos estrategias ventilatorias suelen requerir sedación, analgesia y, a veces, BNM para una correcta adaptación.

En pacientes con acidosis grave, que mantenían un volumen minuto elevado previo a la intubación, se debe procurar continuar con una frecuencia respiratoria y un volumen corriente acorde. No se debe utilizar BNM para no producir apnea, ya que empeoraría la acidosis.

A continuación, se esquematiza la integración de los tres momentos de la vía aérea.

PRIMER MOMENTO: CUIDADOS PREVIOS A LA INTUBACIÓN

- **Preparación:** del equipo, del paciente y elaboración de la estrategia en base a dificultades fisiopatológicas y anatómicas.
- **Preoxigenación:** durante 3 minutos, con cánula nasal y máscara con reservorio a 15 L/min. Si no se alcanza una saturación > 95%, utilizar máscara con reservorio con PEEP y evaluar la necesidad de administrar ketamina en dosis de 0,2-0,3 mg/kg en bolos en pacientes combativos, donde no se puede realizar la preoxigenación en forma adecuada.
- **Reanimación hemodinámica:** tratamiento de la hipotensión preintubación. Dependiendo del cuadro clínico: sin tiempo, adrenalina en bolos de 5 a 20 μg de una dilución 1:100 000; con tiempo, noradrenalina en infusión continua y aporte de líquidos guiados con ultrasonido.
- **Inducción y parálisis:** pasaje secuencial de ambos fármacos. En pacientes con hipotensión o IS > 0,8, seleccionar ketamina o etomidato.
- **Oxigenación en apnea.**

↓

SEGUNDO MOMENTO: CUIDADOS DURANTE LA INTUBACIÓN

- **Laringoscopia e intubación:** utilizar un videolaringoscopio o laringoscopio directo de tipo Macintosh junto con una bujía o estilete. El posicionamiento del operador y del paciente (alineación oído-esternón) y el manejo externo de la laringe resultan primordiales.
- **Confirmación de la correcta intubación:** de elección mediante capnografía. Se sugiere, además, realizar un control ecográfico del deslizamiento pulmonar adecuado en ambos campos pulmonares.
- **Fallo en la intubación:** reoxigenar con máscara laríngea de segunda generación. Si no se puede intubar ni ventilar con la mejor técnica, es necesario realizar una cricotirotomía asistida con bujía.

↓

TERCER MOMENTO: CUIDADOS POSTERIORES A LA INTUBACIÓN

- **Reanimación posintubación:** si corresponde, tratar la hipotensión posintubación con vasopresores o líquidos. Guiar la reanimación con ultrasonografía.
- **Analgesia y sedación:** inicialmente utilizar ketamina mientras se realiza la reanimación hemodinámica. Una vez que se ha corregido la hipotensión, iniciar fármacos en infusión continua según tablas de nomogramas por peso.
- **Ventilación mecánica:** adaptar a la condición que llevó al paciente a esta situación. En pacientes con cortocircuito (*shunt*), utilizar estrategia de ventilación protectiva con vt 6-8 mL/kg; objetivos de monitorización: Ppl < 30 cm H_2O y DP < 15. En pacientes con obstrucción al flujo aéreo, además, se debe utilizar una estrategia con tiempos espiratorios más prolongados (FR baja 8-12 respiraciones x min).

Primer momento: preintubación

I

Factor humano y trabajo en equipo en el manejo de la vía aérea

1

Lucía Brignone y Nicolás R. Pereyra Díaz

OBJETIVOS

- Comprender la importancia del factor humano en el trabajo diario con pacientes que requieren manejo urgente de la vía aérea.
- Aplicar herramientas para disminuir el error en el manejo de la vía aérea en situaciones de emergencia.

INTRODUCCIÓN

El manejo de la vía aérea en el departamento de emergencias (DE) es un trabajo en equipo y no el resultado del desempeño profesional de un solo integrante, por ejemplo, la persona que coloca el tubo en la tráquea del paciente.

> **!** El objetivo de una vía aérea en emergencias es lograr asegurar un buen suministro de oxígeno y una ventilación oportuna al paciente, con la intención de mejorar su estado clínico.[1]

Lo antedicho rompe con el esquema mental tradicional, donde, en un paciente con patología crítica, el manejo de la vía aérea se consideraba exitoso con el correcto pasaje del tubo. Este esquema resulta incompleto en función de todas las variables que se deben considerar en un paciente que requiere una vía aérea avanzada, como su estado hemodinámico y la fisiopatología de lo que le ocurre.[1,2]

A menudo, a la hora del accionar, el operador a cargo del manejo de la vía aérea solo tiene en cuenta sus propias habilidades técnicas, sus propios recursos cognitivos, las experiencias previas en el manejo de situaciones similares, la disponibilidad de materiales necesarios para tal o cual maniobra, y suele desestimar todo lo que se encuentra a su alrededor. Es allí donde se encuentra con un equipo de trabajo formado por profesionales que tienen sus propias habilidades técnicas y no técnicas, y con la interacción entre los miembros del equipo. De ese escenario surge un sinnúmero de fortalezas y debilidades individuales y del equipo en su conjunto, que son tan o más importantes para el correcto desarrollo de una actividad de alto riesgo, como el manejo de la vía aérea del paciente en emergencias o las habilidades técnicas de la persona que coloca finalmente el tubo.

La ergonomía y el estudio del factor humano son las disciplinas científicas que tienen como objetivo "hacer que sea fácil hacer lo correcto y difícil o idealmente imposible hacer lo incorrecto".[3] Para expresarlo de manera sencilla, la ergonomía tiene como función el estudio de los procesos complejos y potencialmente inseguros a través de la búsqueda y el estudio de las cadenas de errores y el desarrollo de esquemas conducentes a la seguridad de un sistema.

> **!** Aplicar el factor humano en cada ámbito de trabajo tiene la función de disminuir el error y mejorar la seguridad del paciente y el profesional.

El concepto de factor humano o ergonomía ayuda a tomar noción de que el manejo de la vía aérea en emergencias es un trabajo a cargo de un equipo de alto rendimiento, minuciosamente entrenado en habilidades técnicas y no técnicas, que ha desarrollado competencias necesarias para trabajar bajo condiciones de estrés. Además, facilita herramientas para trabajar en función de la seguridad del profesional y la del paciente. Parte de la base de que el operador es humano y el error forma parte de su idiosincrasia, y que en procesos que requieren alta agudeza y procesamiento de múltiples variables en condiciones estresantes es necesario tener modelos mentales y sistemas de trabajo que permitan idealmente no equivocarse, o que sea muy complejo hacerlo y resulte sencillo hacer las cosas bien.

En las ciencias médicas, la aplicación de este modelo es relativamente nueva, pero se lo utiliza vastamente en aviación y en la industria petrolera.[4,5]

A partir del caso de Elaine Bromiley, en el Reino Unido en 2005, se inicia un recorrido de estudio y ponderación del factor humano en las ciencias médicas, particularmente en el manejo de la vía aérea, que actualmente brinda una serie de herramientas útiles para el desempeño cotidiano de los profesionales involucrados en la atención en los DE[6,7](https://www.youtube.com/watch?v=eZsKpNTHIAE).

El primer concepto para destacar es que una situación que requiera un adecuado manejo de la vía aérea en el DE es una situación de estrés. Debido a que es un arma de doble filo, un adecuado manejo del estrés y del estado de alerta que este genera ayuda a mantener conciencia plena de la situación y facilita la ejecución de tareas complejas. Por el contrario, un nivel excesivo de estrés resulta deletéreo tanto para el equipo como para la seguridad del paciente y favorece los errores en el procedimiento.

El factor humano/ergonomía ofrece múltiples herramientas para lograr un adecuado manejo del estrés en estas situaciones a fin de disminuir la tasa de errores y asegurar un manejo adecuado de los pacientes.

¿DE QUÉ SE HABLA CUANDO SE HABLA DE ESTRÉS?

Primero se debe definir estrés, así es posible entender el sistema de respuesta. Una vez que se conoce al "enemigo", es factible saber cómo enfrentarlo. El estrés no es necesariamente malo, de hecho, es un mecanismo adaptativo evolutivo que ha permitido a los seres humanos poblar la tierra y hacerse dueños de ella. En su justa medida, el estrés proporciona una herramienta de defensa contra una noxa (factor estresante) para lo cual se aplica "pelear o huir". En exceso, es decir, un sistema de respuesta exagerada al estrés, el individuo se paraliza ("*fight-flight-freeze*")[8] y esto se visibiliza en todos los ámbitos de la vida, principalmente en el trabajo cotidiano del médico emergentólogo. El desafío está en poder hacer un buen uso de las herramientas que proporciona un estrés apropiado (eustrés) frente a una circunstancia estresante (p. ej., paciente en estado crítico) y, en caso de disregulación del sistema de respuesta al estrés (distrés), la ergonomía brinda herramientas para poder regularlo y finalmente convertirlo en algo productivo.

Una respuesta al estrés es un patrón coordinado y arcaico de cambios, que es útil en situaciones en las que el organismo se enfrenta a un posible daño o pérdida (p. ej., el estrés que necesita la presa de otro animal depredador para poder sobrevivir).[9]

El sistema de respuesta al estrés (síndrome de adaptación general de Selye) implica una secuencia de respuestas conscientes e inconscientes ante una determinada situación adversa, que es decodificada como una amenaza, cuyo resultado es una respuesta, una acción que resulta consecuencia del balance entre la razón y la emoción. Si de ese balance se concluyera que la noxa no es noxa, se lograría que la respuesta al estrés no se active o al menos que se articule de manera beneficiosa.[10,11]

El estrés en situaciones de emergencia aporta beneficios adaptativos, como un aumento en la atención, pensamientos más claros, incrementa la motivación y la energía, se tienen reacciones motoras más rápidas y precisas, y también mejora la recuperación de recuerdos relacionados con el evento.[12]

Si bien no hay un solo estrés, sino uno por cada persona que lo experimenta, hay mecanismos fisiológicos y respuestas estereotipadas que, en mayor o menor medida, comparte toda la raza humana.

Ante la presencia de una noxa o una circunstancia desfavorable (estímulo sensorial), el profesional se encuentra ante una circunstancia de estrés agudo (p. ej., "no puedo ventilar, no puedo oxigenar a un paciente"). El organismo responde de una manera compleja mediante la activación del sistema simpático (vía nerviosa) y también mediante la liberación de adrenocorticotropina (ACTH) que culmina con el aumento de cortisol en sangre (vía hormonal). Sin ahondar en la neurobiología del estrés y las estructuras centrales y periféricas que intervienen, se destacan como estructuras relevantes la corteza prefrontal, el tálamo, el hipocampo y la amígdala, y el sistema hipotálamo-hipófiso-suprarrenal. Conocer los efectos de la liberación de adrenalina y el cortisol favorece la comprensión de los cambios que se experimentan en una situación de crisis.

La respuesta inmediata a la liberación de adrenalina y cortisol mediada por los sistemas simpático e hipotálamo-hipófiso-suprarrenal (ambos efectores del sistema de respuesta al estrés) provoca enrojecimiento facial, aumento de las frecuencias cardíaca y respiratoria, aumento de la presión arterial, dilatación pupilar, aumento del flujo sanguíneo a nuestros músculos, cerebro y corazón y disminución en la vía digestiva, broncodilatación, relajación del músculo vesical, aumento de la sudoración, de la audición y de la disponibilidad de glucosa.[8-12]

Como ya se ha mencionado, estos efectos resultan beneficiosos en la medida que no sean exacerbados o sostenidos en el tiempo. Se podría afirmar que, si lo que inicialmente genera un beneficio adaptativo ante una noxa se sostiene en el tiempo, es posible que termine generando una dificultad para enfrentarse a esa noxa. Esto último se denomina fase de claudicación e implica inicialmente una excesiva descarga adrenérgica que lleva a la pérdida de consciencia de la situación, disfunción en la atención, visión túnel, alteraciones en la motricidad fina, exclusión de sonidos, alteración en la sensopercepción de distancias y profundidades y, finalmente, conductas irracionales o parálisis de acción.[13]

Una publicación llamativa de Grossman del año 2007 logra adjudicar a cada valor de frecuencia cardíaca una fase de respuesta al estrés. En ella se señala que, a partir de los 145 latidos por minuto, el sistema efector de la vía adrenalina-cortisol inicia la cascada de eventos deletéreos que se desean evitar, y a partir de los 175 latidos por minuto se iniciarán las conductas irracionales o de parálisis. También menciona que una frecuencia cardíaca entre 115-140 latidos por minuto ubica al individuo en el sistema óptimo para "pelear o huir".[13]

En una situación de emergencia, la incorporación de diversas técnicas puede ayudar a regular el estrés vinculado al manejo de un paciente crítico o una vía aérea dificultosa y permitir que el profesional module su respuesta psicológica, cognitiva y motora. Una herramienta especialmente efectiva para el control de este factor humano es la simulación, que será abordada más adelante.

¿QUÉ HERRAMIENTAS APORTA LA ERGONOMÍA AL DESEMPEÑO PROFESIONAL COTIDIANO?

Se propone agrupar las herramientas de factor humano en cuatro puntos cardinales. Con finalidad práctica, estos puntos cardinales son: el médico de emergencias, el ambiente, el equipo y el paciente. Se describen a continuación.

Médico de emergencias

El estado interno del profesional es vital en una situación de crisis en emergencias. Debe prepararse física y psicológicamente. Las situaciones de estrés agudo pueden provocar una mayor excitación que, por extensión, puede afectar a las funciones cognitivas vitales y eso puede afectar a la conciencia situacional, la toma de decisiones, la resolución de problemas y el uso que se le da a la memoria. Todo esto puede contribuir a facilitar el error médico y los malos resultados para el paciente. Aprender a prepararse y responder de manera más efectiva ante situaciones potencialmente estresantes, y cómo redirigir la atención en esos momentos es fundamental.

> **!** Como preparación física, se plantea inicialmente el chequeo del estado interno del emergentólogo al momento de enfrentarse a una emergencia vital, preferentemente al tomar el turno de trabajo, como las horas de sueño, la alimentación, el consumo de sustancias o medicamentos.

Reconocer el estado basal previo al posible "impacto" y dar aviso a sus compañeros de equipo si considera que presenta alguna dificultad para realizar alguna tarea particular (p. ej., dificultad para realizar maniobra de compresión torácica por encontrarse afectado por una tendinitis glenohumeral).

> **!** La preparación psicológica implica una serie de herramientas que han demostrado eficacia en la mitigación de la respuesta efectora del estrés.

Esas herramientas son sencillas de aplicar y útiles tanto antes como durante el desempeño con un paciente crítico (PEPS: *performance-enhancing psychological skills* o herramientas psicológicas de mejora del rendimiento).[14] No deja de ser una habilidad adquirida y, como tal, requiere práctica y entrenamiento a conciencia. Son cuatro los puntos para destacar:

Respirar

La respiración es la única función autónoma que se puede modificar y controlar de manera consciente. Un sencillo ejercicio respiratorio puede ayudar a disminuir la frecuencia cardíaca (que, como se mencionó, tiene un importante papel en la respuesta al estrés) y la respuesta emocional, así como mejorar la atención y, en consecuencia, la conciencia de situación.

Existen muchos ejercicios respiratorios, uno de ellos es la respiración cuadrada que consta de cuatro fases: inhalación, contención del aire con pulmones llenos, exhalación y contención del aire con pulmones vacíos. Idealmente, las cuatro fases tienen la misma duración: por ejemplo, 4 segundos cada una. Se notan cambios inmediatos con este sencillo ejercicio respiratorio.

Hablar

Para "hablar con uno mismo", no es necesario hacerlo en voz alta, sino que puede consistir en un diálogo interno o un susurro. Un diálogo interno positivo refuerza la autoconfianza y mejora la respuesta emocional. Tienen que ser frases cortas y específicas con connotación positiva, en primera persona y tiempo presente. Al recitar la frase hay que hacerlo con una intención dirigida, es decir de reafirmación ("creérsela") (p. ej., "yo puedo con esto, ya lo hice antes", "soy bueno en lo que hago").[15]

Mirar

Los ejercicios de visualización son particularmente beneficiosos. Imaginar el procedimiento que se va a realizar e incluso repasar los movimientos activa áreas cerebrales relacionadas con el aprendizaje y la ejecución. Optimiza la respuesta motora (p. ej., repasar mentalmente la técnica de ventilación con bolsa máscara, dónde se colocan las manos y la presión que estas ejercen sobre la cara del paciente, la frecuencia con la que se aprieta la bolsa, el sonido que provoca una ventilación efectiva). Se puede incluso realizar la maniobra en el aire, y repasar cada paso.

Atención/enfocar

Se refiere al uso de una palabra clave que ayuda a dirigir la atención al procedimiento que se realiza o el objetivo que se persigue, y a disminuir los distractores que se presentan durante la reanimación del paciente. La palabra actúa como disparador de señal cognitiva, lo que lleva al efector de un procedimiento particular a cambiar su atención a una tarea única y priorizada. El propósito de la palabra clave (o gatillo) es activar la atención selectiva del reanimador y permite enfocarse en las señales ambientales relevantes necesarias para completar la tarea que se va a realizar y también a limitar la atención a las señales irrelevantes (limitar el ruido). Incluso puede utilizarse durante el procedimiento, si el profesional se encuentra ante alguna dificultad en su realización, para volver a enfocar su atención en él. Esto disminuye los estímulos internos y externos que provocan una situación inesperada y potencialmente riesgosa. Ayuda a mantener la conciencia de situación y protege contra la fijación en un hecho o proceso puntual (p. ej., "oxigenación efectiva": repetirla ayuda a recordar que no es estrictamente necesario colocar un tubo endotraqueal en el paciente, sino que lo importante en la reanimación es mantener una oxigenación adecuada). Esta palabra clave o gatillo enfoca la atención, evita que el emergentólogo se centre únicamente en la intubación, si se encuentra frente una dificultad en ella, y recuerda que es posible utilizar otros métodos para mantener una oxigenación adecuada en el paciente (disminuir errores por fijación).

Ambiente

Es importante que el ambiente de trabajo donde se ejecuta la reanimación del paciente crítico o el manejo de la vía aérea dificultosa sea adecuado para la tarea y esté provisto de los materiales necesarios. Inicialmente se debe determinar que es un ambiente seguro, que es factible trabajar en él, sin poner en riesgo la seguridad del profesional ni la del paciente. El espacio debe ser propicio, con adecuada iluminación, estar libre de ruidos innecesarios en la medida que eso sea posible. Asimismo, se debe buscar la disminución de observadores o curiosos alrededor, ya que pueden ser elementos críticos de distracción durante la realización de tareas complejas. Adecuar el ambiente de trabajo mejora la forma en la que los reanimadores ejecutan su trabajo.[16]

En lo que se refiere a ambiente provisto, es menester contar con la disponibilidad de materiales necesarios para que el equipo de emergencias pueda efectuar su trabajo y el correcto funcionamiento de los artefactos del *shock room*, como el cardiodesfibrilador, el monitor o las fuentes de oxígeno y aire comprimido. Como herramientas para lograr un ambiente adecuado en el lugar de trabajo se destacan las listas de verificación o *check lists* de materiales, que pueden estar impresas para marcar con tildes al inicio de cada turno de trabajo o incluso gráficos impresos sobre la pared del *shock room*, que pueden tener disponible la imagen de cada herramienta de trabajo (p. ej., dibujo del dispositivo de bolsa máscara, máscaras laríngeas con sus distintos tamaños, tubos endotraqueales de distintos tamaños, etc.).

Estas ayudas mnémicas preestablecidas facilitan la tarea del agente encargado de la provisión del escenario de trabajo, en este caso el *shock room,* y la disponibilidad de recursos y su correcto funcionamiento, lo que evita inconvenientes previsibles en el momento de atención del paciente crítico.

Un ejemplo ingenioso originado en la Sociedad de Anestesia de Australia es el carro VORTEX de vía aérea, que es un análogo al carro de paro, pero con disposición por orden de uso de los distintos recursos materiales para el manejo de la vía aérea. En el primer cajón adecuadamente rotulado se encuentra el dispositivo bolsa máscara y los dispositivos facilitadores; en el segundo, las máscaras laríngeas; en el tercero, el laringoscopio y los tubos endotraqueales y por último, en el cuarto cajón se encuentra el set para realizar un acceso de la vía aérea por la región frontal del cuello.[17]

Equipo

Dentro de las herramientas aportadas por el factor humano (o ergonomía) al desempeño del equipo de trabajo en su conjunto, se hará hincapié en tres puntos fundamentales: el primero es la asignación de roles dentro del equipo de reanimación, el segundo es la optimización en la comunicación y el tercero es un modelo mental compartido por todos los integrantes.

Asignación de roles: se reconoce como beneficiosa la designación temprana de un líder, la asignación de roles a cada uno de los integrantes del equipo y se pondera la comunicación entre todos ellos.[1,2,16,18-20] La asignación de roles o tareas debe realizarse antes del ingreso del paciente al *shock room*, preferentemente al tomar el turno de trabajo. Todos los integrantes deben conocer cuál es su función asignada, así como también la función de cada compañero.

Comunicación efectiva: se destaca que la mayoría de los errores en el desempeño profesional en situaciones de crisis derivan de una inadecuada comunicación en el equipo.[21] La estructura de la comunicación en situaciones de crisis es elemental y debe ser clara y concisa. Idealmente, se debería establecer un lenguaje común, conocido por todos y que represente la misma situación o acción para todos los integrantes del equipo. En otras palabras, disminuir la variabilidad del lenguaje y establecer una terminología estandarizada. Cuando las personas escuchan palabras o frases esperadas o predecibles (p. ej., "no puedo ventilar, no puedo oxigenar" o "me encuentro ante un Cormarck Lehane grado IV"), pueden coordinar actividades y realizar tareas críticas de manera más efectiva. Es importante mencionar que la estandarización no significa comunicación estricta o rígida. La reanimación de un paciente crítico es dinámica y, con frecuencia, los equipos de trabajo se encuentran con situaciones novedosas o únicas. En esas circunstancias, la flexibilidad es importante y necesaria para manejar situaciones que amenazan la vida.

Saber cuándo comunicarse también es imperativo. A veces, los miembros del equipo están tan concentrados en las actividades u ocupados completando otras tareas vitales que pueden no estar preparados para recibir un mensaje. Limitar la información a lo que es más importante en ese momento es necesario y eso también representa un desafío, caso contrario, la comunicación puede ser simplemente una distracción. Anticipar que un miembro del equipo puede necesitar una pieza clave de información transmitida verbalmente también es fundamental y el líder del equipo debe estar atento a esa necesidad.

Garantizar que cierta información sea escuchada, reconocida y procesada por los miembros individuales del equipo es un desafío. Es importante enfatizar la importancia de la comunicación de circuito cerrado. Esto significa que las instrucciones entre los miembros del equipo deben ser reforzadas por la retroalimentación verbal. Dirigirse a los demás miembros por su nombre y con instrucciones precisas es tan importante como solicitarles que verbalicen que recibieron la instrucción e indiquen cuando lograron concretar la indicación o cuando se encuentran con una dificultad para realizarla (p. ej., el líder: "Pedro, administra 140 mg de ketamina y 100 mg de succinilcolina por vía periférica y avísame cuando esté hecho". Pedro unos minutos después: "Ketamina 140 mg y succinilcolina 100 mg administradas, acceso venoso periférico permeable").[22-25]

Es importante que todos los miembros del equipo perciban que pueden hablar si una situación les resulta peligrosa o perciben que el líder o algún compañero no se ha percatado de algún detalle que es vital en la reanimación del paciente, o notan que tiene alguna dificultad en la tarea que está realizando y no lo puede verbalizar. Se debe dar lugar a que algún miembro del equipo pueda decir que tiene una dificultad con la tarea asignada, sin caer en la acusación de que es incapaz de realizarla o que no está adecuadamente capacitado para realizar esa tarea, lo que implicaría una connotación negativa hacia esa persona.

Es necesario hablar con seguridad y alto. En la sala de reanimación, si bien cada individuo tiene un rol asignado, se debe poder mantener un diálogo horizontal, fluido y bidireccional. Se debe intentar erradicar el diálogo vertical, donde solo habla el líder al mando. Es importante recordar que la reanimación de un paciente crítico no se limita a las habilidades de un solo miembro, sino a la habilidad y desempeño del equipo de trabajo en su conjunto.

El lenguaje corporal también cuenta, las expresiones faciales, la postura corporal, los gestos con las manos, los movimientos oculares son acompañamientos críticos de las palabras que se emplean. Por esta razón, es importante que el lenguaje corporal esté alineado con las palabras pronunciadas para que el mensaje verbal se refuerce adecuadamente.

Insistiendo en este concepto, así como el uso de las herramientas psicológicas que se aplican para lidiar con la respuesta al estrés de cada individuo, es importante reconocer que la comunicación es una habilidad y, como cualquier otra, a menudo toma tiempo y práctica deliberada para manifestar una mejora. Está demostrado que mejorar la comunicación en los equipos de alto rendimiento mejora la seguridad tanto del equipo como del paciente, y disminuye la respuesta al estrés general y personal.[1,2,26,27]

Modelo mental compartido: un modelo mental compartido, o la comprensión común de una situación, es fundamental para el rendimiento óptimo del equipo. En este aspecto es de fundamental importancia el uso de listas de verificación (*check lists*) y también la simulación o práctica fuera de los momentos en que se brinda asistencia. Los equipos de trabajo parecen estar, al menos subjetivamente, menos estresados por la información desconocida y la ambigüedad cuando se comparte el modelo mental del líder de equipo. Hay que explicitar verbalmente el plan de trabajo, la hoja de ruta para seguir, compartir la información disponible y dar lugar a preguntas o sugerencias tanto antes como durante el procedimiento o la reanimación. Es más sencillo percibir una dificultad cuando se conoce lo que hay que realizar, así como también plantear soluciones en conjunto ante una situación adversa o inesperada. Compartir un modelo mental mejora el comportamiento del equipo dirigido al objetivo, optimiza la conciencia de situación y esto ayuda a disminuir la tasa de error y a mejorar los resultados del paciente.[1,2,26,27]

> **!** Compartir el modelo mental implica conocer la hoja de ruta para la reanimación del paciente. Por ejemplo: si el emergentólogo se encuentra con una vía aérea anticipadamente dificultosa, debe indicar cuáles son los pasos a seguir, prever posibles dificultades, como la intubación dificultosa, y cuáles serían las herramientas técnicas con las que cuenta para sortear la dificultad, como el uso de la bujía en el primer intento de intubación o la videolaringoscopia.[16]

Paciente

Es factible optimizar el manejo de un paciente crítico, y en particular el de la vía aérea, acorde a la fisiopatología mediante ayudas cognitivas disponibles para que cualquier miembro del equipo de reanimación tenga acceso a ellas durante el proceso. Entre ellas se destacan las tablas de dosis de fármacos ya calculadas por peso aproximado (50-70-100 kg) y los algoritmos de manejo de las diferentes patologías o situaciones particulares, como los algoritmos de vía aérea difícil o de fracaso de la vía aérea. También es posible disponer de tarjetas especiales para situaciones poco frecuentes, como el paro en la embarazada y el manejo de la vía aérea en estas pacientes.

Se recomienda que estas ayudas cognitivas estén preimpresas con letra grande y legible, dispuestas en las paredes del *shock room* o en forma de tarjetas de fácil acceso en el carro de paro (o carro de vía aérea, si se dispone). Esto contribuye a un modelo mental compartido por el equipo de reanimadores que disminuye errores por fijación, así como también la tasa de errores frecuentes, como el cálculo inadecuado de las dosis de fármacos sedantes o inductores. Ya nombramos que el distrés puede ocasionar errores en la memoria de recopilación de datos.

Los algoritmos son una guía práctica para el manejo de situaciones de fundamental importancia para el médico emergentólogo. El hecho de que los conozca y los implemente no implica que pueda prescindir de ellos en el ambiente de trabajo, dado que en situaciones de estrés hasta el médico más experimentado puede perder la conciencia de situación o experimentar conductas de parálisis. La disponibilidad de algoritmos para todo el equipo de trabajo es una herramienta fundamental en situaciones de crisis vital, donde los miembros del equipo pueden recurrir y recuperar el modelo mental.

SIMULACIÓN EN EL DESARROLLO DE COMPETENCIAS

Adquirir la competencia para manejar instrumental relacionado con la oxigenación y ventilación se puede lograr mediante programas de capacitación en competencias específicas. Sin embargo, participar en la compleja tarea de comprender la dinámica de equipo para una gestión exitosa de la vía aérea, donde todo el equipo de trabajo debe funcionar como una orquesta bien afinada, es una tarea muy distinta y difícil, que se debe entrenar de distintas maneras para lograr mejorar el desempeño de los equipos en la emergencia.

Los relevamientos realizados en la década de 1970 indican que el error humano contribuyó a más del 70% de los accidentes de aviación en los EE. UU. y que la mayoría de los errores estaban más relacionados con fallas en el trabajo en equipo que con deficiencias en el conocimiento o las habilidades técnicas.[28] Como mencionamos anteriormente, el NAP4 estableció un porcentaje similar respecto de los errores en el manejo de la vía aérea.[21]

Para dar respuesta a esta situación en la industria de la aviación se generaron programas de capacitación basados en simulaciones que se enfocan en los comportamientos centrales del trabajo en equipo y en las habilidades técnicas y no técnicas. Actualmente, estos programas de simulación son un estándar mundial de entrenamiento en la empresa aeronáutica.[29]

En el ámbito de la salud, un precursor en la aplicación de la simulación en los diferentes momentos de la actuación médica fue David Gaba, quien propone que hay muchos aspectos en común entre la aviación y la anestesia (su especialidad): "la seguridad en un vuelo es tan importante como la seguridad del paciente en una mesa de anestesia".[30]

Se define a la simulación como el ejercicio que sitúa a un participante en un contexto que imita aspectos de la realidad clínica. Es una técnica educativa y, en la actualidad, tiene un papel fundamental en el momento de entrenar equipos de emergencia.[31,32]

Edgar Dale, en su libro *Audio Visual Methods of Teaching* publicado en 1964 y después retomado por otros pedagogos, propone un cono o pirámide de aprendizaje, donde el conocimiento comienza por la base, al escuchar y leer la información. En este punto se produce un porcentaje menor de aprendizaje que va aumentando al acercarnos al vértice de la pirámide, en donde practicamos y enseñamos a otros.[33,34]

Gaba establece que la práctica de la simulación es una técnica de enseñanza y no una tecnología, en la cual el *debriefing* ocupa un papel fundamental. Mediante el *debriefing* es posible establecer los modelos mentales de los participantes de la práctica de simulación que influyen en la toma de decisiones, y las herramientas para poder cambiarlos y disminuir la posibilidad de error, lo que influirá en el resultado de sus acciones y finalmente en la salud de los pacientes.[35,36]

Asimismo, la simulación permite abordar situaciones de crisis en un ámbito de aprendizaje seguro y confiable, donde estos principios ayudarán a la experiencia del participante y a la consolidación de conceptos en su esquema mental. En la actualidad, utilizamos en gran medida la simulación para entrenar competencias técnicas (dependientes del operador) y no técnicas (dependientes del equipo), y evaluarlas en forma estandarizada.[37]

El manejo de recursos en crisis como estrategia para generar y reforzar competencias no técnicas

La estrategia de manejo de recursos en crisis (CRM, del inglés *Crisis Resource Management*) surge en campos ajenos a la medicina para dar respuesta a dificultades, como la falta de liderazgo o las inadecuadas cualidades de un líder, la conformación de un equipo, la comunicación entre los miembros de un equipo, la toma de decisiones en situaciones de crisis y la coordinación de acciones en el mismo contexto, entre otros.

Mediante simulación y el informe operativo (*debriefing*) posterior se puede detectar, en forma temprana, dificultades en el equipo de trabajo en distintas situaciones de crisis, y lograr mejorar el rendimiento mediante la modificación del modelo mental y disminuir resultados adversos[38,39] (**fig. 1-1**).

El equipo E-CRM SEMES de España (http://simulacionclinica.portalsemes.org/), liderado por el Dr. Salvador Espinosa, propone actuar en diferentes ejes para lograr el objetivo de generar o reforzar las habilidades no técnicas[40] (**cuadro 1-1**).

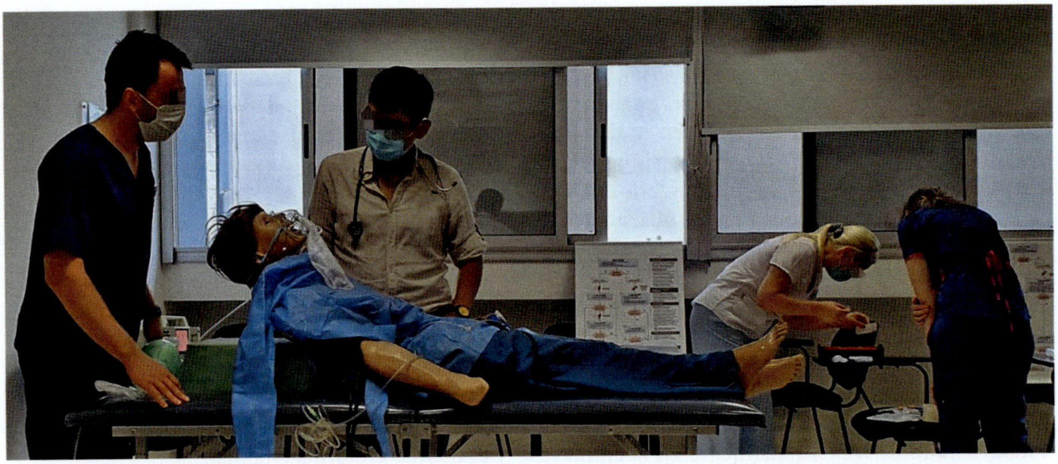

Fig. 1-1. Aprendizaje con simulación.

Cuadro 1-1. Los ejes del manejo de recursos en crisis (CRM)

Claridad de roles	Identificar un líder
	Distribuir el trabajo
	Comprobaciones cruzadas
	Asignar roles en forma explícita
Evaluación global	Anticipar y planear
Ayuda y gestión de ayuda	Reconocer la gravedad y pedir ayuda temprana
Uso de recursos	Conocer el entorno
	Movilizar todos los recursos disponibles
	Utilizar ayudas cognitivas
Visión global	Prevenir y subsanar errores de fijación
	Revaluar continuamente
	Asignar atención sabiamente
	Usar toda la información disponible
	Establecer las prioridades de forma dinámica
	Hacer frente a las interrupciones
Comunicación	Comunicar al líder de forma efectiva
Gestión de múltiples pacientes	Utilizar una herramienta de triaje/priorización
	Manejar múltiples pacientes de forma eficiente

PUNTOS CLAVE

- La inclusión del concepto de factor humano en el ámbito de las ciencias médicas es relativamente reciente, y cada vez más sociedades médicas alrededor del mundo ponderan su importancia en la práctica profesional cotidiana y en la formación regular de los equipos de trabajo. Sobre todo, en aquellas áreas de la medicina que se desenvuelven en situaciones críticas, como el manejo del paciente en emergencias, el quirófano o la sala de terapia intensiva. Aporta numerosas herramientas para que el médico emergentólogo se enfrente a situaciones de crisis altamente estresantes, para disminuir la tasa de error profesional y aumentar la seguridad del paciente y los buenos resultados de la práctica médica.
- En resumen, el modelo propuesto de los cuatro puntos cardinales del factor humano es un conjunto de acciones dispuestas para optimizar el desempeño del equipo de trabajo de emergencias. Toma como punto inicial al médico de emergencias, su estado basal y su respuesta al estrés. Tiene en cuenta el ambiente en el que se desempeña el equipo de reanimación, que debe ser seguro y provisto; continúa con herramientas para optimizar el desempeño del equipo, haciendo hincapié en la asignación de roles, la comunicación efectiva y un modelo mental compartido. Finalmente, brinda facilidades para el manejo terapéutico de cada paciente en particular y de cada situación adversa que se pueda presentar durante la reanimación, a fin de disminuir la tasa de error médico y optimizar los resultados del manejo del paciente.
- Es un esquema dinámico, de revaluación constante, que permite utilizar las herramientas ya mencionadas en todas las fases y las veces que sea necesario.
- Es clave en el desempeño de un equipo de trabajo en situaciones de alta agudeza y peligrosidad aprender a regular el estrés que provoca la situación de crisis/emergencia vital. Eso es factor humano o ergonomía.

AEROPERLAS

- Recomendamos la simulación como método de enseñanza para competencias, en la búsqueda de disminuir el estrés como elemento generador de error y adquirir modelos mentales orientados a reforzar los objetivos del CRM.

REFERENCIAS

1. Kovacs G, et al. Human factor in airway management. Airway Interventions and Management in Emergencies. The Infinity Edittion. http://aimeairway.ca/book/.
2. Hicks C, Petrosoniak A. The human factor: optimizing trauma team performance in dynamic clinical environments. Emerg Med Clin North Am 2018;36(1):1-17.
3. Kelly FE, Bhagrath R, McNarry AF. The 'airway spider': an education tool to assist teaching human factors and ergonomics in airway management. Anaesthesia 2018;73(2):257-8.
4. Gordon R. The contribution of human factors to accidents in the offshore oil industry. Reliab Eng Syst 1998;61(1-2):95-108.
5. Herrera IA, Nordskag AO, Myhre G, et al. Aviation safety and maintenance under major organizational changes, investigating non-existing accidents. Accid Anal Prev 2009;41:1155-63.
6. Flin R, Bromiley M. Changing behaviour with a human factors approach. BMJ 2013;346:f1416.
7. Bromiley M. The journey of human factors in healthcare. J Perioper Pract 2014;24(3):35-6.
8. Selye H. The Stress of Life. New York: McGraw-Hill; 1978.
9. Nesse RM, Bhatnagar S, Ellis B. Evolutionary origins and functions of the stress response system. Stress: concepts, cognition, emotion, and behavior. Handbook of Stress Series 2016;1:95-101.
10. Lopez Rosetti D. Estrés epidemia del siglo XXI. Buenos Aires: Editorial Lumen; 2017.
11. Valdez Miyar M. El Estrés, desde la biología hasta la clínica. Editorial Siglantana; 2016.
12. Driskell JE, Salas E. Stress and human performance. Series in Applied Psychology; 1996.
13. Grossman D, Christensen L. On combat: the psychology and physiology of deadly conflict in war and in peace. PPCT Research Publications; 2007.
14. Lauria MJ, Gallo IA, Rush S, et al. Psychological Skills to Improve Emergency Care Providers' Performance Under Stress. Ann Emerg Med 2017;70(6):884-90.
15. Tod D, Hardy J, Oliver E. Effects of self-talk: a systematic review. J Sport Exerc Psychol 2011;33:666-87.
16. Reid C, Brindley P, Hicks C. Zero point survey: a multidisciplinary idea to STEP UP resuscitation effectiveness. Clin Exp Emerg Med 2018;5(3):139-43.
17. Chrimes N. The Vortex: a universal 'high-acuity implementation tool' for emergency airway management. Br J Anaesth 2016;117(S1):i20-7.
18. Westli HK, Johnsen BH, Eid J, et al. Teamwork skills, shared mental models, and performance in simulated trauma teams: an independent group design. Scand J Trauma Resusc Emerg Med 2010;18: 47.

19. Purdy E, Alexander C, Shaw R, et al. The team briefing: setting up relational coordination for your resuscitation. Clin Exp Emerg Med 2020;7(1):1-4.
20. Flin R, Patey R, Glavin R, et al. Anaesthetists' non-technical skills. Br J Anaesth 2010;105(1):38-44.
21. Cook TM, Woodall N, Frerk C. Fourth National Audit Project. Major complications of airway management in the UK: results of the Fourth National Audit Project of the Royal College of Anaesthetists and the Difficult Airway Society. Part 1: anaesthesia. Br J Anaesth 2011;106(5):617-31.
22. Yamada NK, Halamek LP. Comunicación durante la reanimación: ¿es hora de un cambio? Resucitación 2014;85(12):e191-2 .
23. Yamada NK, Halamek LP. Sobre la necesidad de una comunicación precisa y concisa durante la reanimación: una solución propuesta. La Revista de Pediatría 2015;166(1):184-7.
24. Yamada NK, Fuerch JH, Halamek LP. Impact of standardized communication techniques on errors during simulated neonatal resuscitation. Am J Perinatol 2016;33(4):385-92.
25. Brindley PG, Reynolds SF. Improving verbal communication in critical care medicine. J Crit Care 2011;26(2):155-9.
26. Gaba DM. Dynamic decision-making in anesthesiology: cognitive models and training approaches En: Evans DA, Patel VL. Advanced Models of Cognition for Medical Training and Practice. Berlin: Springer; 1992, pp 123-47.
27. Fanning R, Goldhaber-Fiebert S, Gaba DM: Crisis Resource Management in Healthcare. En: Levine AI, DeMaria Jr. S, Schwartz A, Sim A. Comprehensive Textbook of Healthcare Simulation. New York: Springer, 2013.
28. Helmreich RL. ¿Does CRM training work? Air Line Pilot 1991;60(5):17-20.
29. Helmreich RL, Merritt AC, Wilhelm JA. The evolution of Crew Resource Management training in commercial aviation. Int J Aviat Psychol 1999;9(1):19-32.
30. Gaba DM. Crisis resource management and teamwork training in anaesthesia. Br J Anaesth 2010;105(1):3-6.
31. Moya P, Ruz M, Parraguez E y cols. Efectividad de la simulación en la educación médica desde la perspectiva de seguridad de pacientes. Rev Med Chile 2017;145:514-26.
32. Gaba DM. Improving anesthesiologists' performance by simulating reality. Anesthesiology 1992;76(4):491-4.
33. Dale E. Métodos audiovisuales en la enseñanza. 3.ra ed. Nueva York: La Prensa Dryden; 1969.
34. Lalley JP, Miller RH. The learning pyramid: does it point teachers in the right direction? Education 2007;128:64e79.
35. Gaba DM. The future vision of simulation in health care. Qual Saf Health Care 2004;13(Suppl 1):i2-i10.
36. Secheresse T, Nonglaton S. The "Timeline Debriefing Tool": a tool for structuring the debriefing description phase. Adv Simul (Lond) 2019;4:29.
37. Myatra SN, Kalkundre RS, Divatia JV. Optimizing education in difficult airway management: meeting the challenge. Curr Opin Anaesthesiol 2017;30(6):748-54.
38. Gillman LM, Brindley PG, Blaivas M, et al. Trauma team dynamics. J Crit Care 2016;32:218-21.
39. Yang D, Wei YK, Xue FS, et al. Simulation-based airway management training: application and looking forward. J Anesth 2016;30(2):284-9.
40. Quintillá J, Espinosa Ramirez S, Angulo C. Emergencias-2020 32 2 135-137. Emergencias 2020; 32:135-7.

Anatomía aplicada al manejo de la vía aérea 2

Guillermo Jesús Mauro, Eduardo Gastón Mauro y Juan Cruz Franzoia Hernández

OBJETIVOS

- Conocer y entender la anatomía aplicada al proceso de intubación orotraqueal y nasotraqueal.
- Conocer la anatomía de las estructuras ubicadas en la región anterior del cuello para la realización de una cricotirotomía de emergencia.
- Entender los principios anatómicos fundamentales del posicionamiento adecuado para mejorar la exposición de la glotis en la laringoscopia.

INTRODUCCIÓN

Antes de desarrollar las habilidades de intubación, ventilación y el acceso a la vía aérea en la región anterior del cuello, resulta fundamental comprender las estructuras anatómicas más importantes de la vía aérea. Además, en este capítulo se abordará el posicionamiento del eje tronco/cabeza/cuello que resulta óptimo para mejorar la visualización de estas estructuras anatómicas en la laringoscopia y facilitar el acceso a la vía aérea mediante la intubación orotraqueal.

El aparato respiratorio se puede dividir anatómicamente en dos zonas: vía aérea superior (fosas nasales, cavidad oral, faringe y laringe) y vía aérea inferior (laringe subglótica, tráquea, bronquios, bronquiolos y alvéolos).

REGIONES ANATÓMICAS Y SUS IMPLICANCIAS EN EL MANEJO PRÁCTICO DE LA VÍA AÉREA

Fosas nasales

Son dos cavidades anfractuosas separadas entre sí por un delgado tabique sagital y situadas por arriba de la cavidad bucal, por debajo de la cavidad craneal y por dentro de las cavidades orbitarias. Las fosas nasales se continúan hacia adelante con las cavidades de la nariz. Se comunican con el exterior por intermedio de la nariz y de sus orificios llamados narinas. Por detrás se abren en la cavidad de la faringe. Presentan cuatro paredes:

- La pared externa, que se destaca por ser muy irregular debido a la presencia de los cornetes y los meatos. Los cornetes se presentan en número de tres, se describen de abajo hacia arriba en: cornete inferior, cornete medio y cornete superior. Los espacios que se encuentran delimitados por los cornetes por dentro y la cara externa de las masas laterales del etmoides se conocen como meatos (superior, medio e inferior) (**fig. 2-1**).
- En la pared interna se encuentra el tabique nasal. El espacio entre el meato inferior y el tabique constituye la mayor área de superficie, con una orientación levemente inferior desde anterior a posterior.
- La pared superior o techo, formada por el frontal, la lámina cribosa del etmoides y el cuerpo del esfenoides.
- La pared inferior o piso, formada por el hueso maxilar superior y el hueso palatino.

La irrigación de la parte superior proviene de las etmoidales anterior y posterior, ramas de la oftálmica (carótida interna). La porción inferior se encuentra irrigada por la esfenopalatina (rama de la maxilar interna) y la porción inferior del tabique, por la rama labial de la arteria facial. En la región anteroinferior del tabique confluyen terminales de todas las arterias anteriormente mencionadas y confeccionan el plexo vascular de Kiesselbach (de Little).[1,2]

Importancia en el manejo de la vía aérea

Las fosas nasales son una vía de acceso para asegurar la vía aérea mediante la intubación nasotraqueal, para la intubación vigil guiada por fibrobroncoscopia flexible y para la colocación de las cánulas nasofaríngeas en el manejo básico de la vía aérea. Debido a la mayor área y a la inclinación del espacio entre el cornete inferior y el tabique nasal, el tubo endotraqueal debe ser dirigido hacia atrás y ligeramente hacia abajo durante la maniobra de intubación nasotraqueal.[3] Los tubos endotraqueales y las cánulas nasofaríngeas terminan en su extremo distal con un bisel que forma un ángulo de 45° con el eje longitudinal mirando hacia la línea media.[4] De ser posible, se debe seleccionar la narina derecha y dirigir la punta del tubo mirando hacia la pared externa (bisel apuntando al tabique) para disminuir la posibilidad de dañar los cornetes y producir epistaxis.[5,6] En caso de impedimento, girar el tubo 90º (antihorario) y dejar el bisel en la cara posterior para evitar el obstáculo de los cornetes nasales.[7]

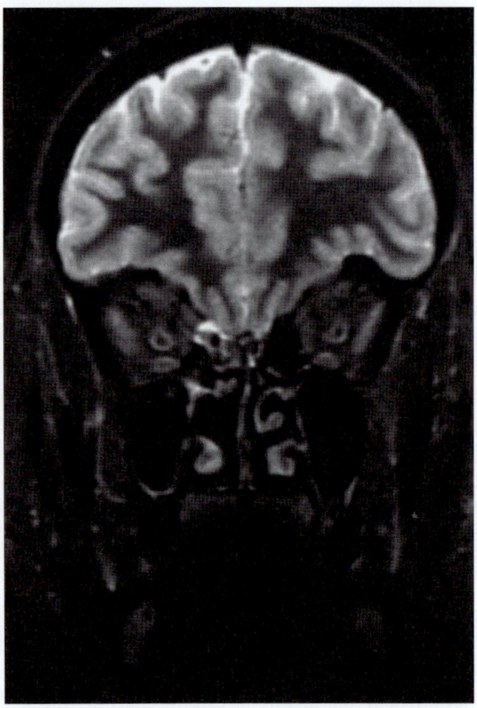

Fig. 2-1. Fosas nasales. En la resonancia magnética de corte coronal se visualizan los cornetes inferior y medio con sus respectivos meatos, y la ausencia del cornete medio derecho.

Es importante tener presente que algunos pacientes presentan alteraciones anatómicas, como hipertrofia del cornete inferior o una desviación del tabique, que pueden impedir el pasaje del tubo endotraqueal. El 80-90% de las hemorragias nasales ocurren en el plexo de Kiesselbach,[8] esto es una complicación para tener en cuenta en la intubación nasotraqueal; se describe como epistaxis grave en menos del 10% de las intubaciones.[9] Otras complicaciones poco frecuentes que se relacionan con una excesiva fuerza en la maniobra son: lesión del nervio olfatorio y fractura de la membrana cribosa con la consecuente rinorraquia.[10] Por el mayor riesgo de sinusitis, actualmente no resulta el acceso de primera elección para aquellos pacientes que van a requerir intubación prolongada en cuidados intensivos.[7,10]

> **!** El acceso a la vía aérea a través de las fosas nasales no resulta la ruta de elección para la intubación traqueal, por lo que queda reservado para aquellos pacientes que no pueden intubarse por la boca. De ser posible, se debe realizar mediante un fibrobroncoscopio flexible, ya que la técnica a ciegas se ha asociado con altas tasas de fallo.[11]

Cavidad bucal o boca

Es una cavidad irregular cuya capacidad varía dependiendo de la proximidad o separación de la mandíbula y el maxilar entre sí. La cavidad bucal está dividida por las arcadas gingivodentarias en dos partes:

- **Vestíbulo de la boca:** es un espacio curvado con forma de herradura, comprendido entre las arcadas alveolo-dentarias, por una parte, y por los labios y las mejillas, por la otra. Un adulto cuenta con un total de 32 dientes implantados en la mandíbula y el maxilar inferior. Los dientes sanos suelen ser fuertes y están diseñados para soportar presiones elevadas para la masticación
- **Cavidad bucal propiamente dicha:** está limitada hacia adelante y hacia los lados por las arcadas gingivodentarias, hacia arriba por la bóveda palatina y hacia abajo por el piso de la boca, en el cual sobresale la lengua. Hacia atrás, la cavidad bucal comunica con la faringe por un orificio, el istmo de las fauces, circunscripto

por el velo del paladar hacia arriba, los pilares anteriores del velo hacia los lados y la base de la lengua hacia abajo.[1]

Importancia en el manejo de la vía aérea

La inserción o remoción de dispositivos en la vía aérea pueden lesionar los dientes. Los pacientes con intubación difícil tienen 20 veces más probabilidades de lesiones dentarias.[12] El mecanismo de lesión dentaria más común ocurre en los incisivos superiores (50%) cuando, durante la intubación, la pala del laringoscopio se inclina y ejerce presión directamente sobre el maxilar superior y, por lo tanto, en esas piezas dentarias. El uso de bloqueante neuromuscular y sedación profunda, al mejorar las condiciones de apertura bucal durante la laringoscopia, podría disminuir los riesgos de lesiones dentarias.[12]

La mayoría de las lesiones involucran dientes con enfermedad periodontal significativa, caries dentales o tratamiento endodóntico previo.[13] Es importante, siempre que sea posible, valorar el estado de salud previo de la cavidad oral del paciente: verificar si tiene prótesis, el tipo, si están en buen estado o no, ya que en un 12% del total de las lesiones en cavidad oral ocurren en prótesis dentales.[13] La lengua es muy importante, ya que de ella depende una vía aérea permeable.[2] Las maniobras básicas para la desobstrucción tanto manual como con cánulas orofaríngeas, que se explicarán más adelante, pueden permeabilizar de forma rápida y transitoria la principal causa de la obstrucción en aquellos pacientes con deterioro del estado de conciencia (véase apartado de faringe).

Existen otras condiciones relacionadas con la cavidad bucal que pueden dificultar la permeabilidad de la vía aérea y llevar a una intubación dificultosa:

- Fracturas: mandibulares (cóndilo, cuerpo o rama ascendente, o una conjunción de ellas), fracturas de Le Fort (I, II o III) o las llamadas panfaciales (tercio superior, medio e inferior).
- Deformidad dentofacial: pacientes con falta de desarrollo en el maxilar superior o inferior, o en ambos, que en su oclusión presentan retrognasia o prognasia.[14]
- Tumores benignos o malignos de la cavidad oral o el piso de boca, o pacientes que recibieron tratamiento quirúrgico por tumores.[15]

Faringe

Es un conducto musculomembranoso que se extiende verticalmente, por delante de la columna vertebral y por detrás de las fosas nasales, de la cavidad bucal y de la laringe, desde la base del cráneo hasta el borde inferior de la sexta vértebra cervical, y se continúa hacia abajo con el esófago. La forma de la faringe es la de un embudo irregular, ensanchado hacia arriba, un poco ampliado en su parte media en las proximidades del hueso hioides y estrechado hacia abajo. Está formada por tres músculos que se superponen como capas, los constrictores superior, medio e inferior. Al contraerse, permiten el paso de los alimentos al esófago. La porción inferior del músculo constrictor inferior se inserta en el cartílago cricoides y origina el músculo cricofaríngeo.[1,2]

La cavidad faríngea se divide en tres partes:

- Porción nasal o rinofaringe o retrocavidad de las fosas nasales.
- Porción bucal u orofaringe.
- Porción laríngea o laringofaringe.

La nasofaringe contiene dos estructuras para destacar: la entrada al conducto auditivo a través de la trompa de Eustaquio ubicada en la pared lateral y los adenoides, situados en la pared posterior, que consisten en tejido linfoide que va involucionando con los años.[1,2]

Importancia en el manejo de la vía aérea

El músculo cricofaríngeo actúa como un esfínter a la entrada del esófago, y es considerado la última barrera a la regurgitación de contenido gástrico. Con la inducción de inconsciencia durante la secuencia de intubación rápida, este músculo pierde su tonicidad y esta última barrera ante la aspiración. Los adenoides aumentados de tamaño (hipertrofia) pueden dificultar el paso de los tubos nasotraqueales, al producir obstrucción parcial.[2]

> ! La obstrucción funcional de la lengua suele obstruir la orofaringe en pacientes con deterioro del estado de conciencia. Maniobras como tracción mandibular anterior o la simple colocación de una cánula orofaríngea pueden sostener la vía aérea hasta el manejo de una definitiva en el lugar adecuado.

Al traccionar la rama del laringoscopio hacia adelante durante la laringoscopia se logra separar la lengua, con el fin de lograr una visualización directa de las estructuras laríngeas. Además, la rama del laringoscopio también busca comprimir o colocar la lengua dentro del marco óseo de la mandíbula. Esta es la razón por la que las personas con mandíbulas pequeñas (retrognatia) pueden presentar dificultades con la laringoscopia directa.[3]

Laringe

Es la porción del conducto aéreo situada en la parte media y anterior del cuello, por delante de la faringe, por debajo del hueso hioides y por arriba de la tráquea. Es, además, el órgano esencial de la fonación. La situación de la laringe en relación con la columna vertebral varía de acuerdo al sexo y la edad. En el adulto, la extremidad inferior de la laringe se corresponde con el borde inferior de la sexta vértebra cervical. La laringe es muy móvil y, arrastrada por la faringe, se eleva durante el tiempo faríngeo de la deglución y con la emisión de sonidos agudos y desciende con la emisión de sonidos graves. Presenta un esqueleto cartilaginoso, articulaciones y ligamentos que relacionan estos cartílagos entre sí y con los órganos vecinos, músculos y una mucosa.

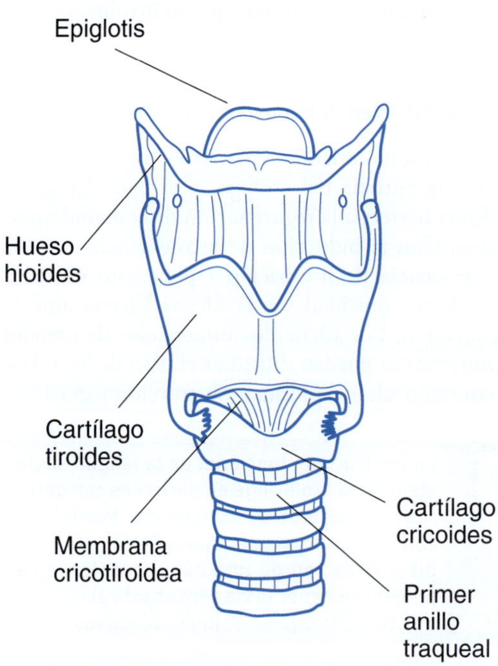

Fig. 2-2. Vista anterior de la laringe, sus cartílagos y articulaciones.

Cartílagos de la laringe

La laringe consta de nueve cartílagos, de los cuales tres son impares y tres son pares (**figs. 2-2** y **2-3**):

- **Cartílago cricoides:** situado en la parte inferior de la laringe, es el único anillo de la vía aérea con cartílago en toda su circunferencia (diferencia con anillos traqueales que tienen forma de "C" con membrana posterior formada de tejido muscular). Se lo describe como "anillo de sello", cuya parte anterolateral es el arco cricoideo y la posterior es la placa cricoidea.[1,2,16]
- **Cartílago tiroides:** está situado por encima del cricoides y está formado por dos láminas laterales cuadriláteras que se unen por su borde anterior y forman una prominencia conocida como nuez o manzana de Adán. Este punto de referencia puede palparse en la mayoría de los pacientes adultos.[16] El borde superior, romo, presenta una escotadura media, la escotadura tiroidea superior, y presta inserción en toda su extensión a la membrana tirohioidea. Los bordes posteriores o laterales se prolongan hacia arriba por una apófisis llamada asta superior o mayor, y por abajo por una saliente más pequeña que la precedente llamada asta inferior o asta menor, que ofrece la carilla articular tiroidea del cricoides.[1,2]
- **Cartílago epiglótico:** está situado en la parte anterosuperior de la laringe, por detrás del cartílago tiroides, al que sobrepasa por arriba. Es una lámina de cartílago de forma ovalada, elástica y flexible, cuya extremidad superior tiene mayor grosor. La cara posterior está recubierta por mucosa laríngea y la anterior se corresponde, de abajo hacia arriba, con la cara posterior del cartílago tiroides, la membrana tirohioidea, el hueso hioides y la base de la lengua. Solo en su parte superior, que sobrepasa a la lengua, está libre y tapizada por la mucosa. La extremidad inferior es estrecha y está conectada al ángulo entrante del cartílago tiroides por un ligamento.
- **Cartílagos aritenoides:** son dos pequeñas piezas cartilaginosas en forma de pirámide triangular con base inferior, que están situadas por encima de las partes laterales del anillo cricoideo.
- **Cartílagos corniculados o cartílagos de Santorini:** son dos pequeños nódulos cartilaginosos, alargados, cónicos o cilíndricos, que prolongan hacia arriba y hacia adentro a los cartílagos aritenoides. Su base reposa en el vértice de estos últimos.

Articulaciones y ligamentos de la laringe[1]

- **Membrana cricotiroidea** (ligamento cricotiroideo medio): se extiende desde la parte media del borde inferior del cartílago tiroides al borde superior del arco cricoideo.[1] Corresponde a la inmediata depresión palpable por debajo del borde anterior del cartílago tiroides. Es una membrana fibroelástica densa y limitada a los lados por los músculos cricotiroideos. Se encuentra perforada por pequeños vasos sanguíneos, generalmente situados en la cercanía de ambos cartílagos. Las dimensiones de la membrana en un adulto varían entre 2-3 cm de ancho y 0,8-1 cm de alto. Por la porción superior suele pasar la arteria cricotiroidea, rama de la arteria laríngea superior. En raras ocasiones, dos arterias cricotiroideas se unen en la línea media y forman una arteria que desciende para irrigar el lóbulo piramidal de la glándula tiroides.[16]
- **Articulaciones cricotiroideas:** unen las astas menores del cartílago tiroides con las carillas articulares tiroideas del cricoides.
- **Membrana tirohioidea y ligamentos tirohioideos laterales:** la membrana tirohioidea se extiende desde el borde superior del cartílago tiroides al borde posterosuperior del cuerpo y al borde interno de las astas mayores del hueso hioides. Se le reconocen tres engrosamientos: uno medio llamado ligamento tirohioideo medio, y otros dos llamados ligamentos tirohioideos laterales que unen al vértice de las astas mayores del cartílago tiroides con el vértice de las astas mayores del hueso hioides.
- **Ligamento hioepiglótico:** une la cara anterior de la epiglotis con el borde posterosuperior del hueso hioides.
- **Ligamentos glosoepiglóticos:** son tractos fibroelásticos, uno medio y otros laterales, que se extienden desde la epiglotis a la dermis de la mucosa lingual. Forman los repliegues mucosos glosoepiglóticos. Los "valles" emparejados entre estos pliegues se denominan valléculas o valéculas.
- **Ligamentos faringoepiglóticos:** se extienden desde los bordes laterales del cartílago epiglótico a la dermis de la mucosa faríngea lateral y contribuyen a formar el repliegue faringoepiglótico.
- **Membrana cricotraqueal:** une el borde inferior del cartílago cricoides con el primer anillo de la tráquea.
- **Senos piriformes:** son dos recesos laterales que proceden del repliegue aritenoepiglótico. Ambos se separan por las valéculas epiglóticas, que se sitúan anteriormente.

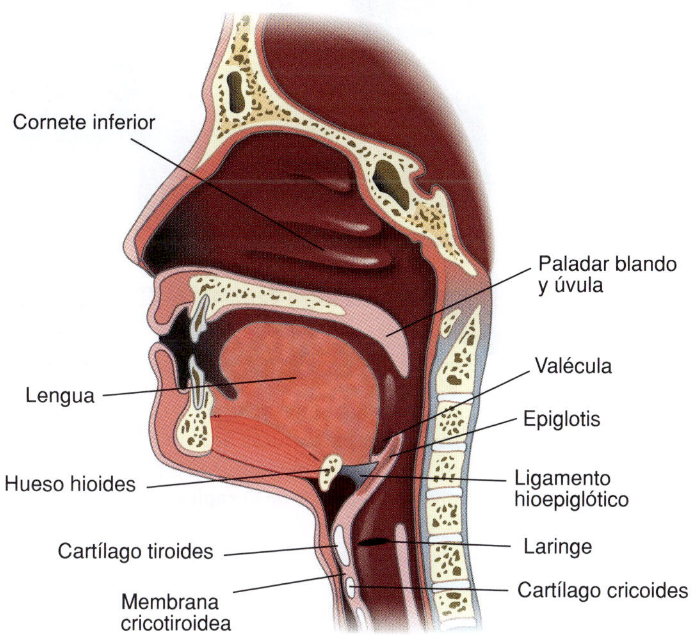

Fig. 2-3. Vista lateral de la vía aérea alta. Se ilustran en un corte sagital las estructuras más importantes de la vía aérea superior.

Importancia en el manejo de la vía aérea

La membrana cricotiroidea es el sitio de referencia para el acceso a la vía aérea desde el cuello cuando el paciente no se puede intubar ni ventilar/oxigenar (cricotirotomía). Como ya se mencionó, esta membrana brinda un mínimo riesgo de sangrado durante estos procedimientos y es el sitio de elección en la emergencia, lo que deja a la tráquea solo para manejo en situaciones controladas en quirófano por cirujanos (**fig. 2-4**). La cricotirotomía se prefiere sobre la traqueostomía en situaciones de emergencia, una de las razones es la característica completamente cartilaginosa del anillo cricoides (**fig. 2-5**), por lo tanto, es menos probable la lesión del esófago que si se realiza una traqueotomía. En cambio, los anillos traqueales tienen forma de C con su pared posterior libre.[16]

> **!** La cricotiroidotomía exige el conocimiento de la de la ubicación de la membrana cricotiroidea. Este reparo es el acceso subglótico de elección en las emergencias, ya que es más accesible y tiene menos complicaciones que la traqueostomía.

El Dr. Sellick, anestesiólogo británico, describió la oclusión del esófago al presionar el cricoides para disminuir el riesgo de broncoaspiración (maniobra de Sellick).[17] Hoy en día esta maniobra se encuentra en discusión y no se recomienda realizarla sistemáticamente.[18]

Mientras se realiza la laringoscopia, es fundamental reconocer los puntos de referencia o "postas de la intubación". A medida que se avanza con el laringoscopio de manera progresiva, se debe detectar la úvula, epiglotis y valécula (**video 2-1**). El laringoscopio con rama curva (de tipo Macintosh) debe quedar colocado de manera que la punta apoye sobre la valécula. A continuación se debe realizar la tracción con el vector dirigido hacia arriba. Al realizar esta maniobra, se intenta lograr que el ligamento hioepiglótico subyacente y el ligamento glosoepiglótico medio "levanten" la epiglotis y queden expuestas las cuerdas vocales[19] (**fig. 2-6**). En cambio, cuando se opta por el laringoscopio con rama recta, se debe ubicar la punta debajo de la epiglotis, buscando levantar el cartílago directamente. En la **figura 2-7** se observa una vista laringoscópica completa y en la **figura 2-8** se describen los grados Cormack-Lehane[20] de visualización glótica.

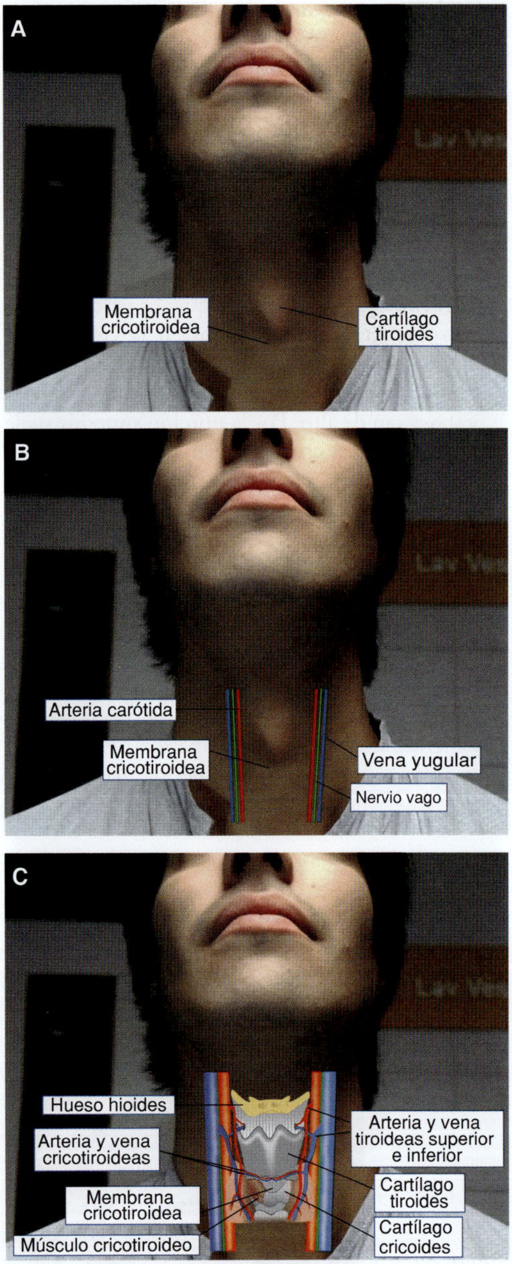

Fig. 2-4. A-C. Anatomía aplicada a la cricotirotomía. Se señalan las estructuras anatómicas principales para tener presente al realizar el procedimiento que se explicará en detalle en el **capítulo 17**.

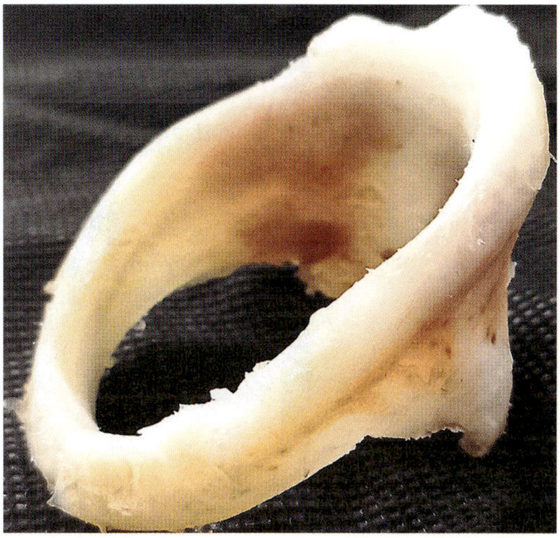

Fig. 2-5. Cartílago cricoides. Nótese la forma en anillo de sello, donde la pared posterior (derecha) alta y ancha es la placa cricoidea, mientras que la anterolateral del cartílago es el arco cricoideo (izquierda).

> ! Sin importar qué rama de laringoscopio se elija, se debe recordar la importancia de la epiglotis como punto de referencia en el proceso de intubación, ya que es una fuente de tranquilidad.[3] Si el operador visualiza la epiglotis, encuentra la puerta de entrada a la vía aérea.

Articulación temporomandibular

La articulación temporomandibular (ATM) es un conjunto de estructuras anatómicas que permiten que la mandíbula realice los diferentes movimientos: apertura, cierre, protrusión, retrusión y lateralización derecha e izquierda.

Es la única articulación móvil entre los huesos de la cabeza y comprende las siguientes estructuras anatómicas: 1) superficies articulares (cóndilos mandibulares, cóndilo y cavidad glenoidea del temporal), 2) disco articular, 3) sistema ligamentoso (cápsula, ligamentos lateral externo, interno, posterior y accesorios), 4) sinoviales (se distribuyen en las cavidades articulares supra e infradiscal). En su cara posterior contacta con el conducto auditivo externo y por arriba se proyecta a través de la base del cráneo sobre las meninges y encéfalo. Está irrigada por ramas de la temporal superficial, timpánica, palatina ascendente, faríngea superior y meníngea media e inervada por fibras de origen simpático.[21-24]

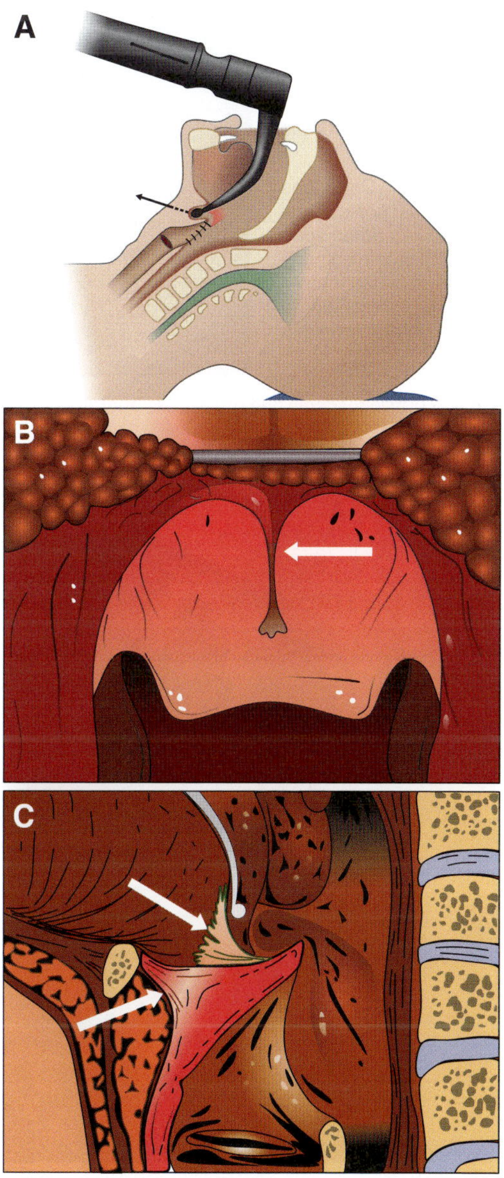

Fig. 2-6. Anatomía aplicada a la intubación. Laringoscopia con rama de geometría tradicional (de tipo Macintosh). **A.** Posicionamiento de la rama en la valécula (vista lateral). **B.** Visualización del laringoscopista (la flecha blanca señala el ligamento glosoepiglótico medio). **C.** Ligamentos glosoepiglótico medio (flecha superior) y hioepiglótico. Al generar tracción hacia arriba con el laringoscopio se genera la tracción de estos ligamentos que se insertan en el cartílago epiglótico. Modificada de Driver BE, Prekker ME, Levitan RM, et al.[19]

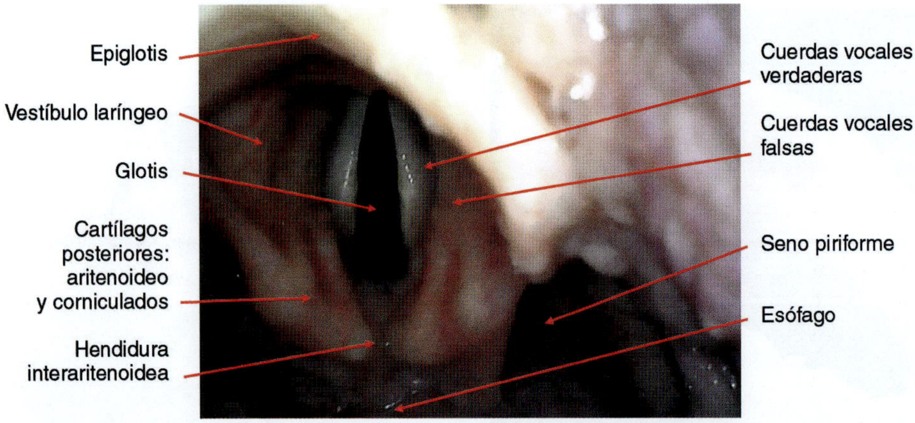

Fig. 2-7. Laringoscopia que muestra la anatomía interna de la laringe. Cortesía de Bruno Ghissi, con autorización.

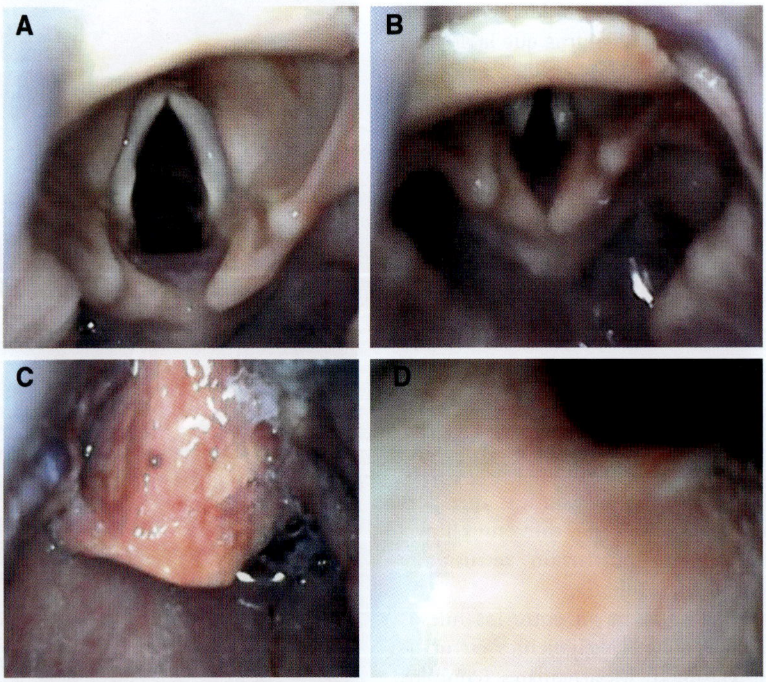

Fig. 2-8. Fotografías de laringoscopias reales. Grados de Cormack-Lehane. Esta escala se encuentra ampliamente aceptada para describir la visualización de la glotis. Grado 1: exposición completa de la glotis. Grado 2: se expone la porción posterior de la glotis. Estas dos primeras presuponen una intubación fácil. Grado 3: solo se observa la epiglotis. Al introducir el laringoscopio se debe buscar este cartílago y, al traccionar hacia arriba con la punta de la pala del laringoscopio ubicado en la valécula, se busca exponer las cuerdas vocales. Grado 4: solo se reconoce la mucosa, sin lograr visualizar ni siquiera la epiglotis. Los grados 3 y 4 se asocian con una intubación difícil. En el **capítulo 6** se amplía, además, con la modificación de Tim Cook con los grados 2 y 3 subdivididos en **A** y **B**. Fotografías cortesía de Bruno Ghissi, con autorización.

Implicancias en el manejo de la vía aérea

Las patologías que puede presentar esta articulación son: desplazamiento discal con reducción (ruido articular), desplazamiento discal sin reducción (crepitación, dolor agudo a la apertura, contacto de superficies óseas articulares), hiperplasia de apófisis coronoides (que limita el rango de apertura), anquilosis (unilateral o bilateral), artrosis, fracturas altas de cóndilo y tumores benignos, malignos y seudotumores (condromatosis sinovial, sinovitis, granulomas y osteocondromas). La mediana de edad es de 42 años ± 16 años y son más frecuentes en las mujeres.[25] Dentro de las patologías de la ATM, la anquilosis, aunque no se trate de una patología muy común, es un desafío a la hora de la intubación porque se dificulta el acceso a la vía aérea debido a la apertura bucal limitada de moderada a grave. La intubación con fibrobroncoscopio flexible es la técnica de elección para esos casos, pero es posible que no esté disponible en todos los centros.[26] Cuando se trata de una anquilosis unilateral, el paciente puede realizar el movimiento de apertura (con desviación hacia el lado afectado) y esto permite el acceso a la vía aérea (**fig. 2-9**).

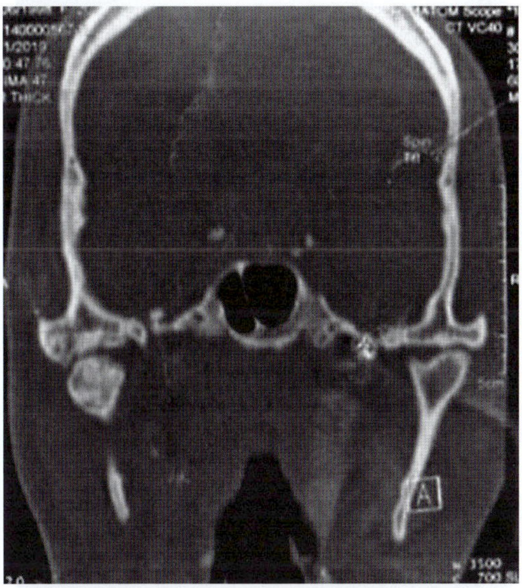

Fig. 2-9. En la tomografía computarizada se observa un corte coronal a la altura de la articulación temporomandibular (ATM) y se evidencia una anquilosis unilateral derecha. Imagen cortesía del Dr. Sebastián Polero con autorización.

ANATOMÍA FUNCIONAL PARA MEJORAR LA EXPOSICIÓN DE LA LARINGE: POSICIONAMIENTO DEL PACIENTE EN LA INTUBACIÓN

Como se abordará más adelante en este manual, el posicionamiento del paciente resulta fundamental tanto durante el proceso de preoxigenación y la fase de apnea como en el momento de la laringoscopia. El objetivo de la posición adecuada es diferente dependiendo cada caso. En la laringoscopia, con el posicionamiento adecuado se busca lograr la mejor visualización de las estructuras laríngeas y, por lo tanto, aumentar las chances de intubación exitosa, mientras que en la preoxigenación se pretende aumentar la capacidad residual funcional y, por lo tanto, incrementar el tiempo de apnea seguro. Es importante también que se mantenga un correcto posicionamiento del paciente durante la fase de apnea, mientras se realiza la oxigenación apneica, para que no exista obstrucción funcional por las estructuras faríngeas y la lengua que permite el pasaje del gas.

La "posición de olfateo", como se la describe habitualmente, se logra al flexionar la columna cervical baja y extender la articulación occipito-atlanto-axoidea.[27] Fue descrita hace más de 80 años por Magill, y es la posición universalmente recomendada para realizar la intubación mediante laringoscopia directa.[28] Maguill también la describe como "la posición que instintivamente adopta una persona que huele el aire, o bebe una pinta".[29] Se debería evitar en pacientes traumatizados con sospecha de lesión de columna cervical por el riesgo de lesión medular secundaria.[30] El término "flex-tensión", introducido por Tim Cook, resulta más ilustrativo para referirse a la posición de olfateo al recordar los dos movimientos necesarios en este posicionamiento: primero, la flexión de la cabeza sobre el tronco, que se logra elevando cabeza y, segundo, una extensión atlantooccipital de modo que la cara del paciente quede mirando hacia el techo[31] (**fig. 2-10**).

En estudios de resonancia magnética se encontró que el meato auditivo externo y la horquilla esternal se corresponden con el clivus y la glotis, respectivamente. La alineación de estos reparos anatómicos externos pueden ayudar a posicionar correctamente a cualquier paciente para mejorar la visualización de la glotis.[28] En la mayoría de los pacientes adultos, la alineación oído/esternón óptima se logra colocando un resalto de unos 7 cm a nivel occipital.[32] De todas maneras,

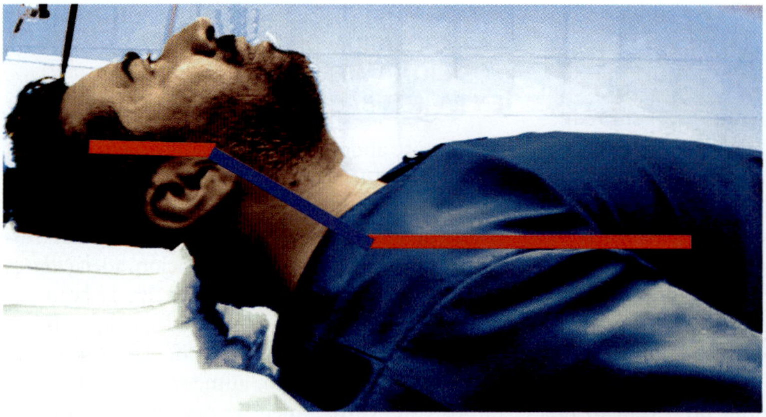

Fig. 2-10. Posición de olfateo o de flexión-extensión. Flexión de la columna cervical baja y extensión de la articulación occipito-atlanto-axoidea.

se debe seleccionar la altura del resalto adecuada para cada paciente particular y, para ello, es conveniente observar lateralmente si esa alineación oído-esternón es la adecuada con el resalto que se ha seleccionado o requiere uno de mayor diámetro (**fig. 2-11**).

> ! Antes de ingresar con el laringoscopio en la boca del paciente, se debe recordar ubicarlo en el posicionamiento óptimo para mejorar la visualización de las estructuras laríngeas. Se debe recordar alinear el oído/esternón siempre que no esté contraindicado.

Se intentó explicar cómo la posición de olfateo logra mejorar la visualización en la laringoscopia directa. Bannister y MacBeth propusieron la teoría de la alineación de los tres ejes[29] (oral-faríngeo-laríngeo), que fue aceptada universalmente durante años hasta la reciente teoría de Greenland de las dos curvas[33] que explica de manera más sencilla y práctica el posicionamiento adecuado para la mejor visualización. En la **figura 2-12** se explican las dos teorías y su principal diferencia. Se debe tener en cuenta que ambas surgieron de estudios por imágenes realizados en voluntarios sanos no paralizados.

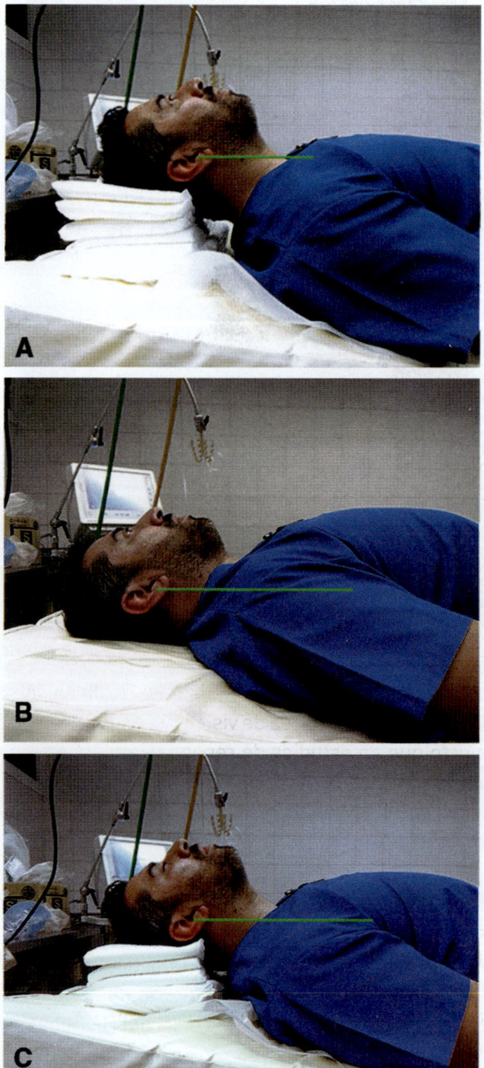

Fig. 2-11. Alineación de oído-esternón individualizada. Se puede observar la elevación de la cabeza con la colocación de un resalto en el occipucio, y su relación con la alineación del oído y el esternón del paciente. **A.** Alineación con elevación occipital con almohada (adecuada). **B.** Sin elevación occipital (a 0º). **C.** Elevación occipital de 7 cm (insuficiente para alinear correctamente el oído y el esternón en esta persona).

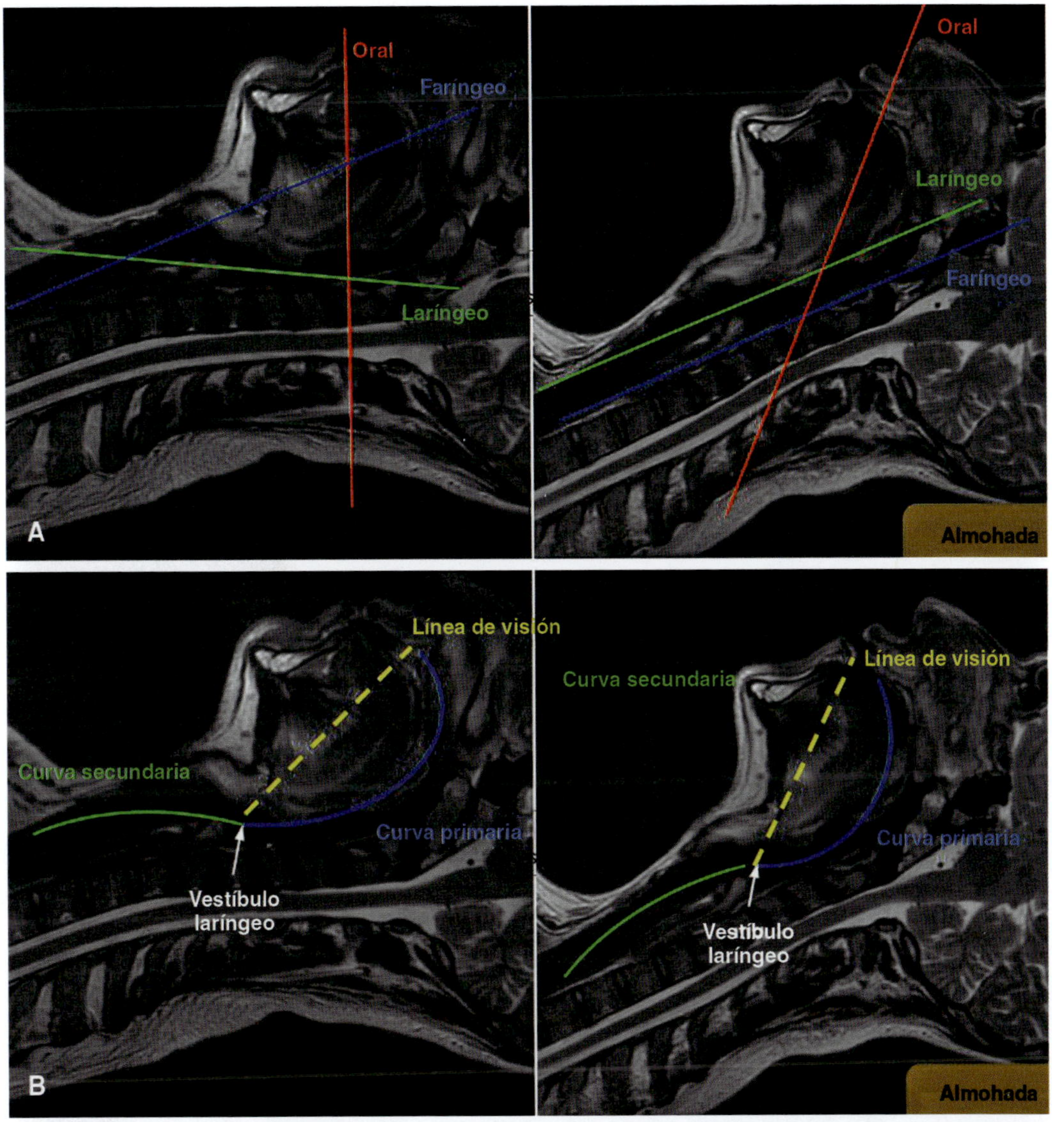

Fig. 2-12. Teorías que explican el posicionamiento óptimo durante la laringoscopia. RM de cortes sagitales. **A.** La teoría de los tres ejes consiste en la alineación de los ejes oral (línea roja), faríngeo (línea azul) y laríngeo (línea verde) con la línea de visión del operador de la intubación. Esta teoría ha sido desafiada por Adnet y cols.[34], puesto que en estudios de resonancia magnética no se encontró que estos tres ejes se alinearan fácilmente con la posición de olfateo ya descrita. A la derecha: RM con una almohada colocada en el occipucio. **B.** Teoría de las dos curvas propuesta por Greenland. Existencia de una curva primaria u orofaríngea (curva azul), y una curva secundaria o faringo-gloso-traqueal (curva verde); el punto donde se juntan estas curvas se corresponde con el vestíbulo laríngeo. A la derecha: RM con una almohada colocada en el occipucio. La laringoscopia y la intubación traqueal exitosa requieren la alineación de estas dos curvas con la línea de visión del operador y la tráquea. Con una elevación de la cabeza se logra el aplanamiento de la curva secundaria y la extensión de la curva primaria. Con el laringoscopio durante la maniobra de laringoscopia se completa el aplanamiento de la curva primaria (principalmente con los de tipo hiperangulados). RM realizada por los autores con la colaboración del técnico Sebastián Fernández.

Los pacientes obesos se deben colocar en la posición "en rampa", que consiste en elevar la parte superior del cuerpo y la cabeza con la colocación de sábanas en forma escalonada. En situaciones de emergencia, una forma rápida y más sencilla de lograr la posición en rampa consiste en elevar la parte superior de la cama o camilla unos 25 cm,[35] o los necesarios para lograr la alineación óptima (**fig. 2-13**).

> **!** La posición en rampa tiene tres beneficios simultáneos: 1) mejora la visualización durante la laringoscopia; 2) mejora la oxigenación al aumentar la capacidad residual funcional; 3) reduce el riesgo de aspiración cuando el paciente tiene el estómago ocupado.

Una vez realizada la laringoscopia, a pesar de un correcto posicionamiento y una correcta maniobra de tracción con el laringoscopio, se puede presentar una situación desafiante en la que solo se visualiza la epiglotis y no se logra ver las cuerdas vocales por donde debe pasar el tubo endotraqueal. Es en este momento cuando el grado de exposición laríngea puede modificarse manualmente al manipular de forma externa el cartílago tiroides. De todas las maniobras de manipulación externa de la laringe, la técnica bimanual modificada es la recomendada[36], consiste en auxiliarse de la mano de un asistente que presiona suavemente sobre el cartílago tiroides del paciente. Luego, el operador que está realizando la laringoscopia mueve, y genera mayor presión de ser necesario, la mano del asistente hasta lograr la mejor visualización de la glotis (**fig. 2-14**). Sin peder la vista obtenida, solicita al asistente que mantenga presionado el lugar seleccionado, mientras se dispone a pasar el tubo endotraqueal.[37] No

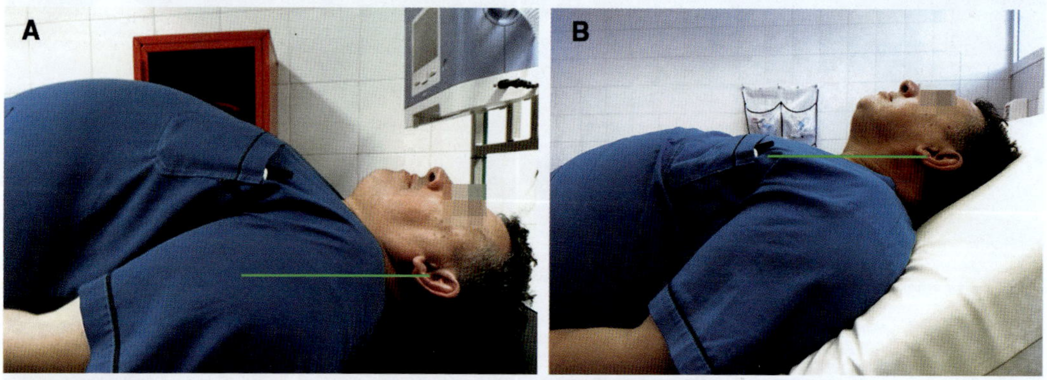

Fig. 2-13. Posición "en rampa" de un paciente obeso. Alineación oído/esternón individualizado. **A.** Superior: posición inadecuada. **B.** Inferior: posición adecuada en rampa.

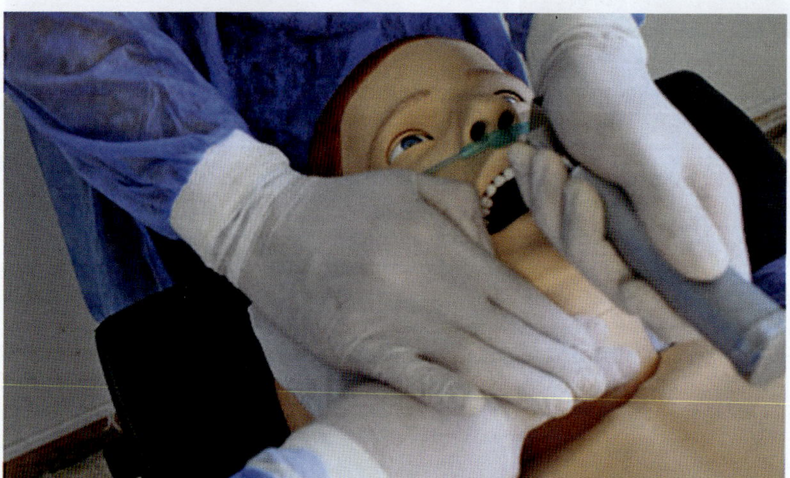

Fig. 2-14. Manipulación externa de la laringe, con técnica bimanual modificada. Se observa la mano de un asistente, que presiona suavemente sobre el cartílago tiroides del paciente. Luego, el operador que está realizando la laringoscopia mueve y, de ser necesario, genera mayor presión en la mano del asistente hasta lograr la mejor visualización de la glotis.

debe confundirse con la ya mencionada presión cricoidea (maniobra de Sellick), que se recomendaba para disminuir la aspiración del contenido gástrico al comprimir hipotéticamente el esófago. A diferencia de lo que ocurre con la manipulación externa de la laringe, la maniobra de Sellick puede, incluso, empeorar la visión laringoscópica de la glotis.[38]

PUNTOS CLAVE

- Resulta fundamental el conocimiento de la anatomía para el acceso a la vía aérea. Si bien el acceso a la vía aérea más utilizado es por la boca, mediante la intubación orotraqueal, tanto la nariz (intubación nasotraqueal) como el acceso frontal del cuello (cricotirotomía) pueden ser requeridos en determinadas situaciones en las que por algún motivo no se puede ingresar por el primero.
- El posicionamiento del paciente mediante la alineación del eje oído-esternón mejora la visualización y debe buscarse en los pacientes en el momento de la laringoscopia directa.

AEROPERLAS

- Recordar la epiglotis como punto de referencia ("posta") del acceso a la vía aérea durante el proceso de la intubación traqueal.
- La membrana cricotiroidea debe ser reconocida como un ingreso a la vía aérea ante la imposibilidad de la intubación traqueal por boca o que no se consiga ventilar/oxigenar por otro método.
- El posicionamiento mediante la alineación del oído/esternón del paciente debe buscarse siempre que sea posible para facilitar la visualización de las estructuras laríngeas durante la intubación.

REFERENCIAS

1. Rouviere H, Delmas A. Anatomía humana. Descriptiva, topográfica y funcional. Tomo 1. 9º ed. España: Editorial Masson; 1996.
2. Sologuren N. Anatomía de la vía aérea. Rev Chil Anest 2009;38:78-83.
3. Law A, Greenland K, Kovacs G. Airway Physiology and Anatomy [Internet]. En: Law A, Kovacs G. Airway Interventions and Management in Emergencies. The Infinity Edition (Internet). Disponible en http://aimeairway.ca/book.
4. Busico M, Vega L, Plotnikow G y cols. Tubos endotraqueales: revisión. Medicina Intensiva 2013;30(1):1.
5. Boku A, Hamamoto H, Hirose Yohsuke, et al. Which nostril should be used for nasotracheal intubation: the right or left? A randomized clinical trial. J Clin Anesth 2014;26(5):390-4.
6. Sanuki T, Hirokane M, Kotani J. Epistaxis during nasotracheal intubation: a comparison of nostril sides. J Oral Maxillofac Surg 2010;68(3):618-21.
7. Hall CE, Shutt LE. Nasotracheal intubation for head and neck surgery. Anaesthesia 2003;58(3):249-56.
8. Schulze M, Wree A. Airway anatomy: Relevant structures in emergency medicine. Anaesthesist 2017;66(9):719-34.
9. Tintinalli JE, Claffey J. Complications of nasotracheal intubation. Ann Emerg Med 1981;10(3):142-4.
10. Prasanna D, Bhat S. Nasotracheal intubation: an overview. J Maxillofac Oral Surg 2014;13(4):366-72.
11. McHale SP, Brydon CW, Wood ML, et al. A survey of nasotracheal intubating skills among Advanced Trauma Life Support course graduates. British Journal of Anaesthesia 1994;72:195-7.
12. Rincón J, Murillo R. Injuria dental durante anestesia general. Rev Colom Anest 1996;24:1-6.
13. Lockhart PB, Feldbau EV, Gabel RA, et al. Dental complication during and after tracheal intubation. J Am Dent Assoc 1986;20:1064-7.
14. Varela Morales M, García-Camba Varela P. Obstrucción de la vía aérea superior y deformidades dentofaciales. En: AEPap (ed.). Curso de Actualización Pediatría Madrid: Lúa Ediciones 3.0; Pp. 233-45.
15. Mishra S, Bhatnagar S, Jha RR, et al. Airway management of patients undergoing oral cancer surgery: a retrospective study. Eur J Anaesthesiol 2005;22(7):510-4.
16. Boon JM, Abrahams PH, Meiring JH, et al. Cricothyroidotomy: a clinical anatomy review. Clin Anat 2004;17(6):478-86.
17. García-Araque HF, Gutiérrez-Vidal SE. Aspectos básicos del manejo de la vía aérea: anatomía y fisiología. Revista Mexicana de Anestesiología 2015;38(2):98-107.
18. Salem MR, Khorasani A, Zeidan A, et al. Cricoid Pressure Controversies: Narrative Review. Anesthesiology 2017;126(4):738-52.
19. Driver BE, Prekker ME, Levitan RM, et al. Engagement of the median glossoepiglottic fold and laryngeal view during emergency department intubation. Ann Emerg Med 2021;78(6):699-707.

20. Cormack RS, Lehane J. Difficult tracheal intubation in obstetrics. Anaesthesia 1984;39(11):1105-11.
21. Manusor J. Orofacial pain: diagnosis and treatment. Am Fam Phys 1992;45:773-82.
22. Carlsson GE, et al. Dent and the health of the masticatory system. J Craneomandibular Pract 1982;2:142-7.
23. Upton LG, Scott RF. Maxilomandibular malrelation and temporo-mandibular joint pain dysfunction. J Prosthet Dent 1984;51:686-90.
24. Clark GT. Diagnosis and treatment of temporo-mandibular disorders. Clin Odontol Norteam 1987;4:801-32.
25. Poveda Roda R, Bagán Sebastián JV, Sanchís Bielsa JM. Pseudotumores y tumores de la articulación temporomandibular (ATM). Revisión bibliográfica. Medicina oral, patología oral y cirugía bucal. Ed. Española 201;18(4):275-84.
26. Mohan K, Mohana Rupa L, Gopala Krishna Murthy S, et al. Anaesthesia for TMJ Ankylosis with the Use of TIVA, Followed by Endotracheal Intubation. J Clin Diagn Res 2012;6(10):1765-67.
27. Greenland KB, Edwards MJ, Hutton NJ. External auditory meatus-sternal notch relationship in adults in the sniffing position: a magnetic resonance imaging study. Br J Anaesth 2010;104(2):268-9.
28. Greenland KB, Edwards MJ, Hutton NJ, et al. Changes in airway configuration with different head and neck positions using magnetic resonance imaging of normal airways: a new concept with possible clinical applications. Br J Anaesth 2010;105(5):683-90.
29. Greenland KB, Eley V, Edwards MJ, et al. The origins of the sniffing position and the Three Axes Alignment Theory for direct laryngoscopy. Anaesth Intensive Care 2008;36:23-7.
30. Manoach S, Paladino L. Manual in-line stabilization for acute airway management of suspected cervical spine injury: historical review and current questions. Ann Emerg Med 2007;50(3):236-45.
31. Chrimes N, Fritz P. Lifelines best effort [Internet]. The Vortex Approach 2016 [citado: diciembre de 2022]. Disponible en: http://vortexapproach.org/lifelines
32. Semler MW, Janz DR, Russell DW, et al. A multicenter, randomized trial of ramped position versus sniffing position during endotracheal intubation of critically ill adults. Chest 2017;152(4):712-22.
33. Greenland K. The ramped position and its relationship to the 2-curve theory. Anesth Analg 2011;113(6):1524-5; author reply 1525.
34. Adnet F, Borron SW, Lapostolle F, et al. The tree axis alignment theory and the "sniffing position": perpetuation of an anatomic myth? Anesthesiology 1999;91(6):1964-5.
35. Greenland KB. More on ramped position and 25-degree head up positions. Br J Anaesth 2016;117(5):674-5.
36. Levitan RM, Kinkle WC, Levin WJ, et al. Laryngeal view during laryngoscopy: a randomized trial comparing cricoid pressure, backward-upward-rightward pressure, and bimanual laryngoscopy. Ann Emerg Med 2006;47(6):548-55.
37. Hwang J, Park S, Huh J, et al. Optimal external laryngeal manipulation: modified bimanual laryngoscopy. Am J Emerg Med 2013;31(1):32-6.
38. Smith CE, Boyer D. Cricoid pressure decreases ease of tracheal intubation using fibreoptic laryngoscopy (WuScope System). Can J Anaesth 2002;49:614-9.

Insuficiencia respiratoria aguda 3

Pascual Piñera Salmerón, Carlos Bibiano Guillén, Rodrigo Pacheco Puig, María Mir Montero y Beatriz Rodríguez Rodríguez

OBJETIVOS

- Definir y clasificar la insuficiencia respiratoria.
- Conocer las bases fisiopatológicas de la hipoxemia.
- Exponer las herramientas diagnósticas y el abordaje terapéutico de la insuficiencia respiratoria.

INTRODUCCIÓN

La misión del aparato respiratorio consiste en asegurar niveles adecuados de oxígeno (O_2) a los tejidos y una correcta eliminación del anhídrido carbónico (CO_2) producido por el metabolismo tisular. Es el responsable de garantizar que el intercambio gaseoso sea el adecuado. Cualquier alteración puede originar una incapacidad en este aparato para mantener un adecuado intercambio gaseoso, lo que impide atender las necesidades metabólicas del organismo.

Para que este intercambio gaseoso se realice de forma correcta es necesario que todas las funciones del aparato respiratorio, como el control de la ventilación, la perfusión pulmonar, la ventilación y la difusión alveolocapilar, se realicen y se coordinen de manera adecuada. En este proceso no solo intervienen factores intrapulmonares, sino que existen muchos otros factores extrapulmonares que regulan este mecanismo respiratorio. La presión inspiratoria de O_2, el gasto cardíaco, el tipo de hemoglobina, la temperatura corporal o el equilibrio ácido-base son factores que influyen en la fisiología de la oxigenación y en la eliminación del CO_2.

El sistema cardiopulmonar intenta transportar de una forma adecuada el oxígeno necesario desde los pulmones hasta la célula y, al mismo tiempo, encamina el anhídrido carbónico generado por el metabolismo hacia los alvéolos para su eliminación. Para que se realice un intercambio gaseoso eficiente es imprescindible que exista un perfecto equilibrio entre toda la ventilación pulmonar y todo el flujo sanguíneo capilar pulmonar, aunque esta situación ideal no ocurre en los humanos como consecuencia de que no toda la superficie alveolar tiene acceso a la ventilación y, además, la distribución de la perfusión y la ventilación no es homogénea.

La valoración de la oxigenación debe hacerse teniendo en cuenta la edad del paciente, la fracción inspirada de oxígeno, la presión barométrica, la posición, etcétera.

Existen fórmulas para calcular de manera aproximada la PO_2 teórica en función de las siguientes circunstancias:

$$PO_2 = 104{,}2 - (0{,}27 \times \text{años})$$
con el paciente sentado.

$$PO_2 = 103{,}5 - (0{,}42 \times \text{años})$$
con el paciente en supino.

De la misma forma, la oxigenación debe valorarse de manera independiente a los niveles de ventilación

$$PAO_2 = (PB - PH2O) \times FiO_2 - PaCO_2 / R$$

donde PAO_2 es la presión alveolar de oxígeno, PB es la presión barométrica, PH2O es la presión del vapor de agua (en torno a 4,7 mm Hg) y R es el cociente respiratorio (la relación entre la producción de CO_2 y el consumo de O_2 y su valor es 0,8).

El valor normal de la presión arterial de O_2 (PaO_2) es superior a 80 mm Hg y hablaremos de hipoxemia cuando se encuentre entre 60 y 80 mm Hg.

No debemos confundir la hipoxemia con la hipoxia, aunque estén muy relacionadas. Se denomina hipoxia cuando el aporte de O_2 a los tejidos es insuficiente para satisfacer las necesidades metabólicas de estos. Por lo tanto, toda hipoxemia va a producir hipoxia, pero no toda hipoxia es producida por la hipoxemia. Podemos encontrar hipoxia en situaciones muy variadas, como anemia (disminución de hemoglobina para transportar O_2), shock (flujo sanguíneo reducido), sepsis o intoxicación por cianuro (alteración en la utilización de oxígeno).

Por su parte, los niveles normales de presión arterial de CO_2 ($PaCO_2$) están entre 35-45 mm Hg. Si los valores son mayores de 45 mm Hg se denomina hipercapnia y es indicativo de hipoventilación alveolar, mientras que se denominará hipocapnia a valores de $PaCO_2$ por debajo de 35 mm Hg y se relaciona con hiperventilación alveolar.

A lo largo de este capítulo se revisará la insuficiencia respiratoria aguda desde su fisiopatología hasta su diagnóstico y tratamiento. Se trata de una entidad muy frecuente en los departamentos de emergencias (DE), por lo que la detección y el tratamiento adecuado es fundamental.

DEFINICIÓN

La insuficiencia respiratoria (IR) representa un fracaso del sistema respiratorio que impide un correcto intercambio gaseoso. Habitualmente se acepta que existe IR cuando la PaO_2 es menor de 60 mm Hg y se acompaña, o no, de una $PaCO_2$ mayor de 45 mm Hg siempre en reposo, a nivel del mar y respirando aire ambiente; es decir, con una fracción inspiratoria de O_2 (FiO_2) de 0,21 (y excluyendo alcalosis metabólica en el caso de hipercapnia).

De esta forma no estamos hablando de una enfermedad, sino más bien de un concepto funcional y depende exclusivamente para su definición de los valores de la gasometría arterial.

En la insuficiencia respiratoria aguda (IRA), el contenido de sangre de O_2 del que pueden disponer los tejidos se reduce de tal modo que da lugar a lesiones en los distintos órganos por falta de oxigenación adecuada.

El aporte de O_2 a los tejidos (DO_2) depende del gasto cardíaco (GC) y del contenido de O_2 en sangre arterial (CaO_2) según la siguiente fórmula:

$$DO_2\ (\text{mL/min}) = GC\ (\text{L/min}) \times CaO_2\ (\text{mL/100 mL})$$

A su vez, el contenido de sangre arterial depende en su mayoría del O_2 que va unido a la hemoglobina (Hb) y no tanto del O_2 disuelto en plasma, que prácticamente solo representa el 1% del contenido de O_2 en sangre arterial; sin embargo, es lo que determina la PaO_2.

$$CaO_2\ (\text{mL/100 mL}) = (Hb \times 1{,}34 \times SaO_2\ /\ 100) + (0{,}003 \times PaO_2)$$

donde la SaO_2 representa el porcentaje de Hb saturada con O_2; 1,34 es la capacidad de fijación de la Hb.

La relación entre la PaO_2 y la cantidad de O_2 que va unido a la Hb viene descrita por la curva de disociación de la hemoglobina (**fig. 3-1**). El límite para definir la IR (PaO_2 < 60 mm Hg) se ha establecido teniendo en cuenta que es el punto crítico de la curva en el cual mínimos descensos adicionales darán lugar a grandes descensos en la saturación de la Hb. Sin embargo, por arriba de 80 mm Hg no se observan modificaciones reseñables de la saturación de la Hb.

También podemos ver cómo la curva se desplaza hacia la derecha (facilita la liberación de O_2 a los tejidos) o hacia la izquierda (disminuye la liberación de O_2 a los tejidos) en función de determinados factores. La disminución del pH, el aumento de la PCO_2, el aumento de la temperatura o de la concentración intraeritrocitaria de 2,3 difosfoglicerato (2,3-DPG) desplazan la curva a la derecha.

Un concepto muy importante a la hora de valorar la insuficiencia respiratoria es el gradiente alveolo-arterial de O_2 ($A\text{-}aO_2$) que sirve como índice de la eficacia del intercambio gaseoso y refleja, a pesar de que la difusión es pasiva, la diferencia entre la presión alveolar de O_2 (PAO_2) y la presión arterial de O_2 (PaO_2). Ese concepto es muy importante porque permite distinguir la hipoxemia de causa pulmonar de la de origen extrapulmonar.

$$A\text{-}a\ O_2 = PAO_2 - PaO_2$$

Donde

$$PAO_2 = (PB - PH2O) \times FiO_2 - PaCO_2\ /\ R$$

PAO_2 es la presión alveolar de oxígeno, PB es la presión barométrica, PH2O la presión del vapor de agua a 37 °C (en torno a 47 mm Hg) y R el cociente respiratorio (es la relación entre la producción de CO_2 y el consumo de O_2 y su valor es 0,8).

Los valores normales se encuentran entre 5-13 mm Hg, por arriba de 20 mm Hg se considera patológico, aunque el valor teórico basal se puede ajustar en función de la edad:

$$A\text{-}a\ O_2 = 2{,}5 + (0{,}21 \times \text{edad})$$

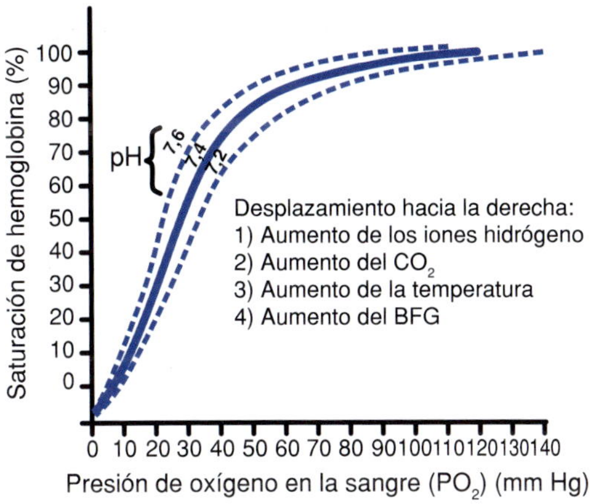

Fig. 3-1. Curva de disociación de la hemoglobina. Desplazamiento de la curva de disociación oxígeno-hemoglobina hacia la derecha producida por un aumento de la concentración de iones hidrógeno (disminución del pH). BFG: 2,3-bisfosfoglicerato.

> **!** Los valores normales de A-a O_2 orientarán a una causa extrapulmonar de la IR, aunque hay que señalar que en los pacientes con hipercapnia muy importante (PCO_2 > 60-65 mm Hg) el A-a O_2 deja de tener valor. A medida que la FiO_2 aumenta, el A-a O_2 aumenta también, incluso en pacientes sin patología pulmonar. Por lo tanto, dado que en esta definición no interviene la FiO_2, algunos autores prefieren la relación PaO_2/FiO_2 menor de 300 para considerar un paciente con IRA y, además, permite comparar gasometrías arteriales obtenidas con niveles diferentes de FiO_2 y estratificar la gravedad de la insuficiencia respiratoria.
>
> - Leve: $PaO_2/FiO_2 < 300$
> - Moderada: $PaO_2/FiO_2 < 200$
> - Grave: $PaO_2/FiO_2 < 100$

FISIOPATOLOGÍA

El desarrollo de la IRA puede ocurrir principalmente debido a cinco mecanismos que pueden comprometer la función respiratoria y producir hipoxemia o hipercapnia (**cuadro 3-1**).

Los mecanismos responsables de la hipoxemia arterial son: la hipoventilación alveolar, la limitación alvéolo-capilar de oxígeno, el *shunt* intrapulmonar y el desequilibrio en las relaciones de la ventilación-perfusión (V/Q). Mientras que la hipercapnia solo es producida por dos mecanismos: la hipoventilación alveolar y el desequilibrio en las relaciones V/Q.

Disminución de la concentración de oxígeno en el aire inspirado

Una disminución en la FiO_2 da lugar a una reducción de la presión alveolar de oxígeno (PAO_2) y secundariamente de la arterial (PaO_2), sin que se modifique la eliminación de CO_2 de forma habitual. Si nos fijamos en la siguiente fórmula se puede explicar de forma clara:

$$PAO_2 = (PB - PH2O) \times FiO_2 - PaCO_2 / R$$

donde PB es la presión barométrica, PH2O la presión del vapor de agua (en torno a 4,7 mm Hg) y R es el cociente respiratorio (es la relación entre la producción de CO_2 y el consumo de O_2, y su valor es 0,8).

La disminución de la FiO_2 es una causa poco frecuente de IRA, aunque es posible encontrarla a grandes alturas, donde la PB está muy disminuida, o cuando se respira concentraciones reducidas de oxígeno como consecuencia de que este es desplazado por otros gases (intoxicación por monóxido de carbono, metano, etc.).

En todos estos casos se producirá una hipoxemia acompañada de hiperventilación alveolar y, como consecuencia, una disminución de la CO_2. El gradiente alvéolo-capilar de O_2 se mantiene conservado en todos los casos.

Hipoventilación alveolar

La ventilación alveolar (VA) se puede definir como la parte de la ventilación minuto que, de forma real, interviene en el intercambio gaseoso, al contrario de la ventilación del espacio muerto (tráquea, grandes vías aéreas) que no interviene. Por lo tanto, la VA será el resultado de la siguiente fórmula:

$$VA = \text{volumen minuto} - V \text{ espacio muerto}$$

Por otro lado, existe una relación entre la VA y la presión arterial de CO_2 (PCO_2) expresada en la siguiente fórmula:

$$PCO_2 = (VCO_2 / VA) \times K$$

donde PCO_2 es la presión arterial de CO_2, VCO_2 es la producción de CO_2 en mL/min y K es una constante cuyo valor es 0,8.

Cuadro 3-1. Mecanismos fisiopatológicos de la insuficiencia respiratoria aguda

Mecanismo	PaO_2	$PaCO_2$	$A\text{-}aO_2$	VE	Respuesta a O_2 100%
Alteración de la difusión	Baja	Baja	Alta	Aumentada	Sí
Hipoventilación	Baja	Alta	Normal	Disminuida	Sí
Disminución de la FiO_2	Baja	Baja	Normal	Conservada	Sí
Alteración V/Q	Baja	Variable	Alta	Aumentada	Sí
Cortocircuito (*shunt*)	Baja	Baja	Alta	Aumentada	No

PaO_2: presión arterial de oxígeno, $PaCO_2$: presión arterial de anhídrido carbónico; $A\text{-}aO_2$: diferencia alvéolo-arterial de oxígeno; VE: ventilación minuto.

Por tanto, una reducción de la VA producirá, de manera directa, un aumento de la PCO_2 y secundariamente una disminución de la concentración de oxígeno en el alvéolo, que será la causa final de la hipoxemia.

Si observamos la ecuación del gas alveolar para un cociente respiratorio de 1, se producirán descensos de 1 mm Hg de PAO_2 por cada mm Hg de elevación de la PCO_2.

La hipoxemia que se produce en los pacientes con IRA, donde el mecanismo que lo origina es la hipoventilación alveolar, se acompaña siempre de hipercapnia, de una disminución de la ventilación minuto y un $A\text{-}aO_2$ sin modificaciones significativas, puesto que el pulmón está sano (salvo que coexista una enfermedad pulmonar).

Esta hipoxemia se corrige satisfactoriamente aumentando la FiO_2 mediante la administración de concentraciones altas de oxígeno.

Las causas que dan lugar a una IRA por hipoventilación alveolar son habitualmente extrapulmonares (**cuadro 3-2**).

Alteración de la difusión

El intercambio de O_2 y CO_2 entre el alvéolo y el capilar pulmonar se realiza por un proceso de difusión pasiva a través de la membrana alvéolo-capilar regulado por la leyes físicas de la difusión. La presencia de edema o tejido fibroso puede representar un impedimento para una correcta difusión alvéolo-capilar. Este mecanismo no tiene protagonismo en la IR e incluso en aquellos pacientes con afectación difusa pulmonar la hipoxemia se origina, sobre todo, a partir de la alteración de la relación ventilación/perfusión (V/Q) y el *shunt*.

Por tanto, es infrecuente observar hipoxemia arterial secundaria a anomalías de la difusión, pero puede verse en pacientes con engrosamiento de la membrana alvéolo-capilar (fibrosis pulmonar) que realizan ejercicio y acortan el tiempo de paso del hematíe por el capilar pulmonar.

Suele acompañarse de hipocapnia por hiperventilación, con aumento del gradiente alvéolo-capilar de O_2 al existir una afectación del parénquima pulmonar. La IR se podrá corregir parcialmente con el incremento de la FiO_2.

Alteración en la relación ventilación/perfusión (V/Q)

Es el mecanismo fisiopatológico que causa hipoxemia con más frecuencia en la IR. El correcto funcionamiento del aparato respiratorio depende del equilibrio entre la V/Q y cualquier situación que obstaculice esta relación influye directamente sobre el adecuado intercambio gaseoso. En condiciones ideales, la unidad alvéolo-capilar debería tener una V/Q cercana a 1, lo que significa que la ventilación es similar a la perfusión, pero hay que saber que en un pulmón normal encontramos que en los vértices, a diferencia de las bases, el flujo sanguíneo es más escaso y la ventilación es mayor, por lo que la relación V/Q será mayor.

Todas las enfermedades pulmonares cursan con una mayor o menor alteración de la relación V/Q. (**fig. 3-2**).

De forma general es posible encontrar dos tipos de alteraciones:

- La ventilación es adecuada, pero existe una disminución parcial o completa de la perfusión. La relación V/Q está elevada. Se denomina "efecto

Cuadro 3-2. Causas de hipoventilación alveolar

De origen extrapulmonar
Hipoventilación fisiológica del sueño **Afectación del SNC** - Sedantes, barbitúricos, anestésicos - Enfermedades del SNC - Síndrome de Ondina **Enfermedades neuromusculares** - Síndrome de Guillain-Barré, ELA, miastenia grave - Distrofias musculares, parálisis diafragmática **Anomalías de la caja torácica** - *Volet* costal (tórax inestable), cifoescoliosis, espondilitis **Obstrucción de la vía aérea superior** - Compresión extrínseca, anomalías congénitas - Tumores ORL, etc. **Síndrome de apnea obstructiva del sueño (SAOS)** **Hemodiálisis (no aumenta la $PaCO_2$)** **Alcalosis metabólica** **Síndrome de hipoventilación y obesidad**
De origen pulmonar
Limitación crónica al flujo aéreo con musculatura respiratoria "agotada"

SNC: sistema nervioso central; ELA: esclerosis lateral amiotrófica; ORL: otorrinolaringológicos.

espacio muerto" y un ejemplo claro es el tromboembolismo pulmonar (TEP).

- Existe una perfusión adecuada de los alvéolos, pero la ventilación está alterada o ausente (efecto *shunt*). La relación V/Q está disminuida. Son ejemplos la neumonía, el asma, etcétera.

En fases iniciales, la alteración V/Q va a originar hipoxemia sin hipercapnia como consecuencia de que las unidades alveolares que funcionan correctamente van a activar mecanismos compensadores, como la vasoconstricción de las unidades mal ventiladas o el aumento de la ventilación en aquellas unidades con una relación V/Q adecuada. La hipercapnia puede aparecer en fases más avanzadas.

Este mecanismo fisiopatológico responde adecuadamente a la administración de oxígeno y presenta un A-aO_2 elevado.

Existencia de cortocircuito o *shunt*

Se produce por un cortocircuito anatómico de derecha a izquierda o por una perfusión de unidades alveolares no ventiladas (V/Q = 0), de tal forma que la sangre que pasa del corazón derecho al izquierdo y atraviesa el pulmón entra contacto con alvéolos no ventilados sin producir un aumento de la cantidad de O_2 en sangre arterial. Al final representa una alteración extrema y máxima de la relación V/Q.

Aunque pueden existir cortocircuitos anatómicos intrapulmonares o extrapulmonares (fístulas arteriovenosas pulmonares o malformaciones cardíacas), la causa más frecuente de IRA debida a este mecanismo es la presencia de áreas perfundidas, pero sin ninguna o casi ninguna ventilación en la mayoría de los casos por acumulación en los alvéolos de agua, sangre o pus (edema, neumonías o hemorragias intrapulmonares) o por el colapso de estos, como en la atelectasia.

Es característico un A-aO_2 elevado que se acompaña de hipoxemia e hipocapnia, pero a diferencia de otros mecanismos el aporte de O_2 no tiene respuesta hasta que no se ha tratado la causa subyacente.

CLASIFICACIÓN DE LA INSUFICIENCIA RESPIRATORIA

La IR se puede clasificar de muy diversas formas, dependiendo del criterio que se quiera utilizar (**cuadro 3-3**).

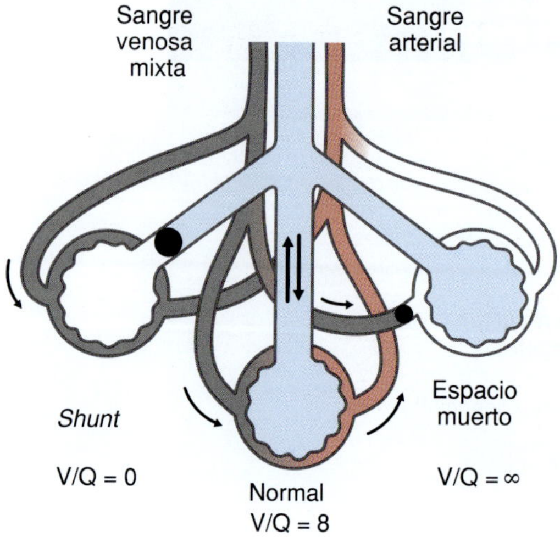

Fig. 3-2. Alteración de la relación V/Q.

Por la forma de instauración

La IRA, a diferencia de la insuficiencia respiratoria crónica (IRC), tiene una instauración rápida en minutos, horas o días que puede presentarse en personas sanas y se caracteriza por alteraciones en la oxigenación y en el equilibrio ácido-base. Por el contrario, la IRC implica la existencia de una enfermedad previa, con una instauración progresiva que permite activar mecanismos compensadores para corregir las alteraciones en el equilibrio ácido-base. En la IRC habrá presencia de mecanismos de adaptación cuya función es evitar la hipoxia tisular, como la poliglobulia, para aumentar el contenido de O_2 en sangre y tejidos, el desplazamiento a la derecha de la curva de disociación de la hemoglobina que facilita la liberación de O_2, el aumento de la frecuencia respiratoria, la vasoconstricción pulmonar con el fin de aumentar la perfusión, etcétera.

En realidad, no existe un tiempo límite a partir del cual la IR es aguda o crónica, por lo que la presencia de mecanismos compensadores ayudan más a diferenciar la IRA de la IRC.

Existe una tercera situación en relación con la forma de instauración de la IR, que sería la aparición de una IRA sobre una IRC estable.

Diversos autores definen a la insuficiencia respiratoria crónica reagudizada (IRCA) como aquella que aparece en pacientes con IRC como consecuencia de una situación que la descompensa. Las variaciones en los niveles de PaO y $PaCO_2$ de más de 5 mm Hg, en relación con las cifras previas en una situación estable, conducen a inestabilizar una enfermedad pulmonar crónica. Muchos pacientes con enfermedades pulmonares crónicas agudizadas, como la enfermedad pulmonar obstructiva crónica (EPOC), acuden diariamente a los DE por descompensación aguda.

Por criterios gasométricos

Desde el punto de vista gasométrico, la IR se puede clasificar en IR hipoxémica (parcial o de tipo I) cuando solo existe hipoxemia con cifras de PCO_2 normales, o incluso descendidas, e IR hipercápnica (global o de tipo II) cuya hipoxemia viene acompañada por niveles de PCO_2 elevados. Al final, la IR se está clasificando en función del mecanismo principal por el cual se produce. En la IR hipoxémica predomina una alteración en el intercambio gaseoso y, por lo tanto, en la oxigenación, mientras que un fallo ventilatorio o de bomba será el origen de la insuficiencia respiratoria hipercápnica en la mayoría de los casos.

Insuficiencia respiratoria hipoxémica (parcial o de tipo I)

Se produce cuando el sistema respiratorio es incapaz de mantener una oxigenación arterial adecuada a pesar de conservar una ventilación alveolar eficaz en la mayoría de los casos. Aparece fundamentalmente cuando el parénquima pulmonar o el lecho vascular pulmonar están afectados, por lo tanto, la patología pulmonar siempre estará presente. Además, también se puede originar en pacientes con patologías cardíacas, como las cardiopatías congénitas o la insuficiencia cardíaca de cualquier etiología.

Los mecanismos fisiopatológicos que se asocian con más frecuencia a este tipo de IRA son las alteraciones de relación V/Q o el *shunt* intrapulmonar, y se acompaña siempre de $A\text{-}aO_2$ elevado (indica origen intrapulmonar). Puede aparecer una IR hipoxémica con $A\text{-}aO_2$ normal en aquellos casos en los que la causa fundamental es una disminución de FiO_2, pero como hemos señalado con anterioridad, es una causa poco frecuente de IRA.

Es muy útil, desde el punto de vista práctico, dividir la IR hipoxémica en dos grandes grupos: a) las de curso crónico; b) las de curso agudo.

Cuadro 3-3. Clasificación de la insuficiencia respiratoria

En función de la forma de instauración de IR	- IRA - IRC - IRC reagudizada
En función de criterios gasométricos (fisiopatológicos)	- IR hipoxémica (fallo de oxigenación): -- Enfermedades pulmonares crónicas -- Enfermedades pulmonares agudas: --- Localizadas --- Difusas - IR hipercápnica (fallo ventilatorio): -- Parénquima pulmonar sano (A-aO_2 normal) -- Parénquima pulmonar alterado (A-aO_2 elevado)

IR: insuficiencia respiratoria; IRA: insuficiencia respiratoria aguda; IRC: insuficiencia respiratoria crónica.

Enfermedades pulmonares agudas

Son aquellas enfermedades pulmonares que, de forma aguda, pueden dar lugar a una IR hipoxémica, son muy variadas y complejas. Por lo general predomina el efecto *shunt* intrapulmonar sobre el resto de los mecanismos fisiopatológicos.

Localizadas

En este grupo se pueden encontrar las neumonías en las que predomina el efecto *shunt* intrapulmonar y, en menor medida, la alteración de la relación V/Q cuya respuesta dependerá de la resolución de la causa subyacente y del nivel de gravedad del *shunt*.

El TEP también es una patología frecuente que produce IRA hipoxémica localizada. Existen zonas del pulmón con una reducción importante de la perfusión y, por lo tanto, una relación V/Q muy elevada y, por otra parte, un aumento de la ventilación para compensar. De esta manera, la gasometría de estos pacientes cursa con hipoxemia e hipocapnia.

Las atelectasias pulmonares y el derrame pleural o neumotórax también pueden originar una IRA hipoxémica cuyo principal mecanismo fisiopatológico es el *shunt*.

Difusas

Son aquellas enfermedades agudas que originan una IR hipoxémica como consecuencia de la presencia de edema pulmonar, es decir, acumulación de líquido en los pulmones que da lugar a un deterioro del intercambio gaseoso e hipoxemia arterial.

Esta congestión pulmonar suele producirse de forma progresiva, y se inicia en la región hiliar de los pulmones y, posteriormente, en el espacio intersticial para terminar por inundar los alvéolos.

El edema pulmonar puede producirse por una elevación de la presión hidrostática capilar (cardiogénico o hemodinámico) o por un aumento de la permeabilidad capilar (no cardiogénico).

- En el edema pulmonar cardiogénico, la acumulación de líquido en el intersticio se produce por un incremento brusco en la presión hidrostática de los capilares del sistema circulatorio como consecuencia de la disfunción diastólica y sistólica del ventrículo izquierdo, que se transmite a los vasos pulmonares y condiciona el incremento de la presión capilar pulmonar. De esa manera, el líquido que escapa del capilar permanece inicialmente en el intersticio, pero a medida que continúa el aumento de la presión aparece el llenado alveolar, con lo que tendremos muchas unidades alveolares sin ventilación, pero que mantienen una perfusión adecuada (efecto *shunt*). Se origina principalmente por complicaciones de un infarto agudo de miocardio o de la insuficiencia cardíaca izquierda de cualquier origen o en cardiopatías crónicas o valvulares descompensadas.
  En aquellos pacientes con sobrecarga de líquidos excesiva por necesidades terapéuticas, se puede producir un edema pulmonar que se comporta de la misma manera que un edema pulmonar cardiogénico.

- El edema pulmonar no cardiogénico o síndrome de dificultad respiratoria del agudo (SDRA) se caracteriza por un edema pulmonar con IRA, principalmente debido a la alteración de la permeabilidad capilar, que puede ser causada por numerosas patologías. Dada su importancia se tratará de forma más detallada en el **capítulo 19**.
- Los pacientes con alteraciones del sistema nervioso central sin ninguna afectación cardíaca pueden tener un edema pulmonar secundario a lesiones de los centros vasomotores, hipotalámicos y habitualmente mediado por catecolaminas (edema pulmonar neurogénico). El mecanismo de producción del edema pulmonar suele ser mixto por aumento tanto de la presión como de la permeabilidad capilar. Este edema puede aparecer como complicaciones graves de enfermedades neurológicas, como epilepsia generalizada, hemorragias subaracnoideas, traumatismos de cráneo, tumores cerebrales y meningitis bacteriana, entre otras.

Enfermedades pulmonares crónicas

Se puede producir una IR aguda hipoxémica no hipercápnica en aquellas enfermedades pulmonares crónicas que cursan con obstrucción crónica del flujo espiratorio. Se trata de pacientes con enfermedades con una historia natural de larga evolución que se descompensan de forma aguda como consecuencia de uno o varios factores desencadenantes.

Aunque la hipoxemia puede deberse a cualquier mecanismo fisiopatológico antes señalado, la alteración en la relación V/Q suele ser la causa más frecuente.

Los procesos que con más frecuencia cursan con IR hipoxémica son las enfermedades pulmonares obstructivas, como la EPOC o el asma bronquial. Otras situaciones que pueden cursar con IR por fallo de la oxigenación son las enfermedades intersticiales difusas del pulmón, como la fibrosis pulmonar idiopática o determinadas enfermedades pulmonares vasculares entre las que se pueden destacar las vasculitis (hipertensión pulmonar primitiva y esclerosis sistémica) o el TEP recurrente que puede aparecer en pacientes adictos a las drogas o con trombosis venosa periférica crónica.

Insuficiencia respiratoria hipercápnica (global o de tipo II)

El dato gasométrico diagnóstico es la hipercapnia que se acompaña de un grado similar de hipoxemia. La hipercapnia es producida por hipoventilación alveolar y se define como una PCO_2 mayor de 45 mm Hg. El fallo ventilatorio se produce por hipoventilación global o alteraciones de la relación V/Q, o ambas.

Como hemos hablado anteriormente en este capítulo, el gradiente alvéolo-arterial de oxígeno puede ser muy útil para indicar si la IR es de origen intrapulmonar o extrapulmonar, de tal forma que $A\text{-}aO_2$ elevados nos orientará a un origen intrapulmonar.

Desde el punto de vista práctico, nos interesa dividir la IR hipercápnica en aquellas con parénquima pulmonar sano o con parénquima pulmonar patológico.

Insuficiencia respiratoria hipercápnica con parénquima pulmonar sano

Se produce un fallo respiratorio por insuficiencia ventilatoria y se origina una hipoventilación global. Además, es característico de la hipoxia y la hipercapnia un gradiente alvéolo-arterial de O_2 normal (origen no pulmonar). Poco frecuente.

Las causas principales son:

- **Alteración de los centros respiratorios.** Es una causa poco frecuente, aunque puede favorecer la hipoxemia generada por otros mecanismos. Se puede encontrar en la intoxicación o sobredosis de fármacos (opiáceos, barbitúricos, sedantes, etc.) o en lesiones del SNC (poliomielitis bulbar, encefalitis difusa, accidentes cerebrovasculares, traumatismos de cráneo, infecciones, etc.).
- **Aumento del trabajo respiratorio.** Diversas deformidades o defectos de la caja torácica pueden dar lugar a hipoventilación y manifestarse de forma aguda, como en el tórax inestable, en el traumatismo torácico o de forma más crónica como consecuencia de la pérdida de elasticidad del aparato respiratorio. La cifoescoliosis, la espondilitis anquilosante o la toracoplastia son ejemplos del aumento del trabajo respiratorio por disminución de la movilidad del tórax.

- **Alteración de la musculatura respiratoria.** Es muy habitual en las enfermedades neuromusculares entre las que se destacan la poliomielitis, la esclerosis lateral amiotrófica, el síndrome de Guillain-Barré, la miastenia grave, la enfermedad de Duchenne, la polimiositis, etc. También otras situaciones, como las alteraciones electrolíticas (hipomagnesemia, hipofosfatemia e hipocalcemia), la hipoxia tisular (anemia, hipoxemia y disminución del GC), inmovilización y atrofia muscular por corticosteroides o aminoglucósidos pueden deteriorar la capacidad de resistencia de la musculatura respiratoria.
- **Obstrucción de la vía aérea superior.** Casi siempre su inicio es agudo, secundario a un edema de glotis, cuerpo extraño, absceso retrofaríngeo, parálisis de cuerdas vocales, lesiones por cáusticos, aspiración de cuerpo extraño, edema postintubación, angioedema y epiglotitis, donde la hipercapnia es discreta y puede tardar horas en aparecer.

Insuficiencia respiratoria hipercápnica con parénquima pulmonar patológico

Se produce una alteración en la relación V/Q con un fracaso de la eliminación de CO_2 y se acompaña de un gradiente alvéolo-arterial de O_2 elevado (origen pulmonar).

Se caracteriza porque se produce un aumento del espacio muerto; es decir, existen áreas del pulmón ventiladas, pero no perfundidas.

La causa más frecuente es la EPOC que puede producirse en el contexto de una agudización o de forma crónica. Otras causas que pueden cursar con IR hipercápnica es el asma grave (que habitualmente cursa con hipoxemia) que no responde al tratamiento o que se acompaña de fatiga de la musculatura respiratoria y, por lo tanto, de hipoventilación alveolar. En la exploración física se destaca la respiración paradójica toracoabdominal y en la gasometría arterial, además de la hipoxemia, se observa hipercapnia y acidosis.

ETIOLOGÍA

Existen múltiples causas de IRA originadas tanto a nivel intrapulmonar como extrapulmonar y, además, hay diferentes mecanismos fisiopatológicos que se han explicado previamente e, incluso, se pueden combinar diferentes mecanismos en una única etiología.

En el **cuadro 3-4** se ha resumido la etiología más frecuente de la IRA teniendo en cuenta la gasometría, el gradiente alvéolo-arterial de O_2 (pulmón sano o no) y la radiología presente.

CUADRO CLÍNICO

El síntoma que más frecuentemente aparece en la insuficiencia respiratoria aguda es la disnea y es común a muchas patologías, pero algunas formas de presentación pueden ayudar a entender su origen; no obstante, en muchas otras ocasiones resulta una tarea ardua y, en ocasiones, poco productiva. Es por esto por lo que debemos valorar, además, otros síntomas y signos acompañantes que ayuden a filiar de manera más precisa y rápida el posible origen de la IRA (p. ej., la fiebre podría indicar un proceso infeccioso como causa precipitante).

En la gran mayoría de los casos, la identificación de una insuficiencia respiratoria aguda no suele ser difícil, sin embargo, el diagnóstico etiológico resulta más complejo y es crucial para poder revertir esa situación clínica y evitar recaídas.

Las manifestaciones clínicas que presentan los pacientes con insuficiencia respiratoria aguda pueden clasificarse en dos grandes grupos, según predomine la hipoxemia o la hipercapnia, o la combinación de ambas (**cuadro 3-5**).

Hipoxemia

La hipoxia aguda se manifiesta fundamentalmente por cambios hemodinámicos (aumento del gasto cardíaco y de la fracción de eyección y vasoconstricción pulmonar), respiratorios (aumento de la ventilación) y hematológicos (aumento de la eritropoyetina y hemoglobina).

A principios del siglo XX, Haldane y Boycott observaron que niveles de PaO_2 inferiores a 45 mm Hg producían alteraciones mentales y pérdida de memoria. Posteriormente, se demostró que niveles inferiores a 30 mm Hg causan pérdida de conciencia, y que niveles inferiores a 20 mm Hg son incompatibles con la vida. La consecuencia de la instauración rápida de la hipoxia durante más

Cuadro 3-4. Etiología de la insuficiencia respiratoria aguda

IR no hipercápnica	IR hipercápnica
Rx normal - EPOC reagudizada, bronquiolitis, broncoespasmo - IAM, TEP - Microatelectasias y microaspiraciones	A-aO_2 elevado - Enfermedades pulmonares crónicas que se reagudizan, EPOC, asma, etc.
Rx con opacidad difusa - EAP, SDRA, neumonía difusa, neumonitis, contusión pulmonar	A-aO_2 normal - Depresión del centro respiratorio - Opiáceos, sedantes, barbitúricos, TCE, ACVA - Enfermedades neuromusculares - Obstrucción de la vía aérea superior
Rx con opacidad localizada - Neumonía, atelectasia, infarto pulmonar, aspiración	
Rx patología extraparenquimatosa - Neumotórax, obesidad mórbida, derrame pleural, cifoescoliosis	

Rx: radiografía de tórax; EAP: edema agudo de pulmón; EPOC: enfermedad pulmonar obstructiva crónica; SDRA: síndrome dificultad respiratoria del adulto; IAM: infarto agudo del miocardio; TCE: traumatismo craneoencefálico; TEP: tromboembolismo de pulmón; ACVA: accidente cerebrovascular agudo.

Cuadro 3-5. Cuadro clínico de la insuficiencia respiratoria aguda

HIPOXEMIA	HIPERCAPNIA
Disnea Taquipnea Incoordinación toracoabdominal Cianosis Taquicardia Hipertensión arterial Agitación Pulso paradójico Hipotensión arterial y bradicardia, en fases avanzadas Descompensación de la enfermedad de base	Desorientación Obnubilación Asterixis (*flapping*) Taquicardia Hipertensión arterial

de 4-6 minutos son paro cardiorrespiratorio y daño irreversible en órganos vitales, principalmente cerebro, riñón, hígado y corazón, lo que conduce a la muerte al paciente.

Se ha demostrado que los pacientes con insuficiencia respiratoria crónica tienen mejor adecuación a niveles más bajos de PaO_2, por lo que se establece como umbral de seguridad una PaO_2 > 50 mm Hg. Sin embargo, en pacientes sin patología pulmonar previa, el umbral de seguridad con menor número de complicaciones se sitúa en PaO_2 > 60 mm Hg.

Hipercapnia

El dióxido de carbono (CO_2) es un gas con gran capacidad de difusión. Cuando se eleva por encima de sus valores basales, los síntomas que predominan son del sistema nervioso central. Así, con $PaCO_2$ > 45 mm Hg comienzan a aparecer en fases iniciales intranquilidad, sudoración y nerviosismo, pero a medida que aumenta la $PaCO_2$, los síntomas que siguen son más graves, y puede aparecer desorientación temporoespacial, asterixis (*flapping*), somnolencia, obnubilación, coma, e incluso la muerte.

Las manifestaciones cardiovasculares son mucho más variables y están condicionadas al grado de vasoconstricción secundario a la activación generalizada del sistema simpático, o de vasodilatación, propio de los efectos locales de la acumulación del anhídrido carbónico.

DIAGNÓSTICO DE LA INSUFICIENCIA RESPIRATORIA AGUDA

El diagnóstico de la IRA, al igual que en otras emergencias vitales, resulta un gran reto, pues al mismo tiempo plantea la necesidad de un diagnóstico etiológico, así como la toma de decisión de la conducta terapéutica a seguir. Resulta indispensable instaurar un tratamiento sintomático antes de poder determinar la causa exacta del trastorno respiratorio para garantizar los requerimientos del organismo en su oxigenación.

En ocasiones, la presencia de un cuadro clínico respiratorio agudo hace sospechar la existencia de IRA (disnea, dolor torácico agudo, hemoptisis, etc.). Algunas de esas causas son evidentes (ahogamiento, traumatismo de tórax, hemoptisis abundante, etc.) y en otras el diagnóstico es sencillo por conocimiento de la enfermedad de base o del paciente (insuficiencia cardíaca izquierda, derrame pleural, crisis asmática, obstrucción de vías aéreas altas, etc.).

Si el diagnóstico etiológico no está claro o es incierto, deberán investigarse sin demora otras posibles causas que son más difíciles de detectar (embolismo pulmonar, debut de insuficiencia cardíaca, etc.).

Para poder llegar a un diagnóstico etiológico definitivo de la IRA, cobra vital importancia una buena anamnesis, una exploración física completa y la solicitud de pruebas complementarias seleccionadas, como veremos a continuación.

Anamnesis

Toda la información que se recoja deberá incluir los antecedentes personales y familiares, la historia actual de la enfermedad, así como los procesos infecciosos o el ambiente familiar epidémico en días previos. La obtención de esta información puede requerir la presencia de familiares, pues la propia disnea incapacita al individuo para narrar sus síntomas.

Patologías previas: deberán asentarse en la historia clínica los antecedentes personales de patología broncopulmonar o cardíaca del paciente y considerar la posibilidad de descompensación por un proceso intercurrente nuevo. Se preguntará explícitamente sobre el antecedente de EPOC, uso de CPAP o BiPAP en domicilio, así como oxígeno crónico domiciliario (OCD).

Tabaco: deberá preguntarse tanto por la existencia de hábito tabáquico activo o pasado y, de ser posible, se deberá calcular el índice de paquetes/año. El tabaco es el principal factor inductor de patologías cardiopulmonares.

Factores externos: deberá investigarse la existencia de alergias, la exposición a gases y disolventes, el entorno profesional actual o pasado, la convivencia con mascotas o aves, pues podrían ser relevantes.

Fármacos: las preguntas irán encaminadas a identificar tratamientos farmacológicos que puedan conllevar toxicidad cardiopulmonar (amiodarona, citotóxicos, etc.). Serán importantes también los medicamentos que formen parte del tratamiento respiratorio previo del paciente, como inhaladores, oxigenoterapia, etcétera.

Traumatismos torácicos: aunque son menos frecuentes, sí son más evidentes. Los accidentes, los traumatismos directos, las fracturas costales, las heridas por arma blanca, etc. podrían dar lugar a una IRA.

Exploración

Irá encaminada a detectar aquel paciente críticamente enfermo, pues, como ya se comentó más arriba, la hipoxemia mantenida puede provocar daños irreversibles. Se prestará especial atención a los signos y síntomas presentes en el momento de la valoración. Deberán recogerse en la historia clínica tanto para valorar la evolución respecto de controles previos como de inicio para saber el punto de partida desde la llegada del paciente.

Se anotará en la historia clínica:

- **Frecuencia cardíaca (FC):** por lo general será taquicardia tanto en la IR hipoxémica como en la hipercápnica, aunque en casos de hipercapnia grave podría aparecer bradicardia.
- **Presión arterial (PA):** algunas de las causas de IRA cursan con PA elevadas, como el EAP, pero otras podrían cursar con hipotensión (sepsis, neumotórax a tensión, hipovolemia, etc.).
- **Frecuencia respiratoria (FR):** si es elevada puede indicar la necesidad de iniciar ventilación mecánica no invasiva (VMNI) o predecir el agotamiento muscular. En caso de FR bajas, habrá que valorar patrones respiratorios característicos,

así como la coordinación toracoabdominal en la respiración, pues podrían ser indicadores de situación de pre-paro/paro respiratorio.

- **Temperatura:** ayuda a establecer el origen infeccioso en la mayoría de los casos.
- **Pulsioximetría:** en la valoración inicial aproxima al nivel de PaO_2 de ese instante.
- **Nivel de conciencia:** la alteración del nivel de conciencia implica gravedad. Los síntomas neurológicos hacen sospechar hipercapnia y la necesidad de aislamiento de la vía aérea o de inicio de VMNI según el grado de afectación. La agitación e intranquilidad puede ser común a ambos tipos de IR.
- **Coloración de piel y mucosas:** la cianosis de partes acras o central puede indicar hipoxemia grave y la necesidad de instauración temprana de un tratamiento con oxigenoterapia. La alteración significativa puede ser el preludio de un fracaso respiratorio total o paro respiratorio.
- **Auscultación:** la presencia de los distintos ruidos respiratorios (crepitantes, roncus y sibilancias) complementarán la semiología del paciente respiratorio. En caso de derrame, neumotórax, hemotórax, etc., la abolición del murmullo vesicular orientará hacia estas patologías. Ritmo de galope en la auscultación cardíaca puede hacer sospechar tromboembolismo pulmonar o patologías que cursan con sobrecarga de cavidades derechas.

Pruebas complementarias

Gasometría arterial basal

La gasometría arterial basal (GAB) es una prueba imprescindible en los paquetes de medidas para realizar en todo paciente con sospecha de IRA, pues una vez que se han obtenido los datos es casi inmediata.

La GAB servirá para confirmar la sospecha de IR, así como la existencia de hipoxemia o hipercapnia y su gravedad. El seguimiento del paciente respiratorio puede realizarse en sus distintas fases. También es de gran utilidad para la valoración de las posibles alteraciones del equilibrio ácido-base. Suele llamarse GAB a aquella que se realiza sin suplemento de O_2 o con la misma FiO_2 que en el domicilio de los pacientes con OCD.

Como se expuso con anterioridad, la IR viene definida con valores de pO_2 menores de 60 mm Hg (hipoxemia entre 60-80 mm Hg), y la hipercapnia con valores de pCO_2 superiores a 45 mm Hg. Esta combinación puede alterar el pH, con el resultado de una acidosis respiratoria. Los niveles de bicarbonato pueden orientar sobre la instauración aguda o crónica, que presenta valores altos en los procesos crónicos.

Por lo general, la técnica se realiza en la arteria radial, a la altura del túnel carpiano, un lugar accesible y menos traumático (hematoma, espasmo) que otras localizaciones (femoral, etc.). En caso de que no haya buena circulación colateral (puesta de manifiesto con la prueba de Allen) (**cuadro 3-6**), se elige como segunda alternativa la arterial humeral a la altura de la fosa antecubital. La femoral solo se punciona en casos excepcionales, por el riesgo elevado de trombosis.

Luego de desinfectar la piel es aconsejable efectuar la anestesia de la zona, produciendo un pequeño habón alrededor de la arteria con un anestésico sin adrenalina (mepivacaína, lidocaína, etc.) inyectado con aguja fina. Posteriormente se realiza la punción sobre la zona pulsátil localizada en la punta del dedo, con la muñeca del paciente colocada en hiperextensión.

> **!** Es fundamental conocer bien la técnica tanto de extracción como de procesamiento, pues en caso contrario es posible que la muestra no sea válida o que los resultados estén alterados por el procesamiento inadecuado (ingreso de burbujas de aire, demoras, no haber realizado una inversión suave de la muestra para que esta se mezcle con el anticoagulante, etc.).

Pulsioximetría capilar de oxígeno

La pulsioximetría (oximetría de pulso) es un método no invasivo que se basa en la ley de Beer-Lambert, según la cual la concentración de una sustancia disuelta en un líquido puede determinarse por la absorción de la luz que lo atraviesa. En el caso del pulsioxímetro, determina la saturación de oxígeno, teniendo en cuenta que los haces luminosos son absorbidos por la oxihemoglobina.

Aunque no debe sustituir a la GAB, permite un primer análisis de los niveles de oxígeno del paciente hasta que estén disponibles los resultados de esta. Permite obtener una estimación de la PaO_2 mediante la saturación arterial de oxígeno ($SatO_2$) y su monitorización continua. En condiciones normales, una $SatO_2$ del 90% corresponde a 60 mm Hg de presión parcial arterial de O_2. Pero hay que tener en cuenta que la morfología de la curva de saturación de hemoglobina varía según el grado de afinidad existente entre la hemoglobina

Cuadro 3-6. Maniobra de Allen para determinar el estado de la circulación arterial en manos

Técnica	Interpretación
Se debe comprimir las arterias radial y cubital en simultáneo, y solicitar al paciente que efectúe movimientos de apertura y cierre del puño durante 60 segundos, con la intención de facilitar el retorno venoso. Al abrir la mano, la palma y los dedos estarán pálidos	Prueba negativa: luego de descomprimir la arteria cubital, manteniendo presionada la radial, se recupera la coloración normal en 15 segundos Prueba positiva: si al descomprimir la arteria cubital y se mantiene presionada la radial, la mano no recupera su coloración normal rápidamente. Indicaría una contraindicación para tomar muestras de la arteria radial

(Hb) y el O_2, que está influenciada por los cambios de temperatura, acidez del medio, concentración intraeritrocitaria de 2,3 difosfoglicerato y tensión del CO_2. La hipercapnia, la acidosis y la hipertermia producen una desviación de la curva de hemoglobina hacia la derecha, por lo que la afinidad de la Hb por el O_2 disminuye y se facilita su liberación a los tejidos.

> **!** Fuentes de error en la pulsioximetría:
> - Uñas largas, artificiales o con pintura/esmalte.
> - Malformaciones en los dedos o uñas.
> - Colocación inadecuada del sensor.
> - Desconexiones inadvertidas o mal registro de la onda de pulso.

Además, existen una serie de factores que pueden alterar la exactitud de la medición, como la interacción con otras hemoglobinas (COHb, MetHb), la existencia de anemia grave (Hb < 5 g/dL), colorantes intravasculares y situaciones clínicas, como hipotensión, hipotermia, inestabilidad hemodinámica y paro cardíaco.

Medición no invasiva de la $PaCO_2$

Se usa para monitorizaciones anestésicas y valoración de pacientes con IR hipercápnica, y en la valoración de la necesidad y posterior monitorización de tratamientos de soporte ventilatorio no invasivo. Se analiza el CO_2 transcutáneo o en el aire espirado. Las cifras de CO_2 al final de la espiración son prácticamente iguales a la PCO_2.

Análisis de sangre

Por lo general es necesario que esté lo más completo para poder determinar el diagnóstico etiológico. En el hemograma será de gran utilidad determinar los niveles de hemoglobina (anemia y poliglobulia), hematocrito, plaquetas y cifra de leucocitos. La leucocitosis o leucopenia puede aportar información sobre la posibilidad de infección y su gravedad. La trombocitosis puede servir como reactante de fase aguda o junto con Hb y VCM y HCM bajas nos hará sospechar la ferropenia como causa de la anemia. En muchos casos, la anemia es la causa desencadenante de la descompensación de enfermedades de base. La coagulación puede servir en casos en los que se sospeche que será necesario realizar una técnica invasiva (p. ej., toracocentesis); el fibrinógeno sirve también como reactante de fase. En pacientes críticamente enfermos puede haber coagulopatía. La bioquímica servirá para valorar la funcionalidad renal y hepática, además de aportar otros valiosos datos, como la PCR o la procalcitonina que pueden indicar el origen infeccioso del cuadro.

Si el estado clínico del paciente lo permite, se solicitarán parámetros analíticos especiales que ayuden a determinar algunos diagnósticos. Entre ellos podría ser de utilidad la determinación del dímero-D: cuando su resultado es negativo y se ha solicitado en pacientes de bajo riesgo según la escala de Wells, permite descartar la enfermedad tromboembólica venosa debido a su alto valor predictivo negativo.

Radiografía de tórax

Es una prueba clave en el estudio de la IRA, pues en muchas ocasiones será determinante en el diagnóstico etiológico final. En pacientes inestables, la proyección de elección es la anteroposterior y suele hacerse mediante radiografía portátil al pie de la cama. Estas radiografías son de peor calidad que una reglada, pero pueden aportar mucha información en poco tiempo.

En el **cuadro 3-7** se exponen las causas más frecuentes de IRA en función de los patrones radiológicos.

Ecografía clínica del tórax

Probablemente sea una de las pruebas diagnósticas que haya despertado más interés en los últimos años en los DE. Sus principales ventajas radican en la ausencia de radiaciones ionizantes, la capacidad de explorar en tiempo real, su utilidad como guía para determinados intervencionismos, además, puede ser realizada por emergentólogos a la cabecera de la cama del enfermo, lo que disminuye los tiempos diagnósticos y es de gran ayuda como complemento de otras pruebas. A la ecografía se la conoce como el estetoscopio del siglo XXI, pues gracias a la tecnología actual los equipos tienen un tamaño reducido y permiten gran portabilidad. La ecografía torácica permite de una manera rápida y sencilla, y por exploradores entrenados, la valoración de las cavidades cardíacas y del pericardio y las posibles complicaciones hemodinámicas, como signos de taponamiento o colapso de cavidades. Es más precisa (sensibilidad del 100% y especificidad del 99,7%) que la radiografía convencional para detectar derrames pleurales, ya que puede visualizar a partir de 5 mL de líquido.

Algunos estudios demuestran una alta fiabilidad respecto de otros métodos diagnósticos realizados por profesionales instruidos en esa técnica, con una alta concordancia con las ecografías realizadas por especialistas en diagnóstico por imágenes.

Existen muchos protocolos de ecografía torácica que son aplicables en los departamentos de emergencias hospitalarias. Entre ellos se destaca el protocolo BLUE (*Bedside Lung Ultrasound in Emergency*), descrito por Lichtenstein, padre de la ecografía torácica. Con este protocolo se pretende dar respuesta a una serie de preguntas dicotómicas (**fig. 3-3**) que van guiando mediante los diferentes signos ecográficos propios a un diagnóstico diferencial en pacientes con IRA. Este protocolo puede realizarse en tan solo 3 minutos y con él es posible diferenciar edema pulmonar, embolismo pulmonar, EPOC, asma y neumotórax.

Electrocardiograma

De obligada realización en todo paciente con sospecha de IRA por su alto valor diagnóstico en patologías cardíacas (cardiopatía isquémica y algunas arritmias) y, en el caso de tromboembolismo pulmonar (TEP), por su información sobre la sobrecarga de cavidades derechas y su patrón S en I,

Cuadro 3-7. Etiologías más frecuentes de IRA en función de los patrones radiológicos

Patrón radiológico	Etiología de la IRA
Normal	EPOC, asma, TEP Enfermedades neuromusculares Enfermedad de la caja torácica Depresión del SNC Obstrucción de la vía aérea superior Inhalación de humo
Localizada	Neumonía, infarto pulmonar, atelectasia, aspiración, contusión pulmonar localizada
Difusa	EAP, SDRA, neumonía bilateral, hemorragia alveolar Enfermedades intersticiales difusas Neumonitis Contusión pulmonar difusa
Extrapulmonar	Neumotórax, derrame pleural, fracturas costales múltiples, deformidades de caja torácica

Q en III y T invertida en III que no es patognomónico, pero sí puede orientarnos.

Otras pruebas complementarias

- **Angio-TC:** ante la sospecha de TEP o síndrome aórtico agudo.
- **TC:** si bien no ha demostrado ser superior en muchos casos a la ecografía pulmonar, sí es de gran valor en el caso de neumonías complicadas o abscesos pulmonares, o en aquellas causadas por microorganismos atípicos, enfermedad intersticial pulmonar, etcétera.
- **Gammagrafía pulmonar:** se reserva para pacientes con alergia a contrastes o nefropatías avanzadas.
- **Fibrobroncoscopia:** se realiza de manera urgente en aquellos individuos con cuadros de hemoptisis amenazante con intención diagnóstica y terapéutica, y en algún caso de atelectasia por impactación con finalidad terapéutica.

TRATAMIENTO

Manejo terapéutico de la insuficiencia respiratoria

El manejo terapéutico del paciente con IRA se basa en dos pilares fundamentales: el primero consiste en el abordaje clínico de la enfermedad de base y el segundo en las medidas de soporte de la IRA.

Ante todo paciente con IRA o sospecha, se deberán aplicar una serie de medidas generales:

- Asegurar la permeabilidad de la vía aérea.
- Semisentar al paciente (incorporarlo a 45º).
- Tomar las constantes vitales: TA, FC, FR, Tª y $SatO_2$ mediante pulsioximetría.
- Obtención de GAB: aire ambiente o con FiO_2 similar a la que el paciente tiene en su domicilio.
- Oxigenoterapia temprana: preferiblemente con mascarilla de efecto Venturi para mantener una $SatO_2$ por encima del 93%; en enfermos con EPOC o insuficiencia respiratoria crónica es

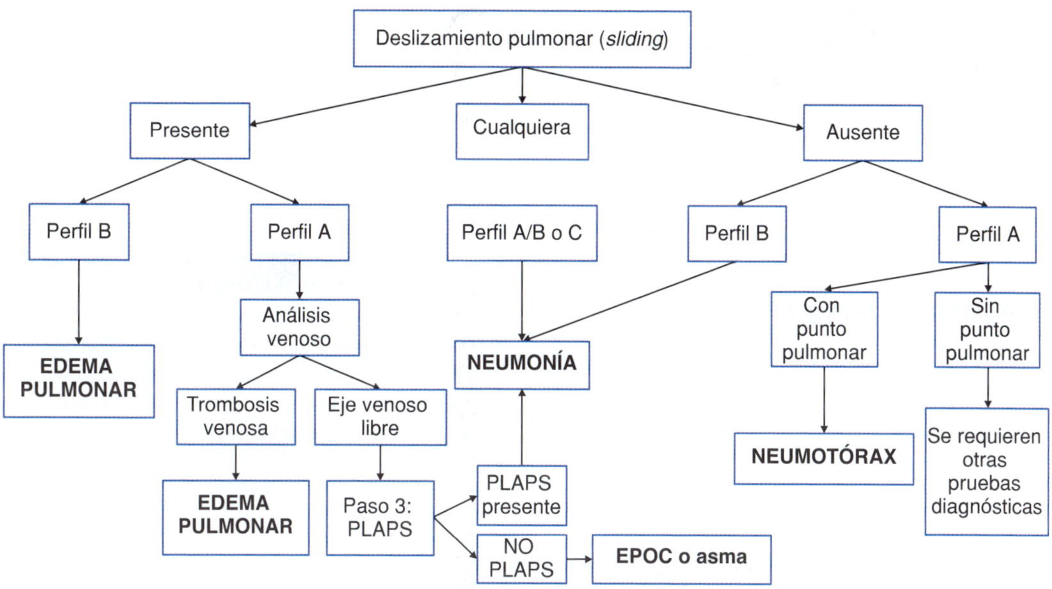

Fig. 3-3. Protocolo BLUE de ecografía torácica. Se exploran 6 puntos torácicos específicos: 4 puntos ventrales (2 en cada hemitorax) y los 2 puntos restantes estarán en los costados del paciente (PLAPS: punto posterolateral alveolar). Perfil A: con patrón de líneas **A.** Perfil B: con patrón de líneas **B.** En el **capítulo 21** se tratará este tema en mayor profundidad.

suficiente entre el 88-92%. En algunos casos es suficiente un suplemento de O_2 con cánulas nasales a 1,5-2 L/min.

- Colocar un acceso venoso periférico para la obtención de análisis y administración de medicación intravenosa.
- Identificación de criterios clínicos de gravedad:
  - Taquicardia > 120 lpm.
  - Frecuencia respiratoria > 35-40 rpm.
  - Empleo de músculos accesorios (tiraje intercostal o supraclavicular) con asincronía toracoabdominal.
  - Estridor respiratorio.
  - $SatO_2$ inferior al 90% con oxigenoterapia.
  - Cianosis.
  - Pulso paradójico.
  - Signos de shock o de edema agudo de pulmón.
  - Nivel de conciencia y estado mental: disminución del nivel conciencia con Glasgow < 8, agitación psicomotriz.
  - Si se dispone de gasometría: PaO_2 < 60 mm Hg, PaO_2 < 50 mm Hg si existe insuficiencia respiratoria crónica o pH < 7,25.

Se seguirá uno de los esquemas brillantemente planteado por Miquel Ferrer para el tratamiento de la IRA, en el que las medidas de soporte van encaminadas a conseguir valores aceptables de oxigenación arterial y ventilación alveolar mediante:

- Administración de oxígeno.
- Ventilación mecánica no invasiva (VMNI).
- Ventilación mecánica convencional o invasiva (VMI).

Administración de oxígeno

Es la medida básica de soporte de la IRA, especialmente en la no hipercápnica. Su justificación se basa en aumentar la FiO_2 que reciben los pacientes. Los objetivos de la oxigenoterapia son:

- Tratar la hipoxemia y evitar el sufrimiento tisular.
- Disminuir el trabajo respiratorio.
- Disminuir el gasto cardíaco, disminuyendo el consumo miocárdico.

Debido a que la respuesta para mantener una oxigenación adecuada se consigue con diferentes FiO_2 según el tipo de insuficiencia respiratoria, existen distintos sistemas para este fin y se clasifican en sistemas de alto y bajo flujo.

Los sistemas de alto flujo son aquellos que permiten administrar el flujo de oxígeno necesario y la FiO_2 no se modifica con la ventilación del paciente debido a que el flujo ha de ser más alto que los requerimientos ventilatorios. Los más utilizados son los que utilizan el sistema Venturi.

Dentro de estos dispositivos hay que destacar la terapia con oxigenoterapia con cánula nasal de alto flujo (OCNAF) como un apartado importante y cada vez más extendido en la manera de tratar la IRA en los DE. Consiste en un sistema que consta de un mezclador de alto flujo de aire medicinal y oxígeno que consigue, tras humedecer la mezcla, alcanzar flujos de hasta 50 L/min con una FiO_2 entre el 21 y 100%. El paciente recibe esa mezcla a través de unas cánulas nasales modificadas o gafas Optiflow®. La OCNAF se caracteriza por la buena tolerancia por parte del enfermo, así como una mejoría de la relación con el entorno al permitir la comunicación, ingesta y tratamiento médico vida oral y de mecanismos de la tos y expectoración. La OCNAF ha demostrado excelentes resultados en situaciones de hipoxemia o disnea refractaria, así como también en la insuficiencia cardíaca congestiva, ya que permite administrar una fracción más constante de oxígeno con reducción del espacio muerto a través de un sistema cómodo y altamente tolerado. Además, podría plantearse como alternativa en pacientes que no toleren la VMNI, en pacientes menos graves o en aquellos en los que no existan criterios de IOT.

Los sistemas de bajo flujo son aquellos cuyo flujo de oxígeno no llega a satisfacer todas las necesidades inspiratorias, por lo que una parte del gas inspirado por el paciente procede del aire ambiente. Habitualmente se utilizan dos sistemas:

- Cánulas nasales (gafas nasales): indicadas en todo tipo de pacientes con IR no hipercápnica sin grandes necesidades de oxígeno. Normalmente se utiliza un flujo de oxígeno entre 1 y 3 L/min.
- Mascarillas con bolsa-reservorio con válvula de no reinhalación: consisten en una mascarilla facial con unos orificios laterales con válvula unidireccional por donde sale el gas espirado y una bolsa-reservorio de oxígeno con una capacidad aproximada de 750 mL conectada a la mascarilla por una válvula unidireccional que impide la entrada del gas espirado a la bolsa. Este sistema está recomendado en pacientes con insuficiencia respiratoria grave que necesitan FiO_2 superiores al 50%.

Criterios de aplicación clínica de la oxigenoterapia

En pacientes con IRA no hipercápnica (neumonías, EAP o SDRA) se debe iniciar la oxigenoterapia con sistemas de alto flujo de tipo Venturi a concentración elevada (35-40%). Si esto es suficiente para alcanzar cifras de PaO_2 > 60 mm Hg, se ajustará la FiO_2 a la cifra más baja posible. Si estas concentraciones no son suficientes, habrá que aumentarlas o bien con sistemas de tipo Venturi (hasta un 50%), o bien con sistemas de bajo flujo (bolsa-reservorio).

En los pacientes con IR hipercápnica (EPOC) se debe iniciar la oxigenoterapia con un sistema de alto flujo de tipo Venturi a la concentración más baja posible (24%). Este sistema es preferible a las cánulas nasales, y tiene la finalidad de evitar el efecto de pérdida de la vasoconstricción hipóxica, el efecto Haldane y el efecto depresor del centro respiratorio asociado a altas concentraciones de oxígeno. Si con este sistema no se consigue mantener la PaO_2 por arriba de 60 mm Hg, se puede incrementar la FiO_2 controlando la posible aparición de hipercapnia exagerada.

Ventilación mecánica no invasiva

La VMNI se define como aquella forma de soporte ventilatorio externo que no precisa intubación endotraqueal (IOT) para ventilar al paciente, sino que lo hace a través de un dispositivo externo o interfase (mascarilla oronasal, nasal o total). Se administra conectado a un dispositivo de presiones o de volumen. Ofrece numerosas ventajas frente a la ventilación mecánica invasiva (VMI), como mantener fisiológicamente la fonación, expectoración, deglución y la capacidad de poder relacionarse con el medio.

El empleo de la VMNI, tanto en modo BiPAP como CPAP, ha demostrado en la última década importantes resultados sobre el beneficio inmediato en pacientes con IRA en los DE y a conseguido una mejora la supervivencia con una disminución de costos y estancias hospitalarias, así como una menor necesidad de ingreso en unidades de cuidados intensivos y menor morbilidad que la IOT.

Indicaciones de VMNI (BiPAP/CPAP):

- Agudización de la EPOC con acidosis respiratoria pH > 7,25 y < 7,35.
- Disminución del nivel de conciencia GCS > 9.
- Edema agudo de pulmón.
- Agudización asmática refractaria a medidas convencionales.
- IR refractaria a medidas convencionales (enfermedades neuromusculares).
- Prevención de IR tras extubación de IOT.

VMNI en patologías que cursan con IRA hipoxémica:

- **Edema agudo de pulmón:** actualmente las guías clínicas del EAP incluyen la CPAP como un elemento terapéutico más, con un grado de recomendación A.
- **Inmunodepresión y postrasplante de órganos sólidos y hematológicos con IRA:** la VMNI aplicada de forma temprana en este tipo de situaciones consigue reducir la necesidad de IOT, además de disminuir la incidencia de complicaciones y la mortalidad hospitalaria.
- **Neumonía:** respecto del manejo de la neumonía con VMNI, la literatura científica es contradictoria; por lo general, el paciente con neumonía e IR grave requerirá IOT sin demora por el empleo de VMNI. No obstante, sí ha sido empleada con éxito en pacientes con neumonía y EPOC con IR global.
- **Crisis asmática:** la VMNI en estos pacientes contribuye a disminuir la auto-PEEP creada por el exceso de insuflación alveolar. En los DE se está empleando cada vez más la VMNI con aerosolterapia como intensificación del tratamiento broncodilatador para el tratamiento de la crisis asmática. Debe utilizarse con mucha prudencia en pacientes con crisis asmática grave, ya que un porcentaje elevado necesitará IOT, y puede ser nocivo retrasarla.
- Pacientes que no son candidatos a intubación endotraqueal.

La VMNI también se puede emplear en el tratamiento de la IR hipoxémica en pacientes que no son candidatos a IOT debido a edad avanzada, enfermedad pulmonar muy evolucionada o fallo respiratorio agudo asociado a comorbilidad grave. Si la respuesta clínica no es la deseada o el paciente se muestra intolerante a la técnica, debería retirarse la VMNI y potenciar medidas paliativas.

VMNI en patologías que cursan con IRA hipercápnica:

- **EPOC:** constituye la entidad clínica que mejor representa a la IR hipercápnica. Las guías recogen la utilización de BiPAP en la reagudización de la EPOC que cursa con acidosis respiratoria, con un grado de recomendación A.

Ventilación mecánica invasiva

Se administra oxígeno previa IOT directamente al árbol bronquial. Es imprescindible la conexión a respirador y la ubicación del paciente en una unidad de cuidados críticos para realizar monitorización invasiva y sedoanalgesia. Es el último eslabón de la secuencia terapéutica en la IR. Se iniciará en el paro respiratorio, en casos de disminución del nivel de conciencia (Glasgow < 9), signos de agotamiento muscular e hipoxemia refractaria a otros métodos descritos y a la ventilación no invasiva.

PUNTOS CLAVE

- Si bien por el cuadro clínico se puede interpretar que el paciente se encuentra en insuficiencia respiratoria, su definición se basa en la gasometría arterial cuando una PaO_2 es < 60 mm Hg y se acompaña, o no, de una $PaCO_2$ > 45 mm Hg siempre en reposo, a nivel de mar, respirando aire ambiente (con FiO_2 de 0,21), y excluyendo alcalosis metabólica en el caso de hipercapnia).
- En situaciones de emergencias suele ser de mucha utilidad la oximetría de pulso y la valoración clínica (signos vitales, uso de músculos accesorios, etc.). Se clasifica en IR hipoxémica (de tipo I) e IR hipercápnica (o de tipo 2), en base a si cursan con aumento de $PaCO_2$ o no.
- Para llegar al diagnóstico etiológico de la hipoxemia resulta de gran utilidad evaluar los métodos de diagnóstico por imagen (radiológicos o ecografía pulmonar) y, en el caso de las hipercapnias, el gradiente A-a.
- El tratamiento de la IR debe ser inmediato y se debe observar la respuesta a la oxigenoterapia. Aquellos pacientes con *shunt* tendrán una pobre respuesta, y deben escalonarse en soportes ventilatorios más avanzados (VMNI, VMI).
- Por lo tanto, para un correcto abordaje de la IR se requieren dos pilares fundamentales: primero un manejo adecuado de la enfermedad de base, y segundo medidas de soporte generales de la IRA.

AEROPERLAS

- Recuerde que los pacientes con IR deben ser tratados tempranamente con oxígeno.
- Si los pacientes se presentan con IR, tienen criterios clínicos de gravedad (taquipnea o bradipnea, uso de músculos accesorios, cianosis, estridor respiratorio, pulso paradójico, signos de shock o de edema agudo de pulmón, disminución del nivel conciencia o agitación psicomotriz) se encontrará en una situación donde el paciente rápidamente puede presentar un PCR y el tratamiento debe ser inmediato.

BIBLIOGRAFÍA

Andino R y cols. Protocolo diagnóstico y terapéutico de la disnea y la insuficiencia respiratoria aguda en Urgencias. Medicine 2014;11(63):3768-72.

Artacho R, García de la Cruz JI, Panadero JA y cols. Ventilación mecánica no invasiva. Utilidad clínica en urgencias y emergencias. Emergencias 2000;12:328-36.

Bernard GR, Artigas A, Brigham KL, et al. The American European Consensus Conference on ARDS. Definitions, mechanisms, relevant outcomes, and clinical trial coordination. Am J Respir Crit Care Med 1994;149:818-24.

British Thoracic Society Standards of Care Committee. Non-invasive ventilation in acute respiratory failure. Thorax 2002;57(3):192-211.

Cano-Ballesteros JC, Gargallo-García E, Sevillano-Fernández JA y cols. Ventilación no invasiva en la insuficiencia respiratoria aguda en un área de alta dependencia de urgencias: resultados asistenciales y pronóstico a medio plazo. Rev Patol Respir 2013;16(4):125-31.

Coll-Vinent Puig B. Gasometría arterial. En: Moya Mir SM, Piñera Salmerón P, Mariné Blanco M (eds). Tratado de

Medicina de Urgencias. Madrid: Laboratorios Menarini, S.A.; 2011. pp. 251-54.
Confalonieri M, Potena A, Carbone G, et al. Acute respiratory failure in patients with severe community-acquired pneumonia. A prospective randomized evaluation of noninvasive ventilation. Am J Respir Crit Care Med 1999;160:1585-91.
De Lucas P, Güell R, Rodríguez JM y cols. Tratado de insuficiencia respiratoria. SEPAR; 2006.
De Lucas P, Rodríguez JM, Rodríguez JL y cols. Insuficiencia respiratoria crónica. En: Caminero JA, Fernández L (eds.). Manual de Neumología y Cirugía Torácica. Madrid: Editores Médicos, SA; 1998. pp. 729-43.
Ferrer M. Tratamiento de la insuficiencia respiratoria aguda. Medicina Integral 2001;38(5):192-99.
Frat JP, Thille AW, Mercat A, et al. High-flow oxygen through nasal cannula in acute hypoxemic respiratory failure. N Engl J Med 2015;372(23):2185-96.
Fernández Álvarez R, Cascón Hernández J. Insuficiencia respiratoria aguda. En: Bibiano Guillen C, Mir Montero M, Pacheco Puig R, et al. Madrid: Saned; 2014. pp. 231-6.
Hew M, Corcoran JP, Harriss EK, et al. The diagnostic accuracy of chest ultrasound for CT-detected radiographic consolidation in hospitalised adults with acute respiratory failure: a systematic review. BMJ Open 2015;5.
Izquierdo JL, Malo de Molina R, Anta MY. Intercambio gaseoso. Concepto de insuficiencia respiratoria y sus mecanismos. En: de Lucas P, Güell RR, Rodríguez JM, Antón AA (eds). Tratado de insuficiencia respiratoria. Madrid: Ergón; 2006. pp. 61-8.
Lichtenstein DA, Mezière GA, Lagoueyte JF, et al. A-lines and B-lines: lung ultrasound as a bedside tool for predicting pulmonary artery occlusion pressure in the critically ill. Chest 2009;136(4):1014-20.
Lichtenstein DA. Ten good reasons to practice Ultrasound in critical care. Anaesthesiol Intensive Ther 2014;46(5):323-35.
Lichtenstein DA, Mezière GA. Relevance of lung ultrasound in the diagnosis of acute respiratory failure: the BLUE protocol. Chest 2008;134(1):117-25.
Masip J, Roque M, Sánchez B, et al. Noninvasive ventilation in acute cardiogenic pulmonary edema: systematic review and meta-analysis. JAMA 2005;294(24):3124-30.
Meduri G. Acute respiratory failure in patients with severe community-acquired pneumonia. A prospective randomized evaluation of noninvasive ventilation. Am J Respir Crit Care Med 1999;160:1585-91.
Nuevo-González JA y cols. Protocolo diagnóstico y terapéutico de la disnea-insuficiencia respiratoria. Medicine 2015;11(88):5274-9.
Rodríguez-Roisín R, Agustí N, Burgos Rincón F y cols. Gasometría arterial. En: Caminero JA, Fernández L (eds). Barcelona: Doyma; 1998. pp. 55-77.
Silva S, Biendel C, Ruiz J, et al. Usefulness of cardiothoracic chest ultrasound in the management of acute respiratory failure in critical care practice. Chest 2013;144(3):859-65.
Soto Campos G. Manual de diagnóstico y terapéutica en neumología. 2.a ed. Madrid: Ergon. Neumosur; 2010.
Volpicelli G, Mussa A, Garofalo G, et al. Bedside lung ultrasound in the assessment of alveolar-interstitial syndrome. Am J Emerg Med 2006;24:689-96.
Volpicelli G. Sonographic diagnosis of pneumothorax. Intensive Care Med 2011;37(2):224-32.
Wood KA, Lewis L, Von Harz B, et al. The use of noninvasive positive pressure ventilation in the emergency department: results of a randomized clinical trial. Chest 1998;113(5):1339-46.

Indicaciones de manejo avanzado de la vía aérea. ¿Cuándo se requiere una vía aérea definitiva?

4

Mercedes Constanza Soler

OBJETIVOS

- Identificar la necesidad de una vía aérea definitiva mediante una valoración integral del paciente.
- Conocer las patologías que pueden mejorar con intervenciones de reanimación previas al manejo avanzado de la vía aérea.

INTRODUCCIÓN

El manejo avanzado de la vía aérea en la reanimación inicial de un paciente crítico es fundamental en la Medicina de Emergencias, y comprende el conocimiento y dominio de las distintas técnicas y dispositivos disponibles, junto con la indicación correcta para su utilización en los distintos escenarios. Implica, a su vez, la planificación de la estrategia que se utilizará en cada paciente en particular y los planes de rescate en caso de dificultades en la técnica o maniobra elegida inicialmente.[1]

> **!** Se define como vía aérea definitiva al tubo colocado en la tráquea, con el manguito inflado y ubicado por debajo de las cuerdas vocales, conectado a un sistema de ventilación asistida enriquecido con oxígeno, y con la vía aérea asegurada en su lugar con un método de fijación adecuado.[2]

La ventilación mecánica es un procedimiento de soporte transitorio de la ventilación y oxigenación, que se utiliza durante el tiempo requerido para la mejoría de la causa que la motivó, la recuperación de la función respiratoria y la capacidad de reasumir la ventilación espontánea de forma efectiva. Es de vital importancia detectar la necesidad de intubación e intentar predecir dificultades en la técnica, ya sean de índole anatómica, fisiológica o del operador (factor humano). Asimismo, también es menester decidir cuáles son los agentes farmacológicos indicados en cada caso particular, el orden de su administración y las dosis correspondientes.[3] La finalidad es colocar al paciente en asistencia ventilatoria mecánica para evitar los efectos fisiopatológicos negativos y mejorar su sobrevida.[4]

En el registro prospectivo multicéntrico internacional NEAR III –que tomó como referencia temporal el período 2002-2012 y tuvo en cuenta 17 583 intubaciones de emergencia en mayores de 15 años– las causas que provocaron la intubación fueron patologías clínicas en el 65% de los casos y secundarias a traumatismo en el 31%.[5] De forma similar, en un estudio observacional realizado en la Argentina y publicado en 2017[6] la patología clínica fue también más frecuente (67%) que la traumática (33%). Dentro de las primeras, las enfermedades neurológicas, respiratorias y el shock séptico fueron las más frecuentes, mientras que en las clasificadas como traumáticas, el traumatismo de cráneo grave fue la primera causa en cuanto a frecuencia (49,3%).

INDICACIONES PARA UNA VÍA AÉREA DEFINITIVA

Las indicaciones para una vía aérea definitiva son: alteración de la oxigenación o la ventilación, fallo en los mecanismos de protección de la vía aérea, anticipo a un mal curso del cuadro clínico y progresión de la enfermedad. En algunos casos particulares también se indica para facilitar el transporte del paciente crítico.[1,7]

En base a estos puntos, Ron Walls[3] propone las siguientes tres preguntas para tomar la decisión de una vía aérea definitiva:

1. ¿Son la ventilación u oxigenación inadecuadas?
2. ¿La vía aérea se encuentra protegida de la aspiración?
3. ¿La patología del paciente presentará una mala evolución clínica?

¿Son la ventilación u oxigenación inadecuadas?

Es fundamental un adecuado intercambio gaseoso para una correcta función de los órganos. La vía aérea avanzada está indicada si existe un fallo en la ventilación u oxigenación que no se corrige a pesar de una correcta vía aérea básica más una oxigenoterapia adecuada.[3]

La valoración clínica del paciente, la saturación de O_2 por pulsioximetría y el patrón ventilatorio, en conjunto, son fundamentales y suficientes para definir la necesidad de intubación.[1] La gasometría arterial usualmente no es útil para ese fin, ya que demora, y puede condicionar un retraso en la decisión del manejo avanzado de la vía aérea. Si se realizan estudios de gases en sangre arterial, los resultados deben interpretarse y correlacionarse con el cuadro clínico del paciente. A pesar de que la insuficiencia respiratoria se define por gasometría arterial, para decidir realizar una vía aérea definitiva se debe tener en cuenta el cuadro clínico del paciente, que suele preceder a los gases la mayoría de las veces.

En cuanto a los objetivos habituales de saturación, estos pueden variar de acuerdo a la patología y la condición del paciente. Por ejemplo, en un paciente con EPOC se toleran valores menores a los de la población general (88-92%),[8] mientras que en pacientes embarazadas o con síndrome coronario agudo se recomienda obtener una saturación superior al 95%.[9] Una vez que se ha decidido disponer de una vía aérea avanzada, el valor de la saturación adquiere a un papel fundamental, dado que una secuencia de intubación iniciada con valores por debajo de 95% alerta de que pueda ocurrir una rápida desaturación, cuya caída es más acelerada al llegar al 90%.[10] Un paciente puede presentar alteraciones en la ventilación con la utilización de músculos accesorios, aleteo nasal o una frecuencia respiratoria aumentada, pero puede conservar una saturación adecuada. No obstante, si continúa con un trabajo ventilatorio importante, se agotará debido a fatiga muscular y tendrá un paro respiratorio. Esta situación puede presentarse en pacientes asmáticos, con patologías neuromusculares o acidosis metabólica grave, como en la cetoacidosis diabética.

> ! Es necesario remarcar que en ciertas patologías, como la EPOC y el edema pulmonar agudo cardiogénico, los pacientes se benefician con ventilación no invasiva (VNI)[11-13] sin requerimiento de una vía aérea definitiva inicialmente, a pesar de que el cuadro clínico y la oxigenación lo aparenten.

Si el paciente es candidato a iniciar ventilación no invasiva (VNI), se debe evaluar de forma continua la respuesta: mejoría clínica (trabajo respiratorio, disnea), estado de conciencia y la medición del pH a la hora de iniciada la VNI. En caso de fallo de esta terapéutica, se debe estar preparado para progresar a la ventilación mecánica invasiva (véase **cap. 22**).

En esta pregunta podemos incluir a ciertos pacientes con shock con altas dosis de vasopresores, donde el consumo de oxígeno se encuentra aumentado debido al aumento de la demanda de los músculos respiratorios. Cuando el trabajo respiratorio se encuentra aumentado, la intubación y la ventilación mecánica en modo controlado mejoran el aporte de oxígeno a los tejidos al poner los músculos en reposo hasta resolver el cuadro de shock.[3,14] En los **capítulos 5** y **10** se profundizan los conceptos de reanimación previa a la intubación.

¿El paciente es capaz de proteger su vía aérea?

Si el paciente se encuentra alerta y consciente, difícilmente presente riesgo de broncoaspiración. Si puede mantener su vía aérea permeable y posee la capacidad de fonación correcta con voz clara, tragar o manipular secreciones, brinda al profesional información de una vía aérea que no presenta obstrucciones y su perfusión cerebral no se encuentra gravemente comprometida.

Los pacientes que deterioran su estado de sensorio pueden perder o alterar los mecanismos de protección y permeabilidad de las vías aéreas. Es menester tener presente que la ventilación espontánea no es sinónimo de protección de la vía aérea. Los pacientes en coma tienen riesgo de broncoaspiración y eso conlleva la indicación de intubación orotraqueal (IOT). Una excepción podría corresponder a un paciente que presenta un trastorno pasible de ser reversible inmediatamente, como una intoxicación por opioides.[1]

Entonces, ¿cómo se responde esta pregunta?: "¿El paciente es capaz de proteger su vía aérea?"

Se debe evaluar si el paciente despeja las secreciones que potencialmente pueden pasar al sistema respiratorio de forma correcta. En otras palabras, si es capaz de deglutirlas o eliminarlas por medio de la tos, y el estado neurológico es un factor que condiciona esta capacidad. La deglución espontánea es el mejor método para evaluar la capacidad del paciente para proteger su vía aérea, y la presencia de secreciones acumuladas en la pared posterior de la orofaringe indica el fracaso de los mecanismos protectores.[3] Una herramienta que se destaca en la valoración de la permeabilidad de la vía aérea es la escala de coma de Glasgow (GCS). Si bien no fue diseñada con este fin, un valor menor o igual a 8 equivale a un paciente en coma, lo cual se correlaciona con la pérdida del reflejo nauseoso y el aumento del riesgo de broncoaspiración. La GCS es sencilla de aplicar, reproducible y, si se entrena correctamente, presenta poca variabilidad interobservadores.[15] Una excepción podría corresponder a un paciente que presenta un trastorno pasible de reversión inmediata, como una intoxicación por opioides,[1] o en el caso de la intoxicación por alcohol u otras drogas, donde el médico especialista en emergencias puede diferir la indicación de IOT con monitorización estricta esperando la mejoría clínica.[16]

Clásicamente se utilizó la presencia del reflejo nauseoso como indicador de protección de la vía aérea, pero se demostró que se encuentra ausente en el 12 al 25% de los adultos normales, por lo que su presencia o ausencia no es sensible ni específica como único indicador.[1,3] La evaluación del reflejo nauseoso en un paciente obnubilado en decúbito supino puede provocar el vómito, con el consiguiente riesgo de broncoaspiración, por lo que no se recomienda realizarlo en esta posición. Se destaca un estudio realizado por Moulton y cols. en el que se encontró la ausencia del reflejo nauseoso en un porcentaje significativo de pacientes con más de 8 puntos de la GCS y que habían sufrido un traumatismo craneoencefálico o intoxicación con drogas.[17] Por ese motivo, recomiendan evaluar el reflejo nauseoso y, en caso de tenerlo disminuido, establecer la alarma "vía aérea en riesgo", con los cuidados necesarios para evitar aspiraciones (vaciado gástrico, posición adecuada y controles estrictos de enfermería).

> **!** Resulta necesario evaluar integralmente al paciente: la deglución espontánea, la presencia de secreciones o restos de alimentos en la vía aérea, la GCS posreanimación y la posibilidad de reversión del cuadro clínico para decidir la indicación de vía aérea definitiva.

¿La patología del paciente presentará una mala evolución clínica?

Existe un grupo de pacientes que tienen indicación de intubación endotraqueal por progresión o evolución desfavorable de la enfermedad. Esto se caracteriza por la capacidad de predecir una alta probabilidad de deterioro en la permeabilidad de la vía aérea.[11] A este escenario clínico se lo denomina **vía aérea dinámica** y hace referencia a los cambios progresivos asociados a una enfermedad preexistente o al trabajo respiratorio excesivo que genera la patología presente. En cambio, se puede decir que una vía aérea superior permanece **estática** si su calibre no se modifica con el correr del tiempo.

Algunos ejemplos de vía aérea dinámica son los pacientes con quemadura de la vía aérea,[18] anafilaxia con edema laríngeo,[19] y la lesión en el cuello que genera un hematoma pulsátil expansivo.[20] En estos casos, es solo cuestión de tiempo para que devenga en una obstrucción completa de la vía aérea con resultados catastróficos (**fig. 4-1**).

Para finalizar, cuando el destino del paciente es, con toda seguridad, el quirófano, la necesidad de valoraciones diagnósticas o terapéuticas complejas, invasivas

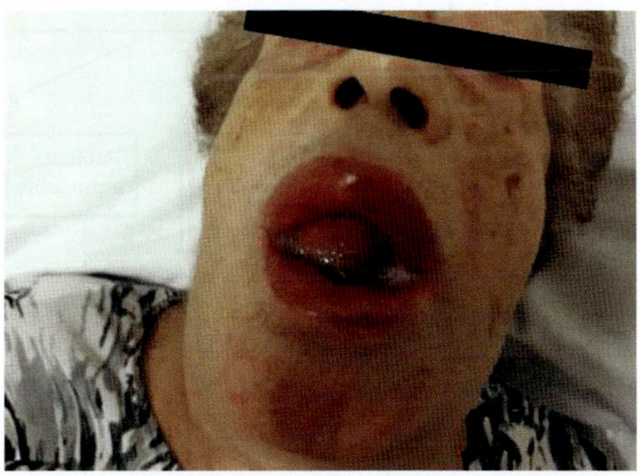

Fig. 4-1. Paciente con anafilaxia producida por antiinflamatorios no esteroideos con compromiso de la vía aérea. Corresponde a una vía aérea dinámica.

y dolorosas, o traslados prolongados o riesgosos se encuentra indicada la intubación y se prioriza que esta se realice en un ambiente seguro y controlado.[3]

> **!** Se debe recordar que, cuando el paciente se encuentra en paro cardiorrespiratorio o coma profundo, la causa más frecuente de obstrucción al pasaje del aire es la obstrucción funcional por la lengua. Si la causa es reversible y el paciente posee respiración espontánea, se puede mantener la vía aérea permeable de manera transitoria mediante maniobras básicas de desobstrucción, como elevación del mentón, subluxación mandibular y uso de cánulas naso y orofaríngeas (véase **cap. 12**). Por ejemplo, en el estado de mal epiléptico, mientras se realiza tratamiento inicial con fármacos, es importante que el paciente pueda oxigenar adecuadamente; entonces, las maniobras para desobstruir la vía aérea juegan un papel fundamental hasta determinar si es necesario asegurar definitivamente la vía aérea.[21] Lo mismo ocurre con los cuadros de hipoglucemia grave, donde la administración de glucosa hipertónica puede revertirlos y, en estos casos, la respuesta suele ser rápida la mayoría de las veces.[22] En cambio, si el paciente no ventila espontáneamente a pesar de la desobstrucción adecuada, se deben proporcionar ventilaciones a presión positiva y realizar una vía aérea avanzada con máscaras laríngeas o intubación endotraqueal (**fig. 4-2**).

Otras consideraciones a la hora de decidir asegurar la vía aérea

La intubación en emergencias no se encuentra libre de complicaciones graves y puede ser particularmente trágica cuando el reanimador realiza la inducción y parálisis en un paciente que se encontraba ventilando espontáneamente y no logra intubarlo cuando llega la apnea.[23] Por este motivo, se deben valorar todas las variables en juego a la hora de decidir la intubación en aquellos pacientes que "dan tiempo":

- **Factores asociados con el paciente:** ¿se encuentra correctamente reanimado?; ¿existe posibilidad de reversibilidad del cuadro con tratamiento médico o VNI? (**cuadro 4-1**).
- **Factores asociados al reanimador y al ambiente:** principalmente la experiencia y el estado emocional del médico a cargo del manejo de la vía aérea y el lugar de trabajo, como en el prehospitalario o en hospitales de baja complejidad, donde solo hay un médico de guardia. También la preparación del ambiente con todos los elementos para trabajar sobre la vía aérea. Existen situaciones en las que el médico tratante debe evaluar la irreversibilidad del cuadro y la futilidad de la intubación, como el paciente con cáncer terminal críticamente enfermo. Toman relevancia los cuidados paliativos y el acompañamiento al final de la vida de la manera más confortable y menos cruenta[24] (véase **cap. 26**).

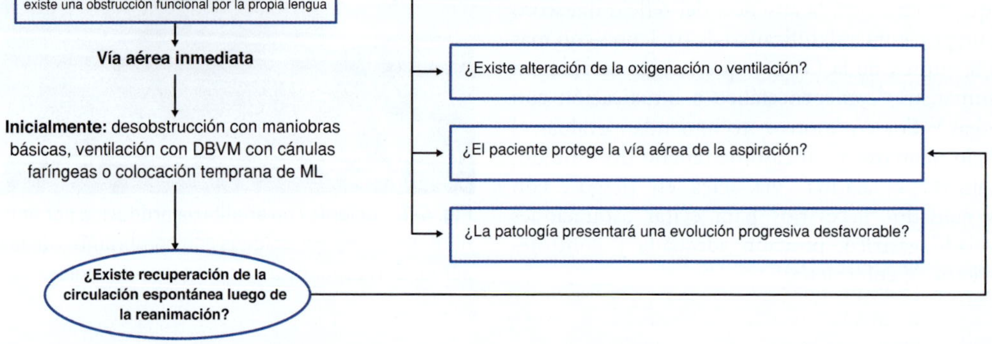

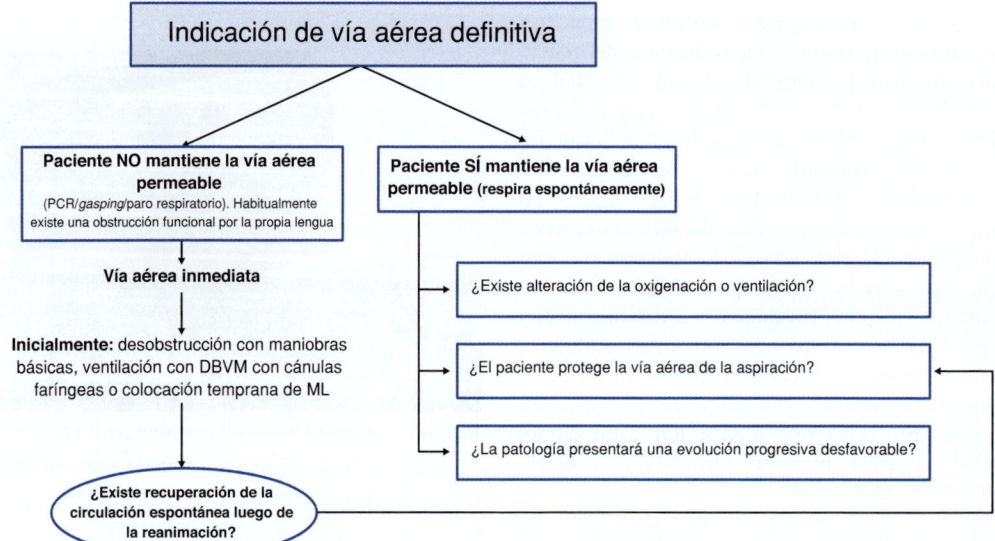

Fig. 4-2. Indicaciones de vía aérea definitiva en emergencias. PCR: paro cardiorrespiratorio; DBVM: dispositivo de bolsa-válvula-máscara; ML: máscara laríngea.

Cuadro 4-1. Patologías potencialmente reversibles antes de la intubación

Patología	Presentación clínica	Intervenciones que pueden revertir el cuadro previo a la intubación
Shock	Hipotensión arterial Mala perfusión periférica Coma Dificultad respiratoria	Tratamiento del tipo de shock: - Resolver el neumotórax - Fluidos o vasopresores en la hipovolemia - Hemoderivados en el shock hemorrágico - Adrenalina en el shock anafiláctico
Hipoglucemia	Coma Convulsiones	Glucosado hipertónico
Sobredosis de opioides	Coma Bradipnea-apnea Miosis	Naloxona Asistir con ventilaciones con DBVM
Estado de mal epiléptico	Convulsiones Coma	Tratamiento de primera línea: lorazepam intravenoso/ midazolam intramuscular
Anafilaxia con edema laríngeo	Disfonía Estridor Dificultad respiratoria Tos	Adrenalina intramuscular
Arritmias ventriculares	Coma y otros síntomas cardiológicos previos	Cardioversión eléctrica sincronizada

DBVM: dispositivo de bolsa-válvula-máscara.
Modificado de referencia 25.

PUNTOS CLAVE

- La decisión de soporte ventilatorio de un paciente debe contemplarse de forma global y no solo por un criterio aislado, si se tiene en cuenta que es un método transitorio para mantener la oxigenación y ventilación correctas para los órganos y tejidos de la economía hasta que se resuelva la causa que genera la disfunción. Para ello, se debe evaluar si el paciente respira o no, si existe una alteración de la oxigenación o ventilación, si hay protección de la vía aérea, si existe riesgo de mala progresión de la enfermedad, siempre teniendo en cuenta el contexto clínico en cual se presenta el paciente.
- Hay patologías que rápidamente pueden resolverse con un tratamiento médico y, como consecuencia, en los pacientes que las padecen se puede evitar la intubación. Conocer esas enfermedades y tratarlas adecuadamente ayudará a mejorar el pronóstico y la evolución de esos pacientes.

AEROPERLAS

- En los pacientes que ventilan espontáneamente, la decisión de obtener una vía aérea definitiva en la emergencia se basa en las siguientes tres preguntas:
- ¿Se encuentran la oxigenación o ventilación comprometidas? Tener presente que patologías, como la EPOC reagudizada y EAP se pueden beneficiar de la VNI.
- ¿El paciente protege la vía aérea de la aspiración? La clara indicación es el deterioro del nivel de conciencia y coma. ¿Hay posibilidad de reversión farmacológica?
- ¿La patología presentará una evolución progresiva desfavorable? Este es el caso de los grandes quemados, la anafilaxia con edema laríngeo, el hematoma expansivo del cuello y las lesiones cervicales altas.

REFERENCIAS

1. Walls R, Hockberger R, Gausche-Hill M. Rosen's Emergency Medicine. Concepts and clinical practice. 9.a ed. Elsevier; 2017.
2. ATLS Subcommittee, American College of Surgeons' Committee on Trauma, International ATLS working group. Advanced trauma life support (ATLS®): the ninth edition. J Trauma Acute Care Surg 2013;74(5):1363-6.
3. Walls RM. Rapid sequence intubation. En: Walls RM, Murphy MF, eds. Manual of emergency airway management. Philadelphia: Lippincott Williams & Wilkins; pp. 221-32.
4. Pham T, Brochard LJ, Slutsky AS. Mechanical ventilation: state of the art. Mayo Clin Proc 2017;92(9):1382-400.
5. Brown CA 3rd, Bair AE, Pallin DJ, et al. Techniques, success, and adverse events of emergency department adult intubations. Ann Emerg Med 2015;65(4):363-370.eErratum in: Ann Emerg Med 2017;69(5):540
6. Mauro G, Camino J, Moreyra M y cols. Manejo de la vía aérea en servicio de emergencias: estudio observacional prospectivo de 241 pacientes. Patología de Urgencia 2017;3:14-8.
7. Leeuwenburg T. Airway Management of the critically ill patient: modifications of traditional rapid sequence induction and intubation. Critical Care Horizons 2015;1:1-10.
8. Global Initiative for Chronic Obstructive Lung Disease. Global strategy for the diagnosis, management, and prevention of chronic obstructive pulmonary disease—2022 report [en línea]. 2021 [citado: 2 de enero de 2023]. Disponible en: https://goldcopd.org/2022-gold-reports-2/
9. Poon LC, Yang H, Kapur A, et al. Global interim guidance on coronavirus disease 2019 (COVID-19) during pregnancy and puerperium from FIGO and allied partners: information for healthcare professionals. Int J Gynaecol Obstet 2020;149:273-86.
10. Weingart SD, Levitan RM. Preoxygenation and prevention of desaturation during emergency airway management. Ann Emerg Med 2012;59(3):165-175.e1.
11. Overbeck MC. Airway Management of Respiratory Failure. Emerg Med Clin N Am 2016;34:97-127.
12. Purvey M, Allen G. Managing acute pulmonary oedema. Aust Prescr 2017;40(2):59-63.
13. Contou D, Fragnoli C, Córdoba-Izquierdo A, et al. Noninvasive ventilation for acute hypercapnic respiratory failure: intubation rate in an experienced unit. Respir Care 2013;58(12):2045-52.
14. Vincent JL, De Backer D. Circulatory shock. N Engl J Med 2013;369(18):1726-34.
15. Teasdale G, Jennett B. Assessment of coma and impaired consciousness. Lancet 1974;2(7872):81-4.
16. Duncan R, Thakore S. Decreased Glasgow Coma Scale score does not mandate endotracheal intubation in the emergency department. The Journal of Emergency Medicine 2009;37(4):451-5.
17. Moulton C, Pennycook A, Makower R. Relation between Glasgow coma scale and the gag reflex. BMJ 1991;303:1240-1.
18. Cancio LC. Airway management and smoke inhalation injury in the burn patient. Clin Plast Surg 2009;36(4):555-67.
19. McHugh K, Repanshek Z. Anaphylaxis: emergency department treatment. Emerg Med Clin North Am 2022;40(1):19-32.
20. Shuker ST. Expanding hematoma's life-threatening neck and face emergency management of ballistic injuries. J Craniofac Surg 2016;27(5):1282-5.
21. Migdady I, Rosenthal ES, Cock HR. Management of status epilepticus: a narrative review. Anaesthesia 2022;77(Suppl 1):78-91.
22. Ford W, Self WH, Slovis C, et al. Diabetes in the emergency department and hospital: acute care of diabetes patients. Curr Emerg Hosp Med Rep 2013;1(1):1-9.
23. Bernhard M, Becker TK, Gries A, et al. The first shot is often the best shot: first-pass intubation success in emergency airway management. Anesth Analg 2015;121(5):1389-93.
24. Kim K, Chakravarthy B, Anderson C, et al. Intubate or not to intubate: emergency medicine physicians' perspective on intubating critically ill, terminal cancer patients. J Pain Symptom Manage 2017;54(5):654-660.e1.
25. Kovac G, Law AJ, Campbell S. Active airway management: a prioritized approach to tracheal intubation. Airway Management in Emergencies. En: Kovac G, Law AJ. The infinity edition [en línea]. Disponible en: https://aimeairway.ca/book#/7?subchapter_id=51.

Vía aérea fisiopatológicamente difícil

5

Matías Tonnelier y Guillermo Jesús Mauro

OBJETIVOS

- Identificar las alteraciones fisiopatológicas que se deben reconocer y tratar antes de lograr una vía definitiva.
- Relacionar estas alteraciones fisiológicas con situaciones clínicas particulares del manejo de la vía aérea.
- Conocer estrategias rápidas que permitan optimizar la fisiología antes de la intubación.

INTRODUCCIÓN

La gran mayoría de los pacientes críticos que se asisten en el departamento de emergencias (DE) pueden presentar alteraciones fisiopatológicas que, si no se reconocen ni corrigen, pueden llegar a representar dificultades y resultados negativos en el paciente al momento de decidir realizar una intubación orotraqueal (IOT). La presencia de hipoxemia, hipotensión arterial sostenida, acidosis metabólica y fallo agudo del ventrículo derecho (VD) se asocian con riesgo de paro cardíaco asociado a la IOT y son "enemigos potenciales" para el paciente. Corregirlos en forma temprana es necesario, y en el caso que estos trastornos se combinen representan un riesgo aún mayor, por lo que un enfoque más enérgico es menester y el equipo de emergencias debe actuar en forma coreográfica y aplicar diferentes estrategias para combatir a estos "enemigos" del paciente.

En la intubación en emergencias, el porcentaje de éxito en el primer intento (FPS, *first-pass success*) es un factor que se ha asociado a menor incidencia de efectos adversos y complicaciones.[1-3] Ese FPS disminuye de forma similar por alteraciones anatómicas como fisiológicas.[4] Teniendo en cuenta las alteraciones fisiopatológicas que en este capítulo se abordarán, los autores pretenden que se comprenda la importancia de **realizar el mayor esfuerzo para que el primer intento de intubación sea el mejor**. Como resultado del mayor riesgo de estos eventos adversos en la intubación, el FPS se ha convertido en el objetivo. De manera didáctica se expondrá a estas alteraciones fisiológicas como "los cuatro enemigos" de la vía aérea.

PRIMER ENEMIGO: LA HIPOXEMIA

A nivel de la mitocondria, el oxígeno participa en la formación de ATP (adenosina trifosfato), que representa la moneda energética. Se puede decir que sin ATP no es posible la vida. La hipoxemia condiciona hipoxia tisular y esta, a su vez, el fallo orgánico, multiorgánico y la muerte. Como ya se vio en el **capítulo 3**, la PaO_2 normal es > 80 mm Hg, la hipoxemia se define por valores de 60 a 80 mm Hg, y la insuficiencia respiratoria por valores de < 60 mm Hg (lo que se corresponde con una saturación de oxígeno < 90% por oxímetro de pulso).

Aquellos pacientes que presentan hipoxemia previa a la intubación tienen mayor riesgo de complicaciones postintubación. Si, por algún motivo, la hipoxemia se profundiza durante o luego del procedimiento de intubación, el paciente puede presentar arritmias cardíacas, inestabilidad hemodinámica, daño cerebral por la hipoxia y paro cardíaco.[5]

El mecanismo de hipoxemia que cobra mayor relevancia es el cortocircuito o *shunt*, que comúnmente se encuentra en pacientes críticos que requieren intubación en emergencias, como el síndrome de dificultad respiratoria aguda (SDRA), las neumonías graves y el edema agudo de pulmón cardiogénico. Este mecanismo consiste en áreas donde los alvéolos se encuentran totalmente ocupados y, por lo tanto, no pueden participar en el intercambio gaseoso (**fig. 5-1**). Cuando los grados de *shunt* son importantes (mayores del 20% del gasto cardíaco), por más que se aumente la fracción inspirada de oxígeno (FIO_2) como única estrategia, no resultará de utilidad porque el oxígeno no podrá llegar a los capilares a través de estos alvéolos anulados. Los pacientes con este mecanismo de hipoxemia se encuentran con mayor riesgo de empeorar drásticamente la oxigenación durante la intubación. En cambio, los grados menores de *shunt* (10-20% del gasto cardíaco) pueden tener una buena respuesta al aumento de la FIO_2.[6] Es muy probable que ciertas patologías pulmonares que presentan este mecanismo se beneficien con el uso de la presión espiratoria positiva al final de la espiración (PEEP) durante la fase de preoxigenación.[7] Como excepción se menciona el neumotórax hipertensivo; si es detectado en el momento de la preintubación la conducta es el drenaje en forma inmediata. De forma sencilla, el efecto fisiológico de la PEEP se basa principalmente en la apertura de las unidades alveolares (reclutamiento) que hasta el momento

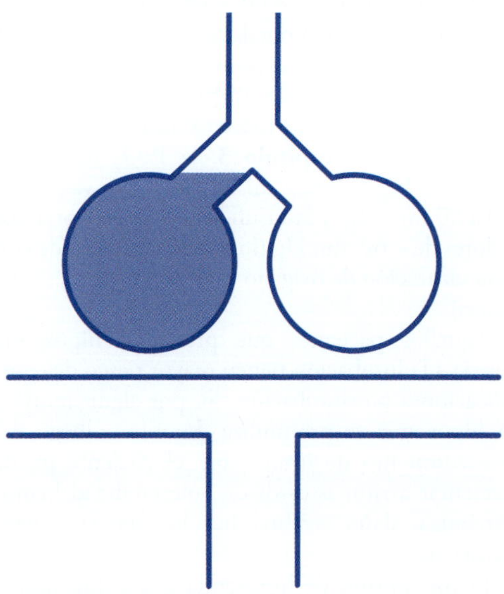

Fig. 5-1. Mecanismo de hipoxemia en el *shunt* (cortocircuito). El alvéolo de la izquierda se encuentra totalmente ocupado, no existe ventilación alguna, mientras la perfusión se mantiene constante. En el alvéolo de la derecha el intercambio gaseoso es normal. Dependiendo del porcentaje de *shunt* será el grado de hipoxemia.

se encontraban cerradas, lo que evita su colapso durante la espiración (**video 5-1**). En cambio, en algunas patologías como el neumotórax, cuyo mecanismo de hipoxemia también es el *shunt*, se debe evitar la estrategia con PEEP durante la preoxigenación y el avenamiento pleural debe realizarse previo a la intubación.

Estrategias de manejo frente al paciente con hipoxemia

Los objetivos son:

- Lograr una máxima saturación de hemoglobina.
- Lograr una PaO_2 máxima (cercana a 100 mm Hg).
- Desnitrogenar (lavado del nitrógeno).

Primero se debe colocar al paciente en posición semisentada, lo máximo que pueda tolerar; este beneficio se maximiza en pacientes obesos o con baja capacidad residual funcional (CRF).[8] Esta posición produce aumentos de la CRF, definida como el volumen de aire que queda en el pulmón luego de una espiración normal en reposo (CRF = volumen residual + volumen de reserva espiratoria).[9] Esta CRF funcionará como un tanque de reserva de oxígeno en el momento de la apnea que mantiene la saturación de oxígeno un tiempo mayor. Por otro lado, una posición semisentada logrará mejorar el intercambio gaseoso al disminuir la presión que ejerce el abdomen sobre el diafragma y mejorará la excursión (aumentando el volumen corriente inspirado y disminuyendo las atelectasias)[10] (**fig. 5-2**).

> ! Cuanto mayor sea la CRF, mayor será el tiempo de apnea que puede tolerar el paciente.

> ! La posición en rampa en el paciente obeso tiene tres beneficios simultáneos: 1) mejora la visualización durante la laringoscopia; 2) mejora la oxigenación al aumentar la CRF; 3) reduce el riesgo de aspiración cuando el paciente tiene el estómago ocupado.

En relación con el soporte ventilatorio se recomienda:[11]

- Máscara con reservorio sin reinhalación durante 3-5 minutos (véase **fig. 9-3**).
- Se ha demostrado que la ventilación con presión positiva asociada a PEEP mejora la oxigenación más allá de los métodos habituales de preoxigenación (dispositivo de bolsa-válvula-máscara

con PEEP o ventilación no invasiva [VNI]) al generar la apertura de los alvéolos colapsados. Se puede utilizar ventilación no invasiva (VNI) (véase **cap. 22**), pero no se necesita un ventilador mecánico para generar PEEP, y se puede realizar mediante una bolsa-válvula-máscara con válvula de PEEP. Por lo general se sugiere una PEEP entre 5 y 15, que se ajustará según el estado clínico del paciente y su tolerancia.

> ! Para que este soporte ventilatorio sea exitoso no deben existir fugas, por lo que es fundamental la fijación de la máscara. Se debe explicar al paciente que, con este tipo de soporte, posiblemente experimente cierta incomodidad al principio, principalmente al exhalar. En aquel paciente con conciencia plena, se sugiere comenzar apoyando suavemente la máscara sobre la cara, sin ajustarla excesivamente en primera instancia, lo que permite que este se sienta seguro con el método, mientras tanto se debe evaluar la correcta adaptación (tamaño y resaltos anatómicos).

En aquellos pacientes en quienes no se puede realizar la preoxigenación de manera adecuada por excitación psicomotriz, puede resultar especialmente útil administrar una dosis disociativa de ketamina para lograr adaptación al procedimiento (véanse **caps. 8** y **22**).

- Oxigenación apneica con cánula nasal a un flujo de 15 L/min cuando el paciente se encuentre en un estado de sedación profunda. Se debe contar con una boca de oxígeno adicional para realizar esta maniobra, ya sea en la pared o mediante un tubo de oxígeno portátil.[8] Durante la pandemia por covid-19, y con el objetivo de disminuir la aerosolización y exposición del personal de salud, se recomendó disminuir el flujo a 5-6 L/min[13] (para mayor detalle consultar el **cap. 9**).

SEGUNDO ENEMIGO: LA HIPOTENSIÓN ARTERIAL

Según algunas revisiones, la hipotensión está presente hasta en el 30% de los pacientes después de la intubación. Se asocia a mayor riesgo de paro cardiorrespiratorio, más días de estancia en la unidad de cuidados intensivos (UCI) y a aumento de la mortalidad hospitalaria.[14]

Se considera que hay hipotensión cuando la tensión arterial sistólica (TAS) es menor de 90 mm Hg[11] y la tensión arterial media (TAM), menor de 65 mm Hg. Un índice de shock (IS) mayor de 0,8 (FC/TAS) aumenta el riesgo de hipotensión posintubación y paro cardíaco. El IS elevado representa un signo temprano de shock, previo a la caída de la tensión arterial (TA).[5] Además de la TA, la frecuencia cardíaca (FC) y el IS, se debe valorar el resto del estado hemodinámico clínico: relleno capilar, temperatura de la piel, sudoración y diuresis.

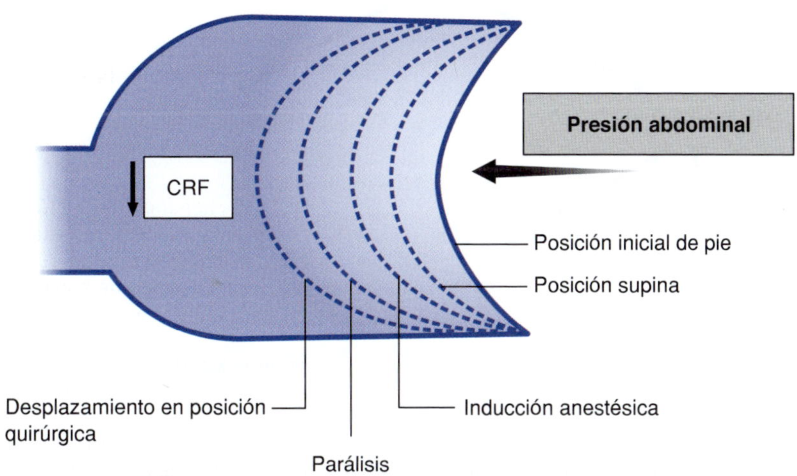

Fig. 5-2. Disminución de la capacidad residual funcional (CRF), según el posicionamiento del paciente. Se observa que, tanto con los cambios de posición del paciente como con el efecto de los fármacos utilizados en el manejo de la vía aérea, la CRF disminuye progresivamente. Adaptada de Benumof JL. Anesthesia for Thoracic Surgery, 2.nd ed. Philadelphia: WB Saunders; 1995.[12]

Como se esquematiza en la **figura 5-3**, la TAM está determinada por el gasto cardíaco (GC) (volumen minuto cardíaco) y la resistencia vascular sistémica. El GC está dado por el producto del volumen sistólico (VS) y la FC. A su vez, el VS está determinado por la precarga, contractilidad y poscarga. La precarga es la tensión que sufren las fibras musculares al final de la diástole.

La poscarga es la fuerza que se opone a la eyección ventricular (impedancia), como en el edema agudo de pulmón hipertensivo, donde aparece congestión capilar pulmonar retrógrada principalmente por aumento de la poscarga del ventrículo izquierdo.

La resistencia vascular sistémica depende del tono vasomotor y de la elastancia arterial.

Según la ley de Frank-Starling, al estirar las fibras miocárdicas se genera un aumento de su afinidad por el calcio y, por lo tanto, mejora la contractilidad miocárdica. Como se observa en la **figura 5-4**, el GC es directamente proporcional a la precarga, siempre que la FC se mantenga constante. Esto se cumple hasta un punto en el que el gasto cardíaco no aumentará más, a pesar de que aumenten las presiones de llenado ventricular. Por lo tanto, se pueden definir dos zonas:

- Una zona ascendente de la curva (zona de precarga dependiente), donde el volumen sistólico (*stroke volume*) aumenta como respuesta a una expansión con cristaloides, y también aumenta el GC.
- Otra zona horizontal (zona de precarga independiente), donde no habrá aumento del VS a pesar del aumento de la precarga; por lo tanto, resulta en una carga de líquidos innecesaria para el paciente.[15,16]

Ciertas revisiones sugieren que alrededor del 50% de los pacientes críticos no responden a volumen.[17] La respuesta a líquidos se define cuando el GC se incrementa más del 15% con un desafío de líquidos, que puede realizarse al lado de la cama del paciente con numerosas técnicas. En el **capítulo 10** se profundiza sobre la reanimación hemodinámica periintubación. En aquellos pacientes que son "no respondedores" a líquidos, se puede lograr un aumento de la TAM con vasopresores, con la noradrenalina como la preferida en los enfermos críticos.

El lecho venoso es un lecho de capacitancia; por lo tanto, para que genere volumen estresado con una expansión con líquidos, es decir, que ese volumen ejerza una determinada presión sobre las paredes de las venas (aumento del retorno venoso) e incremente el GC y la TA, es necesario que se administren rápidamente, en menos de 15 minutos.[18]

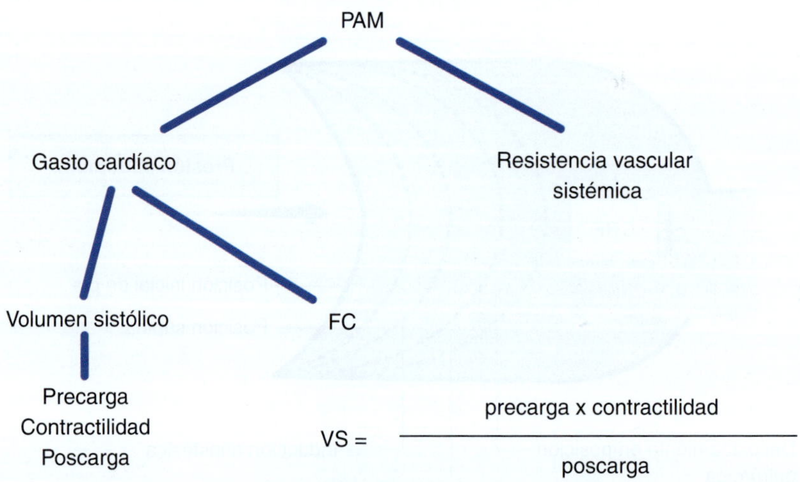

Fig. 5-3. Determinantes de la tensión arterial media (TAM). La TAM está determinada por el producto de la resistencia vascular sistémica y el gasto cardíaco (GC), este último es el producto del volumen sistólico (VS) y la frecuencia cardíaca (FC). A su vez, el VS depende de la precarga, la contractilidad cardíaca y la poscarga. Por lo tanto, si se producen aumentos en la precarga (si el paciente se encuentra en la zona dependiente) o en la contractilidad, se producirán incrementos en el VS. Este es inversamente proporcional a los incrementos de la poscarga.

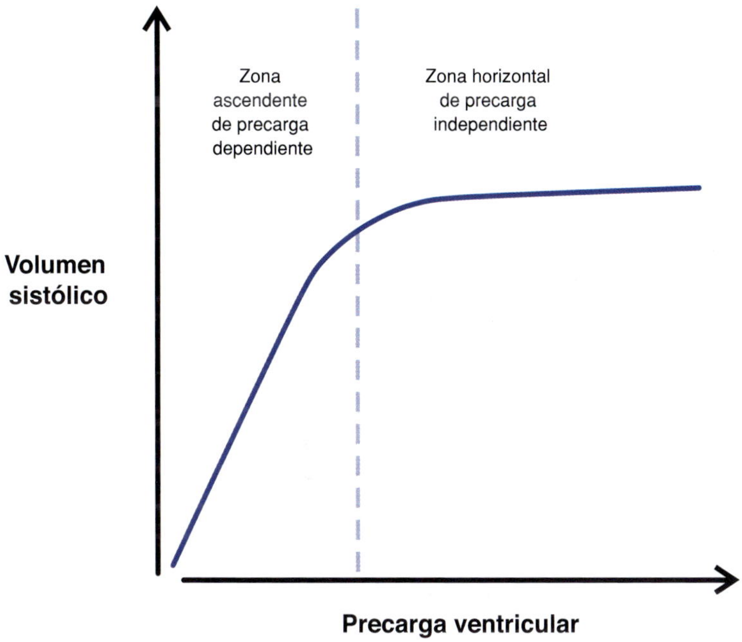

Fig. 5-4. Curva de Frank-Starling. En la zona ascendente (precarga dependiente), una expansión con líquidos implica un aumento del VS y, por lo tanto, un incremento del GC. En cambio, en la zona horizontal (precarga independiente), los incrementos de la precarga por una expansión de líquidos no generarán cambios en el volumen sistólico y, por lo tanto, en el GC.

Manejo de la hipotensión[11,19]

Siempre que se cuente con tiempo suficiente para realizar la reanimación previa a la intubación, el manejo debería seguir estos puntos principales:

- Resulta necesario contar con dos accesos venosos periféricos de grueso calibre antes de realizar la intubación.
- **Expansión con cristaloides.** Se deben administrar cristaloides en aquellos pacientes que posiblemente respondan a líquidos, y en caso de que el cuadro clínico permite retrasar la intubación unos minutos.
- **Vasopresores.** Se pueden utilizar en infusión continua o mediante bolos, dependiendo del tiempo que se disponga para reanimar al paciente y el lugar donde este se encuentre (DE o ámbito prehospitalario). El tiempo disponible estará marcado por la presencia del primer enemigo o no: será una situación "sin tiempo" cuando se produce un deterioro rápido y progresivo de la saturación (< 95% a pesar de altos flujos de oxígeno), o si se encuentra ante una vía aérea dinámica. Ante este escenario crítico, si el paciente se encuentra con inestabilidad hemodinámica, se debe optar por los vasopresores en bolo.
  - Vasopresores para uso en bolo: pueden ser de utilidad cuando no se dispone de bombas de infusión continua o cuando su inicio se demora unos minutos hasta preparar la infusión continua.
  - **Adrenalina:** potente vasoconstrictor α y β adrenérgico. Preparación práctica: diluir una ampolla de 1 μg o 1000 μg hasta lograr la dilución de 1:100 000 (dosis 0,5 a 2 mL cada 1 a 5 minutos [5 a 20 μg]). Esta concentración se obtiene al diluir una ampolla de adrenalina (1 mL) en 9 mL de solución fisiológica, luego se retira 1 mL de esa dilución y se diluye nuevamente en 9 mL de solución fisiológica. Se aplican bolos de 0,5 a 2 mL de esta solución.

> **!** Se debe tener precaución y no utilizar la adrenalina pura sin diluir. Solo debe utilizarse de esa forma en el contexto de un paro cardíaco.

En infusión continua recomendada en el DE y cuando se cuente con el tiempo suficiente para el armado de la infusión continua por bomba: se debe comenzar de manera temprana y en simultáneo a la reanimación con líquidos (en pacientes respondedores), y más tarde la velocidad de infusión irá disminuyendo en base a la respuesta. Se beneficiarán principalmente aquellos con signos de vasoplejía (tensión arterial diastólica menor de 40 mm Hg).

> ! Debe considerarse el uso temprano de vasopresores (sean respondedores a líquidos o no) principalmente si resulta necesario revertir el estado de shock de forma rápida. En simultáneo se debe guiar la reanimación con líquidos mediante ultrasonografía, como se sugiere en este manual. Algunos pacientes van a requerir líquidos, pero otros no, lo que se debe recordar es que resulta necesario salir rápidamente del estado de shock previo a las maniobras de intubación.

- **Noradrenalina:** presenta actividad α1 adrenérgica (vasoconstricción) y β1 adrenérgica (incremento contractilidad cardíaca). Preparación práctica: colocar 4 ampollas (cada una tiene 4 µg o 4000 µg) en 250 mL de solución fisiológica. Con esta dilución quedan 64 µg por mL. Comenzar la infusión con 5 a 10 mL/hora en bomba de infusión y titular según la respuesta deseada. Si el paciente pesa 70 kg, con 10 mL/hora de esta infusión recibe 640 µg en una hora. Al dividir 640/60, el paciente recibe 10,6 µg por minuto. Si esto, a su vez, se divide por el peso del paciente (10,6 / 70), el resultado es 0,15 µg/kg/min. Es así como se debería informar la dosis de noradrenalina que recibe el paciente (µg/kg/min).

> ! No se debe esperar a obtener un catéter venoso central para iniciar la infusión de noradrenalina. Se debe comenzar por una vía periférica y luego de la estabilización del paciente colocar un acceso venoso central. Utilizar la noradrenalina siempre mediante bombas de infusión continua y evitar el uso de reguladores de flujo u otros dispositivos. Se debe recordar que al usar fármacos vasoactivos con alto riesgo de efectos adversos, el equipo tratante debe permanecer a lado del paciente en todo momento con monitorización adecuada.

- Inductores: si hay disponibilidad, se sugiere utilizar aquellos inductores que menos se asocian a hipotensión arterial. La ketamina y el etomidato son de elección en pacientes con hipotensión o riesgo de padecerla.
  - Etomidato: es un hipnótico de acción rápida que no disminuye el tono simpático ni la FC.[20,21] Produce pequeños cambios en la TA y la FC. Por lo tanto, es el de elección en el paciente con hipotensión.
  - Ketamina: es principalmente un antagonista competitivo de receptores de N-metil-D-aspartato, aunque también actúa sobre los receptores opioides (µ) y muscarínicos y sobre los receptores de canales de sodio. Tiene propiedades analgésicas, hipnóticas, anestésicas y simpaticomiméticas. Suele producir aumentos de la TAM y la FC, por lo tanto, resulta de elección en el paciente con hipotensión.[19,22]
  - No se recomienda el uso de propofol, tiopental ni midazolam por el efecto hipotensor que estos fármacos producen. En caso de contar solo con estos fármacos, resulta fundamental reducir la dosis en estados de shock. En el caso del propofol a 0,25 a 0,5 mg/kg.[23] En el **capítulo 11** se aborda la farmacología de cada uno de estos fármacos con mayor detalle.

TERCER ENEMIGO: LA ACIDOSIS METABÓLICA GRAVE

Para que el paciente tenga una acidosis metabólica es necesario que su pH sea menor de 7,35 y que esté producida por el descenso de bicarbonato (HCO_3).[24]

$$pH = pKa + \log (HCO_3) / 0{,}03 \times PCO_2$$

Siguiendo la ecuación de Henderson Hasselbach se podrá comprender que, cuando la acidemia (caída del pH) se desarrolla a partir de una acidosis metabólica, el mantenimiento de la homeostasis ácido-base depende de una alcalosis respiratoria compensatoria por hiperventilación alveolar.[11]

En la acidosis metabólica grave por enfermedades, como cetoacidosis diabética (CAD), toxicidad por salicilatos e incluso acidosis láctica grave, la producción de ácido orgánico exige un requerimiento de ventilación alveolar que, en ciertas oportunidades, no se puede cumplir y los pacientes pueden desarrollar posteriormente una acidemia profunda.[11]

En el caso de que los pacientes con acidemia grave deban ser intubados y se realice una secuencia de intubación con parálisis, incluso un breve período de apnea puede conducir a una caída abrupta del pH debido a la pérdida de la compensación ventilatoria.[7]

> ! Se sabe que por cada minuto que transcurre en apnea se produce un incremento de la $PaCO_2$ de 12 mm Hg, seguido de 3,4 mm Hg en cada minuto posterior.[25]

Este incremento se acompaña de un descenso del pH de 0,15 luego de los primeros 60 segundos,[26] que puede ser muy peligroso en aquellos pacientes que ya presentaban acidemia grave previa a la intubación.

Por ejemplo, un paciente con CAD intenta compensar la acidosis metabólica mediante un tipo de respiración particular conocida como respiración de Kussmaul, que consiste en inspiraciones profundas y forzadas que generan un aumento del volumen minuto a expensas del volumen corriente (Vt) más que de la frecuencia respiratoria (FR).

Un paciente con CAD, que previo a la intubación posee un Vt de 1000 mL y una FR de 30/min, tendrá un volumen minuto (VM) de 30 L/min (VM = Vt × FR). Con este aumento del VM, el organismo genera descensos de $PaCO_2$ que intentan compensar el HCO_3 bajo inicial. Un primer problema aparecería si se decide realizar una secuencia de intubación rápida que, como veremos más adelante, consiste en utilizar un inductor junto con un bloqueante neuromuscular. Esta secuencia lleva al paciente a la apnea con la pérdida de la compensación respiratoria mencionada. Por lo tanto, si por algún motivo se requiere intubación en este tipo de situación clínica (p. ej., neumonía grave de la comunidad), se debería optar por una secuencia de intubación sin bloqueante neuromuscular (véase **cap. 8**), que mantendrá al paciente con ventilación espontánea durante el procedimiento. El segundo inconveniente aparecería cuando se inicia la ventilación mecánica invasiva y se realiza ventilación protectiva, que consiste básicamente en utilizar bajos volúmenes corrientes (6 mL/kg) para evitar complicaciones de la ventilación mecánica. A un paciente de 70 kg le corresponden 420 mL (70 kg × 6 mL/kg), en el ejemplo del paciente con CAD corresponde a menos de la mitad del Vt que tenía previo a la IOT. Si el paciente es sometido a sedación y analgesia profunda, y se programa una frecuencia respiratoria en el ventilador mecánico de 25/min, este tendrá ahora un VM de 10,5 L/min (muy inferior a los 30 L/min iniciales). Esta diferencia generará aumentos considerables de la $PaCO_2$ y la consiguiente disminución del pH y mayor riesgo de presentar un paro cardíaco por acidemia grave.

Recomendaciones

- Si es posible, evitar la intubación en pacientes con acidosis metabólica grave que tienen un requerimiento de ventilación por minuto que probablemente no sea cubierto por el ventilador mecánico, a pesar de un pH bajo.
- Una breve prueba de ventilación no invasiva (VNI) puede apoyar adecuadamente el trabajo respiratorio hasta que se pueda corregir la acidosis metabólica subyacente.
- Si es necesaria la intubación, mantener la respiración espontánea se convierte en una acción crítica tanto durante la intubación como en los primeros momentos de la ventilación mecánica. Si es posible, se debe evitar el uso de bloqueantes neuromusculares y fármacos que depriman el *drive* respiratorio y, si se considera necesaria la secuencia de intubación rápida, se debe usar un bloqueante neuromuscular de acción corta, como la succinilcolina. Después de la intubación se recomienda elegir un modo de ventilador que permita al paciente configurar y mantener su propia ventilación por minuto para mantener mejor su compensación respiratoria. Es decir, ventilar en modalidades presurizadas como ventilación controlada por presión (PCV) o ventilación con presión de soporte (PSV) (véase **cap. 19** y **fig. 5-5**).

CUARTO ENEMIGO: EL FALLO AGUDO DEL VENTRÍCULO DERECHO

En estados normales, el ventrículo derecho (VD) es una cámara de bajas presiones y elevada distensibilidad encargada de impulsar la sangre venosa hacia la circulación pulmonar. Es capaz de adaptarse a grandes cambios de precarga, pero no tolera importantes incrementos de poscarga como lo hace el VI. Cuando se enfrenta a algún proceso que aumenta la poscarga del VD en situaciones patológicas (hipertensión pulmonar crónica secundaria enfermedad pulmonar o enfermedades del ventrículo izquierdo, embolia pulmonar aguda), se genera una sobrecarga en él, y hace que se adapte aumentando la precarga y la contractilidad. Como

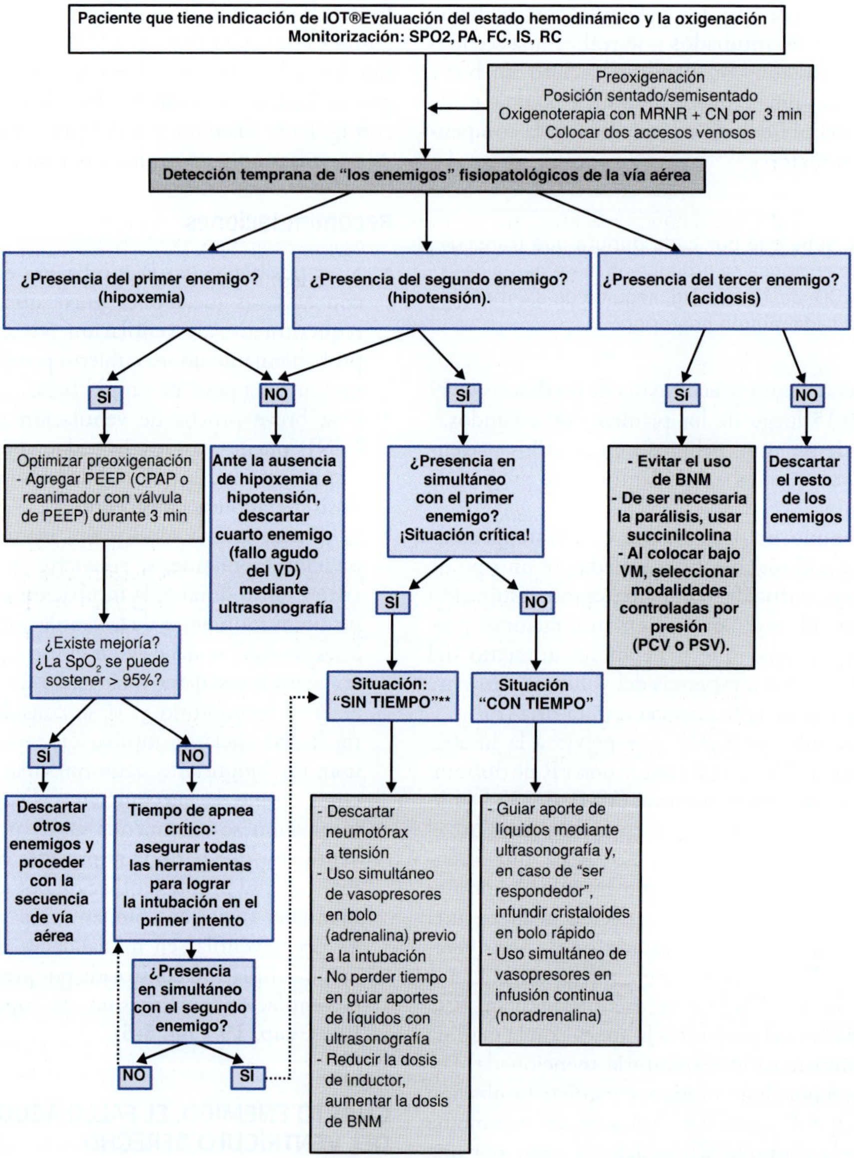

Fig. 5-5. Resumen del manejo de la preintubación de la vía aérea fisiopatológicamente dificultosa. Se aconseja detectar la presencia de los "enemigos" fisiopatológicos e iniciar las medidas terapéuticas simultáneas, mientras se inicia la secuencia de vía aérea. Evaluar el estado hemodinámico básico (TA, FC, IS, estado neurológico, temperatura de la piel, relleno capilar y diuresis). Colocar un acceso venoso periférico de grueso calibre. En caso de contar con tiempo y equipo de ecocardiografía, guiar la reanimación previa a la intubación con este método. *Lo primordial es lograr que la saturación objetivo pueda ser sostenida y que no disminuya con el correr del tiempo. Una vez producida la apnea, si se parte de valores bajos de saturación (< 95%), la caída será muy rápida y obligará a reoxigenar antes de realizar la laringoscopia. **Situación "sin tiempo": se define cuando coexiste la inestabilidad hemodinámica preintubación (segundo enemigo) con un deterioro progresivo de la saturación (< 95%) a pesar de aportar altos flujos de oxígeno (primer enemigo), o presencia de una vía aérea dinámica concomitante. IOT: intubación orotraqueal; SPO_2: saturación por oximetría de pulso; TA: tensión arterial; FC: frecuencia cardíaca; IS: índice de shock; RC: relleno capilar; MRSR: máscara con reservorio sin reinhalación; CN: cánula nasal; VD: ventrículo derecho; BNM: bloqueante neuromuscular; VM: ventilación mecánica; PCV: ventilación controlada por presión; PSV: ventilación con presión de soporte; PEEP: presión positiva al final de la espiración; CPAP: presión positiva continua en la vía aérea.

consecuencia del fallo se puede producir dilatación del VD, insuficiencia tricúspidea, disminución de la perfusión de la arteria coronaria derecha, hipotensión y shock. Si el tiempo lo permite, resulta importante determinar si el paciente posee alguna disfunción del VD previa a la intubación, ya que los cambios en las presiones intratorácicas que ocurrirán luego del procedimiento empeorarán aún más la función del VD con efectos deletéreos. Fisiopatológicamente, la ventilación a presión positiva genera un aumento de presión intratorácica que se transmite al lecho capilar alveolar y ocasiona el colapso de estos pequeños vasos, en consecuencia, el VD se enfrenta a un incremento de la resistencia vascular (mayor poscarga) y, si ya posee una disfunción basal, no podrá adaptarse a estos cambios agudos.[5,11,27,28]

La hipoxemia y la hipercapnia, que pueden aparecer durante el período de apnea en la intubación, son condiciones agregadas que aumentan la vasoconstricción de la arteria pulmonar y la poscarga del VD.[29]

La ecocardiografía en este escenario también cobra un papel fundamental para diagnosticar a los pacientes que, sin encontrarse con hipotensión (o IS elevado), puedan presentar shock posintubación. En esta situación clínica, la expansión con líquidos puede tener un efecto contraproducente, ya que la sobrecarga de volumen del VD conduce a la dilatación del VD que causa abombamiento del tabique interventricular hacia el VI, disminución del llenado del VI y shock obstructivo.[30] La expansión con líquidos no debe realizarse empíricamente, por lo que se aconseja guiarla cuidadosamente con parámetros de respuesta a líquidos con bolos de 250 mL en aquellos respondedores y ponderar el uso de vasopresores, como la noradrenalina, de forma temprana.[5] En el **capítulo 21** se profundiza en la utilidad de la ecografía como herramienta de reanimación al lado de la cama del paciente.

Recomendaciones[5,11]

- Realizar una evaluación ecocardiográfica de la función del VD al lado de la cama del enfermo. Si el paciente tiene alguna reserva contráctil (disfunción del VD), se debe realizar una cuidadosa reanimación con líquidos.[31]
- La preoxigenación es esencial, incluso a pesar de las dificultades resultantes del *shunt* intracardíaco y el desajuste de la relación ventilación/perfusión (V/Q) que comúnmente ocurren en la insuficiencia cardíaca derecha. Se debe realizar la oxigenación apneica, dado el potencial de beneficio.
- En pacientes hipotensos, la infusión continua de noradrenalina debe iniciarse de forma temprana antes de la inducción, con el objetivo de aumentar la presión arterial media por arriba de la presión de la arteria pulmonar. En los pacientes sin hipotensión, la noradrenalina debe estar preparada y "lista para iniciar" en caso de que se produzca hipotensión posterior a la intubación. Es el vasopresor de elección por tener mínimo efectos en la poscarga pulmonar.[30]
- Los objetivos para disminuir la poscarga del VD con el paciente en ventilación mecánica incluyen el mantenimiento de una presión media baja en las vías aéreas, con los niveles de PEEP mínimos necesarios para prevenir atelectasias y evitar la hipoxemia y la hipercapnia.
- También se ha sugerido el uso de óxido nítrico inhalado a bajas concentraciones (20-30 ppm) para disminuir la resistencia vascular pulmonar y mejorar la oxigenación durante el proceso de intubación.[30]

PUNTOS CLAVE

- El paciente que requiere una vía aérea definitiva en emergencias habitualmente presenta alguna alteración fisiopatológica, la cual, si el tiempo lo permite, debe reconocerse y actuar de manera temprana antes de realizar la intubación.
- Preoxigenar en forma adecuada: paciente semisentado, con máscara con reservorio o dispositivo de BVM o presión positiva continua en la vía aérea (CPAP) con ventilador, según el caso particular y disponibilidad. Utilizar la técnica de oxigenación apneica.
- Evaluar el estado hemodinámico de manera básica (PA, FC, IS, sensorio, temperatura de la piel, relleno capilar y diuresis). Si se dispone de un equipo de ultrasonido y no se requiere una vía aérea definitiva inminente, se recomienda guiar la reanimación con este método junto a la cama del paciente. Es importante evaluar si el paciente es respondedor a la administración de líquidos o no.

(Continúa)

PUNTOS CLAVE (CONT.)

- Utilizar en forma temprana con noradrenalina a aquellos pacientes con shock si se dispone de tiempo para preparar la infusión continua, o adrenalina en bolos (dilución 1:10 000) en las situaciones "sin tiempo" (cuando además del shock tampoco se puede mantener una oxigenación adecuada, a pesar de una preoxigenación óptima).
- Tener presente que los hipnóticos sedantes producen inhibición simpática con hipotensión. Los inductores de elección en pacientes con shock son el etomidato o la ketamina.
- En el paciente con acidosis metabólica se debe detectar la causa y también, si es posible, retrasar o evitar la intubación. En caso de que se requiera la intubación, se sugiere evitar los bloqueantes musculares. Una vez intubado seleccionar modalidades presurizadas (presión soporte/presión control).
- En el paciente con disfunción ventricular es fundamental contar con ecocardiografía para constatar y evaluar la gravedad. En esta compleja situación es necesario solicitar ayuda y trabajar con otros especialistas (cardiólogos, anestesiólogos e intensivistas), tener cautela con la infusión de líquidos, e iniciar noradrenalina en dosis bajas a intermedias, de acuerdo al cuadro clínico del paciente. Solo en centros con experiencia se sugiere utilizar vasoactivos inhalados.
- Es fundamental la comunicación entre los miembros del equipo y el orden durante el proceso.

AEROPERLAS

- Los enemigos abordados en este capítulo se encuentran dentro las 5H/5T del recurso mnemotécnico utilizado para facilitar la memorización de los factores principales que pueden desencadenar un paro cardiorrespiratorio.
- En todo paciente con indicación de una vía aérea definitiva se debe intentar corregir estos trastornos antes de la intubación y, en el caso de que no se pueda lograr, resulta necesario realizar los cuidados necesarios durante y posterior a ella.
- Actualmente resulta muy importante el concepto de dificultad fisiopatológica como el clásicamente aceptado de dificultad anatómica.

REFERENCIAS

1. Sakles JC, Chiu S, Mosier J, et al. The importance of first pass success when performing orotracheal intubation in the emergency department. Acad Emerg Med 2013;20(1):71-8.
2. Bernhard M, Becker T, Gries A, et al. The first shot is often the best shot: first-pass intubation success in emergency airway management. Anesth Analg 2015;121:1389-93.
3. Mort TC. Emergency tracheal intubation: complications associated with repeated laryngoscopic attempts. Anesth Analg 2004;99:607-13.
4. Pacheco GS, Hurst NB, Patanwala AE, et al. First Pass success without adverse events is reduced equally with anatomically difficult airways and physiologically difficult airways. West J Emerg Med 2021;22(2):360-8.
5. Myatra SN, Divatia JV, Brewster DJ. The physiologically difficult airway: an emerging concept. Curr Opin Anaesthesiol 2022;35(2):115-21.
6. Estensoro E, Ríos F. Mecanismos de intercambio gaseoso anormal. En: Chiappero GR, Villarejo F. Ventilación Mecánica SATI, Buenos Aires: Editorial Médica Panamericana; pp.40.
7. Weingart SD, Levitan RM Preoxygenation and prevention of desaturation during emergency airway management. Ann Emerg Med 2012;59(3):165-75.
8. Hignett R, Fernando R, McGlennan A, et al. A randomized crossover study to determine the effect of a 30° head-up versus a supine position on the functional residual capacity of term parturients. Anesth Analg 2011;113(5):1098-102.
9. Gonzales N. Introducción a la fisología respiratoria. Aspectos mecánicos de la ventilación pulmonar. En: Cingolani H. Fisiología Humana de Houssay. 7th ed. Buenos Aires: El Ateneo; 2002.
10. Tanoubi I, Drolet P, Donati F. Optimizing preoxygenation in adults. Can J Anaesth 2009;56(6):449-66.
11. Mosier JM, Joshi R, Hypes C, et. Al. The Physiologically Difficult Airway. West J Emerg Med 2015;16(7):1109-17.
12. Benumoff JL. Anaesthesia for special elective therapeutic procedures. En: Benumoff JL, editor. Anaesthesia for thoracic surgery. 2nd ed. Philadelphia: WB Saunders; 1995. pp. 573–5.
13. Cook TM, El-Boghdadly K, McGuire B, et al. Consensus guidelines for managing the airway in patients with COVID-19: Guidelines from the Difficult Airway Society, the Association of Anaesthetists the Intensive Care Society, the Faculty of Intensive Care Medicine and the Royal College of Anaesthetists. Anaesthesia 2020;75(6):785-99.
14. Perbet S, De Jong A, Delmas J, et al. Incidence of and risk factors for severe cardiovascular collapse after endotracheal intubation in the ICU: a multicenter observational study. Crit Care 2015;19:257.

15. Monnet X, Marik PE, Teboul JL. Prediction of fluid responsiveness: an update. Ann Intensive Care 2016;6(1):111.
16. García X, Mateu L, Maynar J y cols. Estimación del gasto cardíaco. Utilidad en la práctica clínica. Monitorización disponible invasiva y no invasiva. Med Intensiva 2011;35(9):552-61.
17. Marik PE, Cavallazzi R, Vasu T, et al. Dynamic changes in arterial waveform derived variables and fluid responsiveness in mechanically ventilated patients: a systematic review of the literature. Crit Care Med 2009;37:2642-7.
18. Vincent JL, Cecconi M, De Backer D. The fluid challenge. Crit Care 2020;24(1):703.
19. Kornas RL, Owyang CG, Sakles JC, et al. Society for Airway Management's Special Projects Committee. Evaluation and Management of the Physiologically Difficult Airway: Consensus Recommendations from Society for Airway Management. Anesth Analg 2021;132(2):395-405.
20. Swenson K, Rankin S, Daconti L, et al. Safety of bolus-dose phenylephrine for hypotensive emergency department patients. Am J Emerg Med 2018;36(10):1802-6.
21. Devlin RJ, Kalil D. Etomidate as an induction agent in sepsis. Crit Care Nurs Clin North Am 2018;30(3):e1-9.
22. Godoy DA, Badenes R, Pelosi P, et al. Ketamine in acute phase of severe traumatic brain injury "an old drug for new uses?". Crit Care 2021;25(1):19.
23. Shriki J, Galvagno SM Jr. Sedation for rapid sequence induction and intubation of neurologically injured patients. Emerg Med Clin North Am 2021;39(1):203-16.
24. Marino PL. El libro de la UCI. 4th ed. Philadelphia: Wolters Kluwer; 2014.
25. Stock MC, Schisler JQ, McSweeney TD. The $PaCO_2$ rate of rise in anesthetized patients with airway obstruction. J Clin Anesth 1989;1(5):328-32.
26. West JR, Scoccimarro A, Kramer C, et al. The effect of the apneic period on the respiratory physiology of patients undergoing intubation in the ED. Am J Emerg Med 2017;35(9):1320-3.
27. Addad F, Doyle R, Murphy DJ, et al. Right ventricular function in cardiovascular disease, part II: pathophysiology, clinical importance, and management of right ventricular failure. Circulation 2008;117:1717-31.
28. Lupi-Herrera E, Santos Martinez LE, Figueroa Solano J, et al. Homeometric autoregulation in the heart. The Anrep effect. It's possible role in increased right ventricular afterload pathophysiology. Arch Cardiol Mex 2007;77(4):330-48.
29. Rudolph AM, Yuan S. Response of the pulmonary vasculature to hypoxia and H+ ion concentration changes. J Clin Invest 1966;45(3):399-411.
30. Essien EO, Rali P, Mathai SC. Pulmonary Embolism. Med Clin North Am 2019;103(3):549-64.
31. Dalabih M, Rischard F, Mosier JM. What's new: the management of acute right ventricular decompensation of chronic pulmonary hypertension. Intensive Care Med 2014;40(12):1930-3.

Vía aérea anatómica difícil y fracaso de la vía aérea

6

Gonzalo Figueroa y Miguel Alberto Ritacca

OBJETIVOS

- Identificar los elementos anatómicos de dificultad para lograr una vía aérea avanzada.
- Describir los predictores de dificultad más importantes de la ventilación con bolsa máscara, laringoscopia, intubación, colocación de dispositivos supraglóticos y acceso anterior del cuello.
- Conocer la importancia de la ecografía (ultrasonografía) como herramienta de evaluación de la vía aérea difícil anatómica.

INTRODUCCIÓN

El manejo de la vía aérea (VA) es central para los médicos especialistas en Medicina de Emergencias, así como también para los demás médicos que también trabajan en los departamentos de emergencias (DE). Es fundamental que estos profesionales posean herramientas tanto conceptuales como procedimentales y la confianza para manejar una vía aérea difícil, y elaboren una estrategia adecuada para cada situación clínica.

A diferencia de lo que ocurre, por ejemplo, en el quirófano con una cirugía programada, en el DE los pacientes con frecuencia presentan características que hacen más complejo el manejo de la vía aérea: es posible que se encuentren con contenido gástrico, sospecha de lesión en la columna cervical, alteraciones anatómicas producto de traumatismos, fallo de órganos, insuficiencias respiratoria y cardíaca agudas y estados de choque, entre otros escenarios, con escaso tiempo para planificar las estrategias de la vía aérea.

> **!** Se ha informado que entre el 50 y 60% de los pacientes que se intuban en el DE presentan al menos una característica de dificultad para la intubación.[1,2]

VÍA AÉREA DIFÍCIL

Una vía aérea difícil puede producirse debido a las características anatómicas o fisiopatológicas de la situación clínica que presenta el paciente, esta última fue desarrollada en el **capítulo 5**. Una vía aérea difícil anatómica es la de aquel paciente que posee alguna característica anatómica o anatomopatológica que representa una dificultad procedimental en el manejo de la VA. Algunos autores proponen llamarla desafiante o de alto riesgo y ponen el énfasis en que el operador debe realizar un plan adecuado para asegurar la VA y en que, con el entrenamiento suficiente, el correcto manejo de situaciones de estrés y las herramientas disponibles, se logra obtener una VA definitiva sin complicaciones en la mayoría de los casos.[3-6] Por lo tanto, es un concepto que también está condicionado por factores relacionados con el operador y el medio.

FRACASO DE LA VÍA AÉREA

El fracaso de la VA puede establecerse en dos situaciones:

- NO se puede intubar y SÍ se puede ventilar, definida por tres intentos fallidos de intubación y ventilación exitosa con dispositivo de bolsa-válvula-máscara (DBVM) o dispositivo supraglótico (DSG).

- NO se puede intubar y NO se puede ventilar/oxigenar es la conjunción de un intento fallido de intubación y la imposibilidad de mantener la oxigenación a pesar de optimizar la técnica de ventilación de rescate (DBVM o DSG). Es una situación poco habitual que requiere la realización de una vía aérea quirúrgica temprana a través de la membrana cricotiroidea.

Los conceptos de vía aérea difícil y de fracaso de la vía aérea difieren en que la primera se puede predecir en la evaluación preintubación y decidir la estrategia más adecuada para resolver la dificultad, mientras que la segunda es una vía aérea que presentó dificultad de forma inesperada o mayor a la esperada y requiere una maniobra de rescate, si no se logra superar la dificultad en tres intentos de IOT o no se puede ventilar correctamente al paciente, se está en una situación de fracaso en el manejo de la vía aérea.

En la práctica diaria, la vía aérea puede presentar dificultad técnica en la ventilación con DBVM, dificultad en la introducción de los DSG, dificultad en la realización de la laringoscopia o en la intubación orotraqueal (IOT) y dificultad en la realización de una cricotirotomía.

Es muy importante realizar una evaluación preintubación para identificar si el paciente tiene una vía aérea difícil. La ausencia de predictores de DBVM o DSG difíciles sugiere que estos dispositivos se pueden utilizar adecuadamente de rescate, es posible administrar bloqueantes neuromusculares (BNM); por tanto, se planifica una estrategia de secuencia de intubación rápida (SIR). Si los predictores de DBVM o DSG sugieren dificultad, no se recomienda utilizar BNM y para que el paciente pueda respirar espontáneamente, se desarrolla una estrategia de intubación sin parálisis.[3,7-9]

Múltiples estudios demostraron que la intubación sin parálisis en los pacientes con predictores anatómicos de dificultad se asocia con altos grados de éxito y seguridad. Law y cols. informaron que, en un período de 12 años (2002-2013), el 1% (1554 de 146 252) de los pacientes que requirieron anestesia general fueron intubados mediante intubación vigil, con un 94% de éxito en el primer intento y un bajo número de complicaciones menores (uno solo requirió VA quirúrgica).[10,11] Otro estudio de 600 casos de intubación vigil informó 95,8% de éxito en el primer intento de IOT y 11% de complicaciones menores, sin casos en los que no se haya podido intubar ni ventilar ni fallecidos.[12]

> ! Existen muchas pruebas de cribado propuestas para predecir una vía aérea difícil en pacientes sin anomalías anatómicas evidentes (Mallampati, distancia tiromentoniana, score de Wilson, escala de intubación difícil, etc.), pero han demostrado muy baja sensibilidad y especificidad. En la mayoría de los casos, la situación de fracaso de la VA es inesperada (algunos estudios informan hasta 90% de las intubaciones difíciles no anticipadas).[13-15]

Por lo tanto, es fundamental saber qué conductas facilitan el éxito de la intubación y aplicarlas en el primer intento, así como también realizar un buen entrenamiento continuo, ya que está demostrado que la intubación en el primer intento está asociada a menores eventos adversos asociados a la IOT (broncoaspiración, desaturación, intubación esofágica, hipotensión, arritmias y paro cardiorrespiratorio).[1] También es central la importancia de realizar una intervención de rescate ante la aparición de una VA difícil no esperada, a fin de lograr el éxito de la intubación en el segundo intento.[16]

> ! Se entiende como intervención o maniobra de rescate a alguna modificación en la técnica respecto del intento anterior, a fin de superar la dificultad. Por lo tanto, es muy importante identificar a la dificultad para poder planificar el nuevo intento de IOT y que este sea exitoso.

DIFICULTAD PARA LA LARINGOSCOPIA Y LA INTUBACIÓN OROTRAQUEAL

Una laringoscopia directa difícil se relaciona con la incapacidad para visualizar el orificio glótico debido a causas reversibles o irreversibles. Son ejemplos de causas reversibles: es el mal posicionamiento de la cabeza del paciente, que hace que la lengua impida la visualización de la glotis, y que se resuelve con la elevación de la cabeza y el alineamiento del eje oído-esternón. También la escasa visualización de la glotis mejora con la manipulación externa de la laringe: un asistente apoya su mano sobre el cartílago tiroides y el operador coloca su mano derecha sobre esta y la moviliza hasta que mejora la visión de la glotis; después el asistente mantiene la presión externa en la laringe y, a continuación, el operador pide el tubo orotraqueal y procede a la intubación.[17,18] Por otra parte, la presencia de secreciones, sangre o contenido gástrico dificultan la identificación de las estructuras anatómicas, por lo cual es importante contar con un buen sistema de aspiración. Otro problema ocurre cuando se ha sobrepasado la epiglotis, y se resuelve mediante la ubicación visual de la úvula que mira hacia la epiglotis. Richard Levitan propone, una vez introducido el laringoscopio en la cavidad oral, primero visualizar la úvula que guía a la epiglotis, luego realizar una epiglotoscopia y colocar el extremo de la rama del laringoscopio en la valécula; a continuación, realizar la laringoscopia y, por último, la intubación (**fig. 6-1**). Explica así la importancia de realizar el abordaje de la VA de manera lenta y suave, y en forma secuencial para mejorar las posibilidades de éxito en la intubación[19,20] (véase **video 2-1**). Existen causas anatómicas irreversibles, como la macroglosia, una pequeña apertura bucal, una mandíbula pequeña, un cuello corto con una laringe anterior y un traumatismo facial con distorsión anatómica.

La escala de Cormack-Lehane es la más difundida para describir el grado de visualización de las estructuras glóticas (**fig. 2-8**). En el grado 1 se pueden ver la epiglotis, las cuerdas vocales completas, y los cartílagos aritenoides. En el grado 2 se observan la epiglotis, la porción posterior de las cuerdas vocales y los aritenoides. Ambos grados están asociados a mayor éxito de intubación en el primer intento y habitualmente no presentan dificultad. En el grado 3 se visualiza solo la epiglotis y en el grado 4 ninguna estructura laríngea.[21] Por lo tanto, los grados 3 y 4 definen una laringoscopia difícil. Si bien esta gradación fue descrita para la laringoscopia directa (LD), esta parece tener validez para la videolaringoscopia (VL).[22]

Existe una variación de la escala de Cormack-Lehane que subdivide los grados 2 y 3 en dos, llamados A y B. De ese modo, la escala cuenta con 6 grados: 1, 2a, 2b, 3a, 3b y 4 (**fig. 6-2**). En el grado 2a se ve la epiglotis, parte de las cuerdas vocales y los cartílagos aritenoides, mientras que en el grado 2b se observan solo la epiglotis y los cartílagos aritenoides o la comisura posterior de la glotis. El grado 3 se divide en 3a cuando se ve la epiglotis y puede levantarse durante la laringoscopia o con ayuda de una bujía y en 3b cuando se ve el dorso de la epiglotis, pero no puede levantarse con la pala del laringoscopio en la valécula.[23,24] En cuanto al grado de dificultad para la laringoscopia, se consideran las visualizaciones de los grados 1 y 2a como fáciles, los grados 2b y 3a como desafiantes, y los grados 3b y 4 como difíciles.[24]

La IOT difícil se puede definir como la necesidad de más de un intento para la correcta colocación del tubo.[25] Es fundamental el concepto de que los sucesivos intentos requieren alguna modificación en la técnica para facilitar la intubación.[16]

> **!** El uso de una guía de intubación orotraqueal (bujía o introductor de Eschmann) es especialmente útil en los grados 2b y 3a de Cormack-Lehane.

Un estudio aleatorizado de 999 pacientes mostró una mejora significativa en el éxito de intubación en el primer intento y un menor índice de complicaciones con el uso de estilete frente a la intubación con el tubo endotraqueal solo.[2,26] En un estudio multicéntrico reciente, que incluyó 7 DE y 8 UCI, no se encontraron diferencias significativas entre estas dos herramientas facilitadoras de la intubación.[27] El uso rutinario de una bujía en todos los procedimientos de IOT en un DE ha demostrado, en un estudio monocéntrico, un aumento significativo del éxito de la intubación en el primer intento, comparado al uso de tubo endotraqueal con estilete.

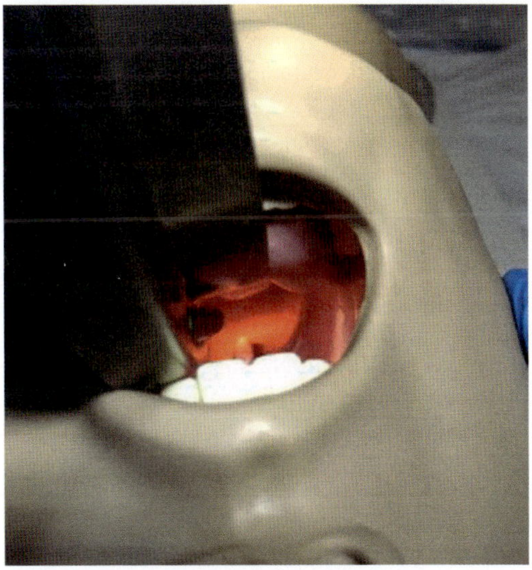

Fig. 6-1. Laringoscopia secuencial. Primero se visualiza la úvula, que guía a la epiglotis, y luego se realiza una epiglotoscopia y se coloca el extremo de la rama del laringoscopio en la valécula.

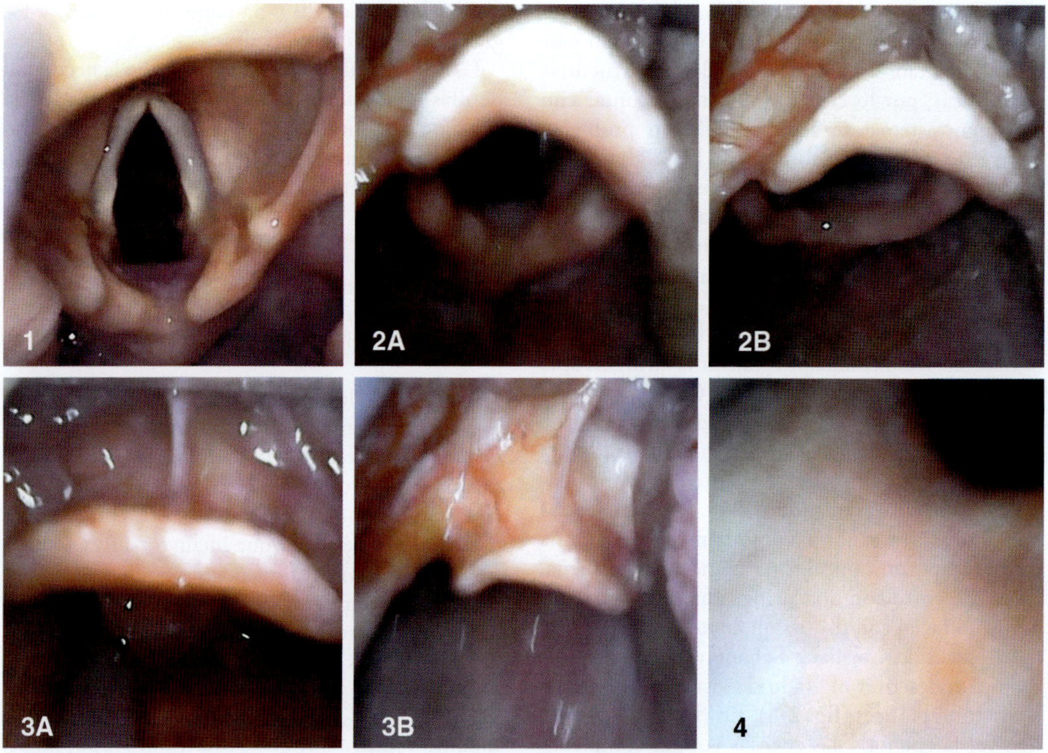

Fig. 6-2. Clasificación de Cormack-Lehane modificada por Cook. Se puede observar la subdivisión de los grados 2 y 3. Los grados 1 y 2A predicen facilidad en la intubación, mientras que los grados 2B y 3A, una intubación desafiante en la cual sería de mucha utilidad el uso de una bujía para facilitar la intubación. Los grados 3B y 4 presuponen una intubación difícil; por lo tanto, se deben tomar medidas para mejorar la visualización antes de introducir el tubo endotraqueal o la bujía (posición oído-esternón, manipulación de la laringe extrínseca y uso de bloqueante neuromuscular, si no se utilizó como primera estrategia). (Fotografías originales: cortesía del Dr. Bruno Ghissi).

Predictores de dificultad para la laringoscopia y la intubación orotraqueal

Los predictores de dificultad para la laringoscopia y la IOT se pueden agrupar en la regla mnemotécnica LEMON.[4,28-30]

L (*Look*/mirar). Implica la evaluación general del paciente a través de la cual es posible identificar marcadores externos de dificultad muy evidentes, como sangrados importantes, traumatismos maxilofaciales graves, dientes largos, macroglosia, mandíbula y boca muy pequeñas, cuello corto, obesidad y paciente con inmovilización cervical por traumatismo.

E (Evaluar). Se refiere a la regla 3-3-2:

- 3. Evalúa que la apertura bucal sea la suficiente para introducir la pala del laringoscopio y el tubo; deben entrar tres dedos colocados en forma vertical entre los incisivos (**fig. 6-3A**).
- 3. Evalúa que el espacio del maxilar inferior sea el adecuado para alojar la lengua cuando esta es tomada por la rama del laringoscopio. Se realiza colocando tres dedos en forma horizontal desde el mentón hasta el hueso hioides. Si el espacio es menor de tres dedos, la lengua no tendrá lugar para ingresar en el maxilar y va a obstruir la visualización y el pasaje del tubo (**fig. 6-3B**).
- 2. Evalúa que la glotis se encuentre a una altura que permita la visualización en línea recta. Se colocan dos dedos en forma vertical desde el hueso hioides hasta el cartílago tiroideo (**fig. 6-3C**). Si la distancia es mayor de dos dedos, se asocia con una visualización de la glotis en los 1.° y 2.° grados de la escala de Cormack-Lehane, mientras que si es menor se visualizarán los 3.° y 4.° grados.

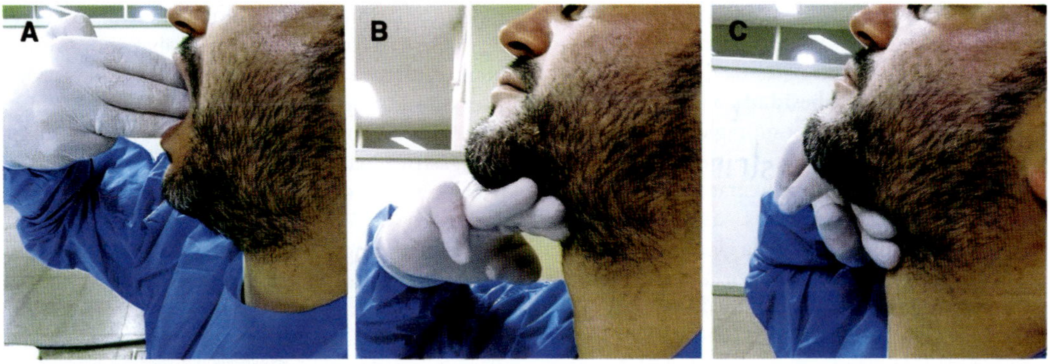

Fig. 6-3. A, B y C. Regla 3-3-2 para evaluar las dimensiones de la cavidad oral.

En conclusión, la regla de 3-3-2 permite evaluar la apertura de la cavidad bucal, el ingreso de la rama del laringoscopio y el tubo sin dificultad. Además, evalúa si la lengua obstruirá la visión del orificio glótico y dificultará el pasaje del tubo por la cavidad bucal y, por último, se la ha relacionado con los grados de la escala de Cormack-Lehane.

El collar cervical en el paciente traumatizado genera limitación de la apertura de la boca. La presencia de trismus también impide su apertura. Un paciente con retrognatia es difícil de intubar por el escaso espacio para alojar la lengua, ya que esta protruye hacia la cavidad oral.

En pacientes con cuello corto, muchas veces no se pueden colocar dos dedos entre el hueso hioides y el cartílago tiroides, lo que implica que la glotis está cercana a la base de la lengua y, en algunos casos, es difícil exponerla cuando se realiza una LD.

M (Mallampati). Refiere a la escala de Mallampati (**fig. 6-4**) que estudia el acceso a través de la cavidad oral mediante las estructuras de la orofaringe que se pueden visualizar cuando el paciente, sentado, abre la boca y saca la lengua. Las clases III (solo se observa la base de la úvula y paladar blando) y IV (solo se ve el paladar duro) se correlacionan con una mayor dificultad. En el paciente obnubilado o que está imposibilitado para sentarse se realiza mediante el uso de un baja lengua y en posición acostado. Si bien como predictor es limitado, la sistematización de esta evaluación asegura

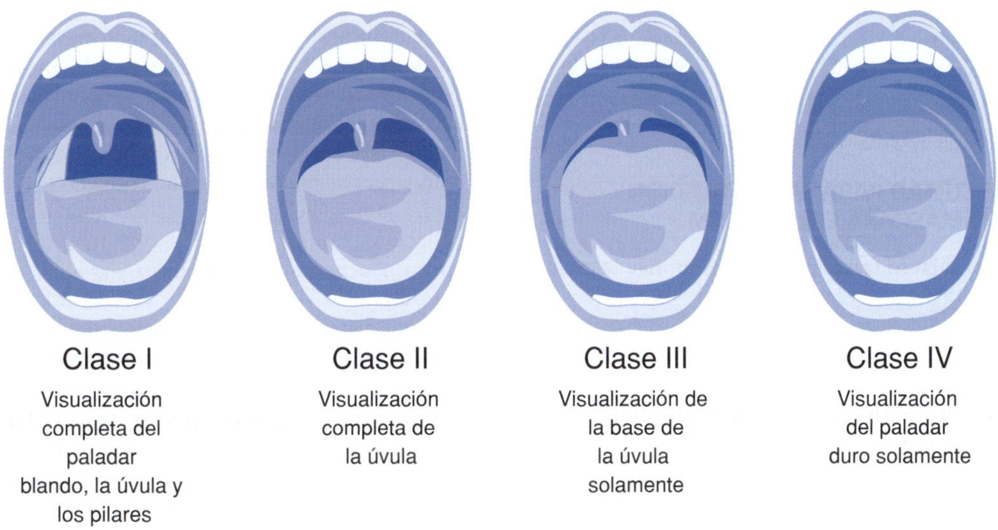

Fig. 6-4. Escala de Mallampati.

la observación de la cavidad oral antes de realizar la laringoscopia, de modo que puede obtenerse información relevante de la anatomía del paciente.

O (Obstrucción, obesidad). Corresponde a la obstrucción de la vía aérea supraglótica por vómito o secreciones, cuerpos extraños (siempre una pinza Magill a mano), tumores, hematomas, angina de Ludwig, abscesos, epiglotitis, angioedema, que hacen que la visualización de la glotis y la IOT sean mecánicamente imposibles, por lo cual es indispensable contar con un circuito de aspiración. El paciente obeso habitualmente presenta factores de complejidad para todo el manejo de la VA, como cuello frecuentemente corto y ancho que dificulta la exposición de la laringe y su movilización externa. Por lo tanto, es fundamental posicionarlo de manera óptima: posición de olfateo, y en rampa con la alineación oído-esternón (véanse **figs. 2-10** y **2-13**).

N (*Neck*/cuello). En este punto se evalúa la movilidad del cuello. Cuando hay limitación en su movilidad por una patología cervical, se dificulta la correcta posición del paciente. En el paciente politraumatizado que ingresa con inmovilización cervical toma especial relevancia. En este caso, de ser posible, se indica realizar una VL con rama que permita laringoscopia directa (Macintosh), previo retiro de la porción anterior del collar cervical, la inmovilización bimanual por un operador a ambos lados de la cabeza sobre la región mastoidea del paciente (véase **fig. 13-8B**) y en posición de Trendelemburg invertida (véase **fig. 13-3C**).[31] La VL permite una mejor visualización de la laringe con menor manipulación cervical. Se prefiere el uso de LD o VL Macintosh, ya que pueden proporcionar un abordaje directo en caso de que exista vómito o sangre que oscurezca el lente de la cámara, y la utilización de una bujía porque se puede colocar con mayor facilidad y menor exposición en la laringe.[3,31,32]

DIFICULTAD PARA LA VENTILACIÓN CON MÁSCARA BOLSA DBVM

La DBVM fracasa cuando no hay elevación del tórax, no se observa curva de CO_2 o hay una imposibilidad para mantener la SpO_2,[25] a pesar de la optimización de la técnica con dos operadores con la colocación de una cánula orofaríngea o nasofaríngea, o ambas. Un operador utiliza sus dos manos para sellar la máscara contra la cara del paciente y tracciona la mandíbula para desobstruir la vía, mientras el segundo realiza compresiones de la bolsa según corresponda. Es central evitar la hiperinsuflación y la alta presión al ventilar para no distender el estómago y elevar la cabeza por sobre el plano estómago, utilizando la fuerza de la gravedad para disminuir el riesgo de regurgitación. Además, si el tiempo lo permite, se puede colocar una sonda nasogástrica para descomprimir el estómago en pacientes con obstrucción intestinal o hemorragias digestivas.[33] Se debe destacar que el uso de la cánula orofaríngea está contraindicado en aquellos pacientes que conservan el reflejo nauseoso, por lo tanto, en este caso es de elección el uso de cánulas nasofaríngeas. El vómito y los líquidos son grandes enemigos de la oxigenación.

Se debe evitar el uso de DBVM con presión positiva en pacientes traumatizados, con lesión de la VA o enfisema subcutáneo.[32]

Predictores de dificultad para ventilación con dispositivo de bolsa-válvula-máscara

Se resumen en la regla ROMAN.[7,28,34]

R (Resistencia). Pacientes que presentan cualquier patología que disminuya la complacencia (neumonía, SDRA, edema pulmonar) o aumente la resistencia pulmonar (asma, EPOC).

O (Obesidad, obstrucción). En los pacientes obesos, el peso de la pared torácica y abdominal y la resistencia a la excursión diafragmática se encuentran aumentados por el contenido abdominal; y en las pacientes que cursan el tercer trimestre del embarazo, por el aumento del índice de masa corporal y la resistencia a la excursión diafragmática por el útero grávido. La obstrucción de la vía aérea puede deberse a tumores, hematomas, abscesos, cuerpos extraños, angina de Ludwig, angioedema, lengua voluminosa, *croup*, espasmo laríngeo o epiglotitis.

M (sellamiento de la máscara). La presencia de barba abundante, sangre en la cara y traumatismo maxilofacial con alteración anatómica genera dificultad o imposibilidad de sellar correctamente la máscara contra la cara para realizar una efectiva ventilación. En los pacientes con traumatismo contuso o penetrante en el cuello y evidencia de rotura de la VA (hemorragia en la VA, disfonía o ronquera, disfagia, estridor, enfisema subcutáneo) se indica evitar la DBVM porque puede producir o empeorar un neumotórax, un neumomediastino o un enfisema subcutáneo. Tampoco se debe usar la bujía debido al riesgo potencial de empeorar una lesión laringotraqueal. La resolución requiere intubación por visualización indirecta mediante endoscopio flexible –si se dispone de tiempo– o un intento de IOT seguido de una vía aérea quirúrgica en caso de no conseguir la intubación en ese intento.[32]

A (*Age*/edad). La edad mayor de 55 años está asociada con dificultad para DBVM, quizás debido a la pérdida de musculatura y el tono de los tejidos en la VA y la cara.

N (*No teeth*, sin dientes). La ausencia de dentadura perjudica el sellado de la máscara. En caso de prótesis dentaria, mantenerla para DBVM y retirarla antes de la laringoscopia.

DIFICULTAD PARA LA UTILIZACIÓN DE UN DISPOSITIVO SUPRAGLÓTICO

La dificultad reside en la existencia de problemas para insertar el dispositivo y su emplazamiento y sellado contra las estructuras laríngeas para evitar fugas. También se reconocen como factores de dificultad aquellos relacionados con la restricción a la ventilación.[35-39] Estos predictores se resumen en la regla RODS.

R (Restricción). Restricción para la colocación del dispositivo por limitación de la apertura bucal. La disminución de la movilidad de la columna cervical también se asocia con dificultad en la colocación correcta del DSG. Además, al igual que en la DBVM, refiere a los patrones restrictivos de patología pulmonar con disminución de la complacencia y aumento de la resistencia pulmonar.

O (Obstrucción, obesidad). En el caso de una obstrucción en la hipofaringe o laringe, se verá disminuida la posibilidad de que el dispositivo se emplace correctamente, se selle contra la laringe y se ventile al paciente. Ante la presencia de vómito o secreciones se debe aspirar. La obesidad por aumento del peso de las paredes del tórax y abdomen, además de la restricción a la excursión diafragmática por oposición del contenido de un abdomen voluminoso, genera un desafío para la ventilación mediante estos dispositivos; sin embargo, la obesidad no es considerada una contraindicación para su uso y se han encontrado buenos resultados en cuanto a la ventilación y oxigenación con diferentes modelos.[40,41]

D (Distorsión de la anatomía de la VA). La existencia de tumores, hematomas, abscesos, epiglotitis, y angioedema generan una defectuosa colocación del dispositivo y no permiten la ventilación adecuada (**fig. 6-8**).[32,42] En caso de traumatismo penetrante o contuso cervical con compromiso de las estructuras laríngeas, no se recomienda su uso por las mismas razones que la DBVM.[32]

S (*Short*/corto). La menor distancia tiromentoniana indica una disminución del espacio mandibular para alojar la lengua, ya que esta ocupa más espacio en la cavidad oral.

DIFICULTAD PARA REALIZAR UNA CRICOTIROTOMÍA

La cricotirotomía es la vía aérea quirúrgica indicada como última alternativa de rescate cuando existe una situación de fracaso de la vía aérea en la que no se puede intubar, ventilar ni oxigenar mediante DBVM o DSG. Es imperioso reconocer rápidamente esta situación y realizar una vía aérea quirúrgica de urgencia temprana mediante la técnica de cricotirotomía asistida por bujía[43-45] (véase **cap. 17**).

El fracaso de la vía aérea se puede pensar como la vía aérea inevitablemente quirúrgica.[3]

Los predictores de dificultad para realizar una cricotirotomía están relacionados con alteraciones anatómicas que impiden el reconocimiento de la membrana cricotiroidea. Estas pueden ser cicatrices por cirugías previas, hematomas, cuello voluminoso de un paciente obeso, masas, tumores, edema, abscesos, enfisema subcutáneo, antecedente de irradiación o traumatismo cervical. En caso de no poder realizar cricotirotomía, se debe recurrir a una traqueotomía baja.[32]

ESTRATEGIAS PARA EL ABORDAJE DE UNA VÍA AÉREA DIFÍCIL BAJO GUÍA ECOGRÁFICA

Evaluación de la vía aérea difícil

La utilización de predictores de una vía aérea difícil ha sido un desafío, sobre todo en los entornos de atención en el DE. Como se mencionó anteriormente, los predictores descritos hasta el momento presentan baja sensibilidad diagnóstica[15] y es allí donde el ultrasonido puede facilitar la detección de una probable vía aérea difícil. Una propuesta viable es medir, en un corte transversal del cuello con un transductor planar de 7,5 mHz de alta frecuencia, la distancia desde la piel hasta el cartílago tiroides a la altura de las cuerdas vocales. Luego, se realizan dos cortes equidistantes a 15 mm hacia los laterales derecho e izquierdo. Si al promediar los tres valores se obtiene un valor mayor o igual a 28 mm en el contexto de un paciente con una circunferencia de cuello mayor de 50 cm e IMC mayor de 35, se está ante la presencia de un alto predictor de vía aérea difícil equivalente a un Cormack-Lehane 3-4 de la clasificación del mismo autor (**fig. 6-5**). Este predictor es particularmente útil en el ámbito de la emergencia en pacientes obesos, ya que permite evaluar el tejido blando a nivel pretraqueal que, al encontrarse aumentado, perjudicaría la laringoscopia al reducir la movilidad anterior de las estructuras laríngeas.[46]

Se han utilizado otros predictores, como la evaluación del grosor de la lengua,[47] cuya técnica consiste en utilizar un transductor convexo de 3,5 mHz posicionado debajo del mentón y realizar un corte longitudinal, con el cuello en leve hiperextensión, la boca cerrada y el paciente vigil, a quien se le solicita que coloque la punta de la lengua hacia los incisivos, para medir el diámetro anteroposterior desde la piel hasta la superficie de la lengua. Si el grosor de la lengua es superior a 6,1 cm es un predictor de vía aérea difícil (**fig. 6-6**).

Cricotiroidotomía

La utilización del ultrasonido en la técnica quirúrgica de una cricotiroidotomía bajo guía ecográfica

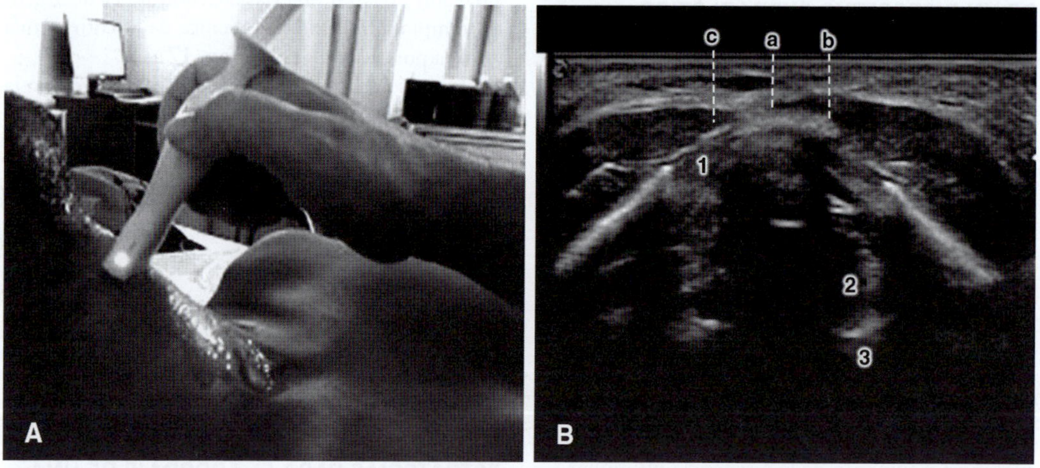

Fig. 6-5. A. Ecografía donde se muestra un corte transversal obtenido con un traductor plano a la altura del cartílago tiroides. **B.** Puntos de referencia: 1) cartílago tiroides; 2) cuerdas vocales; 3) cartílago aritenoides. Se mide, en milímetros, una línea central desde la piel hasta el cartílago y dos líneas equidistantes 15 mm hacia la izquierda y derecha. Un valor promedio de las tres líneas (a + b + c) > 28 mm predice una laringoscopia difícil en pacientes con obesidad.

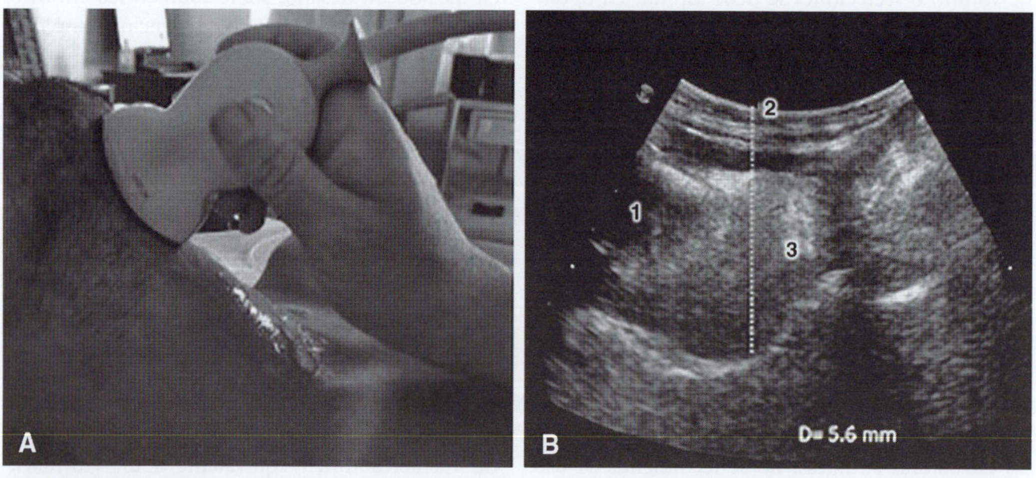

Fig. 6-6. A. Ecografía que muestra un corte longitudinal por debajo del mentón obtenido con un transductor convexo. **B.** Diámetro desde la piel hasta la superficie de la lengua; 1) punta de la lengua; 2) piel; 3) base de la lengua.

está orientada a aquellos pacientes que presuponen una vía aérea difícil, como una deformación anatómica del cuello de origen traumático o lesiones de desplazamiento, ya que facilita el acceso en estos casos y hace el procedimiento más sencillo. La técnica consiste en realizar un corte transversal con un transductor lineal de alta frecuencia de 7,5 mHz debajo del mentón e ir descendiendo hasta identificar las estructuras anatómicas correspondientes a la membrana cricotiroidea. Una vez identificada esta estructura se rota en sentido horario hacia un corte longitudinal del cuello, buscando encontrar una estructura hiperecogénica de forma ovoidea correspondiente al cartílago cricoides, fácilmente distinguible a partir de un artefacto que genera aquí una imagen en espejo (**fig. 6-7**). Hacia cefálico se encuentra la membrana cricotiroidea, sitio de entrada para realizar el intervencionismo (cricotiroidotomía quirúrgica). Lo que se observa hacia caudal es una línea hiperecogénica correspondiente al aire que está contenido en la tráquea y que está indicando que nos encontramos sobre la línea media por encima de los anillos traqueales.[48]

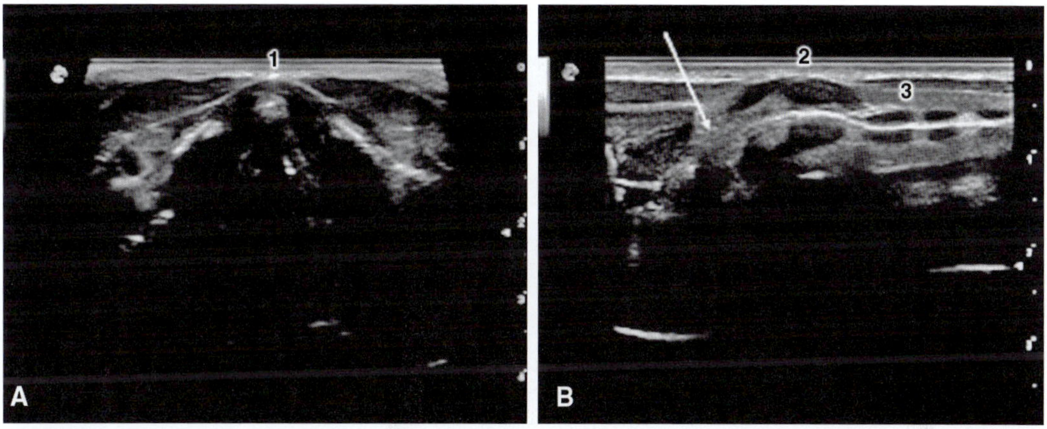

Fig. 6-7. Ecografía que muestra un corte a la altura de la membrana cricotiroidea para acceso anterior del cuello. **A.** Corte transversal a la altura de la membrana cricotiroidea. **B.** Corte longitudinal, obsérvese la flecha que corresponde al sitio de abordaje de la cricotiroidotomía. 1) y 2) cartílago cricoides; 3) cartílagos traqueales.

PUNTOS CLAVE

- Es fundamental contar en el departamento de emergencias con distintos recursos, conocer los diferentes abordajes y, sobre todo, tener la capacidad para ponerlos en práctica.
- El líder del equipo debe realizar un esquema mental del procedimiento y de sus etapas, y es fundamental que lo comunique al resto de los operadores en forma clara y precisa.
- El uso de una *checklist* de todos los elementos es muy importante.
- Se recomienda, entonces, preparar en simultáneo varias estrategias, por ej. primera elección: laringoscopia e IOT con ayuda de una bujía; una segunda, en el caso que la primera falle: DBVM o máscara laríngea habitualmente; y una cricotirotomía como tercera opción.
- Si bien las potenciales dificultades para manejar la VA son múltiples, el estudio riguroso de las características del paciente y la planificación de una estrategia, en consecuencia, permitirán al médico resolver el caso.

AEROPERLAS

- Los predictores de dificultad para el manejo de la VA son de baja sensibilidad y especificidad. Muchas de las VA percibidas como difíciles no lo son, y las que son efectivamente difíciles son inesperadas.
- Es de utilidad informar en voz alta la aparición de una dificultad y relatar las maniobras que facilitan la técnica mientras se implementan.
- Cuando un intento de intubación o cualquiera de las técnicas disponibles fallan, se debe reconocer la causa e intentar solucionarla (p. ej., reposicionamiento del paciente o aspiración de secreciones y sangre en laringoscopia), en caso de que no se pueda, se debe recurrir a otra técnica. No se debe perder tiempo valioso para el paciente en hacer intentos sin optimizar la técnica o realizar una maniobra alternativa.
- Tanto el uso de la bujía como del estilete han demostrado ser herramientas que mejoran el éxito en la intubación en el primer intento cuando se las compara con el tubo endotraqueal solo, por lo que todas las intubaciones en emergencias deberían realizarse con alguno de estos elementos.

BIBLIOGRAFÍA

1. Sakles JC, Chiu S, Mosier J, et al. The importance of first pass success when performing orotracheal intubation in the emergency department. Acad Emerg Med 201320:71-8.
2. Driver BE, Prekker ME, Klein LR, et al. Effect of use of a bougie vs endotracheal tube and stylet on first-attempt intubation success among patients with difficult airways undergoing emergency intubation: a randomized clinical trial. JAMA 2018;319(21):2179-89.
3. Cabrera JL, Auerbach JS, Merelman AH, et al. The high-risk airway. Emerg Med Clin North Am 2020;38(2):401-7.
4. Huitink JM, Bouwman RA. The myth of the difficult airway: airway management revisited. Anaesthesia 2015;70:244-9.
5. Levitan RM. Master clinicians address large problems one step at a time [Internet]. @2019 [citado: enero de 2023]. Disponible en: https://www.acepnow.com/article/master-clinicians-address-large-problems-one-step-at-a-time/.
6. Merelman AH, Perlmutter MC, Strayer RJ. Alternatives to rapid sequence intubation: contemporary airway management with ketamine. West J Emerg Med 2019;20(3):466-71.
7. Brown CA 3rd, Bair AE, Pallin DJ, et al. Techniques, success, and adverse events of emergency department adult intubations [published correction appears in Ann Emerg Med 2017;69(5):540]. Ann Emerg Med 2015;65(4):363-370.e1.
8. Driver BE, Prekker ME, Reardon RF, et al. Success and complications of the ketamine-only intubation method in the emergency department. J Emerg Med 2021;60(3):265-72.
9. Brown CA 3rd, Walls RM. Identification of the difficult and failed airway. En: Brown CA 3rd, Sakles JC, Mick NW (eds). The Walls Manual of Emergency Airway Management, Philadelphia: Wolters Kluwer; 2018.
10. Sakles JC, Pacheco GS, Kovacs G, et al. The difficult airway refocused. Br J Anaesth 2020;125(1):e18-e21.
11. Law JA, Morris IR, Brousseau PA, et al. The incidence, success rate, and complications of awake tracheal intubation in 1,554 patients over 12 years: an historical cohort study. Can J Anesth/J Can Anesth 2015;62:736-44.
12. El-Boghdadly K, Onwochei DN, Cuddihy J, et al. A prospective cohort study of awake fibreoptic intubation practice at a tertiary centre. Anaesthesia 2017;72:694-703.
13. Nørskov AK, Rosenstock CV, Wetterslev J, et al. Diagnostic accuracy of anaesthesiologists' prediction of difficult airway management in daily clinical practice: a cohort study of 188 064 patients registered in the Danish Anaesthesia Database. Anaesthesia 2015;70(3):272-81.
14. Yentis SM. Predicting difficult intubation--worthwhile exercise or pointless ritual? Anaesthesia 2002;57(2):105-9.
15. Roth D, Pace NL, Lee A, et al. Airway physical examination tests for detection of difficult airway management in apparently normal adult patients. Cochrane Database Syst Rev. 2018;5(5):CD008874.
16. Goto T, Gibo K, Hagiwara Y, et al. Multiple failed intubation attempts are associated with decreased success rates on the first rescue intubation in the emergency department: a retrospective analysis of multicentre observational data. Scand J Trauma Resusc Emerg Med 2015;23:5.
17. Mauro G, Ghissi B. Facilitando la vía aérea difícil: Puntos claves para mejorar en el manejo de la vía aérea [Internet]. @2020 [citado: Agosto de 2020]. Dsiponible en: https://sae-emergencias.org.ar/wp-content/uploads/2021/03/Facilitando-la-via-aerea-SAE-2020.pdf.
18. Hwang J, Park S, Huh J, et al. Optimal external laryngeal manipulation: modified bimanual laryngoscopy. Am J Emerg Med 2013;31(1):32-6.
19. Levitan RM. Managing Stress in crisis critical to performing emergency airway management techniques [Internet]. ACEP Now 2014 [consultado: enero de 2023]. Disponible en: https://www.acepnow.com/article/managing-stress-crisis-critical-performing-emergency-airway-management-techniques/.
20. Levitan RM. Master Clinicians Address Large Problems One Step at a Time [Internet]. ACEP Now 2019 [consultado: junio de 2023]. Disponible en: https://www.acepnow.com/article/master-clinicians-address-large-problems-one-step-at-a-time/.
21. Cormack RS, Lehane J. Difficult tracheal intubation in obstetrics. Anaesthesia 1984;39(11):1105-11.
22. Brown CA 3rd, Bair AE, Pallin DJ, et al. Improved glottic exposure with the Video McIntosh Laryngoscope in adult emergency department tracheal intubations. Ann Emerg Med 2010;56(2):83-8.
23. Yentis SM, Lee DJ. Evaluation of an improved scoring

system for the grading of direct laryngoscopy. Anaesthesia 1998;53(11):1041-4.
24. Cook TM. A new practical classification of laryngeal view. Anaesthesia 2000;55:274-9.
25. Law JA, Kovacs G. The Difficult Airway Encountered in an Unconscious Patient. From Aime Airway [Internet]. Airways management in emergencies. Infinity edition. [citado: enero de 2023]. Disponible en: https://aimeairway.ca/book#/17
26. Latimer AJ, Harrington B, Counts CR, et al. Routine Use of a bougie improves first-attempt intubation success in the out-of-hospital setting. Ann Emerg Med 2021;77(3):296-304.
27. Driver BE, Semler MW, Self WH, et al. Effect of use of a bougie vs endotracheal tube with stylet on successful intubation on the first attempt among critically ill patients undergoing tracheal intubation: a randomized clinical trial. JAMA 2021;326(24):2488-97.
28. Law JA, Broemling N, Cooper M, et al. The difficult airway with recommendations for management – Part 2 – The anticipated difficult airway. Can J Anesth/J Can Anesth 2013;60:1119-38.
29. Ji SM, Moon EJ, Kim TJ, et al. Correlation between modified LEMON score and intubation difficulty in adult trauma patients undergoing emergency surgery. World J Emerg Surg 2018;13:33.
30. Hagiwara Y, Watase H, Okamoto H, et al. Prospective validation of the modified LEMON criteria to predict difficult intubation in the ED. Am J Emerg Med 2015;33(10):1492-6.
31. Austin N, Krishnamoorthy V, Dagal A. Airway management in cervical spine injury. Int J Crit Illn Inj Sci 2014;4(1):50.
32. Kovacs G, Sowers N. Airway management in trauma. Emerg Med Clin North Am 2018;36(1):61-84.
33. Levitan RM. Avoid Airway Catastrophes on the extremes of minute ventilation [Internet]. ACEP Now. 2015 [consultado: enero de 2023]. Disponible en: https://www.acepnow.com/article/avoid-airway-catastrophes-extremes-minute-ventilation/3/.
34. Kheterpal S, Martin L, Shanks AM, et al. Prediction and outcomes of impossible mask ventilation: a review of 50,000 anesthetics. Anesthesiology 2009;110(4):891-7.
35. Li CW, Xue FS, Xu YC, et al. Cricoid pressure impedes insertion of, and ventilation through, the ProSeal laryngeal mask airway in anesthetized, paralyzed patients. Anesth Analg 2007;104(5).
36. Ramachandran SK, Mathis MR, Tremper KK, et al. Predictors and clinical outcomes from failed Laryngeal Mask Airway Unique™: a study of 15,795 patients. Anesthesiology 2012;116(6):1217-26.
37. Kumar R, Prashast, Wadhwa A, et al. The upside-down intubating laryngeal mask airway: a technique for cases of fixed flexed neck deformity. Anesth Analg2002;95(5):1454-8.
38. Asai T, Hirose T, Shingu K. Failed tracheal intubation using a laryngoscope and intubating laryngeal mask. Can J Anaesth 2000;47(4):325-8.
39. Langeron O, Semjen F, Bourgain JL, et al. Comparison of the intubating laryngeal mask airway with the fiberoptic intubation in anticipated difficult airway management. Anesthesiology 2001;94(6):968-72.
40. Singh M. Supraglottic airway devices in airway management of obese patients. J Anaesthesiol Clin Pharmacol 2019;35(4):546-7.
41. Langeron O, Birenbaum A, Le Saché F, et al. Airway management in obese patient. Minerva Anestesiol 2014;80(3):382-92.
42. Simon LV, Torp KD. Laryngeal Mask Airway. En: StatPearls [Internet]. Treasure Island (FL): StatPearls Publishing; 2020 [citado 25 de noviembre de 2019]. Disponible en: https://www.ncbi.nlm.nih.gov/books/NBK482184/
43. Frerk C, Mitchell VS, McNarry AF, et al. Difficult Airway Society 2015 Guidelines for management of unanticipated difficult intubation in adults. British Journal of Anaesthesia 2015;115(6):827-48.
44. Chang SS, Tong QJ, Beh ZY, et al. A bench study comparing between scalpel bougie technique and cannula-to-Melker technique in emergency cricothyroidotomy in a porcine model. Korean J Anesthesiol 2018;71(4):289-95.
45. Braude D, Webb H, Stafford J, et al. The bougie-aided cricothyrotomy. Air Med J 2009;28(4):191-4.
46. Ezri T, Gewürtz G, Sessler DI, et al. Prediction of difficult laryngoscopy in obese patients by ultrasound quantification of anterior neck soft tissue. Anaesthesia 2003;58(11):1111-4.
47. Yao W, Wang B. Can tongue thickness measured by ultrasonography predict difficult tracheal intubation? British Journal of Anaesthesia 2017;118(4):601-9.
48. Osman A, Sum KM. Role of upper airway ultrasound in airway management. J Intensive Care 2016;4:52.

Preparación previa a la intubación

7

Lucía Brignone y Nicolás R. Pereyra Díaz

OBJETIVOS

- Reconocer la importancia de la preparación en las emergencias médicas.
- Proveer herramientas prácticas para que los servicios de emergencia logren una mejor preparación.

INTRODUCCIÓN

La intención de este capítulo es proporcionar pautas de organización claras y sencillas para favorecer el trabajo cotidiano y optimizar el desempeño profesional, principalmente en el manejo de la vía aérea en el ámbito de las emergencias, a sabiendas de que esto puede tener efecto expansivo y se puede aplicar a otras situaciones laborales que se manifiesten como situaciones críticas. Iniciar con la vía aérea es el objetivo de este manual y expandirlo a todas las situaciones de la profesión es el objetivo del factor humano. Los puntos cardinales ofrecen una estrategia para la preparación en la emergencia e incluyen al emergentólogo, el equipo, el ambiente y el cuidado del paciente.[1]

PUNTOS CARDINALES

A continuación, se recordarán los cuatro puntos cardinales del factor humano y se detallará cada uno con la finalidad de proporcionar una guía práctica para su aplicación.[2]

Emergentólogo (el reanimador)

Se requieren cinco minutos al día. Sí, solo cinco minutos al día. Es necesario generar el hábito de chequear el estado basal, físico y psicológico del profesional para tomar conciencia y corroborar que está en condiciones óptimas para su desempeño en el ambiente laboral. Prever la alimentación en función de la cantidad de horas de la jornada laboral y, si es necesario, preparar viandas o colaciones, y también el descanso previo a tomar el puesto de trabajo, la actividad física y recreativa necesaria para poder ejecutar tareas de alta complejidad y con elevado requerimiento de atención y concentración, a veces durante muchas horas consecutivas.

Cinco minutos al día para desarrollar las herramientas psicológicas que mejoran el rendimiento: **respirar**, **hablar**, **mirar**, **enfocar/atención**. Estas son herramientas muy eficaces, pero, como toda habilidad adquirida, requieren tiempo y constancia para que se expresen como hábito y manifiesten su potencial.[3]

Solo cinco minutos al día previo al turno en el departamento de emergencias, para prever y organizar, pueden hacer que la jornada de trabajo sea más llevadera.

Se trata de generar un hábito, por lo tanto, se recomienda que este ejercicio de reconocimiento del estado basal del profesional y de la organización previa a la jornada de trabajo se realice de manera paulatina y diaria.

Ambiente

Recorrer el ámbito de trabajo al inicio de la jornada es de buena práctica, ya que permite detectar fallas estructurales o edilicias que pueden perjudicar el desempeño del equipo de reanimación y requieren resolución (p. ej., fuga del equipo de oxígeno, mala iluminación por artefacto de luz averiado, etc.).

Respecto de los materiales, es fundamental el uso de listas de verificación o control (*checklists*) para documentar tanto su presencia o ausencia como su correcto funcionamiento o disfunción. Existen diversos tipos de listas de verificación de materiales, que pueden ser descriptivas, como simples listas numeradas, y otras descriptivas, pero con ayudas visuales que ayudan a identificar el material y son más prácticas.

La lista de verificación se debe revisar al tomar cada turno de trabajo, respetando un orden de control sistematizado, documentando fecha, ausencia o presencia del material, estado de mantenimiento, cantidad presente y cantidad requerida, con la finalidad de proveer al servicio los faltantes. De preferencia, debe ser confeccionada por más de un miembro del equipo, por ejemplo: un médico, un enfermero y un ayudante de sala o repositor, si es que existe en el departamento. La *lista de verificación* puede tener un formato en papel o electrónico y debe estar disponible el 100% del tiempo.

Todo el equipo debe conocer cuál es el material del que dispone para trabajar y, en función de eso, planificar la modalidad de trabajo. Como ejemplo se puede mencionar: no hay disponibilidad de ketamina en la farmacia, por lo tanto, se debe conocer el hecho previo del arribo de un paciente eventual que pueda requerir ese fármaco y conocer previamente las alternativas para su uso.

En caso de que el líder del equipo decida realizar una vía aérea avanzada, y luego de definir un plan A, B y C, si corresponde será necesario armar la mesa de vía aérea. Si el plan A elegido es la IOT, el plan B es máscara laríngea (ML) y el plan C un acceso anterior del cuello, se preparará la mesa siguiendo las siguientes premisas:

Plan A: 2 TET de tamaño elegido para el paciente, para tener un repuesto en caso de caída o tubo defectuoso; un TET mayor y uno menor al elegido para el paciente, con la finalidad de cambiar rápidamente de tamaño si el operador de vía aérea lo decide.[4] Dos TET 6 y 6,5, previendo una vía aérea dinámica, y que al momento de realizar la laringoscopia se presente una glotis pequeña o edematizada. Laringoscopio de ramas rectas y curvas (4 ramas de cada uno) con pilas de repuesto identificadas y al alcance (no necesariamente en la mesa). Dos bujías y dos estiletes para un eventual repuesto en caso de caída o rotura intraprocedimiento. Jeringas de 10 mm conectadas a los TET.

Plan B: ML con las mismas recomendaciones en cuanto a tamaño que los TET (2 ML del tamaño según el peso del paciente, 1 ML de tamaño mayor y otra menor), cada una identificada con los mL de insuflado del CUFF.

Plan C: bujía/bisturí con portabisturí (la bujía y el TET para utilizar están en el plan A).

Otro elemento fundamental que debe estar disponible en este momento y en funcionamiento es la succión de gran calibre, que debe ser rígida, gruesa y transparente.

En el **anexo 7-1** se presentan algunos modelos de listas de verificación para aplicar en los distintos servicios de emergencias a modo de guía para poder confeccionar una adecuado al departamento en el cual se desempeñan. Dentro de la lista de verificación se destaca también la importancia de aspectos que no son técnicos, como el liderazgo y la preparación.

El factor humano dentro de la emergencia tiene la finalidad de hacer difícil o casi imposible la posibilidad de error y de que los procesos correctos sean fáciles de ejecutar. De esta manera, es que se sugiere la preparación de un "carro de vía aérea" específico para el manejo en situaciones de emergencia, con la finalidad, entre otras, de contar con elementos de fácil acceso e identificación (**fig. 7-1**). Además, se sugiere incluir ayudas cognitivas en cada plan de vía aérea (cajón), con la finalidad de facilitar el mejor esfuerzo en el plan elegido. También funciona como lista de verificación, que evidencia a simple vista los faltantes.

> **!** Por ejemplo, una ayuda cognitiva para el uso correcto del dispositivo bolsa-válvula-máscara (DBVM) puede ser el empleo de imágenes que identifiquen el correcto posicionamiento del paciente (oído/esternón), la toma correcta del dispositivo (dos manos y un segundo operador) y el tamaño correcto de la máscara. Cada cajón debería contar con una ayuda cognitiva de acuerdo al plan de vía aérea.

Según sea la elección del equipo actuante, la mesa de vía aérea se puede reemplazar por el carro de vía aérea, puesto que los elementos nombrados anteriormente tienen fácil acceso e identificación. Se debe recordar que resulta necesario contar con dos elementos por cada dispositivo, que deben estar disponibles para ser utilizados ante fallo o rotura del primero. Debe probarse la indemnidad del balón neumático del tubo seleccionado antes de su uso, así como también el funcionamiento correcto del DBVM y del sistema de aspiración.

El manejo de la vía aérea no solo es algo que ocurre en una sala de emergencias, por lo tanto, es necesario estar preparados también en otros ámbitos, como el prehospitalario. En el **cuadro 7-1** se dispone de un bolso de vía aérea con elementos mínimos necesarios para el manejo de vía aérea en una ambulancia o centro de salud de baja complejidad.

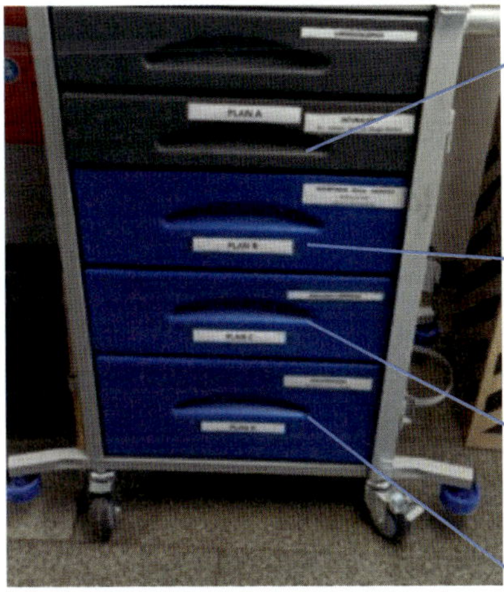

A: Cajón del reanimador
Ayudas cognitivas: posicionamiento correcto oído-esternón, técnica adecuada de ventilación
Materiales: DBVM adulto y pediátrico probados, mascarillas de diferentes tamaños, válvula de PEEP, filtros antimicrobianos, cánula rígida y transparente de succión de gran calibre, cánula nasal de oxigenoterapia a bajo flujo, set de cánulas orofaríngeas y nasofaríngeas, pinza Magill

B: Cajón de intubación
Ayudas cognitivas: posicionamiento, manipulación externa laríngea
Materiales: set de TET, jeringa de 10 mL, bujía, estilete, set de fijación del TET, capnógrafo colorimétrico, aspiración mecánica, laringoscopio de rama recta con 4 tamaños, laringoscopio de rama curva con 4 tamaños, videolaringoscopio con sus respectivas ramas, pilas de repuesto para LD

C: Cajón de ML
Ayudas cognitivas con posicionamiento, mililitros de inflado por n.° de máscara y reposicionamiento
Materiales: Máscaras laríngeas del 1 al 5, primera o segunda generación, jeringas de 20 mL, filtro antimicrobiano, gel hidrosoluble

D: Cajón de cricotirotomía
Ayudas cognitivas: técnica y posicionamiento
Materiales: bisturí con portabisturí, bujía, gasas, TET n.° 5,5; 6; 6,5, ampolla de lidocaína, jeringa y aguja, set de cricotirotomía por punción

Fig. 7-1. Contenido sugerido para el carro de vía aérea. Modificada de Vortex Approach.[5]

Cuadro 7-1. Contenido sugerido para el bolso de vía aérea de uso prehospitalario

Bolsillo de medicación	Ketamina, propofol, etomidato, succinilcolina, adrenalina
Bolsillo de TET	TET 1 a 8 + estilete + jeringa de 10 mL, laringoscopio de Miller (4 ramas), de tipo Macintosh (4 ramas), pilas de repuesto
Bolsillo de ML	ML 1 al 5 + jeringa de 20 mL
Bolsillo de FONA	Portabisturí, bisturí, bujía, gasas, TET 6, set de cricotirotomía por punción
Bolsillo de oxigenoterapia	Cánula nasal, set de cánula orofaríngea, set de cánula nasofaríngea y filtro antimicrobiano
Otros	Válvula de PEEP, pinza de Magill, bujía, accesorios de aspiración, ayudas cognitivas, uso de fármacos y jeringas para insuflado del manguito, ML, DBVM adulto y pediátrico

TET: tubo endotraqueal; ML: máscara laríngea; PEEP: presión positiva al final de la espiración; DBVM: dispositivo bolsa-válvula-máscara.

> **!** Así como un piloto de avión realiza un exhaustivo análisis de su aeronave mediante una lista de verificación (*checklist*) con la finalidad de salvar su vida y la de sus pasajeros, el médico de emergencias tiene la responsabilidad de preparar su equipo de trabajo para eliminar la posibilidad de faltante de material, rotura o mal funcionamiento al momento de la emergencia.

Equipo

Es de vital importancia el diálogo entre el equipo de trabajo al iniciar el turno, la condición de cada miembro ese día, la asignación de roles y la metodología de trabajo si se presenta alguna situación particular. Fomentar el diálogo, asegurar un espacio para que se presenten dudas, sugerencias, inconvenientes o la programación de la actividad de la jornada.[1] Destacamos dos acciones que mejoran la preparación:

- Concepto de cabina estéril: distintas publicaciones avalan la aplicación del concepto de cabina estéril de la aviación, donde, en momentos críticos, los pilotos de aeronaves bloquean cualquier interrupción de su accionar (despegue, aterrizaje y vuelo en una altura menor de 10 000 m). El equipo debe discutir en qué momentos puede aplicar este concepto, buscando concentrarse en tareas de alta demanda cognitiva, con el objetivo de disminuir el error médico y desarrollar la tarea en forma óptima.[6,7]
- Distribución en la sala de emergencias: en el momento de distribuir roles, se debe designar un operador de vía aérea (encargado de lograr la vía aérea avanzada), un primer asistente de vía aérea, que se ubicará a la derecha del operador (en caso de que este último sea diestro), con el objetivo de asistirlo en la manipulación externa de la laringe (maniobra bimanual) y también acercar elementos para lograr la vía aérea avanzada sin que el operador retire la vista de la vía aérea del paciente. Un tercer miembro del equipo es el líder, quien tiene una visión panorámica de la situación, que incluye el monitor multiparamétrico, el control de los tiempos y la correcta realización del procedimiento. Además, comunicará al resto del equipo los pasos a seguir. Pueden designarse otros miembros del equipo para desarrollar diferentes funciones, como estabilizar columna cervical, pasaje de fármacos, etc.[8] (**fig. 7-2**).

Todas estas tareas y condiciones son necesarias en un equipo de trabajo que busca un alto rendimiento. Para lograr esta meta, las actividades realizadas en la sala de emergencias se deben medir, analizar y ejercitar. Hacerlas de forma programada en un plan de mejora o de trabajo puede marcar una diferencia positiva.[9-12]

Se vuelve a hacer énfasis en la importancia de la simulación y se propone que en los momentos de menor actividad de la jornada laboral, si es que se presentara alguno, se practiquen simulaciones de situaciones críticas.

Paciente

Respecto de este último punto cardinal, se hace hincapié en la importancia de las ayudas cognitivas, como son los algoritmos de manejo de situaciones clínicas (p. ej., guías de la AHA para paro cardiorrespiratorio, etc.) y las tablas de fármacos calculadas por peso aproximado, entre otros.

Las ayudas cognitivas, impresas en letra grande y legible, disponibles en la sala de emergencias, ya sea en la pared o en el carro de paro (o carro de vía aérea si se dispone) constituyen una herramienta para todo el equipo de trabajo. Su función principal es permitir que todo el equipo tenga acceso al lineamiento general frente a la reanimación de cada paciente, así como también disminuir la posibilidad de error, como un cálculo incorrecto de la dosis de un fármaco durante una situación de emergencia (**anexo 7-2**).

Destacamos la importancia de "preparar al paciente" a su ingreso a la sala de reanimación con monitorización completa (oximetría de pulso con curva de pletismografía, presurometría no invasiva y monitorización cardíaca continua) ultrasonido al lado de la cama, preparar y tener disponible la medición de concentración máxima de CO_2 en el aire espirado ($EtCO_2$). Debe intentarse la colocación de dos accesos venosos periféricos de grueso calibre. Durante la anamnesis, se debe informar al paciente los pasos para seguir en el tratamiento de su enfermedad con terminología adecuada para su comprensión.

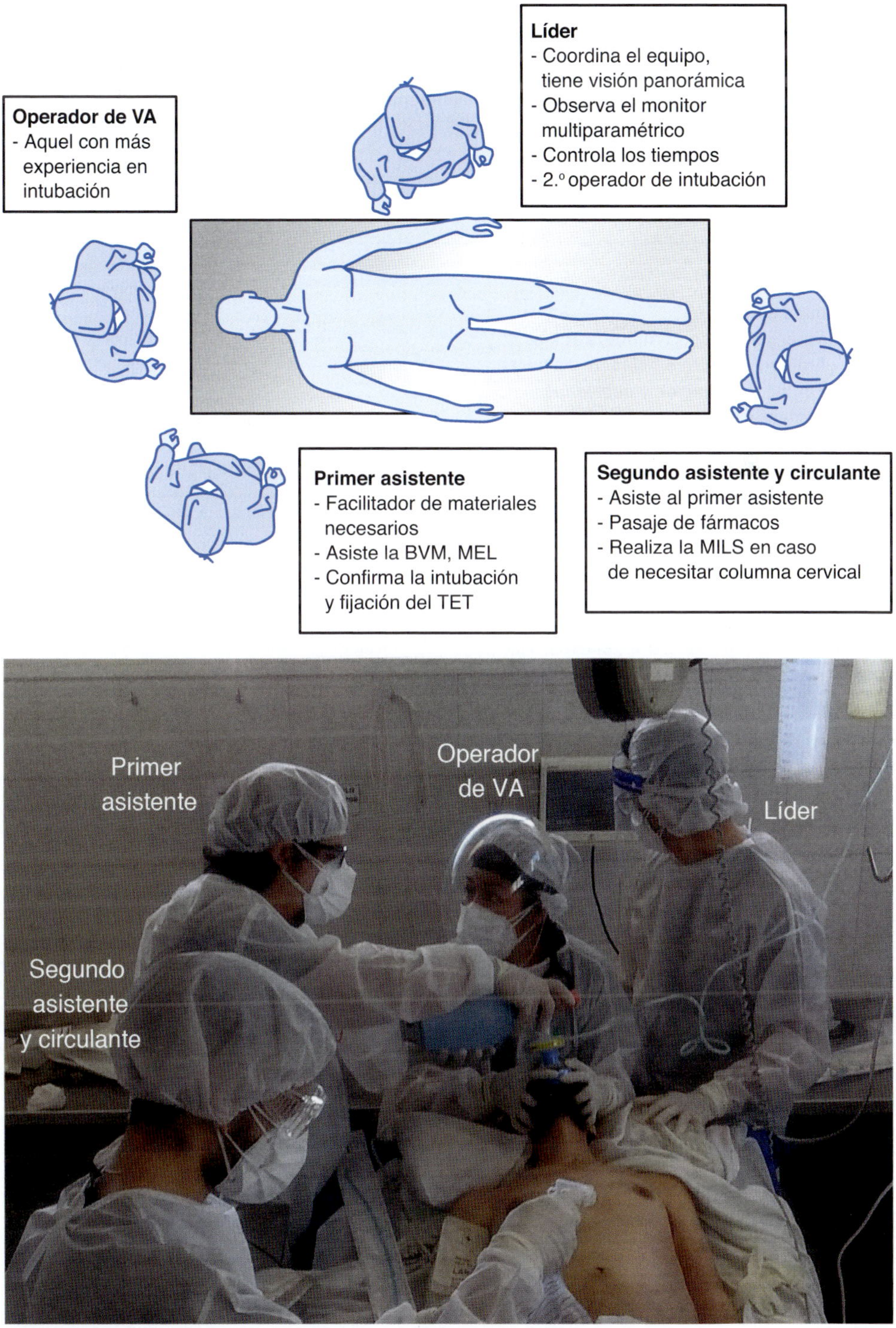

Líder
- Coordina el equipo, tiene visión panorámica
- Observa el monitor multiparamétrico
- Controla los tiempos
- 2.º operador de intubación
Operador de VA
- Aquel con más experiencia en intubación
Primer asistente
- Facilitador de materiales necesarios
- Asiste la BVM, MEL
- Confirma la intubación y fijación del TET
Segundo asistente y circulante
- Asiste al primer asistente
- Pasaje de fármacos
- Realiza la MILS en caso de necesitar columna cervical
Primer asistente
Operador de VA
Líder
Segundo asistente y circulante

Fig. 7-2. Equipo de vía aérea con cuatro miembros. **A.** Equipo sugerido con roles para cada miembro. Modificada de referencia 5. **B.** Equipo en acción. Nótese el contacto visual entre el operador de la vía aérea y el primer asistente. BVM: bolsa-válvula-máscara; MEL: manipulación externa de la laringe; TET: tubo endotraqueal; MILS: estabilización manual en línea de la columna cervical.

PUNTOS CLAVE

- Se debe recordar que la intención de este capítulo es aportar al emergentólogo herramientas claras y sencillas para favorecer su labor cotidiana, disminuir la posibilidad de error, teniendo en cuenta el efecto expansivo del aporte del factor humano desde la vía aérea a toda la medicina de emergencia.

AEROPERLAS

- Puntos cardinales:
  - Emergentólogo: 5 minutos al día.
  - Ambiente: carro o bolso de vía aérea.
  - Equipo: simulación y *debriefing*.
  - Paciente: protocolos de acción.
- La preparación del profesional y su equipo claramente comienzan mucho antes del inicio de la jornada laboral, con la formación en la especialidad continua e integrada en competencias.

REFERENCIAS

1. Westli HK, Johnsen BH, Eid J, et al. Teamwork skills, shared mental models, and performance in simulated trauma teams: an independent group design. Scand J Trauma Resusc Emerg Med 2010;18:47.
2. Reid C, Brindley P, Hicks C. Zero point survey: a multidisciplinary idea to STEP UP resuscitation effectiveness. Clin Exp Emerg Med 2018;5(3):139-43.
3. Lauria MJ, Gallo IA, Rush S, et al. Psychological skills to improve emergency care providers' performance under stress. Ann Emerg Med 2017;70(6):884-90.
4. Overbeck MC. Airway Management of respiratory failure. Emerg Med Clin N Am 2016;34:97-127.
5. Publications [Internet]. The Vortex Approach. [citado: 17 de junio de 2022]. Disponible en: http://vortexapproach.org/publications
6. Wadhera RK. Is the «sterile cockpit» concept applicable to cardiovascular surgery critical intervals or critical events? The impact of protocol-driven communication during cardiopulmonary bypass. J Thorac Cardiovasc Surg 2010;139(2):312-9.
7. Jenkins A, Wilkinson JV, Akeroyd MA, Distractions during critical phases of anaesthesia for caesarean section: an observational study. Anaesthesia 2015;70(5):543-8.
8. Higgs A, McGrath BA, Goddard C, et al. Guidelines for the management of tracheal intubation in critically ill adults. Br J Anaesth 2018;120(2):323-52.
9. Colmenero Ruiza M, de la Chica Ruiz-Ruanoa R, Chavero Magroa MJ, et al. Outcome after cardiorespiratory arrest in a referral hospital reported in Utstein style. Medicina Intensiva 2004;28(2):49-56.
10. Soporte Vital Cardiovascular Avanzado. Libro Del Proveedor [Internet]. ebooks.heart.org. [citado: enero de 2023]. Disponible en from: https://ebooks.heart.org/contentresolver//epub/50070879/OEBPS/Part2.html.
11. Freytag J, Stroben F, Hautz WE, et al. Effects of using a cognitive aid on content and feasibility of debriefings of simulated emergencies. GMS J Med Educ 2021;38(5):Doc95.
12. Silich BA. Measuring power in an emergency department to improve processes and decrease the length of stay to their optimum value. West J Emerg Med 2013;14(5):551-4.

ANEXO 7-1

Vía aérea en emergencias: lista de verificación (*checklist*) para casos con COVID-19

Tomada del Comité de Vía Aérea de la SAE, disponible en http://sae-emergencias.org.ar/wp-content/ uploads/2020/04/Check-list-Covid-19-1.pdf.

Preingreso a la sala de emergencias:

1. Selección de un líder y acompañantes (no más de 3 total en la sala de emergencias). (Operador principal de la vía aérea: el de mayor experiencia)
   – Plan de vía aérea (A-B-C-D) verbalizado
2. Protección completa:
   – Doble guantes
   – Barbijo N.º 95
   – Protección facial completa
   – Camisolín impermeable
   – Cofia
   – Cubrebotas
3. Oxígeno conectado:
   – Máscara con reservorio
   – Cánula nasal (no más de 6 L/min)
4. Oxímetro de pulso, PA, monitorización CV
5. Aspiración conectada y funcionando
6. Pinza Maguil
7. Resaltos necesarios para lograr la alineación oído/esternón
8. Materiales para dos vías periféricas (catéter-guías-cristaloides)
9. Dispositivo bolsa-válvula-máscara (AMBÚ) con reservorio
   – Válvula de PEEP
   – Filtro antimicrobiano
10. Máscara laríngea
11. Cánulas (orofaríngea y nasofaríngea)
12. Laringoscopio con ramas funcionando; videolaringoscopio (en caso de disponer)
13. Tubo endotraqueal probado y unido a jeringa de 10 mL
14. GIO (bujía)
15. Método de confirmación: capnografía, ecografía, estetoscopio
16. Método de fijación de tubo
17. Set de cricotirotomía (bisturí, GIO, TET 6)
18. Fármacos de inducción y relajantes seleccionados
19. Vasopresores (noradrenalina en infusión continua o adrenalina en bolos)
20. Centímetro

Lista de verificación preinducción

1. Acceso venoso funcionando (considerar colocar dos vías si el tiempo lo permite)
2. Saturación durante toda la secuencia
3. TAS y FC preintubación (índice de shock si la TA es normal) TA_____FC______ IS_______
4. Fármacos (elegir y marcar uno de cada grupo)
   – Inducción (reducir dosis en hipotensión o IS > 0,9):
     - Ketamina (2 mg/kg) PI
     - Etomidato (0,3 mg/kg) PT
     - Propofol (1,5 mg/kg) PI
     - Midazolam (0,2 mg/kg) PI
   – Parálisis (¡bien relajado!)
     - Succinilcolina (2 mg/kg) PT
     - Rocuronio 1,2 mg/kg PT
     - Vecuronio 0,3 mg/kg PT
     - Otro
   – Premedicación: (opcional, no recomendada sistemáticamente)
     - Fentanilo 2 mg/kg PI + 30%

IS = FC / PAS; PI = peso ideal; PT= peso total

ANEXO 7-2

Tablas de medicación por peso

PESO: 5 kg

TET: Tubo endotraqueal n.° 3,5 s/balón; 3 c/balón. Máscara laríngea n.° 1

Principio activo	Vía	Dosis	Dosis paciente	Preparación y administración	Observaciones
Paro cardiorrespiratorio					
Adrenalina 1 mg/1 mL (1:1000)	IV IO	0,01 mL/kg de sol 1:10 000	0,05 mg	Tomar 1 mL de la ampolla y llevar a 10 mL con SF (sol 1:10 000): 0,5 mL	Se puede repetir cada 3 a 5 min
Shock anafiláctico					
Adrenalina 1 mg/mL (1:1000)	IM	0,01 mg/kg	0,05 mg	Tomar la ampolla y llevarla a 2 mL con SF. Administrar 0,12 mL de esa solución en la cara anteroexterna del muslo	Se puede repetir en 5 min
Sedoanalgesia					
Ketamina (50 mg/mL)	IV	1 mg/kg	5 mg	Tomar 1 mL de la ampolla y llevar a 5 mL con Dx 5% o SF. Administrar 0,5 mL de esta solución en al menos 2 min	
	IM	3 mg/kg	15 mg	Administrar 0,3 mL sin diluir	
Midazolam 5 mg/mL	IV	AVM 0,1 mg/kg	0,5 mg	Tomar 1 mL de la ampolla y llevar a 5 mL con Dx 5% o SF. Administrar 0,5 mL de esta solución en 2 a 5 min	Se puede aumentar hasta 0,2 mg/kg
Rocuronio 10 mg/mL	IV	0,5 mg/kg	2,5 mg	Administrar sin diluir en bolo rápido: 0,25 mL	Conservar en heladera

IV: intravenoso; IO: intraósea; IM: intramuscular; AVM: asistencia ventilatoria mecánica; SF: solución fisiológica; Dx 5%: solución de dextrosa al 5% en agua.

PESO: 10 kg

TET: tubo endotraqueal n.° 4 s/balón, 3,5 c/balón. Máscara laríngea n.° 1,5 o 2

Principio activo	Vía	Dosis	Dosis paciente	Preparación y administración	Observaciones
Paro cardiorrespiratorio					
Adrenalina 1 mg/1 mL (1:1000)	IV IO	0,1 mL/kg de sol 1:10 000	0,1 mg	Tomar 1 mL de la ampolla y llevar a 10 mL con SF (sol 1:10 000): administrar 1 mL	Se puede repetir cada 3 a 5 min
Shock anafiláctico					
Adrenalina 1 mg/mL (1:1000)	IM	0,01 mg/kg	0,1 mg	Administrar 0,1 mL (sin diluir) en la cara anterolateral del muslo	Se puede repetir en 5 min
Sedoanalgesia					
Ketamina (50 mg/mL)	IV	1 mg/kg	10 mg	Tomar 1 mL de la ampolla y llevar a 5 mL con Dx 5% o SF. Administrar 1 mL de esta solución en al menos 2 min	
	IM	3 mg/kg	30 mg	Administrar 0,6 mL sin diluir	
Midazolam 5 mg/mL	IV	AVM 0,1 mg/kg	1 mg	Tomar 1 mL de la ampolla y llevar a 5 mL con Dx 5% o SF. Administrar 1 mL de esta solución en 2 a 5 min	Se puede aumentar hasta 0,2 mg/kg
Rocuronio 10 mg/mL	IV	0,5 mg/kg	5 mg	Administrar sin diluir en bolo rápido: 0,5 mL	Frasco ampolla en heladera

IV: intravenoso; IO: intraósea; IM: intramuscular; AVM: asistencia ventilatoria mecánica; SF: solución fisiológica; Dx 5%: solución de dextrosa al 5% en agua.

PESO: 20 kg

TET: tubo endotraqueal n.° 5,5 s/balón, 5 c/balón. Máscara laríngea n.° 2 o 2,5

Principio activo	Vía	Dosis	Dosis paciente	Preparación y administración	Observaciones
Paro cardiorrespiratorio					
Adrenalina 1 mg/1 mL (1:1000)	IV IO	0,1 mL/kg de sol 1:10 000	0,2 mg	Tomar 1 mL de la ampolla y llevar a 10 mL con SF (sol 1:10 000): administrar 2 mL	Se puede repetir cada 3 a 5 min
Shock anafiláctico					
Adrenalina 1 mg/mL (1:1000)	IM	0,01 mg/kg	0,2 mg	Administrar 0,2 mL (sin diluir) en la cara anterolateral del muslo	Se puede repetir en 5 min
Sedoanalgesia					
Ketamina (50 mg/mL)	IV	1 mg/kg	20 mg	Tomar 1 mL de la ampolla y llevar a 5 mL con Dx 5% o SF. Administrar 2 mL de esta solución en al menos 2 min	
	IM	3 mg/kg	60 mg	Administrar 1,2 mL sin diluir	
Midazolam 5 mg/mL	IV	AVM 0,1 mg/kg	2 mg	Tomar 1 mL de la ampolla y llevar a 5 mL con Dx 5% o SF. Administrar 2 mL de esta solución en 2 a 5 min	Se puede aumentar hasta 0,2 mg/kg
Rocuronio 10 mg/mL	IV	0,5 mg/kg	10 mg	Administrar sin diluir en bolo rápido: 1 mL	Frasco ampolla en heladera

IV: intravenoso; IO: intraósea; IM: intramuscular; AVM: asistencia ventilatoria mecánica; SF: solución fisiológica; Dx 5%: solución de dextrosa al 5% en agua.

PESO: 30 kg

TET: tubo endotraqueal n.° 6,5 c/ balón. Máscara laríngea n.° 2,5 o 3

Principio activo	Vía	Dosis	Dosis paciente	Preparación y administración	Observaciones
Paro cardiorrespiratorio					
Adrenalina 1 mg/1 mL (1:1000)	IV IO	0,1 mL/kg de sol 1:10 000	0,3 mg	Tomar 1 mL de la ampolla y llevar a 10 mL con SF (sol 1:10 000): administrar 3 mL	Se puede repetir cada 3 a 5 min
Shock anafiláctico					
Adrenalina 1 mg/mL (1:1000)	IM	0,01 mg/kg	0,3 mg	Administrar 0,3 mL (sin diluir) en la cara anterolateral del muslo	Se puede repetir en 5 min
Sedoanalgesia					
Ketamina (50 mg/mL)	IV	1 mg/kg	30 mg	Tomar 1 mL de la ampolla y llevar a 5 mL con Dx 5% o SF. Administrar 3 mL de esta solución en al menos 2 min	
	IM	3 mg/kg	90 mg	Administrar 1,8 mL sin diluir	
Midazolam 5 mg/ml	IV	AVM 0,1 mg/kg	3 mg	Tomar 1 mL de la ampolla y llevar a 5 mL con Dx 5% o SF. Administrar 3 mL de esta solución en 2 a 5 min	Se puede aumentar hasta 0,2 mg/kg
Rocuronio 10 mg/mL	IV	0,5 mg/kg	15 mg	Administrar sin diluir en bolo rápido: 1,5 mL	Frasco ampolla en heladera

PESO: 40 kg

TET: tubo endotraqueal n.° 8 varón-n.° 7 mujer c/balón. Máscara laríngea n.° 3

Principio activo	Vía	Dosis	Dosis paciente	Preparación y administración	Observaciones
Paro cardiorrespiratorio					
Adrenalina 1 mg/1mL (1:1000)	IV IO	0,1 mL/kg de sol 1:10 000	0,4 mg	Tomar 1 mL de la ampolla y llevar a 10 mL con SF (sol 1:10 000): administrar 4 mL	Se puede repetir cada 3 a 5 min
Shock anafiláctico					
Adrenalina 1 mg/mL (1:1000)	IM	0,01 mg/kg	0,4 mg	0,4 mL (sin diluir) en la cara anterolateral del muslo	Se puede repetir en 5 min. Dosis máxima < 12 años: 0,3 mg; > 12 años: 0,5 mg
Sedoanalgesia					
Ketamina (50 mg/mL)	IV	1 mg/kg	40 mg	Tomar 1 mL de la ampolla y llevar a 5 mL con Dx 5% o SF. Administrar 4 mL de esta solución en al menos 2 min	
	IM	3 mg/kg	100 mg	Administrar 2 mL sin diluir	
Midazolam 5 mg/mL	IV	AVM 0,1 mg/kg	4 mg	Tomar 1 mL de la ampolla y llevar a 5 mL con Dx 5% o SF. Administrar 4 mL de esta solución en 2 a 5 min	Se puede aumentar hasta 0,2 mg/kg
Rocuronio 10 mg/mL	IV	0,5 mg/kg	20 mg	Administrar sin diluir en bolo rápido: 2 mL	Frasco ampolla en heladera

IV: intravenoso; IO: intraósea; IM: intramuscular; AVM: asistencia ventilatoria mecánica; SF: solución fisiológica; Dx 5%: solución de dextrosa al 5% en agua.

PESO: 60 kg

TET: tubo endotraqueal n.° 8 varón-n.° 7 mujer c/balón. Máscara laríngea n.° 4

Principio activo	Vía	Dosis	Dosis paciente	Preparación y administración	Observaciones
Paro cardiorrespiratorio					
Adrenalina 1 mg/1 mL (1:1000)	IV IO	0,1 mL/kg de sol 1:10 000	0,6 mg	Tomar 1 mL de la ampolla y llevar a 10 mL con SF (sol 1:10 000): administrar 6 mL	Se puede repetir cada 3 a 5 min
Shock anafiláctico					
Adrenalina 1 mg/mL (1:1000)	IM	0,01 mg/kg	0,5 mg	Administrar 0,5 mL (sin diluir) en la cara anterolateral del muslo. Dosis máxima > 12 años: 0,5 mg	Se puede repetir en 5 min
Sedoanalgesia					
Ketamina 50 mg/mL	IV	1 mg/kg	60 mg	Tomar 1 mL de la ampolla y llevar a 5 mL con Dx 5% o SF. Administrar 6 mL de esta solución en al menos 2 min	En SIR hasta 2 mg/kg, bolo rápido
	IM	3 mg/kg	100 mg	Administrar 2 mL sin diluir	
Midazolam 5 mg/mL	IV	AVM 0,1 mg/kg	6 mg	Tomar 1 mL de la ampolla y llevar a 5 mL con Dx 5% o SF. Administrar 6 mL de esta solución en 2 a 5 min	Se puede aumentar hasta 0,2 mg/kg. Dosis máxima total: < 5 años: 6 mg; > 5 años: 10 mg
Rocuronio 10 mg/mL	IV	0,5 mg/kg	30 mg	Administrar sin diluir en bolo rápido: 3 mL	Frasco ampolla en heladera

IV: intravenoso; IO: intraósea; IM: intramuscular; AVM: asistencia ventilatoria mecánica; SF: solución fisiológica; Dx 5%: solución de dextrosa al 5% en agua.

(Fuente: con autorización de Lorenzini L, Boto A, Rino P. Área Farmacia, Área Emergencias, Comité de Medicamentos de Alto Riesgo. Hospital de Pediatría Juan P. Garrahan).

Estrategias fundamentales en la vía aérea en emergencias

8

Guillermo Jesús Mauro y Nicolás R. Pereyra Díaz

OBJETIVOS

- Conocer las diferentes secuencias de vía aérea utilizadas en emergencias.
- Comprender la importancia de los pasos de la secuencia rápida de intubación en los tres momentos fundamentales del procedimiento.
- Elaborar estrategias para cada paciente en particular según las variables de vía aérea difícil, agitación psicomotriz y necesidad de parálisis.

INTRODUCCIÓN

En este capítulo se desarrollarán, de manera esquemática e integral, las distintas estrategias estandarizadas para el abordaje de la vía aérea. Como se ha detallado en capítulos anteriores, hay situaciones críticas que obligan al médico de emergencias a trabajar en forma inmediata sobre la vía aérea y elaborar estrategias para su manejo avanzado. De esta manera, es posible dividir la estrategia inicial en dos grandes grupos:

- Pacientes con necesidad inmediata de abordaje de vía aérea: con paro cardíaco o respiratorio o respiración agónica (paro cardíaco inminente).
- Pacientes sin necesidad inmediata de abordaje de vía aérea avanzada: permite diseñar una estrategia para el abordaje de vía aérea avanzada, a estas se las llamará secuencias de intubación.

En pacientes que sufren un paro cardíaco se debe proceder a manejar rápidamente la vía aérea sin olvidar de priorizar las compresiones torácicas efectivas y la desfibrilación temprana (en los casos que corresponda), siguiendo los pasos de las guías correspondientes.[1] Por otro lado, el segundo grupo de pacientes (los que no requieren una vía aérea inmediata) deben ser evaluados para identificar los enemigos fisiopatológicos de la vía aérea (hipoxemia, hipotensión, acidosis y fallo agudo del VD) para elaborar una estrategia dirigida de reanimación y selección de fármacos con las dosis adecuadas (véase **cap. 5**). También resulta importante detectar las alteraciones anatómicas que puedan ocasionar desafíos técnicos tanto en la laringoscopia e intubación como en los métodos de rescate de ventilación (con dispositivo bolsa-válvula-máscara [DBVM] o dispositivo supraglótico [DSG]) y la cricotirotomía (véase **cap. 6**).

Dentro de las estrategias de intubación, la secuencia rápida de intubación (SRI) es la más comúnmente utilizada, con una alta tasa de éxito en el primer intento (FPS),[2] y es la secuencia fundamental que todo médico que trabaja en emergencias debe conocer. Se recomienda en pacientes que tienen, o se sospecha, el estómago ocupado (la gran mayoría de los que se asisten en emergencias). Durante la pandemia de 2020 volvió a ser reivindicada como la estrategia principal de intubación.[3]

Si se toman en cuenta algunas situaciones especiales, existen alternativas a la SRI que, si se conocen y entrenan correctamente, pueden ser de mucha utilidad para el equipo de emergencias. Cuando el paciente presenta agitación psicomotriz y no se logra realizar una preoxigenación adecuada, la **secuencia retardada de intubación** es una buena alternativa. En la **secuencia de vía aérea rápida** se siguen los pasos de la SRI, pero con la elección de un dispositivo supraglótico en lugar del tubo endotraqueal, es especialmente útil en el ámbito extrahospitalario.

Las estrategias de intubación que utilizan bloqueantes neuromusculares (BNM) presentan, como ventajas, reducción del riesgo de aspiración, mejora de las condiciones de intubación con mayor exposición de la glotis y altos porcentajes de éxito en el primer intento de intubación.[4,5]

En aquellos pacientes que presentan parámetros evidentes de dificultad técnica para la intubación y los métodos de rescate (DBVM o DSG), la intubación vigil y la **secuencia de intubación facilitada con sedantes** pueden ser una opción. En estas dos últimas estrategias no se utilizan BNM y tienen como objetivo principal mantener la ventilación espontánea del paciente, por lo tanto, la oxigenación durante toda la secuencia. Al evitar la apnea que producen estos fármacos, existen menos posibilidades de llegar a la situación crítica de "no se puede intubar/no se puede ventilar".

El conocimiento de los pasos de las secuencias resulta esencial y el entrenamiento en vía aérea debe basarse en cada uno de ellos y no en la simple colocación del tubo en la tráquea.

Además de la secuencia elegida, es importante establecer los planes de acceso a la vía aérea; es decir, al decidir una vía aérea definitiva, el líder del equipo (o el encargado de vía aérea) debe establecer los pasos a seguir si el plan inicial no funciona, por lo que resulta esencial que todo el equipo se encuentre informado sobre la forma de proceder secuencialmente, por ejemplo: plan A: IOT, plan B: ML, plan C: cricotirotomía. El orden puede modificarse a razón de varios factores, como equipo de trabajo, materiales disponibles y entrenamiento con diferentes técnicas, fisiopatología de la enfermedad y antecedentes del paciente.

> **!** La estrategia principal consiste en utilizar BNM o no. Para decidir su uso se deberían tener presentes dos puntos fundamentales:
> 1) El BNM genera las mejores condiciones de intubación y favorece la visualización del orificio glótico debido a la abducción y parálisis de la cuerdas vocales, con menor incidencia de vómitos y aspiración y, en manos entrenadas, una alta tasa de éxito de intubación en el primer intento.
> 2) El BNM produce apnea a los pocos segundos, lo que hace que el paciente deje de ventilar espontáneamente durante el procedimiento. Esto puede ser un verdadero problema en un paciente con vía aérea difícil, donde por algún motivo "no se puede intubar ni ventilar/oxigenar".
> Por lo tanto, la decisión del uso de BNM debe resultar de un balance de las características de dificultad anatómica y fisiológica, los planes de vía aérea y el entrenamiento del equipo.

En el presente capítulo se abordarán las secuencias de intubación más utilizadas en situaciones de emergencias, comenzando por la piedra angular: la secuencia rápida de intubación (SRI).

SECUENCIA RÁPIDA DE INTUBACIÓN

La SRI es un procedimiento diseñado para minimizar el tiempo necesario para asegurar la vía aérea mediante la colocación de un tubo endotraqueal en pacientes con alto riesgo de aspiración cuando el estómago está, o se presume, ocupado. La mayoría de los pacientes que requieren intubación en emergencias deben considerarse que tienen el estómago ocupado, por lo tanto, son candidatos para la SRI.[6] El paciente con traumatismo grave suele tener disminuido el vaciamiento gástrico con consecuente distensión gástrica y un mayor riesgo de vómito; por lo tanto, a pesar de un ayuno apropiado debería considerarse esta estrategia.[3,7]

La SRI, como la describieron originalmente Stept y Safar, involucra cuatro puntos importantes:[8]

- Preoxigenación con oxígeno al 100%.
- Pasaje rápido y secuencial de un fármaco inductor y un BNM.
- Evitar la ventilación con presión positiva con DBVM antes de la intubación debido a los riesgos de distensión gástrica y regurgitación.
- Maniobra de presión cricoidea (maniobra de Sellick).

> **!** Los dos últimos puntos han sido controvertidos.[9] En la actualidad, la presión cricoidea no se recomienda sistemáticamente, mientras que las ventilaciones a presión positiva en la fase de apnea pueden llegar a ser necesarias en pacientes cuya saturación desciende o en aquellos que no pueden tolerar la acidosis.

Para el estudio en detalle, la SRI se suele dividir en siete pasos, a los que Ron Walls ha llamado "las 7P":[7]

1. **P**reparación.
2. **P**reoxigenación.
3. Optimización **P**reintubación.
4. **P**arálisis e inducción.
5. **P**osicionamiento.
6. **P**asaje del tubo y corroboración de la colocación.
7. Manejo **P**osintubación.

Para mayor comprensión, y siguiendo el orden que lleva este manual, Menéndez[10] agrupa estos siete pasos en tres grandes momentos:

- Cuidados preintubación: incluye las tres primeras P (preparación, preoxigenación y optimización preintubación). En este momento se debe intentar lograr las mejores condiciones de oxigenación y hemodinámicas previas a la laringoscopia.
- Cuidados de la intubación: el momento propio de laringoscopia y el paso del tubo por la tráquea con la confirmación inmediata de la correcta intubación y las estrategias de rescate de la vía aérea en caso de que la intubación fracase.
- Cuidados posintubación: incluye la conexión al ventilador mecánico y la programación según la patología, la reanimación hemodinámica posintubación, la analgesia y la sedación.

Cuidados preintubación

Preparación

Comienza antes de la llegada del paciente, con la preparación del personal interviniente (la división de roles, las estrategias de trabajo y los equipos de protección de bioseguridad), el chequeo del material necesario mediante el uso de una lista de verificación de vía aérea (*checklist*) y el entrenamiento del grupo de trabajo. El uso de una lista de verificación preintubación es una herramienta que ha demostrado reducir significativamente los riesgos de complicaciones relacionadas con la intubación en pacientes con traumatismo,[11] por lo que resulta apropiado extender su uso a todas las situaciones de emergencias. Es necesario que cada departamento de emergencias diseñe su propia lista de verificación y que esta sea lo más sencillamente reproducible y se adapte a los elementos y necesidades de cada lugar. El equipo de protección personal y el número máximo de personas que ingresará en la sala de emergencias (o lugar de manejo de la vía aérea) comenzó a ser uno de los temas primordiales con el advenimiento de la pandemia 2020 de SARS-CoV-2.[12] El diámetro del tubo endotraqueal debe ser seleccionado para el paciente en particular, y se debe contar con uno adicional de mayor calibre y otro menor al alcance, que debe estar disponible rápidamente en caso de que se llegue a encontrar una glotis menor de la esperada.[13,14] Además, es recomendable tener disponible un tubo 6 por si se requiere una cricotirotomía quirúrgica si el plan inicial falla (véase más adelante). Otro elemento fundamental que también debe estar disponible en este momento y en funcionamiento es la succión de gran calibre, rígida, gruesa y transparente.

Una vez que el paciente ha arribado, se debe conectar el equipo de monitorización completa e intentar colocar dos accesos venosos periféricos. Cabe mencionar que la preparación de los materiales y la preoxigenación (siguiente P) son dos pasos que pueden llevarse a cabo en simultáneo. En el **capítulo 7** se profundiza sobre la preparación.

Preoxigenación

Como veremos más adelante, al cumplirse el tiempo de acción del paralizante se producirá la apnea en el paciente. Si el paciente se encontraba respirando aire ambiente será capaz de tolerar la apnea durante 1 a 2 minutos solamente.[15]

Cuando la saturación de oxígeno llega al umbral del 90%, su descenso se hace más brusco y puede llegar a valores críticos en pocos segundos. Una preoxigenación realizada de forma correcta permite aumentar el período de apnea sin hipoxia. El fundamento de la preoxigenación se basa en dos metas básicas: 1) oxigenar: llevar la saturación del paciente lo más cerca posible del 100%; 2) desnitrogenar: maximizar la reserva de oxígeno "lavando el nitrógeno" de la capacidad residual funcional (desplazar el nitrógeno del tanque de reserva y llenarlo de oxígeno). La posición óptima para preoxigenar se logra con el paciente lo más sentado posible o en posición de Trendelemburg invertida en los politraumatizados. Se debe utilizar una máscara reservorio con válvulas de no reinhalación que impiden la reinhalación durante 3 a 5 minutos, a un flujo de 15 L/min.[16]

En caso de que no se consiga mantener una saturación de oxígeno superior al 94%, se podrá utilizar ventilación manual con válvula de PEEP conectado a un flujo de oxígeno de 15 L/min. Hay que recordar que, para aportar mayor fracción de oxígeno, la máscara del reanimador debe estar bien coaptada.[17] Por otro lado, si existe disponibilidad de un respirador multiprocesado y el entrenamiento adecuado para su uso, podría utilizarse la ventilación no invasiva en modo CPAP como método de preoxigenación previo a la intubación (véase **cap. 21**).

Optimización preintubación

En este paso se debe intentar optimizar la hemodinamia y la oxigenación de los pacientes previo al pasaje de los fármacos inductores y al comienzo de la ventilación mecánica a presión positiva. Principalmente, se debe tratar la hipotensión arterial (si existiera) y prevenirla en aquellos pacientes con alto riesgo de presentarla y, por otro lado, mejorar la oxigenación de aquellos pacientes que en la preoxigenación continuaron hipoxémicos a pesar de los altos aportes de oxígeno.

La hipotensión, tanto previa[18] como posterior[19,20] a la intubación en emergencias, se ha asociado directamente a paro cardíaco y aumento de mortalidad hospitalaria.

Se pueden encontrar tres escenarios hemodinámicos en este momento:

- Pacientes con hipotensión o signos clínicos evidentes de shock.
- Pacientes sin hipotensión y con alto riesgo de hipotensión (shock oculto).
- Pacientes sin hipotensión y con bajo riesgo de hipotensión posintubación.

En el paciente con hipotensión o signos clínicos evidentes de shock, si se predice que "es respondedor" a líquidos y la intubación se puede demorar unos minutos (básicamente si la oxigenación y su estado global lo permiten), se deben reponer líquidos: cristaloides o hemoderivados (en caso de shock hemorrágico). Debe considerarse el uso temprano de vasopresores en infusión continua (noradrenalina) o en bolos intravenosos (adrenalina),[21] principalmente en aquellos pacientes que no requieren líquidos o sí lo requieren, pero resulta necesario revertir el estado de shock de forma más rápida. En aquellos pacientes con shock séptico que "den tiempo" se recomienda guiar el aporte de cristaloides en base a métodos dinámicos de respuesta a volumen, como la medición de la variabilidad de la vena cava mediante ecografía y la determinación del VTI.[22,23] Los autores de este libro sugieren definir "con o sin tiempo" en base a la oxigenación y a la presencia de una vía aérea dinámica. Cuando no se puede sostener una oxigenación adecuada en el tiempo a pesar de una correcta preoxigenación con alto flujo de oxígeno, se definirá un escenario "sin tiempo" y se sugiere iniciar con vasopresores en bolo (adrenalina dilución 1:100 000) en lugar de la infusión continua por bomba, cuyo armado suele llevar más tiempo (véase **fig. 10-1**). De la misma forma, debe considerarse en este escenario "sin tiempo" la presencia de una vía aérea dinámica, donde existe un inminente compromiso de la permeabilidad (p. ej., angioedema o quemadura de la vía aérea). En estos casos, la reanimación con líquidos puede realizarse en simultáneo sin esperar la respuesta a estos para proceder a asegurar la vía aérea.

Para predecir el riesgo de hipotensión posintubación, se recomienda realizar el índice de shock (IS) en todo paciente crítico que no se encuentra hipotenso. Es una simple relación entre la frecuencia cardíaca y la tensión arterial sistólica (TAS) que ayuda a identificar pacientes vulnerables a pesar de tener una tensión arterial (TA) normal.[24] En adultos, un IS con valores superiores a 0,8 se correlaciona con un deterioro hemodinámico posintubación, con una sensibilidad del 67% y una especificidad del 80%.[24] En el **capítulo 10** se abordará en detalle.

Parálisis con inducción

En este paso se administra, de forma secuencial y rápida, un fármaco inductor seguido de un BNM.[3] Si bien tradicionalmente se recomienda administrar primero el inductor, lo que se busca conseguir es que el efecto sedante y la parálisis ocurran en simultáneo y se minimice el tiempo de apnea hasta que se logre la colocación del tubo endotraqueal.[25,26] Otros autores, sin embargo, prefieren la titulación gradual del inductor hasta lograr la pérdida de conciencia y, recién cuando esto ocurre, administrar el BNM.[9]

El **inductor anestésico** se utiliza para producir pérdida de conciencia, e idealmente en emergencias se debe seleccionar un fármaco que no tenga demasiado impacto sobre la TA, la frecuencia cardíaca (FC), la contractilidad cardíaca y la presión de perfusión cerebral (PPC).[7]

De todos los inductores, la ketamina, por su aumento de TA y FC, y el etomidato, que posee menor influencia en estas variables, son los más recomendados, principalmente si el paciente está en shock, con un IS mayor de 0,8[7] o en traumatismo.[27] Respecto del propofol, se debería evitar por su efecto cardiodepresor e hipotensor; en caso de que no haya otro inductor disponible, se aconseja la administración simultánea de un vasopresor para contrarrestar estos potencialmente deletéreos de propofol[28] o utilizarlo en combinación con la ketamina en la misma jeringa (ketofol).[29] Todas los fármacos inductores, incluido el etomidato y la ketamina, requieren una reducción del 25-50% de la dosis cuando se utilizan en pacientes en quienes no se logró corregir la hipotensión.[6,30]

Los **fármacos BNM** producen relajación muscular, lo que mejora la visualización del orificio glótico y reduce las complicaciones asociadas a la intubación con mayor éxito en el primer intento. Dentro de los fármacos BNM, tanto la succinilcolina como el rocuronio pueden utilizarse en situaciones de emergencias.[3] No existen diferencias significativas en cuanto a las condiciones de intubación cuando se usa rocuronio con dosis altas (1 a 1,4 mg/kg).[31] La succinilcolina tiene el potencial riesgo de hiperpotasemia grave en un determinado grupo de pacientes,[32-37] por esta razón ciertos autores prefieren el rocuronio.[38,39]

En el **cuadro 8-1** se clasifican los inductores y los BNM, sobre la base de su tiempo de acción, sus efectos adversos más frecuentes, sus contraindicaciones y el beneficio de cada uno.

A diferencia de lo que ocurre con los fármacos inductores, los BNM no alteran el estado hemodinámico. En pacientes que tienen la circulación alterada se recomienda utilizar mayores dosis que en los hemodinámicamente estables (succinilcolina 2 m/kg o rocuronio 1,4 mg/kg).

Es preciso resaltar que una vez que se ha producido la parálisis, el intercambio gaseoso dependerá exclusivamente del operador, dado que, con la apnea que producen los BNM, se perderá el patrón respiratorio del paciente. Por esto resulta crucial que todos los médicos que trabajan en emergencias sean expertos en resolver todas las vías aéreas la intubación, la ventilación con DBVM y DSG y en realizar una cricotirotomía.

> **!** Como se puede apreciar en este momento, esta secuencia lleva una serie de procesos que incluyen la preparación, la preoxigenación y la reanimación hemodinámica, por lo tanto, la palabra "rápida" de la SRI debe hacer referencia solo al pasaje rápido de los fármacos (inductor y BNM) y la posterior laringoscopia e intubación a los 60 segundos de su administración. Con esto se busca que el intervalo de tiempo entre la pérdida de la protección de la vía aérea al suministrar los fármacos y la colocación del tubo en la tráquea con el balón inflado se acorten y, por lo tanto, se minimicen los riesgos de aspiración.

Cuidados de la intubación

Posicionamiento

Una vez que se han administrado los fármacos y ha transcurrido el tiempo necesario para el bloqueo neuromuscular completo del paciente (45-60 s), se debe buscar la posición óptima para realizar la laringoscopia. Este posicionamiento se logra al flexionar la columna cervical baja y extender la articulación occipito-atlanto-axoidea (véase **fig. 2-10**).[40] Esta posición debería evitarse en pacientes con sospecha de lesión cervical.[41] Para lograr la posición de olfateo adecuada es recomendable colocar un resalto a la altura del occipucio, de modo que al observar lateralmente al paciente se pueda alinear el oído con el esternón (véase **fig. 2-11**).[42] Para lograr esta alineación en los pacientes obesos es necesario colocarlos en posición "en rampa", que consiste en elevar la parte superior de su cuerpo y cabeza con la colocación de sábanas en forma escalonada.[43] Como se mencionó en el **capítulo 2**, una forma más sencilla y rápida de lograr la posición en rampa en situaciones de emergencias es la elevación de la parte superior de la cama o camilla unos 25°[44] o los necesarios para lograr la alineación óptima oído/esternón (véase **fig. 2-13**).

La presión cricoidea ha sido uno de los pilares de la secuencia rápida de intubación clásica para prevenir la aspiración en aquellos pacientes que con riesgo aumentado. Consiste en la presión del cartílago cricoides con el objetivo de comprimir el esófago contra la columna y así evitar la regurgitación del contenido del estómago. Lleva el nombre de Sellick, quien fue el que originalmente la describió.

> **!** A pesar de que algunos autores la sigan recomendando,[41] la eficacia de la presión cricoidea para prevenir la aspiración es controversial y puede dificultar tanto la ventilación como la visualización en la laringoscopia.[44] Habitualmente se la realiza de forma incorrecta y no debería implementarse de forma rutinaria.[45]

De todas las maniobras de manipulación externa de la laringe, la manipulación externa bimanual modificada es la más recomendada. Consiste en utilizar la mano de un asistente apoyada sobre el cartílago tiroides del paciente, y luego el operador que realiza la laringoscopia la coloca en el lugar

Cuadro 8-1. Inductores y agentes paralizantes

		Dosis Habitual/ shock	Tiempo en hacer efecto completo (s)	Eliminación Vida media (min)	Efectos adversos/ contraindicaciones	Beneficios
Inductores	Etomidato	0,3/0,1 mg/kg	60	3-12	Insuficiencia suprarrenal	Estabilidad hemodinámica
	Ketamina	2 mg/kg 1 mg/kg en shock	30-60	5-15	Hipertensión Hipersecreción bronquial Precaución en esquizofrenia	Efecto analgésico asociado Shock séptico y hemorrágico Estado asmático En traumatismo de cráneo con hipotensión arterial
	Propofol	1 mg/kg No en shock	15-45	5-10	Hipotensión	Ante la no disponibilidad de los anteriores. Considerar la coadministración con vasopresores o, de estar disponible, uso conjunto con ketamina (ketofol)
	Midazolam	0,2 mg/kg No en shock	90-120	1-4	Hipotensión Depresión respiratoria	No recomendado
Paralizante	Succinilcolina	1,5/2 mg/kg en shock	45	3-6	Hiperpotasemia o riesgo de hiperpotasemia	En pacientes sin contraindicaciones para su uso
	Rocuronio	1-1,4 mg/kg	60	30-60	Hipersensibilidad previa al fármaco	Muy seguro. Mejores condiciones con dosis elevadas (1,4 mg/kg)
	Vecuronio	0,2 mg/kg	120	20-60		Cuando está contraindicada la succinilcolina y no hay rocuronio disponible

exacto donde logra la mejor visualización de la glotis[46] (véase **fig. 2-14**). Para más detalles dirigirse al apartado correspondiente en el **capítulo 2**.

La posición del laringoscopista respecto del paciente también debe tenerse en cuenta, y es recomendable adoptar una posición ergonómica, con la espalda recta, y mantener una distancia que permita una visión binocular. Para ello, la altura de la cabeza del paciente debería encontrarse a la altura de la apófisis xifoides del operador. La maniobra de la laringoscopia debe realizarse ingresando suavemente con el laringoscopio, reconociendo las estructuras anatómicas secuencialmente (úvula, epiglotis y valécula) y posicionando la rama del laringoscopio en el surco glosoepiglótico, para después generar la tracción al cenit con el codo pegado al tronco. En el caso de utilizar un videolaringoscopio hiperangulado, se debe obtener una visión panorámica (glotis en la parte superior de la pantalla) para optimizar la intubación, así como también modificar la configuración del estilete (o la bujía) para obtener una angulación similar a la curvatura de la pala. Para más detalles sobre la laringoscopia e intubación dirigirse al **capítulo 13**.

Pasaje del tubo con confirmación

Al realizar la laringoscopia, se introduce el TET a través del espacio glótico y se progresa hasta que la marca que este posee llegue a las cuerdas vocales. Esto evita progresar más allá de este lugar con la intención de evitar una IOT selectiva del bronquio fuente derecho, momento en el cual se insufla el balón.

Observar el pasaje del TET por las cuerdas vocales es el primer paso para la confirmación de su correcta colocación. En este punto tendremos diferentes opciones, según nuestro lugar de trabajo, para el siguiente paso:

- La capnografía es el estándar de elección[47] y consiste en la evaluación del CO_2 exhalado a través del tubo endotraqueal. En caso de intubación esofágica, la curva se aplana llegando a cero. La forma de la onda de la capnografía también resulta de mucha utilidad para monitorizar el éxito de las medidas de rescate de ventilación mediante DBVM o DSG y, a diferencia de la oximetría de pulso que suele tener una demora variable en reflejar la saturación a nivel central, la capnografía muestra los cambios en tiempo real. Este método de confirmación debería estar disponible en todos los departamentos de emergencias tanto hospitalarios como prehospitalarios.
- Como alternativa, cuando no se cuenta con capnografía, se puede comprobar mediante la auscultación del estómago y de ambos campos pulmonares, para asegurar la entrada de aire en ambos hemitórax (véase **cap. 18**).
- Actualmente el uso de la ultrasonografía, en manos experimentadas, puede confirmar de forma indirecta la correcta colocación.[48,49]

Cuidados posintubación

Manejo posintubación

La asistencia ventilatoria mecánica se iniciará con la adaptación de los parámetros del ventilador de acuerdo con la patología de base que presente el paciente. Los autores recomiendan iniciar con bolos de analgosedación de ketamina, mientras se continúa con la reanimación guiada por parámetros dinámicos de respuesta a volumen y uso de vasopresores según corresponda.

Una vez alcanzadas las metas de reanimación deseadas se continuará con la analgosedación en infusión continua, para ello se utilizarán fentanilo o remifentanilo, y midazolam o propofol, de acuerdo con los protocolos de cada centro. Se profundiza en los **capítulos 19** y **20**.

OTRAS SECUENCIAS DE VÍA AÉREA EN EMERGENCIAS

Secuencia de intubación retardada

Consiste en la administración de ketamina en dosis disociativas con la intención de optimizar el período de preintubación en aquellos pacientes cuya condición clínica de agitación secundaria generalmente a la hipoxemia o hipercapnia (excitación psicomotriz/*delirium*) dificulta realizar los primeros pasos de la SRI de la forma adecuada (principalmente la preoxigenación). La disociación consiste en un estado hipnótico acinético con pérdida de reacción a los estímulos dolorosos, pero sin pérdida completa de la conciencia. Los pacientes que se disocian con ketamina muchas veces continúan con los ojos abiertos y algunos exhiben movimientos espontáneos, y lo más importante es que los reflejos de la tos o de la deglución continúan funcionando. Estos pacientes no recordarán la intervención.[50]

Como explica Weingart,[51] la disociación se logra con un bolo lento de ketamina 1 mg/kg, aunque puede requerirse una segunda dosis de 0,5 mg/kg. Si bien este fármaco no frena la ventilación espontánea ni los reflejos de la vía aérea si se lo administra lentamente, la apnea puede resultar con los bolos rápidos y, en caso de que ocurra, por lo general es autolimitada. Otro efecto adverso para tener presente es el laringoespasmo que, si bien se ha descrito más en niños, también puede presentarse en adultos.[52] Por este motivo, resulta necesario tener disponible el BNM listo para administrar en el caso de que alguno de estos efectos adversos poco frecuentes se presenten, a fin de proceder con la SRI y el control rápido de la vía aérea. El efecto disociativo se observa a los 10-15 s de administrada la ketamina, momento en el que se debe iniciar la preoxigenación descrita anteriormente; luego de obtener los objetivos de saturación (idealmente > 95%), el paciente se encuentra en su estado óptimo para continuar con los pasos ya descritos de la SRI. Si durante la secuencia de intubación retardada, al contrario de lo esperado, la oxigenación comienza a descender (posiblemente debido a empeoramiento dinámico del *shunt*), se debe continuar con una SRI recordando optimizar la ventilación con un DBVM con válvula de PEEP, con la mejor técnica para lograr los objetivos de oxigenación antes de realizar la laringoscopia.[50]

Secuencia de intubación sin bloqueante neuromuscular

Si, ante un paciente con parámetros anatómicos de intubación difícil en el que, además, se predice un rescate dificultoso (DBVM y DSG), se decide una estrategia con BNM, el riesgo de llegar al escenario de "no se puede intubar no se puede ventilar/oxigenar" será mayor. En esta situación será obligatoria la realización de una cricotirotomía.

> **!** De todas maneras, teniendo en cuenta el NEAR III, llegar a una cricotirotomía de rescate es muy poco probable (0,3 % de los casos).[2]

Entonces, dos preguntas primordiales que deberían plantearse antes de paralizar un paciente son:

- ¿Existen parámetros anatómicos evidentes de dificultad para la laringoscopia e intubación?
- Si no se puede intubar, ¿se podrá reoxigenar mediante los dispositivos de rescate (DBVM o DSG)? o, dicho de otro modo, ¿se predice que la ventilación con DBVM o DSG será imposible?

Si la respuesta a ambas preguntas es afirmativa, una secuencia sin BNM debería considerarse como primera estrategia.

Por ejemplo, un paciente con anafilaxia con grave angioedema de lengua (véase **fig. 4-1**) progresa con cambios de la voz, por lo que se debe realizar una vía aérea definitiva (vía aérea dinámica). En este caso, no solo se predice una intubación difícil, sino también dificultad tanto del uso del reanimador manual o la colocación de un DSG. Además del tratamiento inmediato con adrenalina, la mejor estrategia será la intubación sin BNM mediante fibrobroncoscopia por la vía nasal.[53] En caso de no estar entrenado o no disponer de ese instrumento, se debe realizar un intento de intubación traqueal y realizar una cricotirotomía quirúrgica en caso de no poder concretar la intubación en el primer intento.

De la misma forma, en pacientes con parámetros fisiopatológicos de dificultad, la secuencia sin BNM resulta ser una buena alternativa en ciertas situaciones. Por ejemplo, en los pacientes con acidosis metabólica grave, la apnea empeorará aún más la acidosis al perderse la compensación respiratoria que suelen tener estos pacientes.

Dentro de las estrategias sin BNM se pueden diferenciar dos grupos, dependiendo de si el paciente se encuentra colaborador para el procedimiento o no.

Intubación vigil en el paciente colaborador

En este caso, el estado del paciente permitirá realizar el procedimiento de intubación facilitada mediante anestesia tópica (lidocaína) y, de ser necesario, se puede utilizar como complemento una baja dosis de algún sedante (ketamina, propofol o ketofol). Es importante destacar que esta sedación leve es opcional y que el objetivo principal es reducir la ansiedad y la percepción del dolor, sin llegar a afectar los reflejos de la vía aérea y el patrón respiratorio. La ventaja de esta secuencia es que, al encontrarse el paciente colaborando, es capaz de respirar espontáneamente durante el procedimiento y mantener permeabilidad de las vías aéreas al controlar de forma consciente los músculos respiratorios. De todas formas, se debe tener preparado todo el equipo necesario (fundamentalmente el BNM cargado en una jeringa) para convertir el procedimiento a una SRI, de ser necesario, y con los planes de rescate por si el plan inicial falla. Si bien es preferible realizar la intubación mediante laringoscopia (video o LD), varios autores recomiendan el uso de un fibrobroncoscopio flexible.[54-57] Como se mencionó, la intubación vigil con fibrobroncoscopio flexible resulta la estrategia de elección en pacientes con vía aérea dinámica debido a anafilaxia/angioedema, síndrome por inhalación por humo de incendio y con posible traumatismo de la vía aérea.[53]

Es fundamental que el equipo se encuentre entrenado en esta estrategia y contar con el tiempo y los materiales necesarios para realizarla. Una intubación vigil suele demorar aproximadamente 15 minutos, por lo que la condición clínica del paciente debe permitir este intervalo de tiempo.[54] En el **cuadro 8-2** se describe la técnica de intubación vigil con anestesia local para el abordaje por la vía oral. En el caso de que la estrategia sea la utilización de un endoscopio flexible con abordaje por la vía nasal, puede utilizarse el anestésico local en gel junto con algún agente vasoconstrictor local con el objetivo de disminuir el sangrado y el edema.[54,55]

Cuadro 8-2. Pasos de la anestesia local con lidocaína para la intubación vigil y acceso por la vía oral

1	Preparar planes de vía aérea y todos los materiales necesarios (incluidos fármacos inductores y BNM) por si es necesario cambiar a una SRI en caso de fallo de la estrategia vigil
2	Iniciar preoxigenación: máscara con reservorio + cánula nasal. La posición ideal del paciente durante todo el procedimiento es sentado o semisentado. Se debe retirar la máscara en los pasos donde se necesite aplicar el anestésico tópico y volver a colocarla mientras se espera el tiempo de acción
3	Explicar al paciente lo que va a ocurrir, con terminología adecuada para su comprensión. Resulta importante generar un lenguaje no verbal, por ejemplo, que levante la mano en caso de que fuera necesario detener el proceso o, si está todo bien, el pulgar hacia arriba para continuar
4	Aplicar lidocaína en ungüento al 5% con un bajalenguas sobre la base de la lengua (actúa sobre la inervación del glosofaríngeo). Para esto se debe solicitar al paciente que exteriorice la lengua y tomar la punta con una gasa para traccionar suavemente hacia fuera, mientras con el bajalengua se esparce lo más posterior posible. Algunos pacientes pueden requerir que este procedimiento se repita nuevamente. El pico de efecto se consigue a los 4-5 minutos de su aplicación y su duración es de 15 minutos aproximadamente
5	Aplicar lidocaína atomizada al 4%, o en aerosol al 10% (dependiendo de la disponibilidad) de forma abundante sobre la lengua, la úvula y paladar blando, la región amigdalina y la orofaringe. Luego, explicar al paciente que posiblemente la próxima aplicación le genere un poco de tos y falta de aire. Dirigir el atomizador con la curva apuntando hacia la laringofaringe, idealmente hacia la glotis y durante la inspiración (con esto se busca la acción sobre la mucosa inervada por la rama interna del nervio laríngeo superior). Repetir esto una o dos veces más. Una alternativa menos efectiva es administrar la lidocaína por nebulización, ya que se generan microgotas más pequeñas que terminan actuando distalmente en el árbol respiratorio y no en el sitio deseado
6	Luego de unos minutos realizar la laringoscopia. Mientras se introduce el laringoscopio, pueden requerirse nuevas aplicaciones distales dirigidas o las estructuras laríngeas

Intubación sin bloqueante en un paciente no colaborador (solo con sedante)

Cuando el paciente no puede colaborar con el procedimiento debido a su condición clínica (p. ej., excitación psicomotriz), se puede optar por una intubación facilitada solo con sedante. Habitualmente, para lograr las mejores condiciones de intubación sin un BNM resulta necesario utilizar los sedantes en dosis de inducción; para ello, el propofol es ampliamente utilizado y proporciona un excelente nivel de sedación.[58] El precio a pagar para lograr estas condiciones son los efectos adversos que estas dosis elevadas producen en el paciente (depresión respiratoria, pérdida de la protección de la vía aérea e hipotensión arterial). Los estudios que comparan estas estrategias (con parálisis y sin ella) en emergencias son limitados, pero los datos publicados hasta el momento indican una tasa de éxito de intubación mayor con menor porcentaje de complicaciones cuando se realiza la secuencia rápida de intubación.[4,59] De todos los sedantes disponibles, la ketamina es el que mejor perfil presenta y proporciona una sedación disociativa sin afectar el *drive* respiratorio, lo que permite que el paciente mantenga la oxigenación en todo momento de la secuencia. Recientemente, Merelman y cols.[60] describieron en detalle la secuencia sin parálisis con ketamina y la denominaron KOBI (del inglés *ketamine only breathing intubation*, intubación respirando solo con ketamina). Un estudio reciente encontró menor éxito en el primer intento (51%) cuando se comparó con la secuencia rápida de intubación (87%).[61] Una alternativa para aquellos pacientes en quienes los efectos hipertensivos de la ketamina pueden ser perjudiciales (p. ej., en el EAP cardiogénico hipertensivo) es el uso del ketofol, donde se combinan ambos fármacos en la misma jeringa y se reduce la dosis de cada uno con el objetivo de contrarrestar el efecto indeseado de cada fármaco.[62] El etomidato también puede ser utilizado sin BNM para facilitar la intubación,[63] aunque se ha asociado con mayor incidencia de mioclonías, asistencia ventilatoria manual y episodios de hipoxia en dosis de 0,1 mg/kg cuando se comparó con ketamina 0,5 mg/kg en sedación para procedimientos de reducción de luxaciones en emergencias.[64] Uno de cada diez pacientes que recibe solo etomidato para procedimientos de sedación presenta depresión respiratoria que condiciona desaturación (< 90%) o apnea.[65]

Se debe recordar que, en caso de utilizar esta estrategia, el pasaje lento de los sedantes aminora los efectos indeseados.

> **!** A pesar de que se opte por una estrategia sin agente paralizante, de todas formas se sugiere siempre tener preparado el BNM para usar rápidamente en caso de que las condiciones de intubación no sean las adecuadas. Se debe recordar que el uso de bloqueantes neuromusculares mejora las condiciones de intubación y visualización de la glotis en la mayoría de los pacientes.

Secuencia de vía aérea rápida

Esta secuencia consiste en la administración de un inductor seguido de un agente paralizante y de la colocación de un dispositivo supraglótico en lugar de un tubo endotraqueal. Comparte todos los pasos previos a la secuencia rápida de intubación y fue introducido en 2007 en el ámbito prehospitalario. La colocación de un supraglótico supone una menor curva de aprendizaje que la laringoscopia e intubación endotraqueal; por lo tanto, puede ser llevado a cabo por personal médico con menor experiencia en el manejo avanzado de la vía aérea. En un segundo tiempo, una vez controlada la oxigenación y ventilación, la vía aérea puede asegurarse en un ambiente más controlado como el departamento de emergencias. En un estudio reciente realizado en un prehospitalario con 68 pacientes, en el 88% se logró una colocación exitosa del supraglótico en un primer intento.[66]

Los tres momentos de la vía aérea: propuesta de una estrategia secuencial

Hasta aquí se han revisado las diferentes secuencias de vía aérea más usadas en los departamentos de emergencias. Los autores de esta obra creen que el abordaje en los tres momentos de la vía aérea (preintubación/durante la intubación/posterior a la intubación), como el formato del presente libro, resulta más sencillo para el aprendizaje de quienes se introducen en el manejo de la vía aérea. Es importante destacar que una estructura similar resulta en el protocolo Montpellier, el cual ha demostrado disminuir las complicaciones y mejorar el éxito de la intubación en el primer intento en ámbitos de terapia intensiva[67] (**fig. 8-1**).

¿CÓMO SEGUIR SI LA ESTRATEGIA INICIAL NO RESULTA COMO LO ESPERADO?

Los planes de vía aérea

El factor humano tiene la finalidad de estar preparado para diferentes contingencias que puedan ocurrir en el manejo de la vía aérea en emergencias. Cuando el líder propone avanzar sobre la vía aérea, se deben establecer diferentes planes para acceder a ella, con la finalidad de que si un plan falla existan alternativas válidas y listas para trabajar sobre el paciente.

Antes de proceder con cada plan de vía aérea es necesario optimizar al máximo el intento, teniendo en cuenta cada punto de las "P" previamente enunciadas en este capítulo, lo que disminuye la posibilidad de fracaso. Los autores proponen establecer al menos tres planes de acceso a la vía aérea que el equipo completo debe conocer antes de proceder con un acceso avanzado, de manera que si uno falla, se continúa con el plan siguiente. Un paciente que oxigena y ventila adecuadamente mediante un plan de vía aérea no definitivo (DBVM, DSG) goza de cierta estabilidad clínica que le permite al equipo pensar antes de continuar con el siguiente plan, optimizar el recurso a utilizar, cambiar de operador por uno más experimentado, solicitar ayuda, etc. Algunos autores hacen referencia a este momento como "zona verde",[68] donde pueden mantenerse estables tanto la ventilación como la oxigenación.

Por ejemplo, si se decide realizar una SRI en un paciente podría definirse la siguiente estrategia secuencial (**fig. 8-2**):[69]

Plan A. Realizar una videolaringoscopia con rama de tipo Macintosh e intubación orotraqueal, siguiendo una secuencia rápida de intubación.

En caso de fallar en el primer intento de intubación, con el objetivo de ventilar y reoxigenar al paciente se debe utilizar el reanimador manual o un DSG (con la mejor técnica de uso del dispositivo de ventilación seleccionado) y, recién cuando la oxigenación resulte adecuada (idealmente > 95%), realizar un segundo intento de intubación. En este momento también resulta fundamental repasar ayudas para optimizar este segundo intento siguiendo una sistemática ABCD que proponen los autores (**fig. 8-3**).

PRIMER MOMENTO: CUIDADOS PREVIOS A LA INTUBACIÓN

- **Preparación:** del equipo, del paciente y elaboración de la estrategia en base a dificultades fisiopatológicas y anatómicas.
- **Preoxigenación:** durante 3 minutos, con cánula nasal y máscara con reservorio a 15 L/min. Si no se alcanza una saturación > 95, utilizar máscara con reservorio con PEEP y administrar ketamina 0,2-0,3 mg/kg/peso en bolos.
- **Reanimación hemodinámica:** tratamiento de la hipotensión preintubación. Dependiendo del cuadro clínico: sin tiempo, adrenalina en bolos de una dilución 1:100 000; con tiempo, noradrenalina en infusión continua y aporte de líquidos guiados con ultrasonido.
- **Inducción y parálisis:** pasaje secuencial de ambos fármacos. En pacientes con hipotensión o IS > 0,8, seleccionar ketamina o etomidato.
- **Oxigenación en apnea.**

↓

SEGUNDO MOMENTO: CUIDADOS DURANTE LA INTUBACIÓN

- **Laringoscopia e intubación:** utilizar un videolaringoscopio o laringoscopio directo de tipo Macintosh junto con una bujía o estilete. El posicionamiento del operador y del paciente (alineación oído-esternón) y el manejo externo de la laringe resultan primordiales.
- **Confirmación de la correcta intubación:** de elección mediante capnografía. Se sugiere, además, realizar un control ecográfico del deslizamiento pulmonar adecuado en ambos campos pulmonares.
- **Fallo en la intubación:** reoxigenar con máscara laríngea de segunda generación. Si no se puede intubar ni ventilar con la mejor técnica, es necesario realizar una cricotirotomía asistida con bujía.

↓

TERCER MOMENTO: CUIDADOS POSTERIORES A LA INTUBACIÓN

- **Reanimación posintubación:** si corresponde, tratar la hipotensión posintubación con vasopresores o líquidos. Guiar la reanimación con ultrasonografía.
- **Analgesia y sedación:** inicialmente utilizar ketamina mientras se realiza la reanimación hemodinámica. Una vez que se ha corregido la hipotensión, iniciar fármacos en infusión continua según tablas de nomogramas por peso.
- **Ventilación mecánica:** adaptar a la condición que llevó al paciente a esta situación. En pacientes con *shunt*, utilizar estrategia de ventilación protectiva con vt 6-8 mL/kg; objetivos de monitorización: Ppl < 30 cm H_2O y DP < 15. En pacientes con obstrucción al flujo aéreo, además, se debe utilizar una estrategia con tiempos espiratorios más prolongados (FR baja 8-12 respiraciones x min).

Fig. 8-1. Esquema de los tres momentos de la vía aérea en emergencias.

Si el segundo intento luego de las mejoras no fue exitoso, se intentará nuevamente ventilar y reoxigenar con el reanimador manual o DSG hasta lograr una saturación ideal > 95%,[61] antes de volver a realizar un nuevo intento (no más de dos intentos adicionales). Se debe tener en cuenta que el objetivo de oximetría puede variar de acuerdo con la patología subyacente[57] y ser menor (p. ej., entre 90-95%)[66] en aquellos pacientes con gran compromiso pulmonar, como el SDRA o neumonías graves, donde a pesar del mejor esfuerzo en muchas oportunidades no se logra una elevada oxigenación. En estos últimos casos, la caída de saturación será muy rápida y habrá menos tiempo para realizar la maniobra de intubación.

> **!** Se debe tener presente que la determinación periférica de la oximetría del pulso puede tener un retraso (*lag*) respecto de lo que está sucediendo a nivel central (en la hipotermia, bajo gasto cardíaco e hipovolemia puede llegar a ser de hasta 120 segundos, o incluso no conseguir la lectura); por lo tanto, en caso de estar disponible, la ventilación debe ser monitorizada mediante la curva de la capnografía, donde los cambios se observan en tiempo real.[68,70]

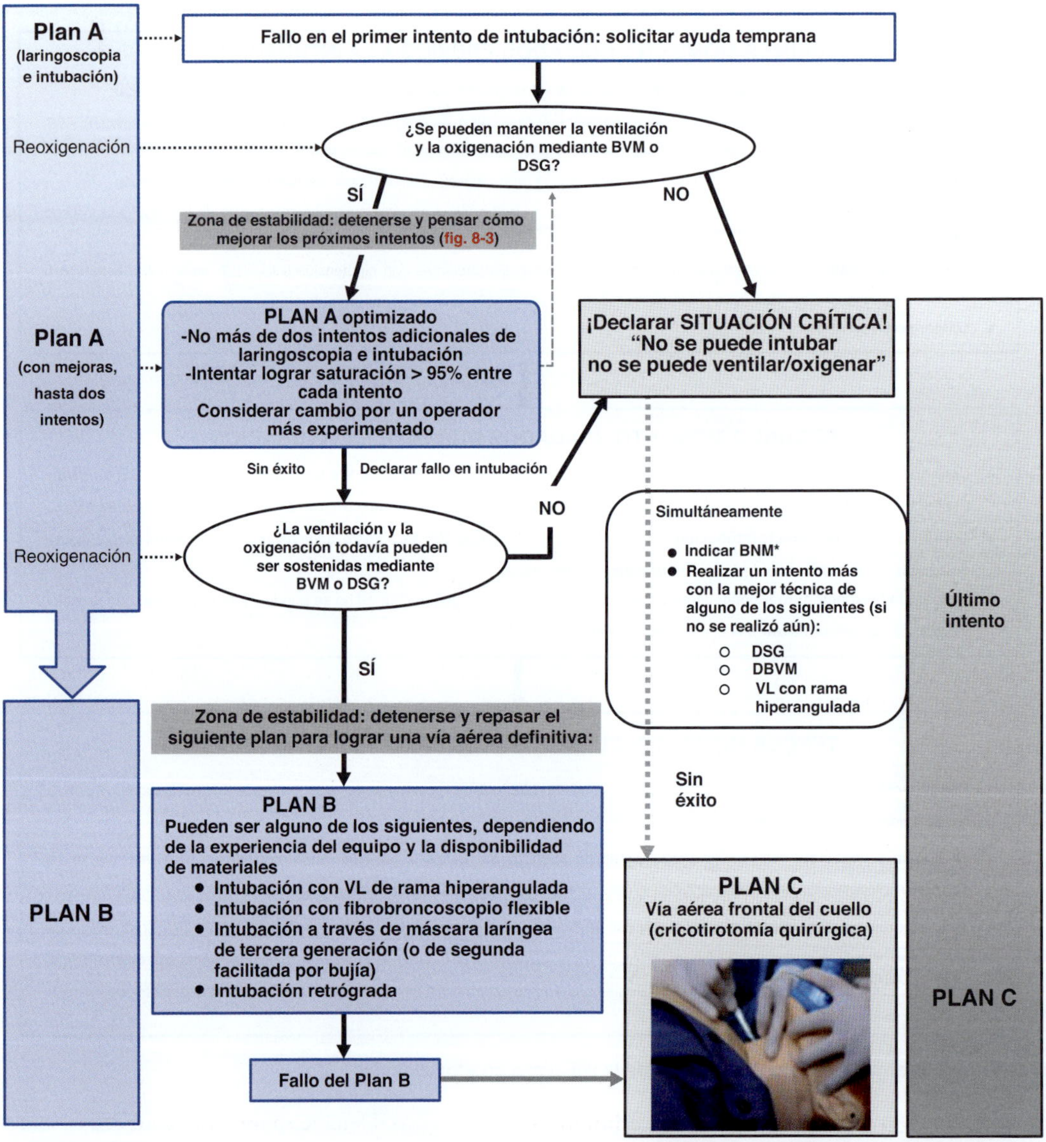

Fig. 8-2. Planes ante una vía aérea difícil no anticipada. El uso de BNM (si no se utilizaron como estrategia inicial) podría mejorar las condiciones tanto para la ventilación como para la intubación y es especialmente útil en casos de trismus y apertura bucal disminuida. El procedimiento de la cricotirotomía debe ser realizado por la persona más calificada del equipo. Algoritmo modificado y adaptado de Law JA, Duggan LV, Asselin M y cols. BVM: bolsa válvula máscara; DSG: dispositivo supraglótico; IOT: intubación orotraqueal; BNM: bloqueantes neuromusculares; LD: laringoscopía directa; VL: videolaringoscopia.

Plan B. Colocar el dispositivo supraglótico (previamente elegido), procurando siempre la mejor técnica de colocación, con el objetivo inicial de asegurar una correcta ventilación y oxigenación. La vía aérea definitiva puede lograrse si el dispositivo supraglótico es una ML de tercera generación (a través de la cual se puede intubar), o de segunda generación facilitada por una bujía (véase **video 16-1B**). Otras opciones de plan B, si hay disponibilidad y personal capacitado, son los

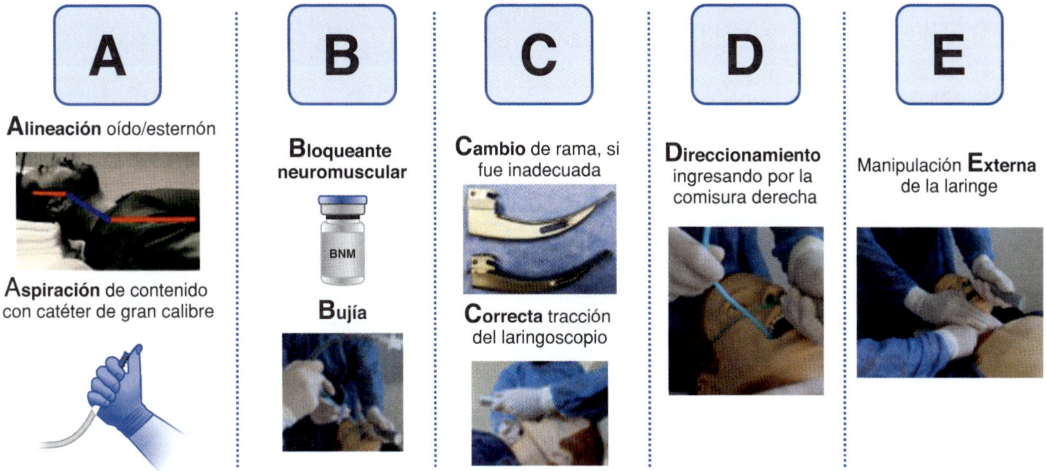

Fig. 8-3. ABCDE de la vía aérea para optimizar la laringoscopia y la intubación. Todas las mejoras propuestas por el ABCDE deben estar antes de aplicar el plan inicial, de modo que "el primer intento de intubación sea el mejor intento de intubación".[71] No se pretende establecer un orden y cada una de estas letras puede resolver un problema particular. Por ejemplo, si al no poder intubar en el primer intento debido a un alto contenido de secreciones, sangre o vómitos, se debe recordar la Aspiración de secreciones mediante la técnica SALAD (**cap. 14**). Si la rama que se eligió en el primer intento fue insuficiente, el cambio por un número mayor sería lo indicado. En algunas oportunidades se logra una buena visión del orificio glótico, pero resulta difícil el pasaje del tubo. En el caso de usar un estilete, se debe armar correctamente en forma de palo de hockey (30-40º) si se utiliza laringoscopio con configuración de tipo Macintosh y con una angulación de 60º si se utiliza un videolaringoscopio hiperangulado.

fibrobroncoscopios flexibles, VL con ramas hiperanguladas, o realizar una intubación retrógrada. Estas técnicas se explicarán en los capítulos siguientes.

En situaciones donde el Plan B falla y no se logran ventilaciones adecuadas (con la mejor técnica del reanimador y el DSG) y la oxigenación del paciente no se puede sostener, es necesario recurrir al Plan C.

Plan C. Consiste en realizar una cricotiroidotomía de emergencia. Se remarca la importancia de que el operador designado para cumplir con este plan (puede ser el operador inicial o no) identifique las estructuras previamente (idealmente con ecografía) y, si es posible, marque con lápiz dermográfico el lugar de incisión y prepare el material que se va a utilizar en la mesa o carro de vía aérea al momento de iniciar el plan A. La finalidad de realizarlo de esta manera es optimizar el tiempo en esta situación crítica, y que el operador esté listo cuando el líder del equipo determine que se debe gatillar el plan C. Si existe demora en iniciar el plan C, mientras el equipo se prepara, se debe realizar un intento más de ventilación con DBVM, DSG o laringoscopia con la mejor técnica, asegurando una correcta parálisis, ya que se han encontrado mejores condiciones de ventilación cuando se utilizan los BNM.[72-74]

En varias guías de vía aérea difícil concebidas para el manejo de la vía aérea desde la anestesia[5,69,75,76] se proponen como uno de los planes de salida –cuando ha resultado imposible la intubación– despertar al paciente y posponer la cirugía para un abordaje estratégico diferente en otro momento. Esto, si bien puede ser una buena opción para considerar cuando el paciente se somete a una cirugía programada, no lo es en los críticamente enfermos que requieren una vía aérea definitiva en emergencias.

> **!** Según el tipo de escenario, el orden de los planes puede alterarse, e incluso contar con solo dos. Por ejemplo, al realizar la laringoscopia en un paciente con anafilaxia y estridor (Plan A), se evidencia el edema laríngeo con la consecuente imposibilidad de realizar la IOT, por lo tanto, el acceso anterior del cuello será el siguiente paso para ventilar al paciente.

Cuadro 8-3. Resumen de las secuencias de manejo de la vía aérea en emergencias

BNM	Secuencia	Utilidad	Características
+/-	Vía aérea inmediata	Paciente en paro cardíaco o respiratorio Coma profundo	No se utilizan los pasos secuenciales de preoxigenación ni los fármacos de la SRI Priorizar compresiones en caso de paro cardíaco Las ventilaciones se pueden lograr con reanimador manual, supraglóticos o intubación
Con BNM	Secuencia rápida de intubación (SRI)	Estómago ocupado/ riesgo de aspiración	Inductor + paralizante en forma secuencial Evita ventilaciones (de ser posible)
	Secuencia rápida de vía aérea (SRVA)	En el prehospitalario Poca experiencia en intubación orotraqueal	Mismos pasos que la SRI, pero con dispositivo extraglótico directamente sin intento previo de intubación
	Secuencia retardada de intubación	Paciente con *delirium* Intolerancia a los preparativos previos a la intubación	Dosis disociativa de ketamina para optimizar la preparación previa a la intubación (preoxigenación y optimización hemodinámica)
Sin BNM	Paciente colaborador: secuencia de intubación vigil	Predictores de vía aérea difícil	Uso de anestésico tópico (lidocaína gel + atomizador en aerosol) Requiere paciente colaborador y tiempo Requiere entrenamiento
	Paciente no colaborador: secuencia de intubación facilitada sólo con sedantes	Predictores de vía aérea difícil	Sin parálisis. No usar sedación profunda, y administrar en bolo lento para aminorar los efectos adversos. La ketamina no suprime las respiraciones espontáneas y permite la oxigenación continua durante toda la secuencia

PUNTOS CLAVE

- Existen distintas estrategias que pueden utilizarse para el abordaje de un paciente que requiere un manejo avanzado de la vía aérea.
- Teniendo en cuenta las condiciones clínicas del paciente y los predictores de dificultad, así como también disponibilidad de materiales, fármacos, destrezas manuales individuales y del equipo de trabajo, se puede optar por la mejor estrategia para cada situación particular.
- La seguridad del paciente debe primar, sin olvidar que se lo debe mantener correctamente oxigenado y hemodinámicamente compensado en todo momento.
- Se debe elaborar una estrategia individualizada según las características del paciente particular:
  - Secuencias de intubación con parálisis en aquellos pacientes sin predictores evidentes de dificultad, secuencia rápida de intubación o secuencia de intubación retardada dependiendo de si su estado de conciencia permite la preoxigenación o no.
  - Secuencia de intubación sin parálisis en aquellos pacientes con predictores evidentes de vía aérea difícil (para intubación y ventilación de rescate). Intubación vigil con anestesia tópica con lidocaína si el paciente se encuentra colaborador, y la intubación facilitada solo con sedantes a bajas dosis en los que no (de preferencia ketamina).

AEROPERLAS

- Se recomienda utilizar la simulación como estrategia docente para lograr competencias en las secuencias de intubación.
- A pesar de que la estrategia inicial seleccionada en un paciente particular sea en una secuencia sin parálisis, el bloqueo neuromuscular suele mejorar las condiciones tanto para la intubación como para la ventilación, por lo que es necesario incluir el BNM en la preparación de la mesa de vía aérea como plan alternativo.
- Si, a pesar de predecir una vía aérea difícil (anatómica o fisiopatológica), se decide utilizar igualmente una estrategia con parálisis (asumiendo los riesgos de no poder intubar ni ventilar), se debe estar siempre preparado para realizar una cricotirotomía de emergencias en cualquier momento.

REFERENCIAS

1. Panchal AR, Bartos JA, Cabañas JG, et al. Adult Basic and Advanced Life Support Writing Group. Part 3: Adult Basic and Advanced Life Support: 2020 American Heart Association Guidelines for Cardiopulmonary Resuscitation and Emergency Cardiovascular Care. Circulation 2020 20;142(16_suppl_2):S366-S468.
2. Brown III CA, Bair AE, Pallin, et al. Techniques, success, and adverse events of emergency department adult intubations. Ann Emerg Med 2015;65(4):363-70.e1
3. Stollings JL, Diedrich DA, Oyen LJ, et al. Rapid-sequence intubation: a review of the process and considerations when choosing medications. annals of pharmacotherapy 2014;48(1):62-76.
4. Wilcox SR, Bittner EA, Elmer J, et al. Neuromuscular blocking agent administration for emergent tracheal intubation is associated with decreased prevalence of procedure-related complications. Crit Care Med 2012;40(6):1808-13.
5. Frerk C, Mitchell VS, McNarry AF, et al. Difficult Airway Society intubation guidelines working group. Difficult Airway Society 2015 guidelines for management of unanticipated difficult intubation in adults. Br J Anaesth 2015;115(6):827-48.
6. Brown III CA, Walls RM. Rapid sequence intubation. En: Brown III CA, Sakles JC, Mick NW (eds.). The Walls Manual of Emergency Airway Management. 5th ed. Philadelphia: Wolters Kluwer; 2018.
7. Salem MR, Khorasani A, Saatee S, et al. Gastric tubes and airway management in patients at risk of aspiration: history, current concepts, and proposal of an algorithm. Anesth Analg 2014;118(3):569-79.
8. Stept WJ, Safar P. Rapid induction-intubation for prevention of gastric-content aspiration. Anesth Analg 1970;49(4):633-6.
9. El-Orbany M, Connolly LA. Rapid sequence induction and intubation: current controversy. Anesth Analg 2010;110(5):1318-25.
10. García DE, Julián-Jiménez A. Actualización de las Recomendaciones de actuación frente a casos de infección por el Nuevo Coronavirus (SARS-CoV-2) [Internet]. Segundo Documento Agosto 2020 [consultado: enero de 2023]. Disponible en https://flameoficial.com/ pag 70
11. Smith KA, High K, Collins SP, et al. A preprocedural checklist improves the safety of emergency department intubation of trauma patients. Acad Emerg Med 2015;22(8):989-92.
12. Cook TM, El-Boghdadly K, McGuire B, et al. Consensus guidelines for managing the airway in patients with COVID-19: Guidelines from the Difficult Airway Society, the Association of Anaesthetists the Intensive Care Society, the Faculty of Intensive Care Medicine and the Royal College of Anaesthetist. Anaesthesia 2020;75(6):785-99.
13. Overbeck MC. Airway management of respiratory failure. Emerg Med Clin N Am 2016;34:97-127.
14. Cabrera JL, Aurebach JS, Merelman AH, et al. The high-risk airway. Emerg Med Clin North Am 2020;38(2):401-17.
15. Tanoubi I, Drolet P, Donati F. Optimizing preoxygenation in adults. Can J Anaesth 2009;56(6):449-66.
16. Weingart SD, Levitan RM. Preoxygenation and prevention of desaturation during emergency airway management. Ann Emerg Med 2012;59(3):165-75.
17. Casey JD, Janz DR, Russell DW, et al. Bag-Mask Ventilation during tracheal intubation of critically ill adults. N Engl J Med 2019;380:811-21.
18. Kim WY, Kwak MK, Ko BS, et al. Factors Associated with the occurrence of cardiac arrest after emergency tracheal intubation in the emergency department. PLoS ONE 2014;9(11): e112779.
19. Heffner AC, Swords D, Kline JA, et al. The frequency and significance of postintubation hypotension during emergency airway management. J Crit Care 2012;27:417.
20. Heffner AC, Swords DS, Nussbaum ML. Predictors of the complication of postintubation hypotension during emergency airway management. J Crit Care 2012;27(6):587-93.
21. Holden D, Ramich J, Timm E, et al. Safety considerations and guideline-based safe use recommendations for "bolus-dose" vasopressors in the emergency department. Ann Emerg Med 2018;71(1):83-92.
22. Corl K, Napoli AM, Gardiner F. Bedside sonographic measurement of the inferior vena cava caval index is a poor predictor of fluid responsiveness in emergency department patients. Emerg Med Australas 2012;24(5):534-9.
23. Corl KA, George NR, Romanoff J, et al. Inferior vena cava collapsibility detects fluid responsiveness among spontaneously breathing critically-ill patients. J Crit Care 2017;41:130-7.
24. Trivedi S, Demirci O, Arteaga G. Evaluation of preintubation shock index and modified shock index as predictors of postintubation hypotension and other short-term outcomes. J Crit Care 2015;30(4):861.e1-7.
25. Driver BE, Klein LR, Prekker ME, et al. Drug order in rapid sequence intubation. Acad Emerg Med 2019;26(9):1014-21.
26. Farkas J. Rocketamine vs. keturonium for rapid sequence intubation. EMCrit Blog. Published on April 24, Disponible

en: [https://emcrit.org/emcrit/emcrit-wanted-dead-alive-fona-experiences/]
27. Kovacs G, Sowers N. Airway management in trauma. Emerg Med Clin N Am 2018;36:61-84.
28. Ho AMH, Mizubuti GB. Co-induction with a vasopressor "chaser" to mitigate propofol-induced hypotension when intubating critically ill/ frail patients-A questionable practice. J Crit Care 2019;54:256-60.
29. Jalili M, Bahreini M, Doosti-Irani A. Ketamine-propofol combination (ketofol) vs propofol for procedural sedation and analgesia: systematic review and meta-analysis. Am J Emerg Med 2016;34558-69.
30. Petrosoniak A, Hicks C. Resuscitation resequenced: a rational approach to patients with trauma in shock. Emerg Med Clin North Am 2018;36(1):41-60.
31. Tran DT, Newton EK, Mount VA, et al. Rocuronium versus succinylcholine for rapid sequence induction intubation. Cochrane Database Syst Rev 2015;2015(10):CD002788.
32. Martyn JA, Richtsfeld M. Succinylcholine-induced hyperkalemia in acquired pathologic states: etiologic factors and molecular mechanisms. Anesthesiology 2006;104(1):158-69.
33. Gronert GA. Succinylcholine-induced hyperkalemia and beyond Anesthesiology 2009;111(6):1372-7.
34. Raja W, Waheed S. Cardiac arrest after succinylcholine administration in a patient recovering from Guillain-Barre syndrome. J Coll Physicians Surg Pak 2014;24(10):778.
35. Huggins RM, Kennedy WK, Melroy MJ, et al. Cardiac arrest from succinylcholine-induced hyperkalemia. Am J Health Syst Pharm 2003;60(7):694-7.
36. Levine M, Brown DF. Succinylcholine-induced hyperkalemia in a patient with multiple sclerosis. J Emerg Med 2012;43(2):279-82.
37. Turner MR, Lawrence H, Arnold I., et al. Catastrophic hyperkalaemia following administration of suxamethonium chloride to a patient with undiagnosed amyotrophic lateral sclerosis. Clin Med 2011;11(3):292-3.
38. Strayer RJ. Succinylcholine, rocuronium, and hyperkalemia. Am J Emerg Med 2016;34(8):1705-6.
39. Lentz S, Grossman A, Koyfman A, et al. High-risk airway management in the emergency department. Part I: diseases and approaches. J Emerg Med 2020;59(1):84-95.
40. Greenland KB, Edwards MJ, Hutton NJ. External auditory meatus-sternal notch relationship in adults in the sniffing position: a magnetic resonance imaging study. Br J Anaesth 2010;104(2):268-9.
41. ATLS Subcommittee, American College of Surgeons' Committee on Trauma, International ATLS working group. Advanced trauma life support (ATLS®): the ninth edition. J Trauma Acute Care Surg 2013;74(5):1363-6.
42. Semler MW, Janz DR, Russell DW, et al. A Multicenter, randomized trial of ramped position versus sniffing position during endotracheal intubation of critically ill adults. Chest 2017;152(4):712-22.
43. Greenland KB. More on ramped position and 25-degree head up positions. Br J Anaesth 2016;117(5):674-5.
44. Smith CE, Boyer D. Cricoid pressure decreases ease of tracheal intubation using fibreoptic laryngoscopy (WuScope System). Can J Anaesth 2002;49:614-9.
45. Forest M, Lax P, van der Velde J (eds.). Anaesthesia, Trauma and Critical Care Course Manual. [Internet]. 80 ed. 2014 (ATACC) ATACC group [consultado: enero de 2023]. Disponible en: https://www.ataccgroup.com/wp-content/uploads/2017/04/ATACC-Manual-version-8-low-resolution-v2.pdf
46. Hwang J, Park S, Huh J, et al. Optimal external laryngeal manipulation: modified bimanual laryngoscopy. Am J Emerg Med 2013;31(1):32-6.
47. Cook TM, Woodall N, Harper J, et al. Major complications of airway management in the UK: Results of the Fourth National Audit Project of the Royal College of Anaesthetists and the Difficult Airway Society. Part 2: Intensive care and emergency departments. Br J Anaesth 2011;106:632-42.
48. Gottlieb M, Holladay D, Burns KM. Ultrasound for airway management: An evidence-based review for the emergency clinician. Am J Emerg Med 2020;38(5):1007-13.
49. Mishra PR, Bhoi S, Sinha TP. Integration of point-of-care ultrasound during rapid sequence intubation in trauma resuscitation. J Emerg Trauma Shock 2018;11(2):92-7.
50. Trimmel H, Helbok R, Staudinger T, et al. S(+)-ketamine: current trends in emergency and intensive care medicine [published correction appears in Wien Klin Wochenschr 2018;130(17-18):557]. Wien Klin Wochenschr 2018;130(9-10):356-66.
51. Weingart SD, Trueger NS, Wong N, et al. Delayed sequence intubation: a prospective observational study. Ann Emerg Med 2015;65(4):349-55.
52. Maqueda B, Rousseau L. Refractory severe laryngospam during rapid sequence induction: a case report. A A Pract 2021;15(7):e01489.
53. Somwaru B, Grossman D. Intubating special populations. Emerg Med Clin North Am 2022;40(3):443-58.
54. Tonna JE, DeBlieux PM. Awake laryngoscopy in the emergency department. J Emerg Med 2017;52(3):324-31.
55. Kovacs G, Law AJ, Campbell S. Active Airway Management: Awake Airway Management and Flexible Endoscopic Intubation. Airway Management in Emergencies the infinity edition [Internet]. [consultado: enero de 2023]. Disponible en https://aimeairway.ca/book#/7?subchapter_id=51
56. Ahmad I, El-Boghdadly K, Bhagrath R, et al. Difficult Airway Society guidelines for awake tracheal intubation (ATI) in adults. Anaesthesia 2020;75(4):509-28.
57. Cabrini L, Baiardo Redaelli M, Ball L, et al. Awake fiberoptic intubation protocols in the operating room for anticipated difficult airway: a systematic review and meta-analysis of randomized controlled trials. Anesth Analg 2019;128(5):971-80.
58. Erhan E, Ugur G, Gunusen I, et al. Propofol - not thiopental or etomidate - with remifentanil provides adequate intubating conditions in the absence of neuromuscular blockade. Can J Anaesth 2003;50(2):108-15.
59. Li J, Murphy-Lavoie H, Bugas C, et al. Complications of emergency intubation with and without paralysis. Am J Emerg Med 1999;17(2):141-3.
60. Merelman AH, Perlmutter MC, Strayer RJ. Alternatives to rapid sequence intubation: contemporary airway management with ketamine. West J Emerg Med 2019;20(3):466-71.
61. Driver BE, Prekker ME, Reardon RF, et al. Success and Complications of the ketamine-only intubation method in the emergency department. J Emerg Med 2021;60(3):265-72.
62. Phillips W, Anderson A, Rosengreen M, et al. Propofol versus propofol/ketamine for brief painful procedures in the emergency department: clinical and bispectral index scale comparison. J Pain Palliat Care Pharmacother 2010;24(4):349-55.
63. Reed DB, Snyder G, Hogue TD. Regional EMS experience with etomidate for facilitated intubation. Prehosp Emerg Care 2002;6(1):50-3.

64. Salen P, Grossman M, Grossman M, et al. A comparison of ketamine versus etomidate for procedural sedation for the reduction of large joint dislocations. Int J Crit Illn Inj Sci 2016;6(2):79-84.
65. Falk J, Zed PJ. Etomidate for procedural sedation in the emergency department. Ann Pharmacother 2004;38(7-8):1272-7.
66. Braude D, Dixon D, Torres M, et al. Brief research report: prehospital rapid sequence airway. Prehosp Emerg Care 2021;25(4):583-7.
67. Corl KA, Dado C, Agarwal A, et al. A modified Montpellier protocol for intubating intensive care unit patients is associated with an increase in first-pass intubation success and fewer complications. J Crit Care 2018;44:191-5.
68. Chrimes N. The Vortex: a universal 'high-acuity implementation tool' for emergency airway management. Br J Anaesth 2016;117(S1): i20-7.
69. Law JA, Duggan LV, Asselin M, et al. Canadian Airway Focus Group updated consensus-based recommendations for management of the difficult airway: part Difficult airway management encountered in an unconscious patient. Mise à jour des lignes directrices consensuelles pour la prise en charge des voies aériennes difficiles du Canadian Airway Focus Group: 1ère partie. Prise en charge de voies aériennes difficiles chez un patient inconscient. Can J Anaesth 2021;68(9):1373-404.
70. Kodali BS. Capnography outside the operating rooms. Anesthesiology 2013;118(1):192-201.
71. Bernhard M, Becker T, Gries A, et al. The first shot is often the best shot: first-pass intubation success in emergency airway management. Anesth Analg 2015;121:1389-93.
72. Joffe AM, Ramaiah R, Donahue E, et al. Ventilation by mask before and after the administration of neuromuscular blockade: a pragmatic non-inferiority trial. BMC Anesthesiol 2015;15:134.
73. Soltész S, Alm P, Mathes A, et al. The effect of neuromuscular blockade on the efficiency of facemask ventilation in patients difficult to facemask ventilate: a prospective trial. Anaesthesia 2017;72(12):1484-90.
74. Warters RD, Szabo TA, Spinale FG, et al. The effect of neuromuscular blockade on mask ventilation. Anaesthesia 2011;66(3):163-7.
75. Apfelbaum JL, Hagberg CA, Connis RT, et al. 2022 American Society of Anesthesiologists Practice Guidelines for Management of the Difficult Airway. Anesthesiology 2022;136(1):31-81.
76. Kaniyil S, Pavithran P, Rajesh MC, et al. All India Difficult Airway Association guidelines in practice-A survey. Indian J Anaesth 2021;65(6):471-8.

Oxigenación y desnitrogenación previa a la intubación

9

Gonzalo Figueroa y Rogelio Cioffi

OBJETIVOS

- Definir los conceptos de preoxigenación y apnea segura.
- Comprender la fisiopatología de la hipoxemia.
- Brindar herramientas para mejorar la estrategia de preoxigenación.
- Ofrecer un esquema de preoxigenación que tenga en cuenta la situación clínica.

INTRODUCCIÓN

Evitar la hipoxemia es uno de los objetivos centrales del manejo de la vía aérea (VA). Scott Weingart considera a la hipoxemia como uno de los "tres asesinos de la vía aérea" junto con la hipotensión y la acidosis.[1]

En este capítulo profundizaremos sobre el concepto y la fisiología de la oxigenoterapia adecuada y las diferentes maniobras para realizarla antes del procedimiento de intubación orotraqueal (IOT).

DEFINICIONES

La preoxigenación es una fase fundamental del período de intubación y tiene como objetivo lograr una reserva de oxígeno extra que permite brindar un mayor tiempo de apnea durante la maniobra laringoscópica sin desaturación por debajo de un nivel crítico. Se entiende como punto crítico de desaturación cuando esta cae por debajo del 70%, situación en la que hay un aumento del riesgo de arritmias, lesión cerebral por hipoxia, paro cardiorrespiratorio y muerte.[2]

Apnea segura es el tiempo que transcurre desde el inicio de la parálisis hasta que el paciente llega a una saturación del 94%. Por debajo del 90%, la caída ocurre de forma acelerada (**fig. 9-1**). Si no se realiza la preoxigenación, el paciente solo será capaz de tolerar la apnea 1 a 2 minutos; en cambio, una preoxigenación realizada de manera correcta permite aumentar el período de apnea sin hipoxia, que puede llegar a los 8 minutos en individuos adultos sin patologías (**fig. 9-2**).[3]

FISIOLOGÍA DE LA OXIGENACIÓN

Para poder comprender cómo se produce la oxigenación de la sangre, es preciso hablar brevemente de algunos conceptos que, además, ayudarán a comprender las estrategias de preoxigenación que se describirán más adelante.

El análisis se estructura en cuatro componentes de la oxigenación:

1. Capacidad residual funcional (CRF) y composición de gases: CRF es el volumen de gas contenido en los pulmones al final de la espiración normal. En ese momento las fuerzas elásticas opuestas de la pared torácica y el tejido pulmonar están en equilibrio, y el diafragma en reposo; por lo tanto, la CRF también es el volumen contenido en los pulmones durante el período de apnea. Se calcula un promedio de 30 mL/kg de volumen en una persona sin patología pulmonar.[4] Durante el período de apnea, la sangre circulante por los capilares alveolares realizará el intercambio gaseoso con el gas alveolar que corresponde, en conjunto, a la CRF. Cuando se realiza la preoxigenación, se llena la capacidad residual funcional con la cantidad máxima de oxígeno posible. El aire ambiente está compuesto por 21% de oxígeno y 78% de nitrógeno. Cuando el paciente ventila con una fracción inspirada de oxígeno (FiO_2) del 100% durante un tiempo, se reemplaza el nitrógeno de la CRF por oxígeno; es por ello que nos referimos a esto como desnitrogenación de la CRF. El objetivo es lograr que el volumen de la CRF sea el mayor posible y tenga la mayor cantidad de oxígeno posible. De este modo sirve de reservorio de oxígeno

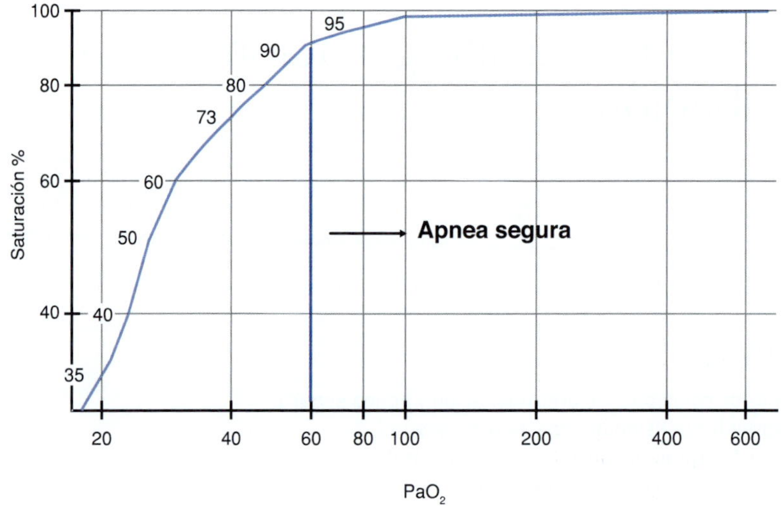

Fig. 9-1. Curva de disociación de la hemoglobina. Este gráfico muestra que alrededor del 90% de saturación es el punto de inflexión por debajo del cual una caída pequeña de la PO_2 implica una caída importante de la saturación de la hemoglobina y del contenido arterial de oxígeno. Fuente: elaboración personal con base en Weingart SD.[3]

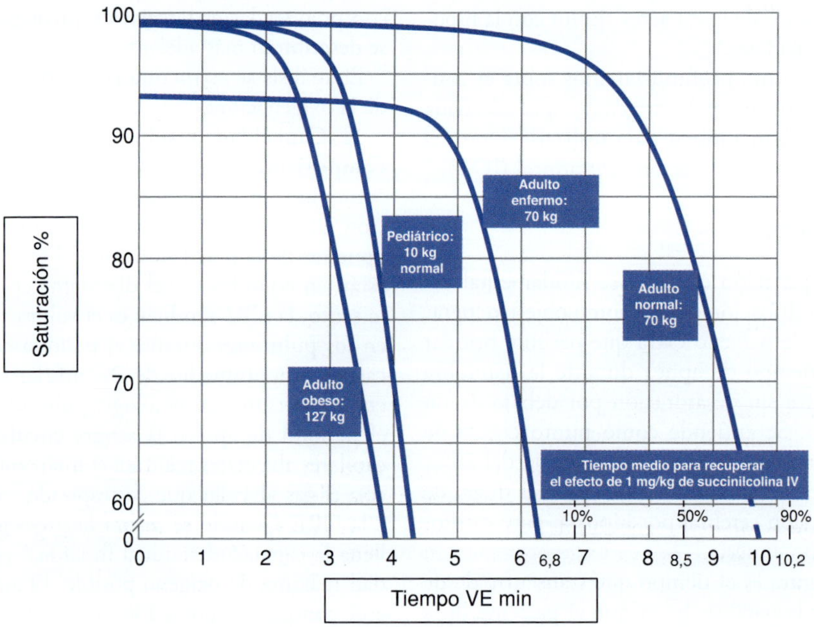

Fig. 9-2. Los tiempos hasta la caída de la saturación pueden verse afectados por diferentes factores, como la edad, el peso y las patologías subyacentes.

intrapulmonar para evitar la hipoxemia durante la apnea hasta el inicio de la ventilación mecánica.[3-7]

La preoxigenación óptima requiere, entonces, un volumen de gas suficiente, la oxigenación de ese gas (desnitrogenación) y su disponibilidad para restaurar la hemoglobina.[4] La desnitrogenación de la CRF se logra haciendo que el paciente respire normalmente con una FiO_2 de 100% durante 3-5 minutos o ventilando ocho veces la capacidad vital forzada (CVF).

Si analizamos la ecuación del gas alveolar, es posible entender el contenido de oxígeno que podemos almacenar en el volumen de la CRF y cómo se modifica con los cambios en la FiO_2. Si dividimos el contenido de oxígeno por el consumo de oxígeno, obtendremos el tiempo teórico en el que ese oxígeno se consume.

$$PAO_2 = FiO_2 \text{ (Patm} - \text{PH2O)} - PCO_2/K$$

(PAO_2: presión parcial de oxígeno en el alvéolo; FiO_2: fracción inspirada de oxígeno; Patm: presión atmosférica; PH2O: presión de vapor de agua; $PaCO_2$; presión alveolar de CO_2; K: cociente respiratorio).[8]

Respirando aire ambiente cuando la FiO_2 es 0,21 y en condiciones habituales a nivel del mar, la ecuación queda planteada de la siguiente manera:

$$PAO_2 = 0{,}21\ (760 \text{ mm Hg} - 47 \text{ mm Hg}) - 40 \text{ mm Hg}/0{,}8$$
$$= 0{,}21\ (713 \text{ mm Hg}) - 50 \text{ mm Hg}$$
$$= 100 \text{ mm Hg}$$

Este valor corresponde a la presión parcial de oxígeno en el alvéolo y representa el 13% (100 / 760 = 0,13) de la presión alveolar. Entonces, es posible contestar la pregunta de cuánto tiempo va a durar la reserva de oxígeno en la CRF.

Como se mencionó anteriormente, el volumen promedio de CRF en individuos sin patología pulmonar es de 30 mL/kg aproximadamente y, de ese volumen, el 13% corresponde a oxígeno. Entonces, para un individuo de 70 kg:

$$30 \times 70 = 2100$$
$$2100 \text{ mL} \times 0{,}13 = 273 \text{ mL}$$

Esta es la cantidad de oxígeno que contiene la CRF cuando el paciente respira aire ambiente. Si consideramos que el consumo de oxígeno habitual es aproximadamente de 250 mL/min, podemos estimar que el tiempo que va a transcurrir hasta que este se consume es de aproximadamente 1 minuto, si no se incorpora más oxígeno. Este es el tiempo teórico de duración de la cantidad de oxígeno que tiene el paciente en su reserva pulmonar antes de que empiece a caer la saturación de la hemoglobina cuando este respira aire ambiente.

Cuando se logra una buena preoxigenación, el paciente aumenta la cantidad de oxígeno para restaurar la hemoglobina. Para demostrarlo, lo presentamos en la ecuación del gas alveolar.

$$PAO_2 = 1\ (760 \text{ mm Hg} - 47 \text{ mm Hg}) - 40 \text{ mm Hg} / 0{,}8$$
$$PAO_2 = 1\ (713 \text{ mm Hg}) - 50 \text{ mm Hg}$$
$$PAO_2 = 663 \text{ mm Hg}$$
$$663 / 760 = 0{,}87$$

Cuando se respira O_2 al 100%, el 87% del volumen de CRF corresponde a oxígeno. En un volumen de 2100 mL de CRF tendremos 2100 mL × 0,87 = 1827 mL de oxígeno. Si se consumen aproximadamente 250 mL/min de oxígeno, esto durará aproximadamente 1827 mL / 250 mL/min = 7,3 minutos.

Si bien es una aproximación, se ve claramente la diferencia entre una situación y la otra.

En muchos pacientes se puede lograr una saturación adecuada con métodos simples, como una máscara con bolsa reservorio; sin embargo, otros pacientes no van a poder llegar a una saturación óptima y correrán un alto riesgo de desaturación grave en pocos segundos.[3,4,9]

2. Mecánica ventilatoria: para movilizar un volumen de aire desde un punto a otro, se requiere que haya diferentes valores de presiones entre estos dos puntos. El complejo formado por el pulmón y el tórax resuelve esta situación al generar presión subatmosférica, es decir, presión negativa a nivel intrapulmonar que permite el ingreso de una columna de aire desde un punto de mayor presión hasta otro de menor presión. Este juego de presiones está sustentado en la estructura torácica y las estructuras musculares, principalmente el diafragma que, por medio de su contracción, permite que se genere la presión que permite el ingreso de un volumen de aire determinado desde la vía aérea superior hasta los alvéolos. Estos últimos mantienen su estructura gracias a la presencia de surfactante pulmonar que evita su colapso.

3. Difusión de los gases: es la capacidad de los gases, en este caso el oxígeno y también del dióxido de carbono, de pasar a través de la membrana alveolar. Esta capacidad se verá alterada cuando el complejo de alveolar y capilar se vean afectados.

4. Transporte y entrega de oxígeno: el oxígeno es transportado en la sangre por la hemoglobina y extraído por los tejidos a nivel periférico. En los estados de shock, con caída del volumen minuto, la extracción de oxígeno se encuentra aumentada.

En estos cuatro puntos será donde se podrá realizar alguna intervención médica para mejorar la preoxigenación.

FISIOPATOLOGÍA Y CAUSAS

Para lograr una mejor comprensión de los procesos fisiopatológicos que subyacen a la hipoxemia, estos se pueden agrupar en tres grupos:[10]

- Oxigenación alveolar inadecuada (primer y segundo componente):
  - Hipoventilación: cuando existe hipoventilación (p. ej., depresión del SNC por fármacos o coma, obesidad y patología pulmonar estructural) aumenta la CO_2 y disminuye la presión de O_2 en el aire alveolar. Se produce, entonces, una disminución de los gradientes de difusión alveolo-arteriales tanto de CO_2 como de O_2 y se genera hipoxemia e hipercapnia.[8]
  - Una baja presión de O_2 en el aire inspirado es una situación que se presenta cuando disminuye la fracción inspirada de oxígeno del ambiente, como ocurre en la altura.
    Estos mecanismos de hipoxemia se corrigen con el aporte de oxígeno.[8,10]
- Alteración de la relación ventilación perfusión (V/Q) (tercer componente): la relación V/Q es un cociente entre las áreas del pulmón ventiladas y las perfundidas. Por lo tanto, existen territorios pulmonares con alto V/Q que presentan un área con alta ventilación y menor perfusión y otras regiones donde puede estar disminuida o no tener ninguna ventilación y perfusión normal. Ambas situaciones pueden contribuir a generar hipoxemia e hipercapnia, que se corrige habitualmente con el aporte de oxígeno.
  - Alto V/Q: alteración de la difusión alveolar, ventilación de espacio muerto. Un alto V/Q puede ocurrir en el tromboembolismo de pulmón. Esta región se encuentra bien ventilada, pero no perfundida, por lo tanto, no se produce el intercambio gaseoso y tampoco contribuye a la oxigenación ni a la eliminación de CO_2.[8]
    El engrosamiento de la membrana alvéolo-capilar altera la difusión de oxígeno a través de ella. Habitualmente esta alteración no es suficiente para generar hipoxemia por sí sola, pero, si se asocia con un trastorno de discordancia de V/Q, esta condición puede resultar relevante. También, en situaciones de aumento del gasto cardíaco, el eritrocito está menos tiempo en contacto con la membrana de intercambio gaseoso y no logra reoxigenarse de la manera adecuada.[10]
  - Bajo V/Q: como ya mencionamos, un bajo cociente V/Q existe en situaciones en las que una zona del pulmón se encuentra mal ventilada por ocupación del espacio alveolar, pero bien perfundida, ya que la circulación no se encuentra afectada. Posiblemente esta sea la fisiopatología que más frecuentemente subyace en la hipoxemia en el departamento de emergencias (DE). Ejemplos de bajo V/Q son la neumonía, el edema pulmonar y el síndrome de dificultad respiratoria del adulto (SDRA).
    Cuando el compromiso alveolar es completo o hay colapso por patología del espacio pleural (neumotórax, hemotórax y derrames pleurales masivos), se produce un *shunt* fisiológico, que no es más que un trastorno de V/Q extremo donde no hay ninguna ventilación. Las patologías del espacio pleural con compromiso del parénquima pulmonar parcial se pueden solucionar en el DE con una FiO_2 alta. Pero, en situaciones con compromiso parenquimatoso mayor y más difuso (neumonía, edema pulmonar y SDRA), la oxigenación no va a mejorar solo con el aumento de la FiO_2, ya que el gas inspirado no logra el intercambio gaseoso. A diferencia de los demás mecanismos de hipoxemia, con el *shunt* ciertas patologías, además de requerir altas fracciones de oxígeno, necesitan corrección con presión positiva al final de la espiración (PEEP).[8]
- Saturación venosa de oxígeno disminuida o causas extrapulmonares: shock cardiogénico (cuarto componente). Es una causa muy importante de hipoxemia en el DE. Un paciente en shock que presenta caída del volumen minuto cardíaco, con un determinado consumo de oxígeno, necesita aumentar la extracción tisular de oxígeno de la hemoglobina para satisfacer sus necesidades metabólicas. Entonces, la saturación de sangre venosa que llega al corazón derecho y se dirige hacia el pulmón –que normalmente es de 65-70%– está por debajo de esos valores y la hemoglobina necesita mayor exposición al oxígeno para reoxigenarse de forma adecuada. Si a esta condición se le suma un componente pulmonar de los mencionados previamente, la oxigenación estará por debajo de los valores establecidos como normales. Esta situación clínica puede mejorar con la administración de

concentraciones elevadas de FiO_2; no obstante, el paciente probablemente requiera PEEP como estrategia de preoxigenación. Es muy importante tener en cuenta el efecto hemodinámico que genera la PEEP, ya que disminuye el retorno venoso y la precarga.

> **!** Si no hay mejora de la saturación de oxígeno luego de tres minutos con una FIO_2 cercana al 100%, posiblemente el mecanismo de hipoxemia sea el *shunt* y requiera la utilización de PEEP durante la preoxigenación.

INTERVENCIONES

La preoxigenación tiene como objetivo lograr una saturación por arriba del 95% para evitar un descenso acelerado de la oxigenación, como ya se observó en la curva de disociación de hemoglobina, y también disponer de más tiempo para realizar la maniobra laringoscópica. De esta manera disminuye el estrés que se genera y que atenta contra el éxito del procedimiento.

Se plantean los diferentes dispositivos y herramientas disponibles, de menor a mayor complejidad de recursos, y luego, en función de la situación clínica, se sugerirá la estrategia de preoxigenación.

Preoxigenación en un paciente que ventila espontáneamente

Tradicionalmente, la técnica de las 8 inspiraciones profundas o los 3 minutos de ventilación, como ya se mencionó, logra la desnitrogenización alveolar y aumenta la presión parcial de oxígeno alveolar. La técnica de ventilación con FiO_2 100%, 8 veces la CVF, es extrapolada de la anestesiología; sin embargo, muchos pacientes en el DE no podrán cumplir esa consigna y, en ese caso, se dejará al paciente ventilando con oxígeno al 100% hasta lograr los objetivos de saturación.

> **!** La posición recomendada para realizar la preoxigenación es con el paciente sentado o semisentado. Algunos pacientes, principalmente los obesos, ancianos y las embarazadas pueden mejorar la saturación con esta posición posiblemente debido al aumento de la CRF (**fig. 9-2**).[9-11]

Preoxigenación por medio del uso de máscara de reservorio con válvulas de no reinhalación

Una alternativa disponible en los DE son las máscaras con reservorio que disponen de un mecanismo que evita la reinhalación y que permiten concentraciones de oxígeno inspirado cercanas al 100% y mediante las válvulas localizadas a los costados de la mascarilla, permiten la exhalación del CO_2 e impiden su reinhalación (**fig. 9-3**). Es posible lograr una FiO_2 del 100% solo si la máscara se ajusta y se sella correctamente contra la cara sin permitir el ingreso de aire ambiente y las válvulas laterales funcionan correctamente. Además, debemos asegurarnos de que el flujo que se entrega al paciente sea suficiente. A modo de ejemplo, si un paciente que se presenta disneico, con una FR de 35 rpm, por cada ventilación moviliza un Vt aproximado de 500 mL (muchas veces en pacientes con sed de aire es aún mayor), entonces, el flujo que se debe aportar es 500 × 35 = 17 500 mL. Si no recibe el aporte del flujo necesario, el paciente "tomará" del ambiente el flujo restante (el sellado con este tipo de máscaras habitualmente es deficiente, por lo que el aire ambiente puede ingresar por los laterales de la máscara y disminuir la FiO_2). Si la máscara se encuentra sellada contra la cara y no entra aire ambiente, se observará cómo se desinfla la bolsa reservorio cuando el flujo es insuficiente. Si bien los flujómetros de pared marcan graduaciones de 15 L/m, si se sobrepasa esta velocidad, girando la perilla al tope máximo se obtiene lo que se conoce como "velocidad o flujo de irrigación", que puede llegar a entregar hasta 40 L/min o más (aunque al no estar calibrado para flujos mayores de 15 L/min, no se podrá conocer de forma exacta el real) (**fig. 9-4**).[3,12,13]

Preoxigenación con dispositivo de bolsa-válvula-máscara

La máscara bolsa tiene una utilidad similar a la máscara a reservorio antes mencionada, ya que suministra concentraciones de oxígeno cercanas al 100% y también cuenta con un mecanismo que impide la reinhalación (**fig. 9-5**).

Si el paciente se presenta sin ventilación espontánea, en apnea, o con una ventilación insuficiente

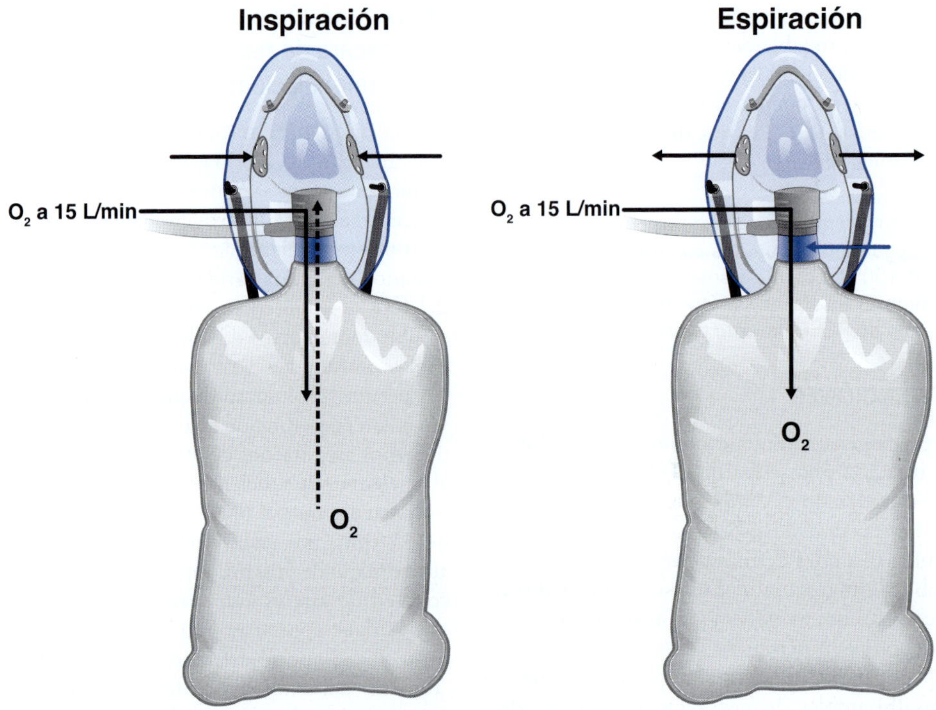

Fig. 9-3. Máscara de reservorio con válvulas de no reinhalación. Se puede observar cómo las válvulas laterales se cierran cuando el paciente inspira (izquierda) y permiten un flujo exhalatorio hacia afuera de la máscara durante la espiración (derecha). El oxígeno ingresa a través de la manguera hacia la bolsa de reservorio, por lo tanto, esa bolsa contiene oxígeno al 100%. Al inhalar, el oxígeno pasa desde la bolsa hacia el interior de la máscara a través de una válvula que hay entre ambas y que se cierra cuando el paciente exhala. Debemos asegurarnos de que la máscara esté correctamente sellada a la cara y que las válvulas funcionen; de lo contrario, entrará aire ambiente y la FiO_2 será menor. Flecha verde: dirección del oxígeno desde el flujómetro de la pared hacia la bolsa de reservorio de la máscara. Flecha de puntos: pasaje de oxígeno al 100% desde la bolsa hacia la máscara a través de una válvula (flecha azul). Flecha roja: válvulas laterales.

(bradipnea, ventilación superficial), es posible utilizar este dispositivo para realizar ventilaciones manuales a presión positiva. De igual modo, debemos asegurarnos de que la máscara se encuentre correctamente sellada contra la cara y que el flujo sea adecuado. Es muy importante realizar las ventilaciones con presión positiva de forma suave, con volúmenes bajos y lo suficiente para que el tórax se expanda a una frecuencia de no más de 10 por minuto. Una ventilación a presión positiva excesiva y enérgica puede superar fácilmente los 20-25 cm H_2O necesarios para vencer el esfínter esofágico inferior e insuflar aire en el estómago, con el consecuente riesgo de vómito y aspiración.[14] Al dispositivo de bolsa-válvula-máscara (DBVM) se le debe incorporar una válvula de PEEP en el puerto espiratorio. La PEEP que se genera favorece el reclutamiento alveolar y mejora la oxigenación.

Preoxigenación mediante cánula nasal de alto flujo de oxígeno

La cánula nasal de alto flujo de oxígeno (CAFO) también puede utilizarse como herramienta de preoxigenación. Además de administrar concentraciones de oxígeno cercanas al 80%, el flujo elevado (60/80 lpm) asociado al sellamiento de la VA (con la boca cerrada) permite generar una PEEP de aproximadamente 5-6 mm Hg. Por otra parte, es un dispositivo que puede utilizarse en el período de apnea –concepto conocido como oxigenación en apnea, que se verá más adelante– y que prolonga el tiempo de apnea segura.

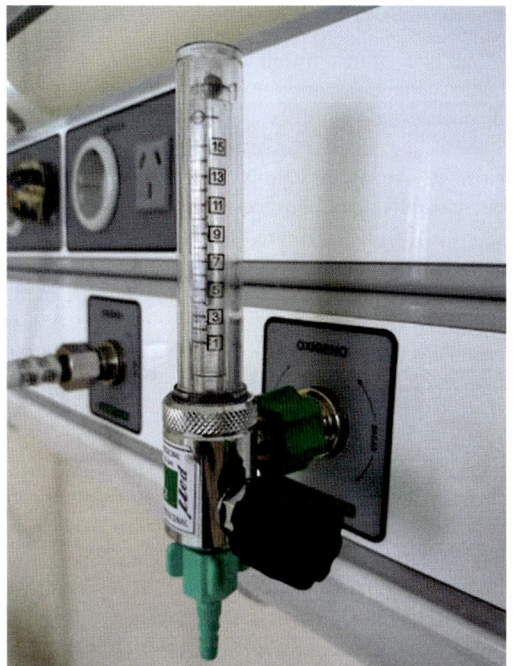

Fig. 9-4. Flujómetro de pared. El dispositivo marca hasta 15 L/min. Con frecuencia es necesario abrirlo al máximo, por arriba de 15 L/min porque el paciente demanda un flujo mayor. Si no hay aporte de flujo necesario entrará aire ambiente y la FiO_2 caerá. Como se comenta en el **capítulo 12**, un dispositivo abierto a la máxima "velocidad de irrigación" podría suministrar un flujo de 40 L/min o mayor.

Preoxigenación mediante ventilación no invasiva/CPAP

La utilización de ventilación no invasiva (VNI) en sus variantes CPAP (*continuous positive airway pressure*, presión positiva continua en la vía aérea) BIPAP (*bilevel positive airway pressure*, ventilación con presión bifásica en la vía aérea o presión positiva binivelada) como herramienta de preoxigenación permite generar PEEP (CPAP/BPAP) y aportar asistencia ventilatoria a un paciente que lo requiere (BIPAP). Aclaración: la CPAP, si bien se explica como una forma de VNI, no es una verdadera forma de asistencia no invasiva porque la ventilación positiva no se aumenta de forma intermitente para asistir en la ventilación (solo se aplica una presión constante). Otra ventaja es que la máscara de VNI se ajusta bien a la cara con las correas y, de ese modo, se puede liberar un operador. Más detalles en el **capítulo 22**.

Oxigenación en apnea

Esta idea, concepto o método no es algo nuevo, hay informes de primeras experiencias en animales al inicio del siglo pasado, pero el primero referido a la utilización de este método en humanos fue realizado por Enghoff y cols. en 1952.[11] En 1956, Holmdahl introduce el concepto de difusión oxigenación en apnea (*Apneic Diffusion Oxygenation*), a través del cual describe el proceso de oxigenación por medio del mecanismo físico de la difusión.[12]

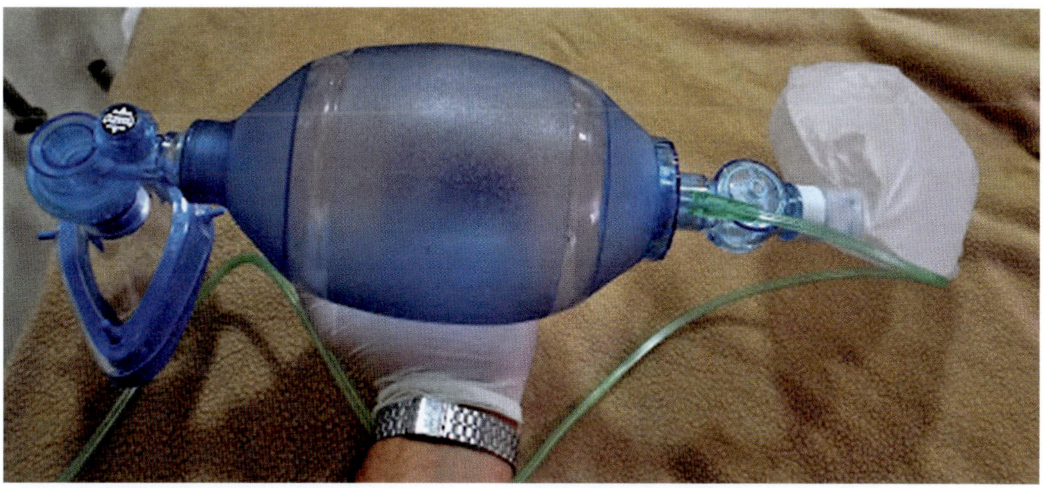

Fig. 9-5. Dispositivo de bolsa-válvula-máscara. A la derecha se puede observar la bolsa reservorio de oxígeno, la bolsa autoinflable azul al medio, y la interfaz con el paciente que corresponde a la máscara. La disposición de las válvulas dentro del dispositivo permite un flujo de aire desde la bolsa reservorio hasta la vía aérea del paciente. Presenta una válvula que impide la reinhalación. Si el paciente no ventila espontáneamente, podemos ventilar con presión positiva cuando se presiona la bolsa autoinflable.

Básicamente, es el suministro constante de un flujo de aire con altas concentraciones de oxígeno por medio de un dispositivo (cánula nasal estándar a 15 L/min, cánula de alto flujo) durante el período de parálisis muscular. El objetivo que se persigue con esta técnica es el aporte permanente de oxígeno a los alvéolos para lograr una presión parcial de oxígeno alveolar constante que no disminuya en el período de apnea ni al momento de la realización de la maniobra laringoscópica. Existen varios estudios en los que se lograron períodos de varios minutos de apnea con una saturación mayor de 98% con esta técnica.15,16 Dicho en otras palabras, el flujo de aire con un alto contenido de oxígeno fluye constantemente por la VA sin depender de la mecánica ventilatoria, y genera la eliminación (*wash out*) de los gases que no son favorables ni beneficiosos al momento de la preoxigenación. En la **figura 9-6**[17] se explica el mecanismo fisiológico de la oxigenación en apnea.

Esta técnica se puede realizar con una simple cánula nasal conectada a la válvula de oxígeno que habitualmente está disponible en cualquier DE y que entrega 15 L/min, o también con equipos de cánulas de alto flujo (CAFO) que entregan un flujo aproximado de 80 L y logran fracciones inspiradas de oxígeno mayores de 60%.[18-20]

> **!** Se debe intentar por todos los medios disponibles, si el tiempo y el paciente lo permiten, lograr una correcta preoxigenación y no precipitar una IOT si la saturación se encuentra por debajo de 95%. La mayoría de las veces es posible mejorar la saturación e iniciar el procedimiento en condiciones más seguras para el paciente.

> **!** Cuando se ventila con presión positiva mediante un DBVM, hay que asegurarse de hacer ventilaciones suaves, con volúmenes bajos y a una frecuencia baja para no exponer al paciente al riesgo de vómito y aspiración.

ESTRATEGIAS DE PREOXIGENACIÓN

En este punto intentaremos integrar los conceptos mencionados en fisiopatología con los dispositivos disponibles.

Antes de decidir la estrategia de preoxigenación es importante considerar los antecedentes del paciente. Aquellos con patología respiratoria crónica, ya sea componente obstructivo (EPOC o asma), restrictivo (obesidad) o intersticial (fibrosis pulmonar), serán pacientes que posiblemente requieran dispositivos de mayor complejidad para lograr una saturación por encima del 95%, como una máscara bolsa con válvula de PEEP o CPAP/VNI.

Pero, independientemente de la patología subyacente o la estrategia elegida, sugerimos que todo procedimiento de preoxigenación se realice con la colocación de una cánula nasal a 15 lpm asociada al dispositivo principal. Es decir, una cánula colocada por debajo de la máscara con reservorio o del DBVM o la VNI. Esta herramienta formará parte de la preoxigenación, y durante el período de apnea funcionará como método de oxigenación en apnea.[21,22]

Weingart y Levitan, en una publicación de 2012, proponen una estratificación del riesgo probable de desaturación[3] mediante una prueba de preoxigenación con una máscara de reservorio y válvulas de no reinhalación al menos a 15 lpm. En función del riesgo plantearon estrategias de preoxigenación y las dividieron en tres momentos (**cuadro 9-1**) (**fig. 9-7**):

- Riesgo bajo: saturación > 96%.
- Riesgo alto: saturación 91-95%.
- Hipoxemia: saturación < 90%.

En la **figura 9-8** se detalla el abordaje de la preoxigenación secuencial con cánula nasal, con máscara con reservorio y el uso del reanimador con válvula de PEEP.

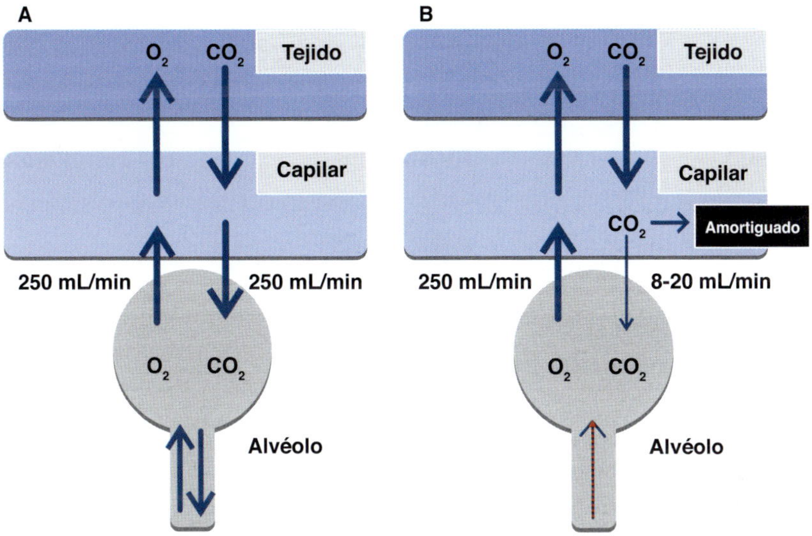

Fig. 9-6. Mecanismo fisiológico de la oxigenación en apnea. **A.** Intercambio gaseoso durante la ventilación regular: el oxígeno se mueve a una velocidad de 250 mL/min desde los alvéolos a los capilares y desde estos hacia los tejidos. Una cantidad equivalente de CO_2 se dirige en sentido contrario durante la espiración; el volumen que entra a los alvéolos y el que sale son casi equivalentes (doble flecha superior). **B.** Durante la apnea: debido a la diferencia entre estos dos gases, en cuanto a la solubilidad en sangre y a la afinidad con la hemoglobina, se produce un movimiento de oxígeno hacia la sangre y los tejidos, mientras que el CO_2 es amortiguado en gran parte en la sangre y una pequeña cantidad en los tejidos, y hacia los alvéolos regresa solo 8-20 mL/min. Esta diferencia de volumen de oxígeno que abandona el alvéolo y de CO_2 que ingresa a él crea una pequeña presión negativa y, por lo tanto, un gradiente de presión que favorece el movimiento de gases desde la faringe hacia los alvéolos (flecha roja punteada desde el bronquio hacia el alvéolo). Modificada de Wong DT et al.[17]

Cuadro 9-1. Categorías de riesgo e intervención sugerida según el riesgo de hipoxemia

Categoría de riesgo	Período de preoxigenación (3 min)	Inicio de acción del relajante muscular	Período de apnea durante la intubación
Riesgo bajo (> 96%)	Máscara de reservorio y válvulas de no reinhalación con flujo máximo	Máscara de reservorio y válvulas de no reinhalación con flujo máximo y cánula nasal a 15 lpm	Cánula nasal a 15 lpm
Riesgo alto (91-95%)	Máscara de reservorio y válvulas de no reinhalación o CPAP o máscara bolsa con dispositivo de PEEP	Máscara de reservorio y válvulas de no reinhalación o CPAP o máscara-bolsa con dispositivo de PEEP + cánula nasal a 15 lpm	Cánula nasal a 15 lpm
Hipoxemia (< 90%)	CPAP o máscara-bolsa con dispositivo de PEEP	CPAP o máscara-bolsa con dispositivo de PEEP + cánula nasal a 15 lpm	Cánula nasal a 15 lpm

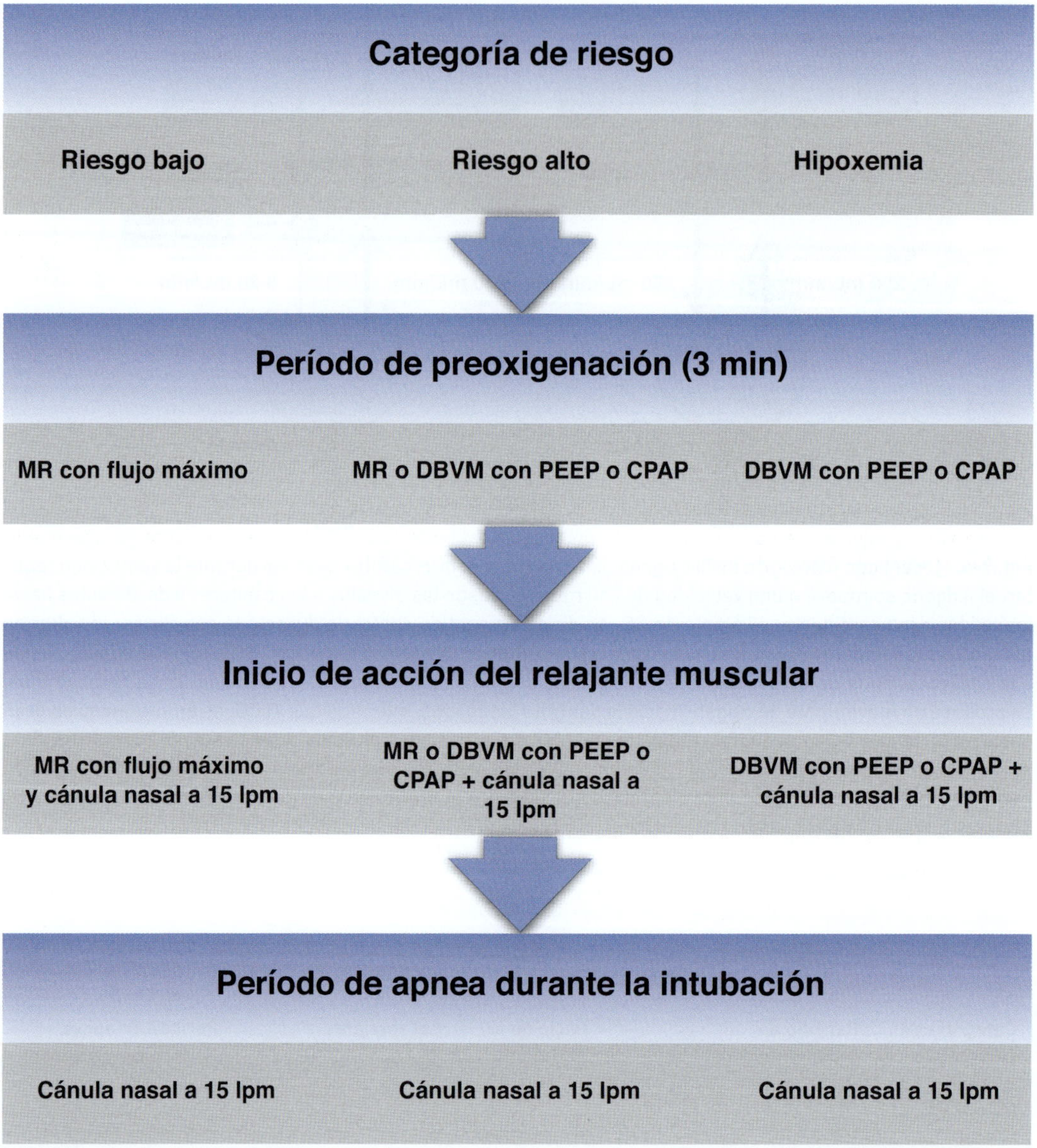

Aclaraciones: MR: máscara reservorio; DBVM: máscara bolsa

Fig. 9-7. Estratificación del riesgo de desaturación e intervención que se debe realizar en cada grupo. MR: máscara con reservorio; DBVM: dispositivo de bolsa-válvula-máscara.

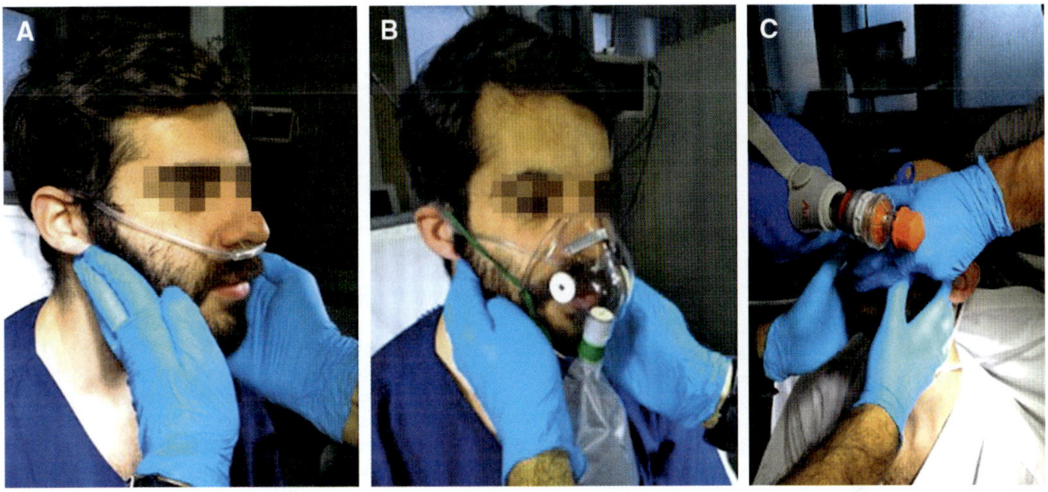

Fig. 9-8. Preoxigenación paso a paso. **A.** Se inicia con la colocación de la cánula nasal. **B.** Se agrega la máscara de reservorio y válvulas de no reinhalación. **C.** En caso de requerir PEEP durante la preoxigenación, se puede utilizar el DBVM con válvula de PEEP (a una presión de 5 a 10 mm Hg), con la máscara bien coptada y la ayuda de un segundo operador, quien además genera tracción de la mandíbula. Se debe dejar colocada la cánula nasal a 15 L/min durante este período. En caso de que el paciente presente excitación psicomotriz durante la preoxigenación y no tolere estos dispositivos, puede requerir la administración de una dosis disociativa de ketamina hasta lograr los objetivos de preoxigenación previo a la intubación.

PUNTOS CLAVE

- La preoxigenación es una fase del proceso de intubación que tiene como objetivo evitar la desaturación durante la maniobra laringoscópica y el pasaje del tubo endotraqueal. Este objetivo se logra aumentando la presión parcial alveolar de oxígeno y la saturación de la hemoglobina al máximo posible, ventilando con una FiO_2 100% durante 3-5 minutos. En algunos casos se necesitará una PEEP.
- La estrategia de oxigenación en apnea es una herramienta útil que permite disponer de mayor tiempo hasta la caída de la saturación por debajo del 95%, en donde se produce en forma más acelerada.
- Es necesario considerar tanto los antecedentes patológicos del paciente como la sospecha clínica diagnóstica para elegir el dispositivo de preoxigenación.

AEROPERLAS

- Objetivo de preoxigenación: valor de saturación mayor del 95%.
- Saturación menor del 95%: caída acelerada de la saturación.
- Saturación menor del 70%: punto crítico.
- Oxigenación en apnea: suministro de flujo constante de oxígeno durante el período de parálisis. Se puede lograr mediante la aplicación de una cánula nasal a 15 L/min.
- Tiempo de apnea segura: durante este tiempo la saturación se encuentra por arriba del 95%.
- Definir la estrategia de preoxigenación considerando las patologías preexistentes y agudas que han llevado al paciente a esta situación.
- Utilizar válvula de PEEP en el dispositivo máscara bolsa, ya que permitirá mejorar la oxigenación mediante el reclutamiento alveolar.

REFERENCIAS

1. Weingart S. The HOP mnemonic and AirwayWorld [Internet]. 2017 [citado: enero de 2023]. Disponible en: emcrit.org/blogpost/hop-mnemonic/
2. Weingart SD, Seth Trueger N, Wong N, et al. Delayed sequence intubation: A prospective observational study. Ann Emerg Med 2015;65(4):349-55.
3. Weingart SD. Preoxygenation, reoxygenation, and delayed sequence intubation in the Emergency Department. J Emerg Med 2011;40(6):661-7.
4. Mosier JM. Physiologically difficult airway in critically ill patients: winning the race between hemoglobin desaturation and tracheal intubation. Br J Anaesth 2020;125(1):e1-4.
5. Gold MI. Preoxygenation. Br J Anaesth 1989;62(3):241-2.
6. Bouroche G, Bourgain JL. Preoxygenation and general anesthesia: A review. Minerva Anestesiol 2015;81(8):910-20.
7. Fogagnolo A, Montanaro F, Alhusinat L, et al. Management of intraoperative mechanical ventilation to prevent postoperative complications after general anesthesia: A narrative review. J Clin Med 2021;10(12).
8. Webb A. Oxford textbook of Critical Care. 2nd ed. Webb, Andrew DA, editor; P. 326.
9. Lane S, Saunders D, Schofield A, et al. A prospective, randomized controlled trial comparing the efficacy of pre-oxygenation in the 20° head-up vs supine position. Anaesthesia 2005;60:1064-7.
10. Smith SJ, Harten JM, Jack E, et al. Pre-oxygenation in healthy volunteers: a comparison of the supine and 45° seated positions. Anaesthesia 2010;65:980-3.
11. Hignett R, Fernando R, McGlennan A, et al. A randomized crossover study to determine the effect of a 30° head-up versus a supine position on the functional residual capacity of term parturients. Anesth Analg 2011;113(5):1098-102.
12. Reardon RF, Driver BE, Carleton SC. Principles of preparatory oxygenation. En: Brown III CA, Sakles JC, Mick NW (eds.). The Walls Manual of Emergency Airway Management. 5th ed. Philadelphia: Wolters Kluwer; 2018.
13. Brown III CA, Walls RM. Principles of preoxygenation. En: Brown III CA, Sakles JC, Mick NW (eds.). The Walls Manual of Emergency Airway Management. 5th ed. Philadelphia: Wolters Kluwer; 2018.
14. Peffley H. Maintenance of oxygenation during rapid sequence intubation in the emergency. Acad Emerg Med 2017;24(11).
15. Smith RB, Sjöstrand UH. Apneic diffusion oxygenation and continuous flow apneic ventilation. A Review. Acta Anaesthesiol Scand 1985;29(1):101-5.
16. Holyoak RS, Melhuish TM, Vlok R, et al. Intubation using apnoeic oxygenation to prevent desaturation: A systematic review and meta-analysis. J Crit Care 2017;41:42-8.
17. Wong DT, Yee AJ, Leong SM, et al. The effectiveness of apneic oxygenation during tracheal intubation in various clinical settings: a narrative review [published correction appears in Can J Anaesth 2017;64(5):557].
18. Frumin MJ, Epstein RM, Cohen G. Apneic oxygenation in man. Anesthesiology 1959;20:789-98.
19. Binks MJ, Holyoak RS, Melhuish TM, et al. Apnoeic oxygenation during intubation in the intensive care unit: A systematic review and meta-analysis. Heart Lung 2017;46(6):452-7.
20. Ramachandran SK, Cosnowski A, Shanks A, et al. Apneic oxygenation during prolonged laryngoscopy in obese patients: a randomized, controlled trial of nasal oxygen administration. J Clin Anesth 2010;22(3):164-8.
21. Jaber S, Molinari N, De Jong A. New method of preoxygenation for orotracheal intubation in patients with hypoxaemic acute respiratory failure in the intensive care unit, non-invasive ventilation combined with apnoeic oxygenation by high flow nasal oxygen: the randomized OPTINIV study pr. BMJ Open 2016;6(8):e011298.
22. Weingart SD, Levitan RM. Preoxygenation and prevention of desaturation during emergency airway management. Ann Emerg Med 2012;59(3):165-175.e1.

Optimización hemodinámica previa a la intubación

10

Rogelio Cioffi, Mercedes Constanza Soler y Agustina G. Piñeiro

OBJETIVOS

- Identificar la importancia de la reanimación previa al manejo avanzado de la vía aérea para evitar complicaciones graves periprocedimiento.
- Evaluar la utilidad de la valoración con predictores de mala evolución hemodinámica, como el índice de shock (IS) elevado.
- Conocer las intervenciones a realizar en el caso de hipotensión periintubación.

INTRODUCCIÓN

La vía aérea en el ambiente del departamento de emergencias (DE) es diferente del trabajo que pueden realizar los anestesistas en un quirófano, en el cual un gran porcentaje de las intubaciones ocurre en un "ambiente controlado", en referencia al estado fisiológico del paciente (signos vitales, ayuno previo, etc.) y la urgencia del procedimiento.[1]

Dentro de las condiciones particulares y diferentes que ocurren en los DE, la hipotensión preintubación suele estar presente en un número importante de pacientes que requieren una vía aérea definitiva.[2]

Scott Weingart se refiere a la hipotensión como uno de los "tres asesinos de la vía aérea", junto con la hipoxemia y la acidosis.[3]

Según Heffner y cols., la hipotensión posintubación está asociada a un aumento de la morbimortalidad y la estadía hospitalaria.[4]

En el desarrollo del capítulo se plantearán dos escenarios posibles de optimización previa a la intubación, cuya variable para considerar es el tiempo disponible para poder llevarla a cabo. Entonces, existirá un escenario de "optimización hemodinámica sin tiempo" y otro de "optimización hemodinámica con tiempo", en los cuales se utilizarán diferentes recursos técnicos.

DEFINICIONES

Podemos definir a la hipotensión periintubación como:[5]

- Tensión arterial sistólica (TAS) < 65 mm Hg registrada al menos una vez;
- o < 90 mm Hg durante 30 minutos, a pesar de 500-1000 mL de carga de líquido (soluciones cristaloides);
- o disminución de la TAS > 20%, si < 65 mm Hg antes de la intubación;
- o que requiera el inicio o el aumento de dosis en > 30% del soporte vasopresor.

Se refiere a una "optimización hemodinámica sin tiempo" que se debe realizar en un paciente en el que no se puede sostener una adecuada preoxigenación aún con el aporte de un alto flujo de oxígeno (hipoxemia crítica). En estos pacientes posiblemente la demora en la evaluación no sea beneficiosa. En esta situación, la gravedad del cuadro propiciará una valoración con herramientas más simples. También se incluye en este escenario a la vía aérea dinámica, aquella con alta probabilidad de deterioro de la permeabilidad de la vía aérea (anafilaxia/angioedema, síndrome por inhalación de humo de incendio y hematoma expansivo de cuello).

Por el contrario, se referirá a "optimización hemodinámica con tiempo" a aquella situación en la que se puede sostener una oxigenación adecuada (p. ej., una saturación del 95%), por lo tanto, la demora de la evaluación hemodinámica será ventajosa para el paciente. En esta situación, la ecografía será el recurso para utilizar. Además de la oximetría, se deben tener presente otros factores, como el aumento del trabajo respiratorio, el estado clínico previo del paciente y los cambios dinámicos de la saturación basal (empeoramiento progresivo).

FISIOPATOLOGÍA Y CAUSAS

Evaluar la fisiopatología de la inestabilidad hemodinámica periintubación requiere, entre otras, cosas conocer:

- Los antecedentes del paciente.
- Los fármacos que recibe en forma crónica.
- Las posibles etiologías de la descompensación que lo ha llevado al DE.

Al contemplar estas variables, junto con la situación hemodinámica al momento del procedimiento, surge la elección de los fármacos para la inducción.

La hipovolemia, de cualquier causa, asociada a los fármacos utilizados durante la inducción (que en su mayoría presentan un efecto simpaticolítico, principalmente las benzodiazepinas, los opiáceos y el propofol), y la disminución de la precarga por el efecto de la PEEP de la ventilación mecánica son algunas de las causas que contribuyen a la inestabilidad hemodinámica mencionada.[6]

PREDICTORES DE INESTABILIDAD HEMODINÁMICA

Dependiendo del tiempo del que se disponga para evaluar el estado hemodinámico del paciente, se pueden diferenciar dos escenarios: "sin tiempo" y "con tiempo".

Optimización hemodinámica sin tiempo: predictores de inestabilidad hemodinámica

Debido a los riesgos referidos, sería de utilidad disponer de una herramienta sencilla al lado de la cama del paciente que permita predecir la posibilidad de que este desarrolle inestabilidad hemodinámica periintubación.

En este sentido, el **índice de shock (IS)** que surge del cociente entre TAS sobre frecuencia cardíaca (FC) es una estimación que se puede realizar fácilmente y brinda información sobre la estabilidad hemodinámica del paciente.

El punto de corte de este cociente es 0,8. Un valor mayor al mencionado, previo al inicio del procedimiento, predice que se está ante un escenario hemodinámico inestable que puede intensificarse posteriormente.[4] Para este punto de corte Heffner y cols. informan una sensibilidad del 67% y especificidad del 80%.[7]

$$IS = PS / FC \geqq 0{,}8$$

Si se evalúa al paciente en el medio prehospitalario, podemos tener en cuenta el delta de índice de shock (d-IS), que se define como la diferencia entre el IS prehospitalario (ISph) y el IS a la llegada al departamento de emergencia (ISem). Una diferencia mayor de 0,1 se considera significativa y sugiere la presencia de shock oculto.[8]

$$ISph - Isem > 0{,}1$$

También existe el IS ajustado por edad (AIS), que surge de la multiplicación del IS por la edad del paciente, cuyo valor de corte es 55. Este es un mejor predictor para la inestabilidad hemodinámica periintubación que el IS en pacientes añosos.[2]

$$AIS \geqq 55$$

Optimización hemodinámica con tiempo: valoración ecográfica

La ecografía focalizada (*Point of Care Ultrasound*, POCUS) tiene gran utilidad en los DE como herramienta actual del emergentólogo para optimizar su evaluación clínica, la toma de decisiones y, finalmente, la calidad de atención de los pacientes.

Al momento de la reanimación de un paciente, y en particular en el período periintubación, la ecografía focalizada le permite al emergentólogo obtener información muy útil del estado hemodinámico global del paciente, como, por ejemplo: ¿qué precarga tiene el paciente?, ¿cómo está su función cardíaca?, ¿presenta signos de sobrecarga, inclusive antes de iniciar la reanimación?, ¿ha desarrollado signos de sobrecarga con el tratamiento instaurado?, ¿se beneficiará este paciente con la reanimación con líquidos o estará expuesto al riesgo de un daño mayor?

A través de distintos métodos ecográficos el médico emergentólogo entrenado en ultrasonografía puede optimizar su calidad de atención. La evaluación del estado de la precarga a través de la evaluación de la VCI, la identificación de signos de congestión pulmonar, la valoración de la función cardíaca global, entre otras, son algunas de las evaluaciones que aportará la ecografía focalizada al médico emergentólogo, proporcionándole información fundamental para incorporar a su evaluación clínica y para definir la conducta terapéutica, siempre en beneficio de su paciente.

Para mayor detalle sobre las utilidades de la ecografía focalizada en el momento de la reanimación del paciente, véase el **capítulo 21**.

Estimación de precarga: vena cava inferior y sus índices

Se evalúa su diámetro máximo y mínimo con los movimientos respiratorios y se obtienen los índices de colapsabilidad (IC) y distensibilidad (ID) en un paciente con ventilación espontánea o asistida, respectivamente.

$$IC = [(D_{máx} - D_{mín}) / D_{máx}] \times 100$$
$$ID = [(D_{máx} - D_{mín}) / D_{mín}] \times 100$$

Un diámetro máximo ≦ 1,5 cm con un IC > 50% o, en un caso más extremo, una VCI más pequeña o con un colapso inspiratorio completo sugieren con alto valor predictivo positivo una precarga baja (PAD aprox. 0-5 mm Hg)[4] como puede ocurrir en el escenario de un shock séptico o hipovolémico.

Por otro lado, un diámetro máximo > 2,1 cm, con una variabilidad baja o nula, predice una precarga alta (PAD 10-20 mm Hg), como puede ocurrir en un shock cardiogénico u obstructivo.

Bomba cardíaca: evaluación cardíaca focalizada

Comprende la detección del derrame pericárdico y la función sistólica

Identificación del derrame pericárdico y los signos de taponamiento cardíaco

La ecografía focalizada puede identificar el derrame pericárdico (DP) con alta sensibilidad y especificidad,[8] así como también asistir en la pericardiocentesis de urgencia.

La vista subcostal es, sin dudas, la más utilizada históricamente para evaluar la presencia de DP. Los derrames pequeños tienden a localizarse inferior y posteriormente, por lo cual esta vista es la más útil.

Los signos de taponamiento cardíaco en la evaluación global focalizada se van a observar en las cavidades derechas porque manejan estas presiones menores. A medida que las presiones en el espacio pericárdico aumentan, se observará primero un colapso auricular en sístole (ventricular) y luego un colapso ventricular en diástole (ventricular). La presencia de estos signos son indicativos de compromiso hemodinámico debido al derrame pericárdico. Una VCI pletórica y sin variabilidad también está presente en un taponamiento, pero no es específica.

Estimación de la función sistólica ventricular global

Para la evaluación visual global de la función sistólica del ventrículo izquierdo (FSVI), la vista paraesternal eje largo (PEEL) es una excelente primera evaluación, ya que permite observar el tabique, el ápex y la pared posterior del VD, así como también la apertura de la válvula mitral. También esta vista permite evaluar la excursión de la válvula mitral (*E-Point Septal Separation* [EPSS] en inglés) tanto en su forma visual como en Modo M. Un EPSS > 7 mm implica un deterioro grave de la FSVI.

La vista paraesternal eje corto (PEEC) a la altura de los músculos papilares también permite observar la calidad de la FSVI al mostrar la variación del volumen del VI entre sístole y diástole.

En la vista apical 4 cámaras (A4C) también se puede utilizar el modo M para la obtención del MAPSE y TAPSE como medidas de función ventricular izquierda y derecha, respectivamente. Un TAPSE de 18 mm o más se considera normal. Un MAPSE de 12 +/–2 mm se considera normal.

Identificación de alteraciones en la relación VD/VI. La relación de tamaños entre el VD y VI en situaciones fisiológicas normales es de 0,6:1. La evaluación de esta relación de tamaños y la identificación de su alteración permiten identificar o descartar posibles causas de aumento de presión de las cavidades derechas, como un TEP o una cardiopatía derecha crónica. La identificación de una relación VD/VI de 1:1 en las vistas A4C y PEEC tiene alta especificidad para identificar un aumento de las presiones derechas.[3]

Evaluación de las vías de salida y entrada (VCI). Es posible medir la vía de salida del VI ante sospechas de aneurismas torácicos o disección aórtica. Para esto se utiliza la vista PEEL. Una medición a la altura del seno de Valsalva, en diástole, mayor de 4,5 cm típicamente se considera una dilatación aneurismática. También puede identificarse un *flap* de disección a este nivel, aunque su ausencia no descarta esa patología.

En la vista PEEL puede visualizarse una porción de la aorta descendente y es posible medir su diámetro.

La evaluación de la entrada se refiere a la vena cava inferior, como ya se describió antes.

Evaluación de la capacidad de respuesta a volumen. Variación del gasto cardíaco por medición de velocidad de tiempo integral (VTI) en la vía de salida del ventrículo izquierdo (TSVI) o carotídeo.

La medición del diámetro del TSVI (dTSVI) el cálculo de su área y la obtención del VTI en ese nivel permite estimar el volumen sistólico (VS) y el gasto cardíaco (GC) a través de la siguiente fórmula:

$$GC = \left[VTI \times \left(\frac{dTSVI}{2} \right)^2 \times 3{,}14 \right] \times FC$$

Debido a que el mayor riesgo de error en el cálculo del VS ocurre en las mediciones de diámetros y área del TSVI, se puede optar por simplemente realizar la medición del VTI TSVI y evaluar su variación antes y después de una prueba de volumen. Un aumento del GC del 12-15% o más posterior a una elevación pasiva de las piernas (EPP) es un predictor confiable de respuesta a volumen.

De manera similar, la medición del flujo carotídeo a través del VTI en la arteria carótida común también ha demostrado ser útil para la estimación del GC, ya que es una herramienta más sensible y específica que las mediciones invasivas.[9-11] A su vez, también ha demostrado ser un predictor adecuado de respuesta a volumen.[12]

Evaluación pulmonar para identificar los signos que sugieren congestión pulmonar/sobrecarga hídrica

El signo de un parénquima pulmonar congestivo es la presencia de líneas B de manera bilateral, llamado síndrome intersticial o patrón B bilateral. Estas líneas B son artefactos hiperecogénicos verticales que se generan y aparecen debido al engrosamiento del intersticio pulmonar. Ante una congestión pulmonar debida a insuficiencia cardíaca izquierda, las líneas B comienza a aparecen antes que los signos clínicos y se observarán primero en las bases pulmonares y luego hacia las áreas superiores y anteriores a medida que aumenta el grado de congestión pulmonar.

La evaluación pulmonar también permite diagnosticar rápidamente la presencia de derrame pleural bilateral, altamente sugestivo de que se está ante un paciente con IC crónica.

Para una mejor comprensión se recomienda al lector la lectura del **capítulo 21**, que corresponde a la valoración ecográfica periintubación.

INTERVENCIONES

Teniendo en cuenta todo lo mencionado, podemos recurrir a diferentes estrategias para tratar de evitar la inestabilidad hemodinámica periintubación.

La elección de los fármacos de inducción será un tema que se discutirá en otro capítulo.

> **!** Es importante remarcar que se debe disminuir la dosis de los agentes inductores entre un 25-50% en aquellos pacientes con IS > 1.[8]

Expansión con cristaloides

Esta intervención idealmente debería hacerse de forma dirigida a quien lo requiera a través de la evaluación del estado hemodinámico mediante las valoraciones ecográficas mencionadas.[10] Sin embargo, esta administración de líquidos guiada por ecografía a menudo requiere cierto tiempo que, en pacientes hipotensos o con hipoperfusión, no es tolerado, por lo que debe iniciarse la administración de vasopresores en forma temprana. Muchos pacientes se encuentran en un estado hemodinámico que se corresponde a la porción aplanada de la curva de Frank Starling y no se benefician de un aumento del retorno venoso (Delta VTI menor del 15%). A su vez, si el paciente es respondedor a líquidos, su administración disminuye el tono simpático endógeno de forma refleja, lo que resulta en un aumento del GC sin cambios en la tensión arterial (TA). Por otro lado, la administración de líquidos puede extravasar rápidamente al espacio extravascular, con un beneficio transitorio.[13,14]

Uso de vasopresores periintubación

Otra alternativa es la utilización de vasopresores en bolo o en infusión continua.

Vasopresores en bolo

La adrenalina sería el agente de elección debido a su efecto alfa y beta agonista, ya que aumenta el tono vascular, la TA y el GC. Scott Weingart propone diluir la ampolla de adrenalina, para su utilización en bolo, 1 mL (1/1000) en 9 mL de solución fisiológica (100 μg/mL). Posteriormente recoger 1 mL de esta dilución y volver a diluir para obtener 10 μg/mL.

La dosis recomendada es de 0,5-2 mL (5-20 μg) cada 2-5 min hasta lograr el objetivo de TA deseado.[15]

Dentro de los vasopresores, la fenilefrina es un fármaco alfa agonista utilizado por los anestesistas en contextos de episodios de hipotensión en quirófano. Su utilización en el contexto de manejo periintubación de la hipotensión en el DE no está sistematizada, su beneficio no es tan fuerte y el perfil de efectos adversos puede generar más perjuicios que el efecto transitorio del aumento de la TA.[16-21]

Vasopresores en infusión continua

Por último, la utilización de vasopresores, más precisamente noradrenalina, en infusión continua por la vía periférica es otra opción válida.

Se ha discutido mucho sobre la utilización de vasoactivos por esta vía debido a sus posibles complicaciones, que básicamente es el riesgo de extravasación y lesión local. En una revisión hecha por Loubani y cols. de 85 artículos con 270 pacientes, los eventos de extravasación son más frecuentes en las venas distales que en la antecubital o poplítea (85,3% de los casos)[22] y en los casos de infusiones prolongadas > 4 horas (96,8% de los casos). Para este estudio, los dos factores más importantes para considerar al momento de la infusión son la localización de la vía y el tiempo de infusión.

> **!** Considerando estas variables, sugerimos la utilización de noradrenalina por vía periférica como puente a un acceso central en las situaciones donde los accesos centrales no sean la primera opción.[23]

Una revisión más reciente reafirma la seguridad de utilizar vasopresores en infusión por la vía periférica, incluso por períodos de tiempo más prolongados (media de 22 horas) con bajos índices de complicaciones locales (3,4%).

Como conclusión, de las tres estrategias planteadas, proponemos la utilización de noradrenalina en infusión continua por vía periférica como puente al acceso central o por acceso central si está disponible, y en las diluciones que habitualmente se utilicen. Si se considera la complejidad de los pacientes evaluados en el DE, la inestabilidad hemodinámica es una constante y no una excepción (como puede ocurrir en otros escenarios de la atención médica), lo que permite optimizar hemodinámicamente al paciente y lograr una mayor estabilización luego de la intubación. En el caso de encontrarse ante un escenario "sin tiempo", la administración de bolos de adrenalina es una buena estrategia que busca mejorar la hemodinamia del paciente en forma transitoria.

CONCLUSIÓN

En la **figura 10-1** se propone un algoritmo de abordaje del paciente con inestabilidad hemodinámica previa a la intubación.

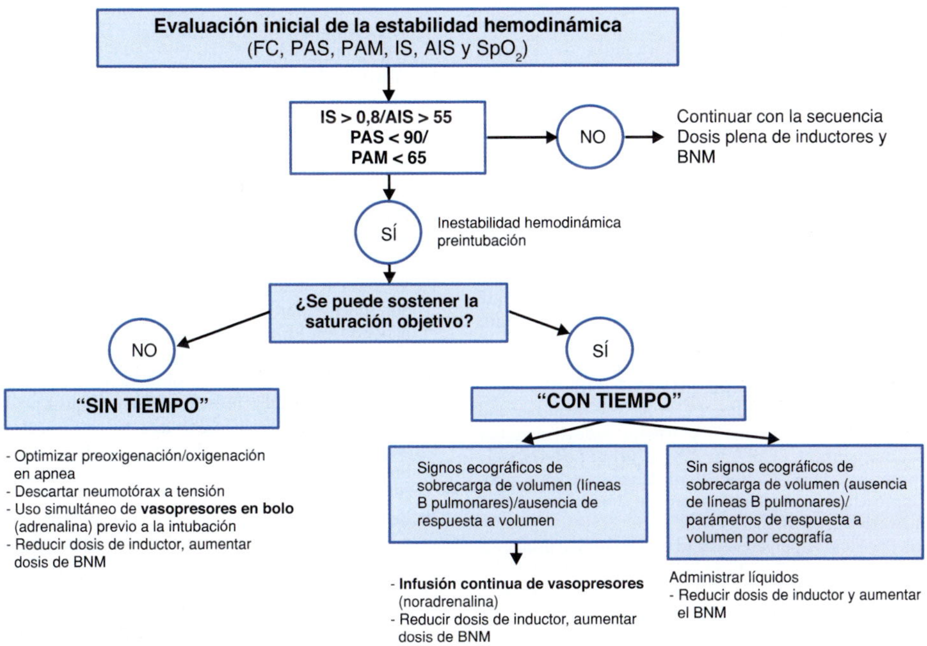

Fig. 10-1. Algoritmo sugerido para guiar la reanimación previa al manejo avanzado de la vía aérea. La situación clínica "sin tiempo" se define como el deterioro progresivo de la saturación (< 95%) a pesar de altos flujos de oxígeno, o si se está ante una vía aérea dinámica. Este punto de corte de saturación puede variar según las patologías previas del paciente (p. ej., EPOC). VCI: vena cava inferior; IVCI: índice vena cava inferior; IS: índice de shock; PS: presión sistólica; AIS: índice de shock ajustado por edad; PAM: presión arterial media, BNM: bloqueantes neuromusculares.

PUNTOS CLAVE

- Es sumamente importante la reanimación previa a la IOT, ya que un paciente hipotenso con shock compensado identificado con un IS > 0,8 presenta un riesgo elevado de hipotensión grave y PCR periprocedimiento.
- Existen numerosos métodos de valoración de respuesta de volumen dinámica para la optimización del GC antes del manejo avanzado de la vía aérea. Los autores de este capítulo recomiendan la ecografía, puesto que es un método diagnóstico cada vez más difundido, repetible, disponible, no invasivo y de fácil acceso para los médicos de emergencia.
- Ante un paciente no respondedor a la terapia de líquidos, se recomienda la utilización de vasopresores para optimizar su estado hemodinámico.

AEROPERLAS

- Realizar la reanimación periintubación para evitar complicaciones durante y después del procedimiento.
- Ponderar la utilización del IS como predictor de una mala evolución hemodinámica, hipotensión y riesgo de PCR en los casos de shock compensado. Punto de corte IS 0,8.
- Valorar la indicación de terapia de líquidos mediante pruebas dinámicas de respuesta a volumen, como la utilización de la ecografía para la medición de la variabilidad de VCI, VTI, etcétera.
- Utilizar vasopresores (en bolo o en infusión continua) de forma temprana en los casos de pacientes en shock o con riesgo, con parámetros de respuesta a volumen nulas.
- Evitar o disminuir las dosis de medicación anestésica simpaticolítica. Son de elección de las que poseen efectos simpaticomiméticos.

REFERENCIAS

1. Patanwala AE, Sakles JC. Effect of patient weight on first pass success and neuromuscular blocking agent dosing for rapid sequence intubation in the emergency department. Emerg Med J 2017;34(11):739-43.
2. Lee K, Jang JS, Kim J, et al. Age shock index, shock index, and modified shock index for predicting postintubation hypotension in the emergency department. Am J Emerg Med 2020;38(5):911-5.
3. Weingart S. The HOP mnemonic and AirwayWorld [Internet]. 2017 [consultado:enero de 2023]. Disponible en: emcrit.org/blogpost/hop-mnemonic/
4. Heffner AC, Swords DS, Nussbaum ML, et al. Predictors of the complication of postintubation hypotension during emergency airway management. J Crit Care 2012;27(6):587-93.
5. Jaber S, Amraoui J, Lefrant JY, et al. Clinical practice and risk factors for immediate complications of endotracheal intubation in the intensive care unit: A prospective, multiple-center study. Crit Care Med 2006;34(9):2355-61.
6. Mosier JM, Joshi R, Hypes C, et al. The physiologically difficult airway. West J Emerg Med 2015;16(7):1109-17.
7. Heffner AC, Swords D, Kline JA, et al. The frequency and significance of postintubation hypotension during emergency airway management. J Crit Care 2012;27(4):417.e9-417.e13.
8. Petrosoniak A, Hicks C. Resuscitation resequenced: a rational approach to patients with trauma in shock. Emerg Med Clin North Am 2018;36(1):41-60.
9. Marik PE. Fluid responsiveness and the six guiding principles of fluid resuscitation. Crit Care Med 2016;44(10):1920-2.
10. Jalil BA, Cavallazzi R. Predicting fluid responsiveness: A review of literature and a guide for the clinician. Am J Emerg Med 2018;36(11):2093-102.
11. Sabatier C, Monge I, Maynar J y cols. Valoración de la precarga y la respuesta cardiovascular al aporte de volumen. Med Intensiva 2012;36(1):45-55.
12. Millington SJ. Ultrasound assessment of the inferior vena cava for fluid responsiveness: easy, fun, but unlikely to be helpful. Can J Anesth 2019;66(6):633-8.
13. Janz DR, Casey JD, Semler MW, et al. Effect of a fluid bolus on cardiovascular collapse among critically ill adults undergoing tracheal intubation (PrePARE): a randomised controlled trial. Lancet Respir Med 2019;7(12):1039-47.
14. Glassford NJ, Eastwood GM, Bellomo R. Physiological changes after fluid bolus therapy in sepsis: A systematic review of contemporary data. Crit Care 2014;18(1):1-21.
15. Weingart SD. EMCrit 6 – Push-Dose Pressors [Internet]. 2009 [consultado: enero de 2023]. Disponible en: emcrit.org/emcrit/bolus-dose-pressors/
16. Panchal AR, Satyanarayan A, Bahadir JD, et al. Efficacy of Bolus-dose Phenylephrine for Peri-intubation Hypotension. J Emerg Med 2015;49(4):488-94.
17. Swenson K, Rankin S, Daconti L, et al. Safety of bolus-dose phenylephrine for hypotensive emergency department patients. Am J Emerg Med 2018;36(10):1802-6.
18. Ho AMH, Mizubuti GB. Co-induction with a vasopressor "chaser" to mitigate propofol-induced hypotension when intubating critically ill/frail patients–A questionable practice. J Crit Care 2019;54:256-60.
19. Roger C, Zieleskiewicz L, Demattei C, et al. Time course of fluid responsiveness in sepsis: The fluid challenge revisiting (FCREV) study. Crit Care 2019;23(1):1-10.
20. Bentzer P, Griesdale DE, Boyd J, et al. Will this hemodynamically unstable patient respond to a bolus of intravenous fluids? JAMA 2016;316(12):1298-309.
21. Wu Y, Zhou S, Zhou Z, et al. A 10-second fluid challenge guided by transthoracic echocardiography can predict fluid responsiveness. Crit Care 2014;18(3):1-8.
22. Green RS, Turgeon AF, McIntyre LA, et al. Postintubation hypotension in intensive care unit patients: A multicenter cohort study. J Crit Care 2015;30(5):1055-60.
23. Tian DH, Smyth C, Keijzers G, et al. Safety of peripheral administration of vasopressor medications: A systematic review. Emerg Med Australas 2020;32(2):220-7.

Farmacología aplicada a la vía aérea en emergencias

11

Lorena Natalia Cabillón, Santiago Tomás Benítez, Sabrina Mogliani, Amanda Elisabet Roldán y Marisol Vilca

OBJETIVOS

- Comprender las características farmacocinéticas y farmacodinámicas básicas de cada fármaco utilizado para el manejo de la vía aérea.
- Conocer los fármacos utilizados en la premedicación y saber en qué pacientes particulares deberían utilizarse.
- Advertir los efectos adversos más importantes y contraindicaciones de los inductores y bloqueantes neuromusculares.
- Entender los principios farmacológicos básicos más importantes de los vasopresores aplicados a la reanimación previa y posterior a la intubación.
- Aplicar los conocimientos para confeccionar tablas de dosis de fármacos.

INTRODUCCIÓN

La selección adecuada de estos fármacos, junto con la dosificación correcta, mejora el éxito en el primer intento de intubación y minimiza las complicaciones.[1,2]

Los fármacos que se describen en este capítulo serán clasificados en cuatro grupos, dependiendo el momento en que pueden ser utilizados:

- **Premedicación.** Se describirán fármacos que pueden requerirse en un subgrupo de pacientes que presentan alguna condición especial, y en quienes los efectos hemodinámicos de la manipulación de la vía aérea y la laringoscopia pueden generar efectos indeseados.
- **Inductores.** Son fármacos que producen rápida pérdida de conciencia y desconexión con el medio.
- **Bloqueantes neuromusculares.** Corresponde a aquellos fármacos que producen parálisis muscular completa y permiten excelentes condiciones para llevar a cabo la laringoscopia y la intubación.
- **Otros fármacos.** Se incluyen en este apartado la dexmedetomidina, sedante útil en el manejo del paciente crítico, y los vasopresores que resultan necesarios en aquellos pacientes que se encuentran en shock o con riesgo de hipotensión periintubación.

PREMEDICACIÓN

Durante la laringoscopia, la respuesta más frecuente en adultos es mediada por el sistema simpático y produce un aumento de la tensión arterial y la frecuencia cardíaca. Esta respuesta del organismo puede tener consecuencias menores en pacientes sanos.[3,4] En pacientes pediátricos, la estimulación de la porción distal de la epiglotis con el laringoscopio puede desencadenar una respuesta vagal con bradicardia. Si bien se han recomendado diversos fármacos con el fin de mitigar estos efectos no deseados relacionados con el procedimiento en las intubaciones realizadas en el quirófano.

> **!** No existe evidencia suficiente[5] para recomendar de manera sistemática la premedicación en todos los pacientes en emergencias y solo debería reservarse para casos puntuales, como el infarto agudo de miocardio, las emergencias aórticas y las patologías que cursen con presión intracraneal (PIC) elevada, como en el ataque (accidente) cerebrovascular (ACV) hemorrágico.[6]

Así, también debe evitarse la abolición del simpático con la premedicación con fármacos, como el fentanilo, en aquellos pacientes hemodinámicamente inestables, quienes dependen de ese tono simpático para mantener la tensión arterial y el gasto cardíaco.[7]

No hay evidencia que respalde el uso de alguna dosis de un agente no despolarizante con el fin de prevenir las fasciculaciones causadas por la succinilcolina en la secuencia rápida de intubación (SRI) con el propósito de evitar el aumento de la presión intracraneal (PIC) durante el procedimiento. Por consiguiente, esta práctica ha quedado en desuso.[8]

Dentro de los fármacos que se utilizan como premedicación describiremos el fentanilo y la lidocaína.

Fentanilo

Generalidades farmacológicas

Es un fármaco opioide que se utiliza como analgésico y anestésico. Su mecanismo de acción está dado por la estimulación del receptor Mu, que se encuentra en el sistema nervioso central y periférico. El fentanilo es sumamente lipofílico, por lo tanto, atraviesa rápidamente la barrera hematoencefálica y tiene así una gran potencia.

El inicio de la acción del fentanilo y sus concentraciones plasmáticas dependen de la dosis y la vía de administración. La analgesia por vía intravenosa puede ocurrir tan pronto como 1 o 2 minutos posteriores a su administración, mientras que en la administración por vía transmucosa ocurre a los 10 o 15 minutos. La duración de la acción es de 2 a 4 horas después de su administración intravenosa o transmucosa.[9,10]

El fentanilo se metaboliza en el hígado a través del complejo de isoenzimas del citocromo P450 y es eliminado principalmente a través de la orina, aunque también por las heces y la exhalación.

Beneficios

Los pacientes que se benefician con la administración de una dosis de fentanilo son los que presentan un riesgo adicional por el aumento de la respuesta simpática en la intubación, por ejemplo, aquellos que han perdido su capacidad de autorregulación cerebral o presentan cardiopatía isquémica aguda, aneurisma o disección de aorta.

Podría considerarse, y ser de utilidad, la premedicación con fentanilo cuando se elige un inductor sin poder analgésico, como el etomidato, aunque se debe considerar que está contraindicado en pacientes con hipotensión o índice de shock mayor de 0,8.[11]

Efectos adversos

Los efectos adversos que produce en el sistema nervioso central van desde fatiga, mareos, náuseas y vómitos hasta bradicardia, depresión respiratoria y sedación profunda.[9]

La utilización de una dosis adecuada y el tiempo de administración disminuyen el riesgo de que se produzcan los efectos adversos más riesgosos del fentanilo: la depresión respiratoria y la rigidez de la pared torácica que hace que sea prácticamente imposible la ventilación del paciente. La depresión respiratoria se puede minimizar al pasar en bolo lento en 30 a 60 segundos.[8] Si se presenta rigidez en la pared torácica (tórax leñoso), la primera opción para revertirla es la administración de naloxona intravenosa, un antagonista opiáceo y agente de reversión para la sobredosis de opioides. Como segunda opción de manejo se puede recurrir a la administración de algún fármaco bloqueante neuromuscular, obligando a adelantar los pasos de la SRI para obtener una vía aérea definitiva.

Los pacientes requieren monitorización continua cuando se decide la utilización de este fármaco, a fin de poder controlar sus efectos indeseados.

Contraindicaciones

El fentanilo no debe utilizarse en pacientes que presenten hipotensión arterial incipiente o real ni en aquellos que dependen del estímulo simpático para mantener una tensión arterial suficiente para una perfusión tisular.

Por su metabolización a través del citocromo P450, es posible que ocurran interacciones farmacológicas cuando se lo administra con otro medicamento que lo afecte. Por lo general, estas no son peligrosas y solo podrían aumentar o prolongar la actividad del opioide.[9]

Dosis

Se recomienda una dosis de 1 a 3 μg/kg tres minutos antes de la inducción, a pasar en un bolo lento de 30 a 60 segundos. Se pueden utilizar dosis máximas de hasta 5 μg/kg, ya que en dosis mayores hay riesgo de eventuales efectos adversos.

> **!** El fentanilo debe pasarse en forma lenta (30 a 60 segundos) con monitorización continua de las constantes vitales.

Lidocaína

Generalidades farmacológicas

Es una amina terciaria derivada de la xilidina, que se utiliza con frecuencia como anestésico tópico, de manera intravenosa, y también como medicación previa a la manipulación de la vía aérea para atenuar la respuesta hipertensiva.

Es un bloqueante de los canales de sodio que se encuentran en las membranas internas de las células nerviosas. Su alta solubilidad en lípidos hace necesaria una dosis elevada para que llegue al sistema nervioso. Por otra parte, un medio ácido como el que en general hay en tejidos inflamados, lleva a una disminución en su acción.[10] Sufre metabolismo hepático, sus metabolitos, glicina xilidina y monoetil, son menos potentes como bloqueantes de sodio. La disminución de la lidocaína plasmática, después de ser proporcionada por vía intravenosa, es rápida y tiene una vida media de 8 minutos.[12]

Beneficios

La evidencia expuesta hasta el momento respecto de la utilización de la lidocaína intravenosa como premedicación para amortiguar la respuesta hemodinámica de la laringoscopia es controvertida. No se conoce en profundidad su mecanismo de acción, pero se cree que funciona mediante la supresión de reflejos, inducción de anestesia, depresión del tronco encefálico, ralentización del metabolismo cerebral y estabilización de las membranas al disminuir la tasa de despolarización y repolarización.

Los estudios recientes no han encontrado diferencia entre la utilización o no de la lidocaína respecto de la amortiguación de la respuesta simpática, de la reducción de la PIC o de cambios en el resultado (*outcome*) neurológico.[10]

La utilización de lidocaína tópica en la laringe podría llegar a tener mejor efecto atenuador de la respuesta simpática y merece mayor investigación para demostrar su beneficio.

Efectos adversos

Cuando se administra con rapidez una dosis grande de lidocaína por vía intravenosa tal vez ocurran crisis convulsivas. Cuando se administran dosis por arriba del límite terapéutico puede haber temblores, disartria y alteraciones del conocimiento. Otro efecto adverso es la hipotensión, que podría disminuir aún más la presión de perfusión cerebral (PPC).

Contraindicaciones

La lidocaína presenta varias interacciones medicamentosas, que incluyen la dronedarona (proarrítmico), la amiodarona (aumenta el riesgo de hipotensión) y los inhibidores de monoaminooxidasa (causa hipotensión).[8]

Dosis

La dosis de lidocaína es de 1,5 mg/kg y tiene un inicio de acción relativamente rápida, aunque no lo suficiente para el manejo de la SRI, ya que debe de administrarse 3 minutos previos a la manipulación de la vía aérea.[8]

> **!** Para evitar efectos hemodinámicos indeseados por la laringoscopia, se recomienda que el operador más experimentado se encargue de la vía aérea, con la finalidad de disminuir la estimulación traqueal tanto por la repetición de la maniobra como por la intensidad de laringoscopia.[3]

INDUCTORES SEDANTES

El uso de fármacos sedantes hipnóticos es imprescindible para que el paciente pueda tolerar el procedimiento de intubación.[13]

El agente ideal para la sedación y analgesia debería ser aquel que posea un rápido inicio de acción, que tenga una duración suficiente para permitir la realización del procedimiento y que permita una rápida recuperación, con mínimos efectos adversos, pero desafortunadamente este agente no existe. El inductor con el cual Setp y Safar describieron la SRI original fue un barbitúrico (tiopental), seguido inmediatamente por la succinilcolina como bloqueante neuromuscular.[14] Actualmente otros inductores con un mejor perfil, como la ketamina, el etomidato y el propofol, han reemplazado al tiopental[15] y son los que se describirán primero en este apartado. El midazolam, a pesar de encontrarse en desventaja con los anteriores tanto por su inicio de acción lento como por sus efectos adversos hipotensores, también se abordará debido a su amplia disponibilidad en muchos centros.

Ketamina

Generalidades farmacológicas

La ketamina es un fármaco derivado de la fenciclidina con múltiples usos probados en el departamento de emergencias (DE), y el principal es como inductor durante la SRI. Se caracteriza por tener un efecto amnésico, analgésico y anestésico. Es útil, ya que puede administrarse por múltiples vías, principalmente la intravenosa e intramuscular.[8,16]

Su accionar se logra a través de la inhibición no competitiva en receptores de NMDA, que disminuye el accionar del glutamato, principal neurotransmisor excitatorio, y confiere, además, un efecto neuroprotector. Actúa principalmente en el tálamo y la corteza límbica. De este modo, se generan sus propiedades de amnesia disociativa y analgésica, sin afección del impulso (*drive*) respiratorio.[8,16]

Por sus características altamente lipofílicas, tiene alto volumen de distribución y atraviesa rápidamente la membrana hematoencefálica, por lo que inicia su acción a los 30 segundos de administrada por vía intravenosa. Luego es metabolizada por enzimas hepáticas y eliminada por la vía renal en forma de metabolitos no activos. Su vida media es de 10 minutos.[8,16]

Además, disminuye la recaptación presináptica de catecolaminas y aumenta su secreción, lo que favorece un efecto simpaticomimético, útil en pacientes con shock. Sin embargo, este efecto es nulo en pacientes que tienen agotada la reserva de catecolaminas, en quienes genera hipotensión y aumento de la actividad inotrópica negativa. Por lo tanto, es recomendable disminuir la dosis a la mitad en pacientes con hipotensión o shock.[8,17,18]

Posee acción sobre el músculo liso bronquial y favorece su relajación, por lo que es útil en el manejo de pacientes con broncoespasmo y aumento de la resistencia de la vía aérea.[8]

Como efectos adversos se destacan las alucinaciones, delirios y pesadillas. La evidencia actual no avala el uso conjunto con benzodiazepinas para disminuir estos efectos.[8,16,19]

Históricamente se ha discutido su indicación en pacientes neurocríticos por el aumento de la PIC que se observa en estudios fisiológicos. Los estudios recientes concluyen que la ketamina, a nivel central, posee un efecto vasodilatador que, sumado al aumento de la tensión arterial sistémica, contrarresta el aumento de la presión intracraneal, y a esto se suma la disminución del consumo de oxígeno y la inhibición del accionar del glutamato.[16,20,21]

Indicaciones y contraindicaciones

A diferencia de otros fármacos inductores, no se asocia al desarrollo de hipotensión, por lo que es el fármaco de elección en pacientes en shock, junto con el etomidato. A diferencia de este fármaco, no se asocia con insuficiencia suprarrenal, por lo que resulta de mayor utilidad en pacientes con shock séptico.[17,22] Al asegurar una buena presión de perfusión cerebral, es superior a otros fármacos inductores que generan hipotensión en pacientes neurocríticos.[18,20]

Por su efecto broncodilatador, está indicado en pacientes con aumento de la resistencia de la vía aérea.[8]

Por su efecto inhibitorio del glutamato, está indicado para el manejo de pacientes con estado convulsivo o no convulsivo.[16,20]

Es útil en pacientes con vía aérea dinámica, donde se puede plantear el uso de una secuencia de intubación vigil.[19]

En cuanto a las contraindicaciones, no se recomienda su uso en pacientes con isquemia miocárdica, donde el efecto simpaticomimético y la disminución del inotropismo pueden empeorar el cuadro clínico, e incluso puede asociarse a paro cardiorrespiratorio.[8,18]

Dosis

La dosis inductora recomendada es de entre 1,5 y 2 mg/kg, y se presenta en el mercado en frasco multidosis con una concentración de 50 mg/mL.[8,16,23] En pacientes en shock es recomendable disminuir la dosis utilizada a la mitad.[18,24]

Etomidato

Generalidades farmacológicas

Es un imidazol hipnótico potente no analgésico que se usa ampliamente en dosis únicas en la SRI de pacientes críticamente enfermos debido a su presunta seguridad hemodinámica, inicio rápido y corta duración de acción.[25]

El efecto máximo se produce al minuto y dura de 5 a 15 minutos. La vida media es de 75 minutos y es metabolizada principalmente por el hígado y la esterasa plasmática, excretada en un 75% en la orina, en un 13% en las heces y en un 10% en la bilis. Aunque el etomidato tiene un perfil de seguridad favorable, también se sabe que inhibe la 11-β hidroxilasa y la 17-α hidroxilasa, enzimas necesarias para la producción de esteroides. Al inhibir la conversión de colesterol en cortisol mediante un bloqueo reversible y dependiente de la concentración, el etomidato conduce a una disminución de los niveles plasmáticos de cortisol y aldosterona. La supresión suprarrenal resultante puede ocurrir aproximadamente 30 minutos después de la inducción y dura de 5 a 15 horas, pero se ha informado que es reversible y por lo general se resuelve en menos de 12 horas.[26]

Beneficios

En más del 60% de las intervenciones de emergencia en las vías aéreas en los EE. UU. se utiliza etomidato como agente de inducción en bolo intravenoso debido a sus propiedades hemodinámicas favorables y la facilidad de dosificación. Los datos del Registro Nacional de Vías Aéreas de Emergencia (NEAR) muestran que es el agente de inducción más comúnmente utilizado para la intervención de emergencia de la vía aérea.[27]

El etomidato atenúa la PIC subyacente al disminuir el flujo sanguíneo cerebral (FSC) y la tasa metabólica cerebral de oxígeno ($CMRO_2$). Su estabilidad hemodinámica conserva la PPC. El etomidato es cerebroprotector (aunque no tanto como los barbitúricos); su estabilidad hemodinámica y efectos favorables sobre el SNC lo convierten en una excelente opción para pacientes con PIC elevada. No libera histamina y su uso en pacientes con enfermedad reactiva de las vías aéreas es seguro. Sin embargo, carece de las propiedades broncodilatadoras directas de la ketamina o el propofol, que pueden ser los agentes preferidos en estos pacientes.[28]

Efectos adversos/contraindicaciones

La literatura científica es contradictoria respecto de las ventajas hemodinámicas del etomidato sobre otros agentes de inducción, y su seguridad en esta población es un tema de fuerte debate en la comunidad de cuidados intensivos. Varios estudios retrospectivos han documentado el desarrollo de insuficiencia suprarrenal (IS) en pacientes críticamente enfermos que recibieron este fármaco. Según la literatura científica publicada, un solo bolo de etomidato se asoció con IS en el 80% de los pacientes a las 12 horas. Sin embargo, disminuyó al 9% a las 48 horas y al 7% a las 72 horas.[25,26]

Sin embargo, el impacto clínico de este efecto supresor suprarrenal no es seguro. Los datos de mortalidad del etomidato en dosis única siguen siendo controvertidos, y no hay pruebas sólidas de su beneficio sobre otros agentes ni de una tendencia al daño (teniendo en cuenta las limitaciones de la literatura científica disponible). Los defensores del uso de etomidato en dosis única en pacientes con sepsis sugieren que el aumento de la mortalidad asociado con este agente es simplemente un reflejo de la gravedad de la enfermedad y no está relacionado con el fármaco en sí, mientras que otros creen que causa un daño real y aumenta la mortalidad en esta población.[25]

En un estudio realizado en 1697 pacientes traumatizados, publicado en 2019, no se encontró incidencia del etomidato en la mortalidad en comparación con otros agentes inductores en el ámbito prehospitalario.[29] En comparación con el propofol, los pacientes inducidos con etomidato tuvieron mayores tasas de mortalidad y complicaciones, aunque los hallazgos deben interpretarse con cautela, dada la generalización limitada y los sesgos por indicación.[30]

En otro estudio recientemente publicado de 801 pacientes ingresados al DE se evidenció un discreto aumento de la mortalidad a los 7 días con el uso de etomidato frente a ketamina, aunque el mismo resultado a los 28 días no presentó diferencias estadísticamente significativas.[31]

En un metanálisis que incluyo 11 ensayos aleatorizados publicado en 2023, se observó una alta probabilidad de que el uso del etomidato como agente inductor para la intubación endotraqueal aumente la mortalidad en pacientes críticamente enfermos, en comparación con otros inductores.[32]

Mientras algunos autores piden que se abandone su uso en la UCI y en la anestesia. Otros han sugerido durante mucho tiempo que, cada vez que se administre etomidato, se debe administrar hidrocortisona para prevenir la disfunción suprarrenal. Continúa siendo necesario la realización de ensayos controlados aleatorios (ECA) de alta calidad y con poder estadístico adecuado.[33]

El etomidato es un fármaco de categoría C para el embarazo de la Administración de Drogas y Alimentos de los EE. UU. (FDA) y su uso en niños no está aprobado.[28]

Dosis

La dosis recomendada de etomidato para la secuencia de IOT es de 0,2 a 0,4 mg/kg durante un período de 30 a 60 segundos. Es un hipnótico no barbitúrico de acción ultracorta, que induce la pérdida del conocimiento en 5-15 segundos.[26]

Se debe tener precaución en pacientes hipotensos, y la dosis debe reducirse a 0,1 mg/kg IV.[34]

La presentación habitual es en ampollas de 10 mL a una concentración de 2 mg/mL.

Propofol

Generalidades farmacológicas

Es un agente liposoluble derivado del fenólico, que inhibe la liberación de serotonina a través de su unión a receptores agonista GABAa. Es un sedante de acción ultrarrápida, que es metabolizado en el hígado a un compuesto inactivo que se elimina por el riñón. Es una emulsión agua-aceite que utiliza soja y la lecitina que se encuentra en la yema de huevo.[8]

Su alta lipofilicidad le permite cruzar la barrera hematoencefálica de manera rápida, por lo que el inicio de acción es entre 15 a 45 segundos. Al distribuirse rápidamente en los tejidos periféricos y tener un metabolismo veloz, su tiempo de acción es corto, entre 3 y 10 minutos.[35] Se debe tener en cuenta que la tasa de eliminación y el volumen de distribución del fármaco es menor en ancianos, por lo tanto, la dosis debería ser menor.[8]

Beneficios

Su uso en la SRI ha mostrado excelentes condiciones de intubación en combinación con rocuronio. El propofol disminuye el FSC, el metabolismo cerebral y la PIC, por lo que sería ideal en pacientes con hipertensión intracraneal (HIC), aunque su efecto sobre la PAM podría disminuir la PPC y ser contraproducente en pacientes neurocríticos. Por sus propiedades broncodilatadoras leves, como ocurre con la ketamina, es un agente ideal en aquellos pacientes con broncoespasmo. Tiene propiedades antieméticas. Es un fármaco de categoría B en el embarazo, por lo que se considera el agente inductor de elección.[8]

Efectos adversos

Su principal desventaja es su efecto depresor miocárdico y vasodilatador, que produce hipotensión dosis dependiente. Por lo tanto, su uso se recomienda en aquellos pacientes hemodinámicamente estables. Se asocia con una mayor respuesta hipotensora en aquellos pacientes con uso recurrente de opioides, cirugía abdominal, sexo femenino y edad avanzada. Sin embargo, en pacientes sanos y jóvenes, la hipotensión es poco frecuente (0-17%).[35-37]

La depresión respiratoria es más frecuente con el uso de propofol que con midazolam o etomidato.[36]

El efecto adverso más común informado es el dolor relacionado con su administración por vía periférica.

No existiría riesgo en las personas alérgicas al huevo, ya que las alergias se han descrito con alérgenos que se encuentran en la clara del huevo.[8]

Dosis

La dosis recomendada para la SRI es de 1-3 mg/kg.[8]

Ketofol (ketamina + propofol)

Se ha sugerido la combinación de ketamina y propofol (ketofol), ya que con el uso de menores dosis de ambos agentes se logran las mismas condiciones de sedación, pero con menores eventos adversos al equilibrarse los efectos hemodinámicos opuestos.[37] Esta combinación puede hacerse en una misma jeringa con buena estabilidad. Un estudio que comparó el uso de propofol solo frente al propofol combinado con ketamina mostró una menor presión arterial media (PAM) en el grupo de solo propofol (10 mm Hg). Sin embargo, este estudio concluye que no habría diferencias en cuanto a los efectos hemodinámicos. El inicio de acción fue menor en el grupo combinado, al igual que la dosis total de los fármacos. Un mayor número de pacientes en el grupo de solo propofol requirieron manejo de la vía aérea, como subluxación de mandíbula o ventilación con bolsa máscara. A altas dosis se han visto más efectos adversos menores (náuseas, vómitos y alucinaciones) en el grupo combinado.[37]

Una revisión que comparó el uso de ketofol frente a propofol en el DE concluyó que el uso de ketofol es beneficioso en cuanto a la reducción de efectos adversos, sobre todo depresión respiratoria e inestabilidad hemodinámica.[38,39]

Preparación. En una misma jeringa con una relación 1:1 (10 mg/mL propofol-10 mg/mL ketamina). Para procedimientos se sugiere administrar bolos de 1 a 3 mL de la solución resultante.[38]

Benzodiazepinas

Generalidades farmacológicas

Como se mencionó previamente, las benzodiazepinas en la actualidad no son fármacos de primera línea dentro de la SRI, ya que se prefieren los inductores con mejores características, como el etomidato y la ketamina.[40]

El **midazolam** es la benzodiazepina más utilizada para la sedación en la SRI porque tiene un inicio rápido y una duración corta (**cuadro 11-1**); dentro de este grupo se encuentran también el diazepam

Cuadro 11-1. Inductores sedantes

	Dosis habitual/ shock	Inicio de acción (s)	Eliminación/ vida media (min)	Efectos adversos y contraindicaciones	Beneficio
Etomidato	0,3 mg/kg 0,1 mg/kg	60	3-12	Insuficiencia suprarrenal. Evitar en la sepsis (si se utiliza, administrar hidrocortisona)	Estabilidad hemodinámica, útil en la gran mayoría de las situaciones
Ketamina	1,5-2 mg/kg 0,75-1 mg/kg (shock)	30-60	5-15	Hipertensión Hipersecreción bronquial Precaución en la esquizofrenia	Efecto analgésico asociado Shock séptico y hemorrágico *Estatus* asmático En el traumatismo de cráneo con hipotensión arterial o IS > 0,8
Propofol	1-2 mg/kg Evitar en shock y, de no disponer otro, 0,25-0,5 mg/kg	15-45	5-10	Hipotensión Depresión respiratoria	Si no hay disponibilidad de los anteriores,considerar la coadministración con vasopresores, o uso conjunto en caso de estar disponible con ketamina (ketofol)
Midazolam	0,2 mg/kg Evitar en shock	90-120	1-4	Hipotensión Depresión respiratoria	No recomendado
Tiopental	3-5 mg/kg Evitar en shock	30-60	300-360	Depresión cardíaca e hipotensión frecuente	Cierta utilidad en el tratamiento de la hipertensión intracraneal refractaria

y el lorazepam. En comparación con el diazepam, presenta menos efectos adversos, mejor amnesia, mayor potencia y es más liposoluble.[41]

Las benzodiazepinas se unen a un sitio receptor específico del ácido gamma-aminobutírico (GABA), que es un neurotransmisor inhibitorio. Este abre un canal de cloruro que causa hiperpolarización de la membrana celular neuronal y bloquea así la despolarización o activación neuronal.[3] Aunque por lo general tienen perfiles farmacológicos similares, difieren en selectividad, lo que hace que su utilidad clínica sea variable.

Beneficios

El lorazepam se utiliza principalmente para el tratamiento de las convulsiones y abstinencia de alcohol.

Con el paso del tiempo, el uso de midazolam se ha visto disminuido dentro de la SRI en emergencias (3,5% de todos los inductores utilizados, según el NEAR III).[11]

Como beneficios potenciales, es ansiolítico, produce amnesia anterógrada y leve relajación muscular. Tiene efecto anticonvulsivo, disminuye el flujo de oxígeno y el consumo de oxígeno cerebral y también la PIC. Esto último posiblemente sea producto del descenso de la TA.[12]

Un estudio realizado en un ambiente prehospitalario no encontró diferencias en cuanto a éxito en la intubación cuando se lo comparó con el etomidato.[42]

Efectos adversos

En su mayoría son insolubles en agua, con excepción del midazolam, pueden ocasionar dolor e irritación en el sitio de punción y son categoría D para quien cursa un embarazo.[28]

Entre sus principales efectos adversos se encuentran la hipotensión arterial y la depresión respiratoria y estos eventos son dosis dependientes. El midazolam en dosis de 0,1-0,3 mg/kg reduce las resistencias vasculares sistémicas con aumento de la frecuencia cardíaca, por lo que el descenso que produce en la PA de pacientes sin hipovolemia es modesto.[43] Otro punto para tener en cuenta es que posee el comienzo de acción más lento de todos los inductores. Cuando se lo utiliza solo puede tardar 3-5 minutos, mientras que al combinarlo con un opioide este tiempo se acorta a 90 segundos. De todas formas, son tiempos inaceptables en el contexto de una SRI.[3]

En resumen, debido a sus efectos adversos, a la lentitud marcada en el inicio del efecto máximo y a la gran variabilidad interindividual, su uso dentro de la SRI se limita y se reserva ante eventuales escenarios, donde no se cuente con los otros fármacos de primera línea.[1,43-45]

En el **cuadro 11-1** se clasifican los inductores basándose en su tiempo de acción, sus efectos adversos más frecuentes, sus contraindicaciones y en qué situaciones son recomendados.

> **!** No debe olvidarse el reducir la dosis en pacientes con hipotensión o IS > 0,8 y también en ancianos, pacientes en tratamiento con betabloqueantes, con insuficiencia cardíaca, o amputación de miembros (volumen de distribución disminuido).[46]

BLOQUEANTES NEUROMUSCULARES

Si bien la utilización de bloqueantes neuromusculares (BNM) ha sido controversial en emergencias por el hecho potencial de encontrarse ante una situación de no poder ventilar ni intubar al paciente,[3] son fármacos que cumplen un papel fundamental para el manejo de la vía aérea en la SRI por su inicio rápido y su acción corta, lo que facilita la manipulación y disminuye las lesiones de las vías aéreas superiores.[47] La succinilcolina fue utilizada como fármaco de elección durante mucho tiempo por su rápido inicio de acción; sin embargo, trae consigo múltiples efectos adversos. Con el correr del tiempo se fueron incorporando nuevos BNM con menos efectos adversos y un inicio de acción similar (**cuadro 11-2**). Se los clasifica en despolarizantes y no despolarizantes: los primeros se asemejan estructuralmente a la acetilcolina (ACh), se unen y activan los receptores ACh en la placa terminal motora, lo que resulta en despolarización de la membrana neuromuscular postsináptica y produce una estimulación continua de la placa motora. Los BNM no despolarizantes bloquean competitivamente los receptores ACh en los receptores nicotínicos colinérgicos postsinápticos, pero no los activan.[3]

Succinilcolina

Generalidades farmacológicas

La succinilcolina (SCh) está compuesta por dos moléculas de ACh unidas por un puente éster. Estimula todos los receptores colinérgicos nicotínicos y muscarínicos del sistema nervioso simpático y parasimpático en diversos grados, no solo los de la unión neuromuscular. Inicialmente, la despolarización de SCh se manifiesta como fasciculaciones, pero a esto le sigue rápidamente una parálisis motora completa. El inicio, la actividad y la duración de la acción son independientes de la actividad de la acetilcolinesterasa (AChE) y, en cambio, dependen de la hidrólisis rápida por la seudocolinesterasa (PChE), una enzima del hígado y el plasma que no está presente en la unión neuromuscular. La succinilmonocolina, el metabolito inicial de la SCh, sensibiliza los receptores muscarínicos cardíacos en el nódulo sinusal al repetir dosis de la SCh, lo que puede causar bradicardia que responde a la atropina. A temperatura ambiente, la SCh retiene el 90% de su actividad hasta por tres meses. La refrigeración mitiga esta degradación.[47]

Beneficios

La SCh es el bloqueante neuromuscular más comúnmente utilizado para las SRI de emergencia debido a su inicio rápido y duración de acción relativamente breve.

Un metanálisis reciente no encontró diferencias en las condiciones de intubación al comparar succinilcolina con rocuronio. En el DE, la SCh y el rocuronio fueron equivalentes en cuanto al éxito del primer intento de intubación. Datos del *National Emergency Airway* Registry (NEAR), donde se comparó el éxito de la intubación con SCh frente a rocuronio, no encontraron asociación entre la elección paralítica y el éxito de la SRI o los eventos adversos de la periintubación.[48-50]

Cuadro 11-2. Bloqueantes neuromusculares

	Dosis habitual/ shock	Inicio de acción (s)	Eliminación/ vida media (min)	Efectos adversos/ contra indicaciones	Beneficios
Succinilcolina	1,5 mg/kg 2 mg/kg	45	3-6	Hiperpotasemia o riesgo de hiperpotasemia	En pacientes en los que no se desea que permanezcan paralizados de forma prolongada, como en la acidosis grave
Rocuronio	1-1,4 mg/kg	60	30-60	Hipersensibilidad previa al fármaco	Muy seguro Mejores condiciones con dosis elevadas (1,4 mg/kg)
Vecuronio	0,2 mg/kg	120	20-60	Hipersensibilidad previa al fármaco	Cuando está contraindicada la succinilcolina y no hay rocuronio disponible

En pacientes con shock asegurarse de utilizar la dosis máxima del BNM: succinilcolina 2 mg/kg y rocuronio 1,4 mg/kg.

Efectos adversos y contraindicaciones

La SCh es un fármaco conocido desde 1906 e introducido en la clínica anestésica en 1951. Ha sido utilizado en millones de pacientes de todo tipo y en todo el mundo, y su eficacia ha sido plenamente demostrada, aunque también los problemas asociados con su uso, alguno de los cuales pueden poner en peligro la vida del paciente.[51] La principal razón por la que la SCh se sigue utilizando es que es el bloqueante neuromuscular más rápido de todos los disponibles tanto en su inicio de acción como en la desaparición de su efecto. Sus principales efectos adversos y contraindicaciones son:[47]

- **Fasciculaciones:** se cree que se producen por estimulación de los receptores de ACh nicotínicos. Ocurren de manera simultánea a los aumentos de la PIC y de las presiones intraocular e intragástrica. En el pasado se recomendaba administrar agentes no despolarizantes antes de la SCh para mitigar la elevación de la PIC, pero no hay pruebas suficientes para respaldar esta práctica.
- **Hiperpotasemia:** en circunstancias normales, el potasio sérico aumenta mínimamente (0 a 0,5 mEq/L) cuando se administra SCh. Sin embargo, en ciertas condiciones patológicas puede producirse un aumento rápido y dramático en respuesta a la SCh. Estas respuestas hiperpotasémicas patológicas ocurren por dos mecanismos distintos: regulación positiva del receptor (tiempos de apertura de canales prolongados, que da como resultado una mayor liberación de potasio) y rabdomiólisis. En cualquier situación, el aumento de potasio puede acercarse a 5 a 10 mEq/L en unos pocos minutos y resultar en arritmias hiperpotasémicas o paro cardíaco. Se ha estudiado, pero no se encontraron diferencias en la incidencia del aumento de potasio sérico al combinar succinilcolina con remifentanilo.[52] Los pacientes que presentan ciertas afecciones están en riesgo de desarrollar hiperpotasemia inducida por SCh. Estas condiciones incluyen quemaduras (después de 72 horas del evento), denervación, lesiones por aplastamiento (después de 72 horas del episodio), infecciones graves (después de 72 horas del inicio de la infección), postración en cama durante más de 10 días y distrofia muscularhereditaria.[6]
- **Hiperpotasemia preexistente:** la hiperpotasemia *per se* no es una contraindicación absoluta para la SCh. Existe una preocupación generalizada de que los pacientes con hiperpotasemia secundaria a una lesión renal aguda o afecciones acidémicas, como cetoacidosis diabética, probablemente presenten arritmias cardíacas debidas a la administración de SCh. El estudio más grande que examinó el uso de SCh en pacientes con insuficiencia renal crónica (incluida la hiperpotasemia documentada antes de la intubación) no logró identificar ningún efecto adverso relacionado con este agente.
- **Bradicardia:** tanto en adultos como en niños, las dosis repetidas de SCh pueden producir bradicardia y puede ser necesaria la administración de atropina.[48]

- **Bloqueo neuromuscular prolongado:** este puede resultar de una deficiencia adquirida, una ausencia congénita o la presencia de una forma atípica de PChE, cualquiera de estas retrasará la degradación de SCh y prolongará la parálisis. La variante más grave (0,04% de la población) provocará una parálisis prolongada de 4 a 8 horas.
- **Hipertermia maligna (HM):** un historial personal o familiar de HM es una contraindicación absoluta para el uso de SCh. La HM es una miopatía caracterizada por una anomalía genética de la membrana del músculo esquelético del receptor Ry (rianodina). La pérdida aguda del control del calcio intracelular da como resultado una cascada de eventos rápidamente progresivos que se manifiestan principalmente con aumento del metabolismo, rigidez muscular, inestabilidad autonómica, hipoxia, hipotensión, acidosis láctica grave, hiperpotasemia, mioglobinemia y coagulación intravascular diseminada. El tratamiento para la HM consiste en suspender el precipitante conocido o sospechado y la administración inmediata de dantroleno sódico. La dosis inicial es de 2,5 mg/kg IV, repetida cada 5 minutos hasta que se produzca la relajación muscular o se administre la dosis máxima de 10 mg/kg. Además, se deben utilizar medidas para controlar la temperatura corporal, el equilibrio ácido-base y la función renal.

Dosis

En el adulto de tamaño normal, la dosis recomendada de SCh para la SRI de emergencia es de 1,5 mg/kg IV. Durante las intubaciones de emergencia, cuando el paciente presenta un estado de circulación alterada (shock) se recomienda aumentar la dosis a 2 mg/kg por vía intravenosa para compensar la posible reducción de la disponibilidad de fármacos en los sitios de acción.[4] El empleo de dosis elevadas (2 mg/kg) favorecería que se alcancen condiciones de intubación excelentes, pero se debe tener en cuenta que la evidencia es limitada y aún no se conocen los tiempos de apnea que se producen con dosis mayores.[52]

En una circunstancia poco común y potencialmente mortal, en la que la SCh debe administrarse por vía intramuscular (IM) debido a la imposibilidad de asegurar el acceso venoso, se puede utilizar una dosis de 4 mg/kg IM. La absorción y administración del fármaco dependerá del estado circulatorio del paciente. Cuando no se pueda determinar adecuadamente el peso del paciente, es mejor pecar de una dosis más alta de SCh para asegurar una parálisis adecuada. La semivida sérica de la SCh es inferior a 1 minuto, por lo que duplicar la dosis aumenta la duración del bloqueo en solo 60 segundos. La SCh es segura hasta una dosis acumulada de 6 mg/kg. Cuando adultos o niños de cualquier edad reciben una segunda dosis de SCh puede ocurrir bradicardia y la atropina debe estar disponible.[47]

Bloqueantes neuromusculares no despolarizantes. Generalidades farmacológicas

Los bloqueantes neuromusculares no despolarizantes (BNMND) actúan como antagonistas competitivos por la unión al receptor de ACh, y se unen directamente a la subunidad α de los receptores nicotínicos en la membrana postsináptica. A diferencia de los BNMD, los no despolarizantes no generan potencial de acción en la placa neural terminal y la mantienen polarizada, lo que produce parálisis muscular sin generar fasciculaciones.[54]

El tiempo de inicio de la acción y la potencia de los BNMND presentan una relación inversa, por lo tanto, cuando la potencia del bloqueante es grande, es necesario administrar grandes dosis del fármaco para lograr un inicio de acción rápido, pero el inconveniente es que se prolongará más el bloqueo neuromuscular. El cisatracurio, doxacurio, pipercuronio y pancuronio son los BNM más potentes, el vecuronio y el atracurio tienen una potencia intermedia, mientras que el rapacuronio y el rocuronio son los de más baja potencia.[55] Por lo tanto, el **rocuronio** es el que se recomienda para las emergencias, ya que su inicio de acción y su tiempo de eliminación son más cortos que el resto.

Los BNMND se diferencian en dos subcategorías, clasificadas de manera estructural y clínica según los patrones de reversión del fármaco:

- Aminoesteroideos: vecuronio, rocuronio y pancuronio. Los dos primeros son derivados esteroideos obtenidos sintéticamente del pancuronio para mejorar la liposolubilidad, modificar la potencia y su metabolismo/eliminación.
- Bencilisoquinolinicos: atracurio, mivacurio y cisatracurio. Son derivados estéricos con un metabolismo especial, reacción de eliminación de Hoffman y colinesterasa plasmática.

Ambos subtipos tienen el mismo mecanismo de acción, pero los agentes aminoesterioideos tienen más actividad vagolítica y no poseen liberación histamínica. El atracurio se degrada en el plasma a temperatura y pH corporales normales (efecto de Hoffman) y por hidrólisis de ésteres, y es el único fármaco bloqueante neuromuscular no despolarizante con suficientes vías alternativas, lo que hace posible no tener que disminuir su dosis en pacientes con insuficiencia renal. El vecuronio y el rocuronio se excretan por orina y bilis, ya que se desacetilan en el hígado.[56]

Beneficios

La utilización de **rocuronio** en el DE es de elección cuando la succinilcolina se encuentra contraindicada, ya que se ha demostrado que con dosis de 1-1,2 mg/kg se obtienen resultados equivalentes en el primer intento de intubación orotraqueal, esperando 60 seg luego de la administración en bolo por vía intravenosa para obtener la parálisis deseada.[57,58] El efecto que provoca por el aumento de la dosis, comentado previamente, es el de un inicio de acción más rápido, pero también una prolongación de su duración de acción, que se debe tener en cuenta en el período posintubación en donde el paciente va a permanecer bloqueado.

La utilización de los BNMND en la SRI, con excepción del rocuronio, no está recomendada, ya que estos presentan un inicio de acción más prolongado, lo cual produciría mayores complicaciones. En caso de no poseer rocuronio, la indicación sería vecuronio 0,08-0,12 mg/kg.

Efectos adversos

Los efectos adversos que presentan los BNMND a nivel cardiovascular, como la hipotensión y la taquicardia, están principalmente asociados al bloqueo de los receptores muscarínicos, que en especial producen los bloqueantes aminoesteroideos más antiguos. Por este motivo, el rocuronio puede llegar a presentar una leve respuesta vagolítica. El atracurio y el vecuronio no presentan efectos cardiovasculares directos. La liberación histamínica de los bencilisonquinolinios puede producir vasodilatación con hipotensión y taquicardia refleja.[56]

La reversión del efecto de los bloqueantes puede llevarse a cabo una vez que los receptores hayan comenzado su recuperación del bloqueo mediante la administración de un inhibidor de la colinesterasa, como neostigmina, edrofonio o piridostigmina. La mayor complicación de la reversión está dada por un efecto parasimpático, los efectos en las vías aéreas tanto altas como bajas son los de mayor importancia, y se produce colapso laríngeo, broncoespasmo y atelectasias.[54,59]

El **sugammadex** es otro de los fármacos más utilizados actualmente para la reversión del efecto del rocuronio y el vecuronio y está aprobado por la FDA en los EE. UU. Tiene la ventaja de proporcionar una reversión más rápida, 1,5 min aproximadamente, y no presenta respuesta muscarínica. La literatura científica que respalda su uso en la sala de emergencias es limitada, ya que despertar al paciente luego de una intubación de emergencias ocurre en raras ocasiones, y utilizar la reversión como una opción a una vía aérea difícil en la cual no es posible intubar ni ventilar no está aconsejada, por lo que se recomienda continuar con los algoritmos utilizados para la vía aérea difícil.[60,61]

SECUENCIAS FARMACOLÓGICAS EN SITUACIONES PARTICULARES

Como se detalla en el capítulo de vía aérea en el paciente obeso (**cap. 25-1**), el ajuste de la dosis acorde al peso del paciente debe realizarse en base al peso ideal, peso total, o peso magro (peso total + 20%) (**cuadro 11-3**). En el siguiente apartado se esquematizan las SRI sugeridas, que se adaptan a las patologías particulares según los beneficios de cada fármaco (**cuadros 11-4**, **11-5**, **11-6** y **11-7**).

Cuadro 11-3. Fármacos según el peso del paciente

Peso corporal total	Peso ideal	Peso magro (PCT + 20%)
Etomidato Succinilcolina	Propofol Rocuronio Vecuronio	Ketamina

El peso corporal total corresponde al peso real del paciente, el ideal corresponde al calculado según la talla y el peso magro surge de sumar un 20% al peso ideal.

Cuadro 11-4. Secuencia farmacológica sugerida en el paciente con cuadro de shock

0-10 min	Preoxigenación-reanimación hemodinámica simultánea				
Peso del paciente			**50 kg**	**75 kg**	**100 kg**
Minuto 0	Inductor*	Ketamina* 1,5 mg/kg (amp. 500 mg)	75 mg (1,5 mL)	100 mg (2 mL)	150 mg (3 mL)
	+				
	BNM (seleccionar uno de los siguientes dependiendo de la disponibilidad y contraindicaciones de la succinilcolina)	Rocuronio 1,4 mg/kg (amp. 50 mg/5 mL)	70 mg (7 mL)	105 mg (10 mL)	140 mg (14 mL)
		Succinilcolina 2 mg/kg (amp. 100 mg)	100 mg (1 amp.)	150 mg (1,5 amp.)	200 mg (2 amp.)
60 s	Intubación Control pos-IOT: reanimación hemodinámica posintubación				

Utilizar esta secuencia en pacientes con hipotensión arterial: PAS < 100, PAM < 65; signos clínicos de shock (mala perfusión periférica: pálido-sudoroso-frío, relleno enlentecido); IS > 0,8.
Tener presente reanimación hemodinámica previa del paciente con cristaloides/hemoderivados o vasopresores según corresponda.
* En estados de shock profundo reducir la dosis de ketamina a 0,75-1 mg/kg.

Cuadro 11-5. Secuencia farmacológica sugerida en el paciente neurocrítico (TEC grave, ACV)

0-10 min	Preoxigenación					
	Peso del paciente			**50 kg**	**75 kg**	**100 kg**
Pacientes con hipertensión arterial	–3min (pasar lento en 30-60 s)	Premedicación	Fentanilo 2 μg/kg (amp. 5 mL/250 μg)	100 μg (2 mL)	150 μg (3 mL)	200 μg (4 mL)
	0 min	Inductor	Etomidato 0,3 mg/kg (amp. 10 mL/20 mg)	15 mg (8 mL)	22,5 mg (12 mL)	30 mg (15 mL)
		+				
		BNM (seleccionar uno de los siguientes dependiendo la disponibilidad y contraindicaciones de la succinilcolina)	Rocuronio 1,4 mg/kg (amp. 50 mg/5 mL)	70 mg (7 mL)	105 mg (10 mL)	140 mg (14 mL)
			Succinilcolina 1,5 mg/kg (amp. 100 mg/2 mL)	75 mg (1,5 mL)	112,5 mg (2 mL)	150 mg (3 mL)
	60 s	Intubación				
Pacientes con hipotensión o IS > 0,8	Secuencia de shock (véase **cuadro 11-4**).*					

* La selección de BNM estará dada en base a contraindicaciones y disponibilidad del fármaco.

Cuadro 11-6. Secuencia farmacológica sugerida en el asma-EPOC y estado de mal epiléptico

0-10 min	Preoxigenación (máscara con bolsa reservorio a 15 L) Asma y EPOC: considerar VNI como preoxigenación				
Peso del paciente			**50 kg**	**75 kg**	**100 kg**
Min 0	Inductor (seleccionar uno de los siguientes)	Ketamina 2 mg/kg (amp. 500 mg/10 mL)	100 mg (2 mL)	150 mg (3 mL)	200 mg (4 mL)
		Propofol 2 mg/kg (amp. 200 mg/20 mL)	100 mg (10 mL)	150 mg (15 mL)	200 mg (20 mL)
	+				
	BNM (seleccionar uno de los siguientes dependiendo de la disponibilidad y contraindicaciones de la succinilcolina)	Rocuronio 1,4 mg/kg (amp. 50 mg/5 mL)	70 mg (7 mL)	105 mg (10 mL)	140 mg (14 mL)
		Succinilcolina 1,5 mg/kg (amp. 100 mg/2 mL)	75 mg (1,5 mL)	112,5 mg (2 mL)	150 mg (3 mL)
60 s	Intubación				

La ketamina y el propofol tienen efecto broncodilatador, que es ideal en pacientes asmáticos. En el paciente con EPOC y enfermedad cardiovascular concomitante se prefiere etomidato a 0,3 mg/kg.

Ante hiperinsuflación dinámica posintubación, dejar 30-60 segundos en apnea si la oxigenación del paciente lo permite.

En caso de estado de mal epiléptico, como alternativa, algunos autores prefieren el propofol o tiopental. De todas formas, la ketamina presenta propiedades anticonvulsivas, e incluso es utilizada como fármaco en los casos de estado de mal epiléptico refractario.[44] En esta patología se sugiere el rocuronio sobre otros BNM.

Cuadro 11-7. Secuencia farmacológica sugerida en disección aórtica-edema agudo de pulmón cardiogénico-cardiopatía isquémica

0-10 min	Preoxigenación				
Peso del paciente			**50 kg**	**75 kg**	**100 kg**
–3 min (pasar lento en 30-60 s)	Premedicación	Fentanilo 2 µg/kg (amp. 5 mL/250 µg) Pasar en bolo lento (30-60 s)	100 µg (2 mL)	150 µg (3 mL)	200 µg (4 mL)
0 min	Inductor	Etomidato 0,3 mg/kg (amp. 10 mL/20 mg)	15 mg (8 mL)	22,5 mg (12 mL)	30 mg (15 mL)
	+				
	BNM (seleccionar uno de los siguientes)	Rocuronio 1,4 mg/kg (amp. 50 mg/5 mL)	70 mg (7 mL)	105 mg (10 mL)	140 mg (14 mL)
		Succinilcolina 1,5 mg/kg (amp. 100 mg/2 mL)	75 mg (1,5 mL)	112,5 mg (2 mL)	150 mg (3 mL)
60 s	Intubación				

OTROS FÁRMACOS UTILIZADOS EN EL MANEJO DE LA VÍA AÉREA

Dexmedetomidina

En los últimos años se han creado fármacos para lograr una adecuada sedación y analgesia en distintas intervenciones médicas. Entre estos medicamentos se encuentra la dexmedetomidina, un fármaco altamente selectivo (1600:1) a los receptores α-2, útil tanto en pacientes pediátricos como en adultos. En la actualidad, además de su utilización en procedimientos quirúrgicos y en el manejo del *delirium* en la unidad de cuidados intensivos, presenta características ideales, como escasa depresión respiratoria[63] y mínima inestabilidad hemodinámica, que lo vuelve una herramienta de gran utilidad para facilitar diversos procedimientos en el DE,[64] como el manejo de la insuficiencia respiratoria aguda, incluida la sedación para la ventilación mecánica y la facilitación de la ventilación no invasiva, y analgesia.[65] Si bien existen escasos datos sobre su utilización en el DE, en los últimos años se ha convertido en un fármaco de interés debido sus propiedades particulares.

Generalidades farmacológicas

Los receptores adrenérgicos α-2 son receptores transmembrana que están acoplados a proteínas-G que, en definitiva, reducen las concentraciones de calcio en las terminales nerviosas. La activación α-2 adrenérgica constituye una parte esencial en la red intrínseca de control del dolor en el sistema nervioso central. Presenta tres tipos de receptores (A, B y C). Promueve la sedación, hipnosis, analgesia, simpaticólisis, neuroprotección e inhibición de secreción de la insulina.

Tiene diversas formas de administración y la más utilizada es la vía intravenosa, que presenta una fase rápida de distribución y llega a su pico plasmático a los 6 minutos. Tiene metabolismo hepático, vía de eliminación en su mayoría renal (95%), aunque también lo realiza mediante las heces. Su vida media de eliminación es de 2 horas.[66] Otras formas de administración son la vía intramuscular, la vía sublingual e incluso la vía intranasal, que es más utilizada en la población pediátrica.[67,68]

Si se la administra dentro de un rango terapéutico de 0,5-1 µg/mL, los parámetros farmacocinéticos no se alteran por edad, peso ni enfermedad crónica, como la insuficiencia renal.[69]

Beneficios

Proporciona sedación, ansiolisis y analgesia a través de receptores en el tronco encefálico y la médula espinal.[65,70]

La dexmedetomidina induce una respuesta sedante única al lograr una transición fácil del sueño a la vigilia, lo que permite que el paciente coopere y se comunique cuando se lo estimula.

La administración conjunta con ketamina podría reducir significativamente la incidencia y la gravedad de la agitación de recuperación en niños sedados en el DE.[71]

Es un fármaco útil en el manejo del *delirium*, sedación a corto y largo plazo.[72] En cuanto a la sedación cooperativa inducida por este fármaco, sus características producen depresión respiratoria mínima y proporcionan condiciones seguras y aceptables durante la intubación tanto endotraqueal como con fibra óptica,[70] aunque existen controversias en esta última durante su utilización en la vía aérea difícil. Además, debido a sus cualidades farmacológicas, ha demostrado disminuir efectos no deseados, como las alteraciones hemodinámicas y ventilatorias que ocurren durante el procedimiento de la extubación, en dosis de 0,5-0,75 µg/kg.[73,74]

Efectos adversos

Dentro de los eventos más frecuentes se encuentran la hipotensión y la bradicardia, que se producirían por su efecto simpaticolítico que asociado a la administración intravenosa rápida de dexmedetomedina.[75] Aunque estudios recientes, sobre todos los relacionados con shock séptico, detallan que este fármaco actuaría de una forma distinta en la microcirculación y su asociación con el esmolol produciría efectos beneficiosos sobre la generación de lactato intestinal y su depuración y no producen un impacto negativo sobre la hemodinamia sistémica.[76]

Recientemente, en un ensayo clínico aleatorizado multicéntrico, el uso de dexmedetomidina como sedante en la UCI se asoció con un mayor riesgo de mortalidad a los 90 días en pacientes menores de 65 años cuando se los comparó con los agentes sedantes habituales (OR 1,26; IC 95%: 1,02-1,56).[77]

Dosis

El rango terapéutico actual es 0,2-1,4 µg/kg/hora.

Vasopresores e inotrópicos

El término vasopresor se utiliza para aquellos fármacos que inducen vasoconstricción en el sistema arterial, mientras que al hablar de inotrópico se hace referencia a aquellos fármacos que inducen la contractilidad miocárdica, aunque la mayoría de los agentes producen ambos efectos.

El sistema venoso contiene 2/3 del volumen sanguíneo total, por lo que actúa como un reservorio de sangre; la vasoconstricción venosa genera un bolo de sangre que actúa como una infusión de volumen.

Adrenalina

Es un potente estimulante de receptores alfaadrenérgicos y betaadrenérgicos y uno de los vasopresores más potentes conocidos. El aumento de la presión arterial (PA) es proporcional a la dosis. El mecanismo de acción es el siguiente:

- Estimulación miocárdica directa, aumenta la contracción ventricular (acción inotrópica positiva).
- Aumenta la frecuencia cardíaca (FC) (acción cronotrópica positiva).
- Vasoconstricción de muchos lechos vasculares (vasos precapilares de la piel, mucosas y riñón; más notable la constricción venosa).

Efectos vasculares. Acción principal sobre arteriolas pequeñas y precapilares. Debido a que los diferentes lechos responden de manera distinta, se genera redistribución de flujo. Vasoconstricción cutánea. Aumento de flujo al músculo estriado (debido a la predominante acción beta 2, la absorción intramuscular es rápida).

Efectos cardíacos. La acción directa sobre los receptores beta 1 aumenta el gasto cardíaco (GC), el trabajo del corazón y el consumo de oxígeno. Aumento de la FR.

Efectos en el músculo liso. Tiene una potente acción broncodilatadora a nivel bronquial, por lo que es útil en el paciente asmático. Además, inhibe la descarga de mediadores inflamatorios de los mastocitos y disminuye la secreción y la congestión mucosa.

Efectos adversos. Los efectos adversos serios ocurren generalmente a dosis elevadas o en bolo rápido y se han descrito: hemorragia cerebral a causa de aumento de la PA, arritmias ventriculares y dolor de tipo anginoso en pacientes con arteriopatía coronaria. También resultan con mayor riesgo de sufrir efectos aquellos pacientes en tratamiento farmacológico con betabloqueantes, antidepresivos tricíclicos y los adictos a la cocaína.[78]

Según la campaña Sobreviviendo a la Sepsis, es la primera alternativa de uso en un shock séptico, o en conjunto con la noradrenalina, cuando con esta última no se logran los objetivos de PAM.[79]

> **!** La adrenalina actúa sobre los receptores alfaadrenérgicos y betaadrenérgicos, aumenta la contracción ventricular y la FC, y genera vasoconstricción venosa y arterial precapilar.

Se puede administrar de manera intravenosa, intramuscular, inhalada o subcutánea. La absorción de adrenalina es lenta cuando se inyecta de manera subcutánea porque genera vasoconstricción local.

Su forma de presentación es en ampollas de 1 mL en dilución 1:1000.

Noradrenalina

Es un potente agonista de receptores alfa, con poca acción sobre los receptores beta 2. Aumenta las presiones arteriales sistólica y diastólica (PAS y PAD), mientras que el GC suele permanecer sin cambios, ya que la respuesta vagal compensadora disminuye la FC. Incrementa las resistencias vasculares periféricas (RVP), reduce el flujo sanguíneo renal y, por vasoconstricción de los vasos mesentéricos, reduce el flujo esplácnico y hepático. También aumenta el flujo coronario por dilatación de estas arterias.[80]

El efecto alfa 1 sobre el lecho venoso genera vasoconstricción venosa e incrementa la cantidad de volumen de sangre estresado,[81] que es el que ejerce presión contra los vasos y participa activamente en la circulación. Cuanto mayor es el volumen estresado mayor es el retorno venoso.[82]

Es considerado el vasopresor de primera línea en pacientes con shock séptico.[79]

Se ha sugerido la infusión por acceso venoso central, ya que la extravasación del fármaco puede generar necrosis y esfacelo de los tejidos. De todas formas, en emergencias[83] es habitual el uso inicial de vasopresores por acceso venoso periférico hasta la obtención del acceso venoso central. Una revisión sistemática reciente concluye que la administración de vasopresores por acceso venoso periférico es segura durante cortos períodos de tiempo por venas periféricas de gran calibre (proximales a la antecubital y la fosa poplítea).[84]

> **!** La noradrenalina es un agonista alfaadrenérgico, con poca acción beta. Aumenta la RVP, pero disminuye el flujo renal y esplácnico. Aumenta la PAS y PAD. Puede infundirse por vía periférica de gran calibre durante la emergencia.

Se debe utilizar en bomba de infusión continua. La forma de presentación es en ampolla de 4 mg, cada mg equivale a 1000 µg. La dilución habitual en nuestro medio es 4 ampollas en 250 mL de dextrosa al 5%, lo que conforma una solución con 64 µg/mL.

Dopamina

Su interacción más importante ocurre con los receptores D1 de los lechos renal, mesentérico y coronario, y produce vasodilatación. A dosis bajas (2 a 5 gammas/kg/min), incrementa el flujo sanguíneo renal, el filtrado glomerular y la excreción de sodio. Cuando se administra a concentraciones medias (5 a 10 gammas/kg/min), ejerce efecto sobre los receptores beta 1 del miocardio y genera un efecto inotrópico y cronotrópico positivo. Además, estimula la liberación de noradrenalina de las terminaciones nerviosas. No modifica las resistencias vasculares periféricas. A dosis altas (> 10 gammas/kg/min), activa los receptores alfa 1 y genera vasoconstricción. Se debe tener en cuenta que los efectos se suman y no son excluyentes. La extravasación de dopamina puede generar necrosis isquémica de los tejidos. Es un fármaco de segunda línea para el tratamiento de la hipotensión en el paciente con shock séptico, y es útil en aquellos con bradicardia.[85]

> **!** Agonista de receptores D1, que mejora el flujo sanguíneo renal, aumenta la contractilidad y la frecuencia cardíaca. A dosis altas aumenta la RVP.

Dobutamina

Es un agonista adrenérgico con efecto predominante sobre los receptores beta. En el corazón, la dobutamina tiene un efecto inotrópico más intenso que el cronotrópico. La infusión de este fármaco es entre 2,5 y 15 µg/kg/min. Incrementa la contractilidad y, en consecuencia, el GC. Se debe usar con precaución durante el infarto agudo de miocardio debido a que puede aumentar su tamaño al incrementar el consumo miocárdico de oxígeno.[86] Es el inotrópico de elección en el paciente séptico con bajo GC. La terapia combinada de dobutamina y noradrenalina no demostró ser superior a la adrenalina sola como monoterapia en el shock séptico, con similares efectos adversos.[85]

> **!** La dobutamina mejora principalmente la contractilidad miocárdica y, por lo tanto, el GC.

Vasopresina

Actúa sobre los receptores V1 del músculo liso de los vasos y genera vasoconstricción, sobre todo, en la piel y la circulación esplácnica. Se ha comprobado que el uso de dosis bajas (0,03 U/min) disminuye los requerimientos de noradrenalina en pacientes con shock séptico. La campaña Sobreviviendo a la Sepsis la recomienda como vasopresor para uso en conjunto con la noradrenalina para alcanzar la PAM objetivo y disminuir la dosis de noradrenalina.[79]

Fenilefrina

Es un agonista alfa 1 selectivo que, en altas concentraciones, puede activar a los receptores beta. Genera vasoconstricción arterial importante con la administración intravenosa debido a la activación del músculo liso vascular y aumenta así la RVP. Resulta un fármaco seguro para administrar tanto en bolo[87] como en infusión por acceso venoso periférico hasta poder colocar un acceso venoso central.[88]

Una vez administrada en bolos de 200 µg, genera el efecto en 1-5 minutos.[87]

En el **cuadro 11-8** se resumen los vasopresores e inotrópicos principales de uso en emergencias.

Cuadro 11-8. Vasopresores e inotrópicos

Agente	Corazón	Vasos	Efectos	Efectos adversos
Noradrenalina	β1 + + +	α1 + + + + + β2 + +	Moviliza volumen venoso por VC arterial y venosa Aumento de RV	Taquicardia Necrosis tisular
Adrenalina	β1 + + + +	α1 + + + + + β1, β2 + +	VC arterial y venosa Aumento de las RV, GC y FC	Arritmias ventriculares HTA grave
Dopamina	β1+ + + +	α1 + + + β2 + + DA + + + + +	VD renal VC por efecto α1 Inotropismo y cronotropismo +	Taquiarritmias Isquemia miocárdica
Dobutamina	β1 + + + + +	α1 + β2+ + +	Inotropismo > que cronotropismo Mejora la contractilidad y aumenta el GC	Arritmias ventriculares

VC: vasoconstricción; RV: retorno venoso; GC: gasto cardíaco; FC: frecuencia cardíaca; VD: vasodilatación; HTA: hipertensión arterial.

PUNTOS CLAVE

- Es importante conocer y comprender las propiedades farmacológicas de los distintos fármacos que se utilizan en el proceso de intubación y manejo de la vía aérea porque permite una selección adecuada de fármacos y aplicar correctamente la estrategia de vía aérea avanzada más conveniente para cada situación.

AEROPERLAS

- Se destaca la importancia de las ayudas cognitivas al pie de la cama para tomar decisiones en momentos críticos.
- La premedicación no se recomienda sistemáticamente en todos los pacientes en emergencias y solo debería utilizarse para casos puntuales, como el infarto agudo de miocardio, las emergencias aórticas y patologías que cursen con presión intracraneal elevada, como el ACV.
- Se debe recordar reducir la dosis en pacientes con hipotensión o con IS > 0,8 y también en ancianos, pacientes en tratamiento con betabloqueantes, con insuficiencia cardíaca, o amputación de miembros (volumen de distribución disminuido).
- Los BNM generan óptimas condiciones de intubación y debe considerarse su uso como estrategia para lograr mayor éxito en la intubación en el primer intento. En caso de una vía aérea difícil anticipada, la decisión de usarlos o no quedará a criterio del equipo.

REFERENCIAS

1. Groth CM, Acquisto NM, Khadem T. Current practices and safety of medication use during rapid sequence intubation. J Crit Care 2018;45:65-70.
2. Mace SE. Challenges and advances in intubation: rapid sequence intubation. Emerg Med Clin North Am 2008;26(4):1043-68.
3. Bucher J, Koyfman A. Intubation of the neurologically injured patient. J Emerg Med. 2015;49(6):920-7.
4. Kovac AL. Controlling the hemodynamic response to laryngoscopy and endotracheal intubation. J Clin Anesth 1996;8(1):63-79.
5. Khan FA, Ullah H. Pharmacological agents for preventing morbidity associated with the haemodynamic response to tracheal intubation. Cochrane Database Syst Rev 2013;(7):CD004087.
6. Brown CA, Walls RM. Rapid sequence intubation. En:Brown CA, Walls RM. The walls manual of emergency airway management. 5.th ed. Philadelphia: Ed. Wolters Kluwer; 2018.
7. Hampton JP. Rapid-sequence intubation and the role of the emergency department pharmacist. Am J Health Syst Pharm 2011;68(14):1320-30.
8. Stollings JL, Diedrich DA, Oyen LJ, et al. Rapid-sequence

intubation: a review of the process and considerations when choosing medications. Ann Pharmacother 2014;48(1):62-76.
9. Stanley TH. The fentanyl story. J Pain 2014;15(12):1215-26.
10. Becker DE, Reed KL. Local anesthetics: review of pharmacological considerations. Anesth Prog 2012;59(2):90-101; quiz 102-3.
11. Stockham RJ, Stanley TH, Pace NL, et al. Fentanyl pretreatment modifies anaesthetic induction with etomidate. Anaesth Intensive Care 1988;16(2):171-6.
12. Brunton L, Lazo JS, Parker KL. Goodman and Gilman's pharmacological basis of therapeutics. 11.ª ed. New York: McGraw Hill; 2006.
13. Palencia-Herrejón E, Borrallo-Pérez JM. Intubación del enfermo crítico. Med Intensiva 2008;32(Supl 1):3-11.
14. Stept WJ, Safar P. Rapid induction-intubation for prevention of gastric-content aspiration. Anesth Analg 1970;49:633-6.
15. Brown CA 3rd, Bair AE, Pallin DJ, et al. Techniques, success, and adverse events of emergency department adult intubations. Ann Emerg Med 2015;65(4):363-370.eErratum in: Ann Emerg Med 2017;69(5):540.
16. Cirilli A, Wiener B. Ketamine Use in emergency medicine. Emer Med Reports 2020.
17. Price B, Arthur AO, Brunko M, et al. Hemodynamic consequences of ketamine vs etomidate for endotracheal intubation in the air medical setting, Am J Emerg Med 2013;31(7):1124-32.
18. Morris C, Perris A, Klein J, et al. Anaesthesia in haemodynamically compromised emergency patients: does ketamine represent the best choice of induction agent? Anaesthesia 2009;64(5):532-9.
19. Driver BE, Prekker ME, Reardon RF, et al. Success and complications of ketamine-only intubation method in the emergency departament. J Emerg Med 2021;60(3):265-72.
20. Hudetz JA, Pagel PS. Neuroprotection by ketamine: a review of the experimental and clinical evidence. J Cardiothorac Vasc Anest 2010;24(1):131-42.
21. Patanwala AE, McKinney CB, Erstad BL, et al. Retrospective analysis of etomidate versus ketamine for first-pass intubation success in an academic emergency department. Acad Emerg Med 2014;21(1):87-91.
22. Chang LC, Raty SR, Ortiz J, et al. The emerging use of ketamine for anesthesia and sedation in traumatic brain injuries. CNS Neurosci Ther 2013;19(6):390-5.
23. Jabre P, Combes X, Lapostolle F, et al. Etomidate versus ketamine for rapid sequence intubation in acutely ill patients: a multicentre randomized controlled trial. Lancet 2009;374(9686):293-300.
24. Godoy DA, Badenes R, Pelosi P, et al. Ketamine in acute phase of severe traumatic brain injury "an old drug for new uses?". Crit Care 2021;25(1):19.
25. Cherfan AJ, Arabi YM, Al-Dorzi HM, et al. Advantages and disadvantages of etomidate use for intubation of patients with sepsis pharmacotherapy 2012;32(5):475-82.
26. Cagliani JA, Ruhemann A, Molmenti E, et al. Association between etomidate use for rapid sequence intubation and adrenal insufficiency in sepsis. Cureus 2021;13(2).
27. Bruder EA, et al. Single induction dose of etomidate versus other induction agents for endotracheal intubation in critically ill patients. Cochrane Database of Systematic Reviews 2015;1:CD010225.
28. Caro DA, Tyler KR. Sedative Induction Agents. En: Brown CA, Walls RM. Rapid sequence intubation. The walls manual of emergency airway management. 5.th ed. Philadelphia: Ed. Wolters Kluwer; 2018.
29. Gäßler M, Ruppert M, Lefering R, et al. Pre-hospital emergent intubation in trauma patients: the influence of etomidate on mortality, morbidity and healthcare resource utilization Scandinavian Scand J Trauma Resusc Emerg Med 2019;27(1):61.
30. Kuza C, et al. A retrospective data analysis on the induction medications used in trauma rapid sequence intubations and their effects on outcomes. Eur J Trauma Emerg Surg 2021:1-12.
31. Matchett G, et al. Etomidate versus ketamine for emergency endotracheal intubation: a randomized clinical trial. Intensive Care Med 2022;48:78-91.
32. Kotani, Yuki et al. "Etomidate as an induction agent for endotracheal intubation in critically ill patients: A meta-analysis of randomized trials." Journal of critical care, vol. 77 154317.
33. McConachie I. Etomidate controversies in emergency medicine. Ann Emerg Med 2007;50:200-1.
34. Overbeck MC. Airway management of respiratory failure. Emerg Med Clin North Am 2016;34:97-127.
35. Lundström S, Twycross R, Mihalyo M, et al. Propofol. J Pain Symptom Manage 2010;40(3):466-70.
36. Wilbur K, Zed PJ. Is propofol an optimal agent for procedural sedation and rapid sequence intubation in the emergency department? CJEM 2001;3(4):302-10.
37. Black E, Campbell SG, Magee K, et al. Propofol for procedural sedation in the emergency department: a qualitative systematic review. Ann Pharmacother 2013;47(6):856-68.
38. Slavik VC, Zed PJ. Combination ketamine and propofol for procedural sedation and analgesia. Pharmacotherapy 2007;27(11):1588-98.
39. Jalili M, Bahreini M, Doosti-Irani A, et al. Ketamine-propofol combination (ketofol) vs propofol for procedural sedation and analgesia: systematic review and meta-analysis. Am J Emerg Med 2016;34:558-69.
40. Mauro G, Ghissi B. Facilitando la vía aérea difícil: Puntos claves para mejorar en el manejo de vía aérea [Internet]. Comité via aérea de SAE. 2020 [citado en enero de 2023]. Disponible en: https://sae-emergencias.org.ar/wp-content/uploads/2021/03/Facilitando-la-via-aerea-S E-2020.pdf.
41. Murphy MF. Preprocedural patient assessment and intraprocedural monitoring. En: Mace SE, Ducharme J, Murphy MF (eds.). Pain management and sedation emergency department management. New York: McGraw-Hill; pp. 47-53.
42. Jacoby J, Heller M, Nicholas J, et al. Etomidate versus midazolam for out of hospital intubation: a retrospective, randomized trial. Ann Emerg Med 2006;47:525-30.
43. Olkkola KT, Ahonen J. Midazolam and other benzodiazepines. Handb Exp Pharmacol 2008;(182):335-60.
44. El-Orbany M, Connolly LA. Rapid sequence induction and intubation: current controversy. Anesth Analg 2010;110(5):1318-25.
45. Godwin SA, Burton JH, Gerardo CJ, et al. American College of Emergency Physicians. Clinical policy: procedural sedation and analgesia in the emergency department. Ann Emerg Med 201463(2),247-58.
46. Shriki J, Galvagno SM Jr. Sedation for rapid sequence induction and intubation of neurologically injured patients. Emerg Med Clin North Am 2021;39(1):203-16.
47. Caro DA, Laurin EG. Neuromuscular Blocking Agents David A. En: Brown CA, Walls RM. Rapid sequence intubation.The walls manual of emergency airway management. 5.th ed. Philadelphia: Ed. Wolters Kluwer; 2018.
48. Bohringer C, Moua H, Liu H. Is there still a role for succinylcholine in contemporary clinical practice? Transl Perioper Pain Med 2019;6(4):129-35.

49. April MD, Arana A, Pallin DJ, et al. Emergency department intubation success with succinylcholine versus rocuronium: a National Emergency Airway Registry Study. Ann Emerg Med 2018;72(6):645-53.
50. Li G, et al. Neuromuscular blockers for emergency intubation. Med Sci Monit 2021;27:e928462.
51. Muñoz-Martínez T y cols. Prevalencia de contraindicaciones a succinilcolina en unidades de cuidados intensivos. Med Intensiva 2015;39(2):90-6.
52. Nasseri K, Shami S, Shirmohammadi M, et al. The effect of remifentanil on succinylcholine induced changes in serum potassium and creatine kinase: a prospective randomized double blind study. Acta Biomed 2017;88(3):276-80.
53. Putzu A, Tramèr MR, Giffa M, et al. The optimal dose of succinylcholine for rapid sequence induction: a systematic review and meta-analysis of randomized trials. BMC Anesthesiol 2020;20:54.
54. Clar DT, Liu M. Non-depolarizing neuromuscular blockers. [Updated 2021 Apr 11]. En: StatPearls [Internet]. Treasure Island (FL): StatPearls Publishing; En: https://www.ncbi.nlm.nih.gov/books/NBK534828/.
55. Lora-Tamayo JI, Aramburu O, Cortina I y cols. Bloqueantes neuromusculares no despolarizantes. Anestesia Total intravenosa. Principios básicos. España: S.A. de Litografía; pp.147-60.
56. Hunter JM. New neuromuscular blocking drugs. N Engl J Med 1995; 332(25):1691-9.
57. Patanwala AE, Stahle SA, Sakles JC, et al. Comparison of succinylcholine and rocuronium for first-attempt intubation success in the emergency department. Acad Emerg Med 2011;18:10-4.
58. Perry JJ, Lee JS, Sillberg VA, et al. Rocuronium versus succinylcholine for rapid sequence induction intubation. Cochrane Database Syst Rev 2008;(2):CD002788.
59. Bulka CM, Terekhov MA, Martin BJ, et al. Nondepolarizing neuromuscular blocking agents, reversal, and risk of postoperative pneumonia. Anesthesiology 2016;125:647-55.
60. Hawkins J, Khanna S, Argalious M. Sugammadex for reversal of neuromuscular blockade: uses and limitations. Curr Pharm Des 2019;25(19):2140-8.
61. Lentz S, Morrissette KM, Porter BA, et al. What is the role of sugammadex in the emergency department? J Emerg Med 2021;60(1):44-53.
62. Höfler J, Trinka E. Intravenous ketamine in status epilepticus. Epilepsia. 2018;59(Suppl 2):198-206.
63. Venn RM, Hell J, Grounds RM. Respiratory effects of dexmedetomidine in the surgical patient requiring intensive care. Crit Care 2000;4(5):302-8.
64. Ghojazadeh M. Dexmedetomidine for procedural sedation in the emergency department: a systematic review. Shiraz E-Med J. In Press (In Press):e113099.
65. Sinnott J, Holthaus CV, Ablordeppey E, et al. The use of dexmedetomidine in the emergency department: A cohort study. West J Emerg Med 2021;22(5):1202-9.
66. Carrillo-Torres O, Pliego-Sánchez MG, Gallegos-Allier MM y cols. Dexmedetomidina en la medicina actual. Revista Mexicana de Anestesiología 2014;37(1):27-34.
67. Hsiao JK. Sublingual Dexmedetomidine as a Potential New Treatment for Agitation. JAMA 2022;327(8):723-5.
68. Mekitarian Filho E, Robinson F, de Carvalho WB, et al. Intranasal dexmedetomidine for sedation for pediatric computed tomography imaging. J Pediatr 2015;166(5):1313-5.e1.
69. De Wolf AM, Fragen RJ, Avram MJ, et al. The pharmacokinetics of dexmedetomidine in volunteers with severe renal impairment. Anesth Analg 2001;93(5):1205-9.
70. Seongheon L. Dexmedetomidine: present and future directions. Korean J Anesthesiol 2019;72(4):323-30.
71. Azizkhani R, Kouhestani S, Heydari F, et al. Comparison of the effects of dexmedetomidine and propofol in reducing recovery agitation in pediatric patients after ketamine procedural sedation in emergency department. J Res Med Sci 2021;26:61.
72. Keating GM. Dexmedetomidine: a review of its use for sedation in the intensive care setting. Drugs 2015;75(10):1119-30.
73. De Cassai A, Boscolo A, Geraldini F, et al. Effect of dexmedetomidine on hemodynamic responses to tracheal intubation: A meta-analysis with meta-regression and trial sequential analysis. J Clin Anesth 2021;72:110287.
74. Bindu B, Pasupuleti S, Gowd UP, et al. A double blind, randomized, controlled trial to study the effect of dexmedetomidine on hemodynamic and recovery responses during tracheal extubation. J Anaesthesiol Clin Pharmacol 2013;29(2):162-7.
75. Bloor BC, Ward DS, Belleville JP, et al. Efectos de la dexmedetomidina intravenosa en humanos. II. Cambios hemodinámicos. Anestesiología 1992;77:1134-42.
76. Hernández G, Tapia P, Alegría L, et al: Effects of dexmedetomidine and esmolol on systemic hemodynamics and exogenous lactate clearance in early experimental septic shock. Crit Care 2016; 20:234.
77. Shehabi Y, Serpa Neto A, Howe BD, et al. SPICE III Study Investigators. Early sedation with dexmedetomidine in ventilated critically ill patients and heterogeneity of treatment effect in the SPICE III randomised controlled trial. Intensive Care Med 2021;47(4):455-66.
78. Simons FER, Simons KJ. Epinephrine (adrenaline) in anaphylaxis. Chem Immunol Allergy 2010;95:211-22.
79. Evans L, Rhodes A, Alhazzani W, et al. Surviving Sepsis Campaign: International Guidelines for Management of Sepsis and Septic Shock 2021. Crit Care Med 2021;49(11):1063-43.
80. Brunton L, Knollman B, Hilal-Dandan R. Goodman and Gilman's pharmacological basis of therapeutics. 12.th ed. New York: McGraw-Hill Medical; 2011.
81. Hernández G, Teboul JL, Bakker J. Norepinephrine in septic shock. Intensive Care Med 2019;45:687-9.
82. Spiegel R. Stressed vs. unstressed volume and its relevance to critical care practitioners. Clin Exp Emerg Med 2016;3(1):52-4.
83. Delaney A, Finnis M, Bellomo R, et al. Initiation of vasopressor infusions via peripheral versus central access in patients with early septic shock: A retrospective cohort study. Emerg Med Australas 2020;32(2):210-9.
84. Loubani OM, Green RS. A systematic review of extravasation and local tissue injury from administration of vasopressors through peripheral intravenous catheters and central venous catheters. J Crit Care 2015;30(3):653.e9-17.
85. Stratton L, Berlin DA, Arbo JE. Vasopressors and inotropes in sepsis. Emerg Med Clin North Am 2017;35(1):75-91.
86. Jung RG, Di Santo P, Mathew R, et al. Implications of Myocardial Infarction on Management and Outcome in Cardiogenic Shock. J Am Heart Assoc 2021;10(21):e021570.
87. Swenson K, Rankin S, Daconti L, et al. Safety of bolus-dose phenylephrine for hypotensive emergency department patients. Am J Emerg Med 2018;36(10):1802-6.
88. Datar S, Gutierrez E, Schertz A, et al. Safety of phenylephrine infusion through peripheral intravenous catheter in the neurological intensive care unit. J Intensive Care Med 2018;33(10):589-92.

Dispositivo de bolsa-válvula-máscara 12

Pablo Daniel Luchini

OBJETIVOS

- Conocer el funcionamiento del dispositivo bolsa-válvula-máscara y sus diferentes componentes.
- Reconocer la importancia del mantenimiento del equipo, su correcto ensamblaje y prueba de funcionamiento.
- Comprender los diferentes usos del dispositivo para optimizar la ventilación con la mejor técnica.

INTRODUCCIÓN

El uso correcto del dispositivo de bolsa-válvula-máscara (DBVM) es una habilidad esencial en el manejo de la vía aérea tanto básica como avanzada en emergencias. Dentro de sus utilidades, podemos citar: lograr la máxima capacidad de reserva pulmonar de oxígeno, la posibilidad de recuperar la oxigenación cuando está comprometida y su mantenimiento mientras se planifican las estrategias de control de vía aérea y la asistencia ventilatoria en situaciones en que no se puede utilizar o no se dispone de un ventilador mecánico.

CONOCIMIENTO Y CHEQUEO DEL DISPOSITIVO

Es necesario el conocimiento de sus distintos componentes, de las características técnicas, el correcto ensamblaje del equipo luego de la higiene o esterilización y el guardado adecuado para evitar resultados adversos sobre el paciente en caso de rotura, embalaje inadecuado, válvula defectuosa, etcétera (**fig. 12-1**).

Bolsa autoinflable

Su diseño es a partir de un material autoexpandible, por lo general silicona, y presenta un volumen que varía según el fabricante, que oscila entre los 1500 y 1600 mL en los modelos para adultos, y entre 500 y 600 mL en los modelos pediátricos.

Al recibir presión positiva, la válvula de ingreso (membrana de disco de entrada) se cierra y no permite el retorno de los gases hacia la zona de la bolsa reservorio y su sistema valvular. El ingreso de gases es dirigido hacia la bolsa reservorio (no a la autoinflable), para no transmitir en forma constante altas presiones a la vía aérea del paciente (**fig. 12-2**).

Bolsa reservorio

A través de un mecanismo valvular, la bolsa autoinflable se abastece de oxígeno desde la bolsa reservorio o desde un tubo de extremo abierto. De esta manera se logran concentraciones máximas de oxígeno sin provocar elevadas presiones en la bolsa autoinflable.

Válvulas de ingreso

Cuando se utiliza un dispositivo con bolsa reservorio, el segmento consta de dos válvulas unidireccionales:

- **Válvula de alivio de presión:** abre hacia afuera del sistema y permite aliviar la presión de la bolsa reservorio si se encuentra sobreinflada debido a un flujo excesivo de oxígeno.
- **Válvula de ingreso de aire ambiente:** abre hacia adentro y permite el ingreso de aire ambiente en caso de que el suministro de oxígeno sea escaso o esté ausente.

Zona de salida de gases

Consta de varios elementos críticos para un correcto funcionamiento del dispositivo: una válvula unidireccional con dos modelos básicos (de tipo Laerdal o válvula en pico de pato y de tipo Ambú), válvula de presión (que puede no estar presente), puerto espiratorio y puerto paciente.

Válvula unidireccional

Consiste en una válvula que permite el pase de gases al puerto paciente cuando se aplica presión positiva a la bolsa autoinflable y, en simultáneo al momento de apertura, bloquea el puerto espiratorio para que no se produzca movimiento de aire por esa zona. Con el cese del aumento de presión regresa al estado de reposo y libera el puerto espiratorio para que el aire espirado salga del sistema. Existen dos modelos ampliamente difundidos: Ambú y Laerdal (pico de pato) (**fig. 12-3**).

Importancia del conocimiento del tipo de válvula

Los DBVM pueden utilizarse como instrumento de ventilación controlada (si se ejerce presión positiva sobre la bolsa autoinflable) o como elemento de preoxigenación. Aunque esta última forma de uso es ampliamente utilizado, no todos los tipos de válvulas serían óptimos para este uso, aunque la bibliografía es contradictoria en este punto. Las válvulas de tipo "pico de pato" pueden no proporcionar un flujo suficiente de oxígeno si la presión inspiratoria generada por el paciente no logra abrir la válvula.

Puerto paciente

Permite la conexión a un tubo endotraqueal, a un dispositivo extraglótico (15 mm de diámetro interior) o a una mascarilla (22 mm de diámetro exterior) (**fig. 12-4**).

Puerto espiratorio y válvula de PEEP

Es la zona por donde el aire espirado sale del sistema; puede tener o no una válvula unidireccional que bloquee el ingreso de aire ambiente ante una respiración espontánea del paciente (**figs. 12-5** y **12-6**) Su ausencia puede permitir que, ante un esfuerzo inspiratorio mínimo que no logre abrir la válvula inspiratoria (de tipo Laerdal o de tipo Ambú), ingrese aire ambiente como una medida

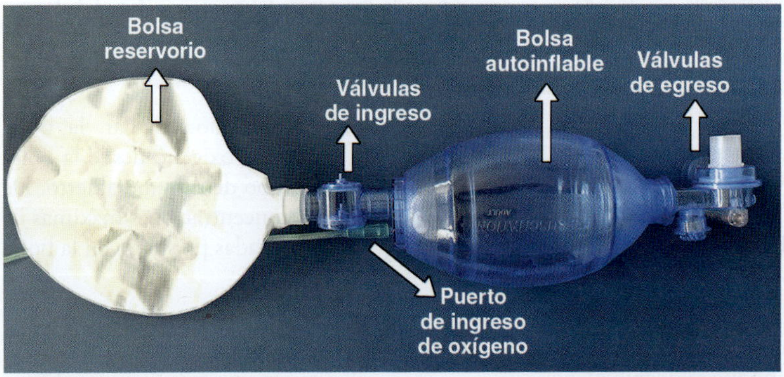

Fig. 12-1. Dispositivo de bolsa -válvula-máscara (DBVM).

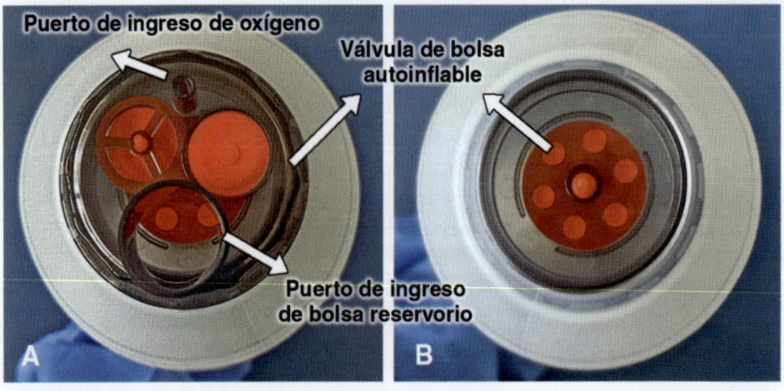

Fig. 12-2. Válvula de ingreso a la bolsa autoinflable.

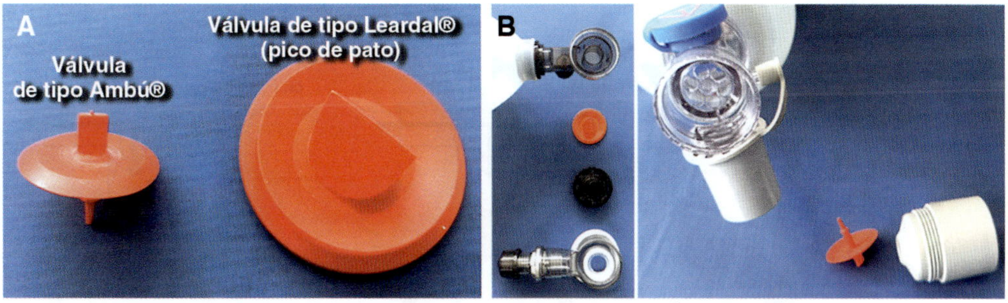

Fig. 12-3. Válvula unidireccional de tipos Ambú® y Laerdal®.

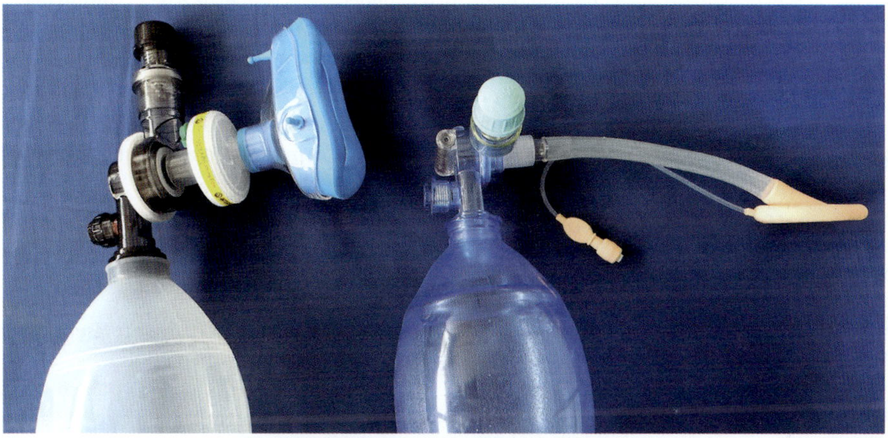

Fig. 12-4. Puerto del paciente.

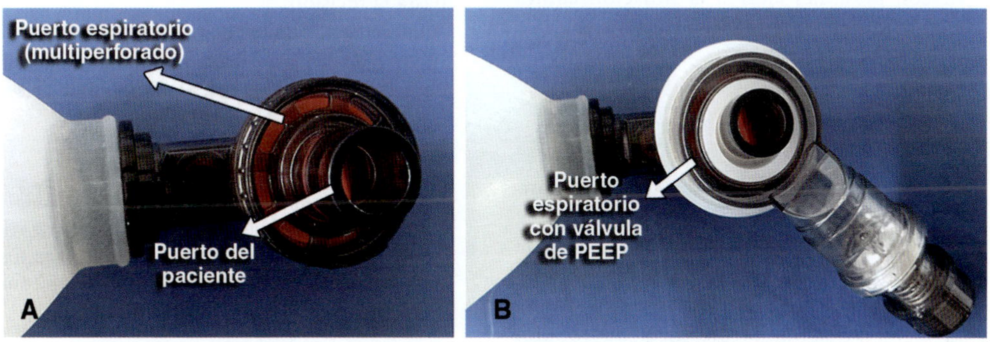

Fig. 12-5. A y **B.** Puerto espiratorio. PEEP: presión positiva al final de la espiración.

de seguridad, con la consecuente disminución en la FIO_2. Con los nuevos materiales utilizados para la construcción de válvulas, el esfuerzo inspiratorio requerido para su apertura es mínimo, por lo tanto, varios modelos la incorporan y de esa manera evitan el ingreso al sistema de aire con una baja fracción inspirada de oxígeno.[1]

Una válvula de PEEP es un accesorio económico y descartable que consiste en una válvula de presión que se inserta en el puerto espiratorio que, mediante un sistema de rosca, es capaz de ajustar los niveles de PEEP entre 5 y 20 cm H_2O. (**fig 12-5B**). Esta válvula fundamental, permite que el DBVM proporcione PEEP/CPAP cuando el paciente respira espontáneamente o durante la ventilación asistida. Además, al combinarse con una cánula nasal a 15 L/minuto, la válvula proporcionará CPAP incluso sin ventilaciones. Sin embargo,

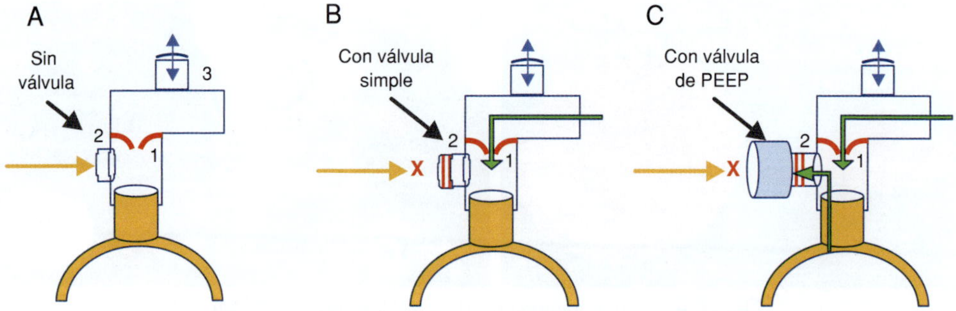

Fig. 12-6. Puerto de egreso. **A.** Sin válvula. **B.** Con válvula simple que impide el ingreso de aire ambiente por el puerto de egreso si el paciente realiza una inspiración, lo que genera solo la apertura de la válvula unidireccional (1). **C.** Con válvula de PEEP. 2: puerto de egreso; 3: válvula de liberación de presión (*pop-off*).

es importante asegurar una correcta coaptación de la máscara en la cara del paciente para generar presión positiva de manera efectiva.[2]

Válvula de liberación de presión (pop-off)

No están presentes en todos los dispositivos de pacientes adultos y son obligatorios en los pediátricos. Se abren o cierran manualmente con ¼ de giro o un tapón, y el nivel de presión de activación no está estandarizado. El objetivo sería que funcione como válvula de escape de presión de la línea "paciente" para disminuir la posibilidad de barotrauma. Cuando la válvula está cerrada, se puede ventilar con presiones altas si la situación clínica del paciente lo requiere (**fig. 12-7**).

Mascarilla

Consta de tres partes:

- Orificio conector al puerto paciente del dispositivo, con una medida estándar de 22 mm.
- Cuerpo rígido con la resistencia suficiente para permitir una correcta fijación de parte del operador a la cara del paciente. Debe ser transparente para lograr visualizar la presencia de vómito, regurgitación o secreciones.
- Cojinete circunferencial o manguito inflable para permitir una correcta adaptación y sellado a los contornos de la cara del paciente.

MANIOBRAS DE CONTROL DEL DISPOSITIVO

Como todo elemento en emergencias, el DBVM debe controlarse antes de su utilización por el equipo de emergencias, mientras que el montaje y desmontaje para su higiene debe ser realizado por personal capacitado. El ensamblaje incorrecto de las válvulas puede llevar a la administración de volúmenes incorrectos con riesgo de barotrauma y otros problemas potencialmente peligrosos.

- Examen visual: controlar que no presente daños sobre las estructuras rígidas ni deformaciones en la bolsa autoinflable.
- Confirmar visualmente que la válvula unidireccional esté correctamente asentada y se abra cuando se comprime la bolsa.
- Al apretar la bolsa con el puerto del paciente ocluido debe generar presión y ausencia del vaciamiento. De no ser así, el dispositivo presenta alguna fuga y debe descartarse para su uso hasta la revisión.
- Apretar la bolsa y ocluir completamente la válvula de ingreso. La bolsa debe permanecer desinflada, de no ser así, el dispositivo presenta ingreso anormal de aire.

> **!** Se debe controlar el funcionamiento e indemnidad del dispositivo siempre al comienzo del turno de trabajo. Un dispositivo que no funciona durante la emergencia puede tener consecuencias deletéreas.

DISPOSITIVO DE BOLSA-VÁLVULA-MÁSCARA PARA PREOXIGENACIÓN

El objetivo de la preoxigenación es lograr la máxima reserva pulmonar de oxígeno mediante el reemplazo de otros gases alveolares, principalmente el nitrógeno (desnitrogenación pulmonar). Este gran volumen de oxígeno alveolar permite mantener una saturación de oxígeno aceptable, incluso durante la fase apneica de la gestión de una vía aérea avanzada.

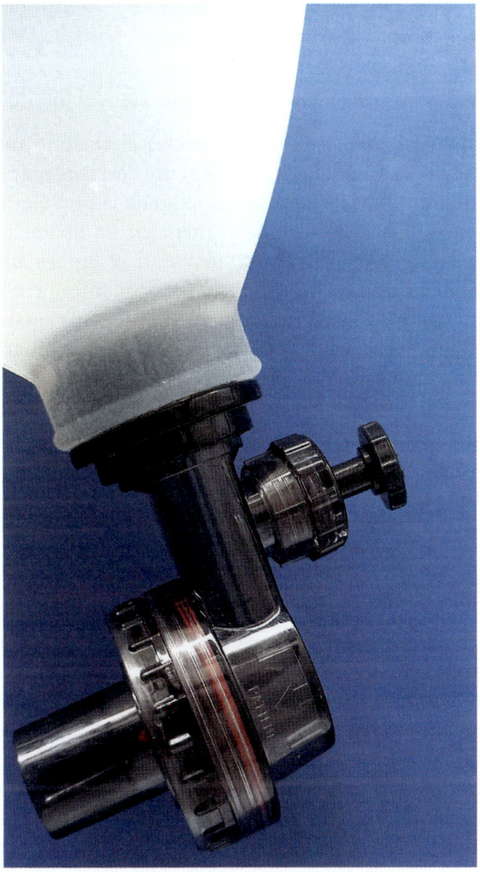

Fig. 12-7. Válvula de presión.

En los pacientes que ventilan volúmenes habituales, esto puede lograrse con sistemas de oxigenación de bajo flujo (menores de 15 L/min), pero esta situación no es la más frecuente en el departamento de emergencias (DE). Allí, los pacientes con enfermedades graves o críticas presentan un aumento de la frecuencia y volúmenes respiratorios que determinan una demanda de gases mayores de 15 L/min y son compensados por aire ambiente, por lo que disminuye la fracción inspirada de oxígeno teórica del dispositivo utilizado; incluso, en este momento, la velocidad de flujo podría ser más importante que el dispositivo. Al abrir la perilla del regulador de flujo[3] al máximo se pueden obtener flujos desde más de 15 L/min y hasta mayores de 40 L/min; este procedimiento se denomina flujo de irrigación o velocidad de flujo máximo[4] (véase **fig. 9-4**).

En pacientes con respiración espontánea, el DBVM se puede utilizar para la preoxigenación si se tienen en consideración algunas variables. Suele brindar una fracción inspirada de oxígeno cercana al 90% mientras se pueda mantener un correcto sellado de la máscara a la cara para que no ingrese aire del ambiente. Con flujos de oxígeno de 15 L/min es menor que una máscara de no reinhalación con igual aporte; esta diferencia tiende a igualarse con el uso de flujos mayores de 40 L/min, pero esto no siempre está disponible, sobre todo en los tubos de oxígeno de transporte.

Para que la ventilación espontánea sea exitosa se deben cumplir con los siguientes puntos:

- Posición óptima del paciente (véase más adelante).
- El paciente debe generar la suficiente presión negativa como para abrir la válvula inspiratoria. Esto también se encuentra condicionado por el tipo de válvula y la técnica de fijación de la máscara.
- El dispositivo debe disponer de una válvula espiratoria (no está presente en todos los modelos), su ausencia permite el ingreso de aire ambiental y la dilución del gas enriquecido con oxígeno de la bolsa. Ante su ausencia, una alternativa razonable sería la colocación de una válvula de PEEP en el puerto espiratorio (véanse **figs. 12-5** y **12-6**).
- Se debe conectar a una fuente de oxígeno con un flujo de al menos 15 L/min.
- La máscara debe estar correctamente fijada y sujeta para favorecer la apertura de la válvula inspiratoria. Algunas situaciones, como la presencia de barba o de un paciente desdentado, suelen presentar una fijación incorrecta y presencia de fugas que pueden dificultar la apertura valvular.

Una maniobra de rescate en este momento consiste en aplicar presión positiva a la bolsa para abrir la válvula inspiratoria y provocar un flujo de aire hacia el puerto paciente. Esto debe realizarse en forma sincronizada con la fase inspiratoria, y sería prudente en esta situación dejar colocada una cánula nasal de bajo flujo como método complementario de aporte de oxígeno.

Posición óptima del paciente para la preoxigenación

La efectividad de la preoxigenación también está condicionada por la posición en la que se encuentra el paciente. La mejor opción es aquella que le permite utilizar su mejor capacidad funcional residual (CFR). Por lo tanto, si la situación clínica del paciente lo permite, la posición vertical (sentado) es la de elección, mientras que la de Trendelenburg invertida (con la cabeza elevada) o posición en rampa también es una buena alternativa.

DISPOSITIVO DE BOLSA-VÁLVULA-MÁSCARA PARA VENTILACIÓN

Este dispositivo cumple las funciones para las que fue creado cuando se lo utiliza como medio de ventilación con presión positiva en situaciones de reanimación, traslado de pacientes que requieren asistencia ventilatoria o ventilación de rescate ante situaciones de mal funcionamiento de un ventilador (**fig. 12-8**).

Para lograr este objetivo, se debe tener en cuenta una secuencia de pasos:

- Permeabilizar la vía aérea de forma manual o instrumental.
- Sellar adecuadamente la mascarilla.
- Ventilar adecuadamente con correcto volumen y presión. Sugerimos dos operadores (ver mas adelante).

Permeabilizar la vía aérea

En situaciones de emergencia, la permeabilidad de la vía aérea puede estar comprometida debido al desplazamiento posterior de la lengua por hipotonía muscular en aquellos individuos con deterioro del nivel de conciencia o por el uso de fármacos analgosedantes o bloqueantes neumomusculares, por lo que deben aplicarse maniobras de apertura de la vía aérea para lograr ventilar adecuadamente al paciente.

Apertura manual de la vía aérea

Inclinación de la cabeza con elevación del mentón

Es una maniobra que se realiza ejerciendo una presión descendente sobre la frente con una mano, mientras los dedos índice y medio de la otra elevan el maxilar inferior desde el mentón. La liberación de la vía aérea puede ser mayor si se agrega una ligera flexión de la columna cervical inferior con extensión atlantooccipital mediante un resalto occipital que logre alinear en una línea imaginaria el conducto auditivo externo con el esternón (posición de olfateo). Esta maniobra no puede realizarse en pacientes con sospecha de lesión cervical y debe mantenerse hasta el siguiente paso (colocación de la mascarilla).

Desplazamiento mandibular (subluxación mandibular)

Esta maniobra es de elección cuando existe sospecha de lesión cervical y se realiza con mayor facilidad desde la cabecera de la cama. El primer paso es la apertura completa de la boca y luego la tracción del maxilar hacia el cénit con los pulgares sobre las apófisis mentonianas y los dedos restantes sobre cuerpo, el ángulo y la rama del maxilar inferior (**fig. 12-9**).

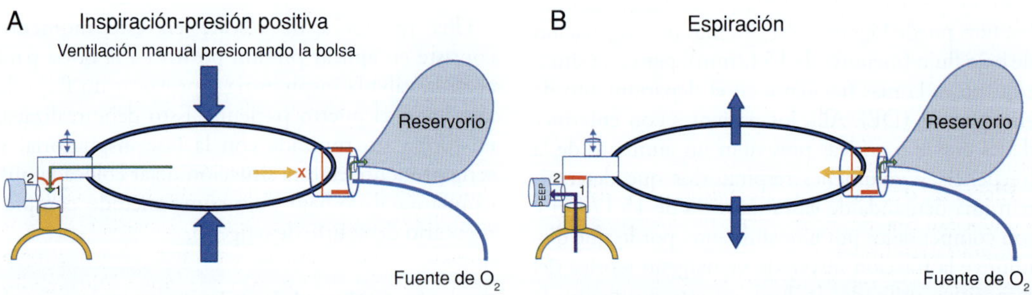

Fig. 12-8. Funcionamiento básico del DBVM. **A.** Inspiración con presión positiva: al presionar la bolsa autoinflable, el aire pasa hacia el paciente por el puerto de egreso a través de la válvula unidireccional (1), mientras que el paso de aire hacia el puerto de ingreso se bloquea al cerrarse la membrana de disco (x). **B.** Al producirse la autoexpansión cuando se deja de presionar, se abre la membrana de disco y permite el ingreso de aire enriquecido con oxígeno que proviene de la bolsa de reservorio (flecha verde) y al mismo tiempo se cierra la válvula unidireccional (1). La espiración se produce por el puerto de egreso, en este caso se encuentra colocada una válvula de PEEP (2).

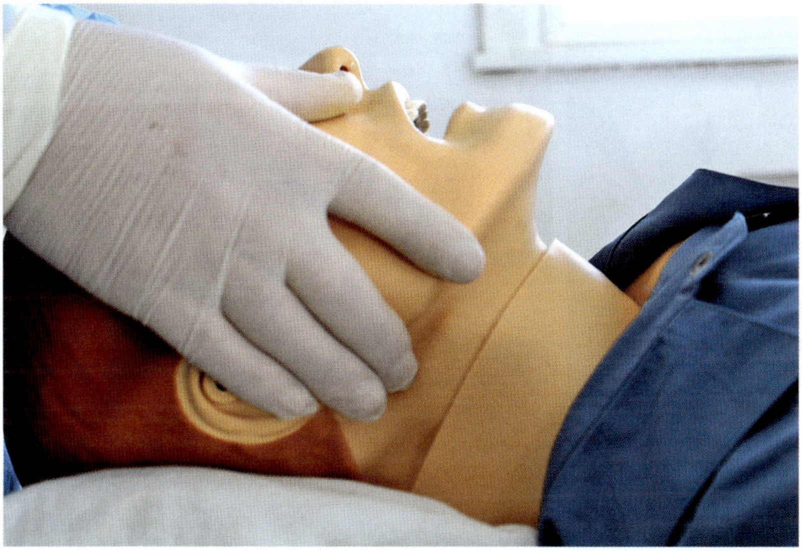

Fig. 12-9. Maniobra de subluxación del maxilar inferior.

Apertura de la vía aérea con instrumental: las cánulas faríngeas

Esta técnica tiene la ventaja de mantener la apertura al tiempo que se ventila con DBVM sin la complejidad de sostener las maniobras mientras se sella adecuadamente la mascarilla. Consiste en la colocación de cánulas orofaríngeas (COF) o cánulas nasofaríngeas (CNF), estas no son excluyentes ante la necesidad de mantener la permeabilidad de la vía aérea (**fig. 12-10**).

Cánulas orofaríngeas

Existen distintos modelos con diferentes longitudes (en cm), cuyo objetivo es permeabilizar la vía aérea desde los incisivos centrales hasta la pared faríngea posterior, justo antes de la epiglotis.

Elección del tamaño adecuado: se realiza de manera externa, desde los incisivos inferiores hasta el ángulo mandibular.[5]

Técnica de inserción: con la boca abierta, se coloca al paciente en posición invertida a la definitiva (con la concavidad hacia la dirección cefálica), se desliza la punta de la cánula sobre el paladar y se rota 180° hasta la posición final, mientras se completa la colocación. Esta maniobra intenta no arrastrar la lengua durante la colocación, ya que puede provocar una obstrucción de la vía aérea.

Ventaja: son muy confiables para mantener la permeabilidad.

Desventaja: no deben utilizarse en pacientes con reflejo nauseoso y tusígeno, con sospecha de estómago ocupado porque desencadenaran vómitos. En estas situaciones habituales en emergencias, son de elección las cánulas nasofaríngeas.

Cánulas nasofaríngeas

Se encuentran disponibles en varios tamaños y el diámetro de la luz (diámetro luminal interno) varía según la longitud.

Elección del tamaño: se realiza en base al diámetro luminal interno. Con frecuencia, el adecuado es aquel que coincide con el diámetro del dedo meñique del paciente, aunque este método selección no se encuentra validado. Una opción para elegir el largo de la cánula es medir desde el lóbulo de la oreja hasta la narina correspondiente. Con el objetivo de optimizar la ventilación y reducir la posibilidad de epistaxis, debe utilizarse la CNF más pequeña efectiva, por lo general de 8-9 mm para adulto grande, de 7-8 mm para un adulto medio y de 6-7 mm para mujeres o un adulto pequeño.

Técnica de inserción: como primer paso, se debe colocar un anestésico local, como lidocaína, en aerosol o gel. La posición inicial es con el bisel hacia medial (enfrentado al tabique nasal) para disminuir la posibilidad epistaxis por traumatismos sobre el plexo de Kiesselbach. Luego, se avanza sobre el piso de la fosa nasal con un ligero movimiento rotatorio para facilitar la penetración;

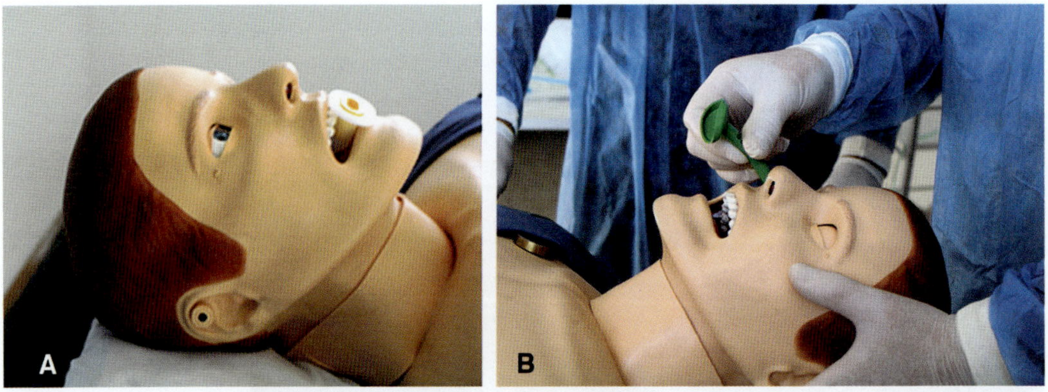

Fig. 12-10. Cánulas faríngeas. **A.** Orofaríngeas. **B.** Nasofaríngeas.

si se encuentra resistencia, no se debe forzar. Se debe intentar colocar en la otra narina o elegir un tamaño más pequeño. El borde externo redondeado evita su desplazamiento dentro de la narina una vez colocado.

Ventaja: puede colocarse en pacientes cuyo nivel de conciencia mantiene reflejo nauseoso o tusígeno, así como también en aquellos en quienes resulta difícil la apertura bucal (angioedema, trismus).[6]

Desventaja: existe una contraindicación relativa ante epistaxis o sospecha de fractura de la base de cráneo.[7]

> **!** Durante la ventilación con DBVM, se recomienda realizar una apertura instrumental de la vía aérea, incluso, de ser necesario para la permeabilidad de la vía aérea pueden colocarse dos CNF.

Posición y sujeción de la mascarilla

Es recomendable realizar la colocación con la mascarilla separada de la bolsa debido al desbalance que suele provocar su peso. El manguito debe cubrir la boca y la nariz y apoyarse sobre estructuras óseas (puente nasal, eminencias malares, dientes, cuerpo anterior del maxilar y la hendidura entre el mentón y las crestas alveolares del maxilar inferior). En pacientes delgados o desdentados, el sello entre la mascarilla y la cara puede ser menos seguro sobre las mejillas y provocar fugas de aire al aplicar presión positiva a la bolsa. En estas situaciones es necesario dejar colocada la dentadura postiza, colocar rollos de gasas en las mejillas o intentar el apoyo sobre la mucosa del labio inferior.

La colocación comienza sobre el puente nasal y luego baja por la cara del paciente buscando la mejor adaptación. Si se dispone de manguitos inflables, se puede variar el volumen inyectando aire con una jeringa para mejorar la adaptación si se detectan fugas. La mascarilla no debe empujarse sobre la cara del paciente porque afectará al posicionamiento logrado o provocará compresiones de estructuras que pueden condicionar una disminución de la permeabilidad de la vía aérea. La maniobra de sostén debe consistir en traccionar la cara hacia la máscara mediante una correcta técnica de sujeción.

Técnicas de sujeción (video 12-1)

Técnica bimanual

Es el método más efectivo para mantener la apertura y el sellado de la vía aérea. Requiere dos operadores: uno posiciona la mascarilla y mantiene la adaptación para asegurar la apertura y el sellado de la vía aérea, y el otro sostiene el resto del dispositivo y ventila aplicando presión positiva. Existen dos maniobras técnicas para este objetivo:

- Maniobra de dedos en "C" y dedos en "E" (**fig. 12-11**): los dedos índice y pulgar de ambas manos se colocan sobre el cuerpo rígido de la mascarilla y los tres dedos restantes lo hacen sobre el maxilar inferior, para elevarlo y empujarlo hacia este dispositivo, con la consecuente mejora en la apertura de la vía aérea y el sellado. Los dedos que se posicionan sobre el maxilar lo deben hacer sobre la estructura ósea, es decir, su borde libre, y no sobre los tejidos blandos del piso de la boca porque pueden provocar una

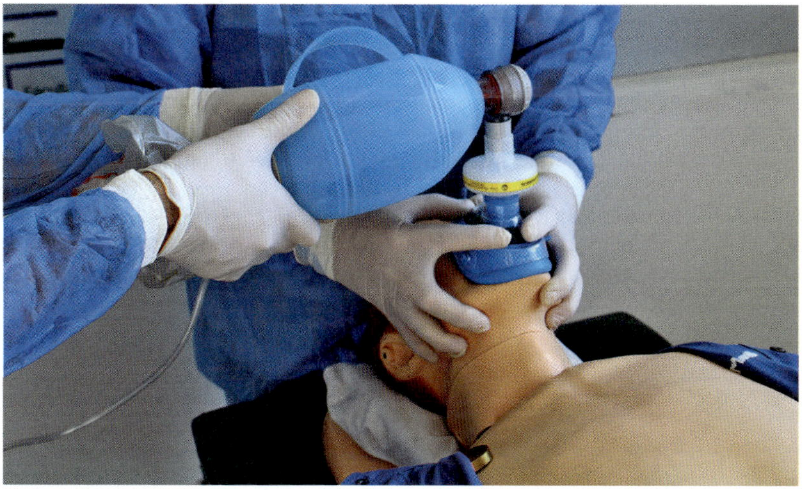

Fig. 12-11. Maniobra de sujeción con dedos en C y dedos en E.

distorsión de la anatomía y riesgo de oclusión de la vía aérea.

- Maniobra de sujeción tenar (técnica de los dos pulgares) (**fig. 12-12**): las eminencias tenares de ambas manos se posicionan sobre el cuerpo rígido de la mascarilla con el operador ubicado sobre la cabecera de la cama con sus pulgares orientados hacia los pies del paciente. Los cuatro dedos restantes traccionan el maxilar inferior hacia arriba, desobstruyen la lengua y mejoran el ingreso de aire durante la ventilación. La maniobra también puede realizarse desde una posición frontal o lateral al paciente con los pulgares apuntando hacia la frente, y hasta puede realizarse con el paciente sentado.

> ! La maniobra de sujeción tenar resultó superior para suministrar mayores volúmenes corrientes con operadores sin experiencia cuando se la comparó con la técnica de doble C/doble E,[8] por lo que resulta la más recomendada en emergencias.

- Técnica unimanual: esta maniobra conlleva mayor dificultad para lograr y mantener el sellado adecuado, lo que genera un agotamiento rápido del operador. No obstante puede ser necesaria cuando el personal de asistencia a la emergencia es limitado (**video 12-2**).
La mano dominante del operador sostiene y comprime la bolsa autoinflable y la no

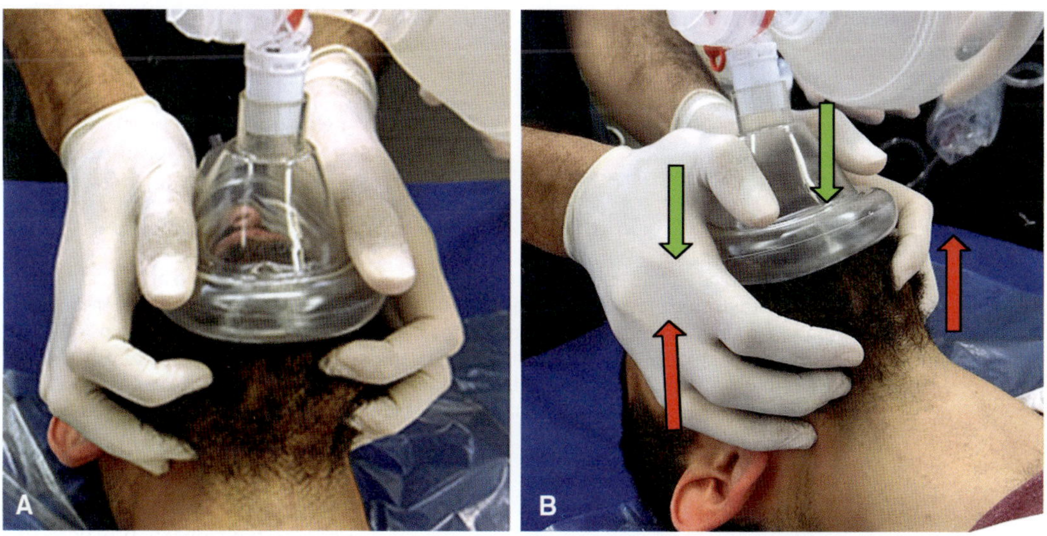

Fig. 12-12. Maniobra de sujeción tenar (técnica de los dos pulgares).

dominante fija la mascarilla con la técnica dedo en "C" y dedos en "E"(véase video **video 12-2**).

Ventilación con dispositivo bolsa-válvula-máscara

Una vez cumplidos los pasos del conocimiento y chequeo del dispositivo, posicionamiento del paciente, apertura de la vía aérea (manual o instrumental) y posicionamiento con sujeción de la mascarilla, se iniciará la ventilación del paciente. La primera variable para considerar es: ¿cuánto volumen se debe administrar con cada compresión de la bolsa autoinflable?

Una ventilación exitosa se considera a aquella que administra de 8 mL/kg de peso corporal ideal de volumen corriente (Vt), con una presión límite inferior a 20-25 cm H_2O,[10] pero en este momento no hay disponibilidad de instrumental que permita mantenerse dentro de estas variables, por lo que se deben desarrollar técnicas que permitan ventilar de forma segura cada paciente individual, con sus condiciones clínicas particulares, donde volumen, presión o flujo excesivos pueden aumentar la morbilidad.

Se podría considerar un umbral superior a 560 mL de Vt para una ventilación protectora pulmonar en un adulto con un peso ideal de 70 kg, pero estudios sobre simuladores muestran que habitualmente ese umbral se supera en hasta un 93% de los casos.[10,11] Esto puede provocar barotrauma y volutrauma y, en condiciones clínicas adversas, alterar la percepción del tiempo, lo cual hace difícil mantener la regularidad y el ritmo de la frecuencia respiratoria, con una clara tendencia a la hiperventilación.

Un volumen excesivo puede sobrepasar las presiones de los esfínteres esofágicos con insuflación gástrica y riesgo de regurgitación y aspiración; además de distensión abdominal con elevación del diafragma y disminución de la capacidad residual funcional pulmonar. La utilización de volúmenes y presiones elevadas pueden provocar altas presiones intratorácicas que deterioren la hemodinamia por disminución de la precarga. Por estas razones, algunos autores recomiendan el uso de DBVM pediátricos en los pacientes adultos, ya que su volumen total se corresponde con los volúmenes de ventilación protectiva pulmonar.[10,12]

> **!** Si se encuentra disponible, se puede monitorizar la efectividad de la técnica de ventilación adecuada con la curva de capnografía[13-15]

Varias de estas situaciones se pueden controlar mediante:

- El mantenimiento de la permeabilidad de la vía aérea.
- La aplicación de un tiempo inspiratorio de 1 a 2 segundos.
- La limitación del volumen corriente al punto de lograr una elevación visible del tórax.

Se consideran indicadores de ventilación adecuada:

- La elevación visible del tórax.
- El mantenimiento de la coloración de la piel.
- La monitorización de la saturación por oximetría de pulso (suele reflejar un retraso respecto de la saturación central).
- La monitorización de la curva de capnografía, que solo es posible si se cuenta con el monitorización adecuada y un conector ubicado entre la máscara y la bolsa autoinflable. Se suelen ver los cambios en tiempo real.

PUNTOS CLAVE

- El uso del DBVM es una habilidad esencial para el manejo de la vía aérea, tanto a nivel prehospitalario como hospitalario, y necesaria para oxigenar y ventilar al paciente. Requiere un trabajo en equipo, donde en condiciones óptimas son necesarios al menos dos operadores para la apertura de la vía aérea, fijación de la máscara y sujeción del dispositivo. Tanto el control del correcto funcionamiento como la disponibilidad de elementos necesarios asociados (cánulas) deben incluirse dentro del chequeo del equipamiento de emergencias.

AEROPERLAS

- El correcto funcionamiento del DBVM debe formar parte del chequeo del equipo de emergencias.
- El correcto uso del DBVM debe ser parte de las habilidades del equipo de emergencias y mantenerse como destreza por medio de simulaciones.
- Se debe recordar que una correcta oxigenación/ventilación se ve condicionada por múltiples variables que deben considerarse, desde el correcto funcionamiento del dispositivo, posición del paciente, apertura de la vía aérea, fijación de la máscara y frecuencia, volumen y presión administrado al paciente.
- Considerar el uso de las cánulas faríngeas (CNF o COF) de rutina para ventilar con DBVM.

REFERENCIAS

1. Sivco CS, Cherian VT. What every anesthesiologist should know about the manual resuscitation bag. A A Pract 2018; 11(10):288-91.
2. Weingart SD, Levitan RM. Preoxygenation and prevention of desaturation during emergency airway management. Ann Emerg Med 2012;59(3):165-75.e1.
3. Driver BE, Klein LR, Carlson K, et al. Preoxygenation with flush rate oxygen: comparing the nonrebreather mask with the bag-valve mask. Ann Emerg Med 2018;71(3):381-6.
4. Brown CA III, Sakles JC, Mick NW. The Walls Manual of Emergency Airway Management. 5.th ed. Wolters Kluwer; 2018.
5. Kim HJ, Kim SH, Min NH, et al. Determination of the appropriate sizes of oropharyngeal airways in adults: correlation with external facial measurements: A randomised crossover study. Eur J Anaesthesiol 2016;33(12):936-42.
6. Atanelov Z, Aina T, Amin B, et al. Nasopharyngeal Airway. En: StatPearls. Treasure Island (FL): StatPearls Publishing; En: https://www.statpearls.com/point-of-care/25566.
7. Martin JE, Mehta R, Aarabi B, et al. Intracranial insertion of a nasopharyngeal airway in a patient with craniofacial trauma. Mil Med 2004;169(6):496-7.
8. Salvucci A Jr. Facemask ventilation for new providers. A review of the thenar eminence technique. EMS World 2013;42(9):20.
9. Fogarty M, Kuck K, Orr J, Sakata D. A comparison of controlled ventilation with a noninvasive ventilator versus traditional mask ventilation. J Clin Monit Comput 2020;34(4):771-7.
10. Dafilou B, Schwester D, Ruhl N, et al. It's in the bag: tidal volumes in adult and pediatric bag valve masks. West J Emerg Med 2020;21(3):722-6.
11. Khoury A, Sall FS, De Luca A, et al. Evaluation of bag-valve-mask ventilation in manikin studies: what are the current limitations? Biomed Res Int 2016;2016:4521767.
12. Kroll M, Das J, Siegler J. Can altering grip technique and bag size optimize volume delivered with bag-valve-mask by emergency medical service providers? Prehosp Emerg Care 2019;23(2):210-4.
13. Law JA, Duggan LV, Asselin M, et al. Canadian Airway Focus Group updated consensus-based recommendations for management of the difficult airway: part Difficult airway management encountered in an unconscious patient. Mise à jour des lignes directrices consensuelles pour la prise en charge des voies aériennes difficiles du Canadian Airway Focus Group: 1ère partie. Prise en charge de voies aériennes difficiles chez un patient inconscient. Can J Anaesth 2021;68(9):1373-404.
14. Higgs A, McGrath BA, Goddard C, et al. Guidelines for the management of tracheal intubation in critically ill adults. Br J Anaesth 2018;120(2):323-52.
15. Lim KS, Nielsen JR. Objective description of mask ventilation. Br J Anaesth 2016;117(6):828-9.

Segundo momento: procedimiento de intubación y la vía aérea definitiva

II

Laringoscopia directa, videolaringoscopia e intubación traqueal 13

Edgardo Jorge Menéndez

OBJETIVOS

- Adquirir contenidos conceptuales y procedimentales relacionados con la laringoscopia, videolaringoscopia y la intubación traqueal en los departamentos de emergencias.
- Construir y planificar estrategias para realizar la laringoscopia, videolaringoscopia y la intubación en situaciones difíciles.
- Descubrir los secretos para mejorar la laringoscopia, videolaringoscopia y la intubación.

INTRODUCCIÓN

El propósito de la laringoscopia es visualizar el orificio glótico y las cuerdas vocales para introducir el tubo en la tráquea y obtener una vía aérea definitiva. Debido a que lengua obstruye la visión, es fundamental su control y desplazamiento con la rama del laringoscopio para que el operador pueda visualizar las cuerdas vocales desde la boca del paciente.[1]

> ! La experiencia y el entrenamiento del operador es central para lograr la destreza adecuada para realizar la intubación en el primer intento, ya que de esta manera disminuyen significativamente las complicaciones en comparación con dos o más intentos.[2,3]

El control del factor humano es esencial para lograr el objetivo de la intubación. Si la percepción de la exigencia del procedimiento supera a la percepción de las habilidades del operador, a nivel cerebral se gatillan mecanismos que liberan adrenalina y producen cambios fisiológicos y cognitivo-conductuales. El operador presenta taquicardia, alteraciones en la respiración, tensión muscular, temblores, pérdida de la visión periférica con visión en túnel y disminución de la audición,[4] y queda paralizado para ejecutar el procedimiento de manera efectiva y tomar decisiones. En la práctica, el operador en crisis, al intentar realizar la laringoscopia sobrepasa la glotis o pierde las referencias anatómicas, no puede alcanzar su objetivo y muchas veces produce lesiones en la vía aérea o rompe los dientes del paciente. El entrenamiento y la experiencia le permitirá superar esta crisis.

El objetivo de este capítulo consiste en brindar al lector los contenidos conceptuales, procedimentales y consejos para realizar una laringoscopia directa (LD), una videolaringoscopia (VL) y una intubación exitosas en el primer intento.

PREPARACIÓN PARA LA LARINGOSCOPIA Y LA INTUBACIÓN

Laringoscopio

El laringoscopio consta de un mango (que contiene las pilas), una rama y una fuente de luz. Las hojas del laringoscopio pueden ser curvas (Macintosh) o rectas (Miller); hay varios diseños con diferentes métodos de iluminación, dimensiones de las ramas y localizaciones de la fuente de luz. Existen dos diseños para las hojas curvas Macintosh, uno alemán y otro americano (**fig. 13-1**). El reborde o pestaña de la rama alemana es más pequeño y más bajo, lo cual tiene un impacto menor en los dientes e ingresa con mayor facilidad en los pacientes que tienen la apertura bucal disminuida; además, tiene menor distancia desde la fuente de luz a la punta de la rama y mejora la iluminación. El tipo americano, al presentar una pestaña más ancha, permite un mejor control de la lengua. En caso de contar con las dos ramas, la alemana se utilizará en pacientes con escasa apertura bucal y la americana, en pacientes con buena apertura bucal y macroglosia.

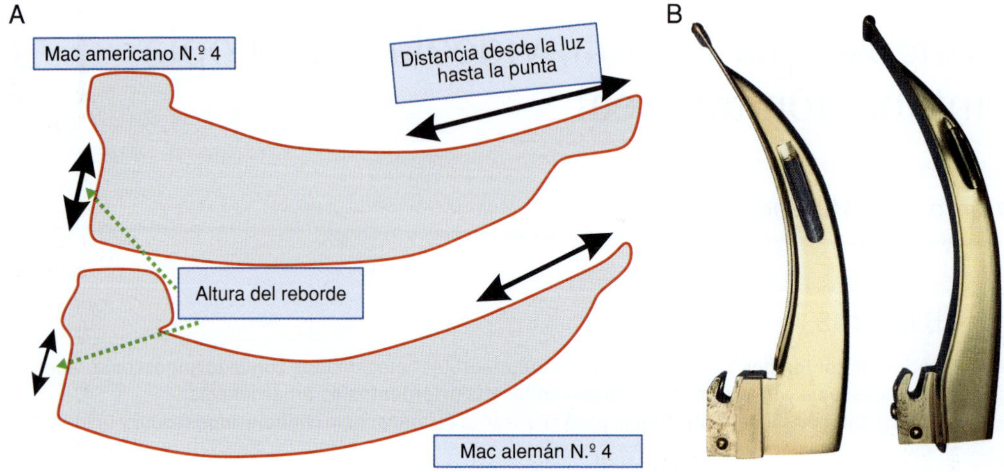

Fig. 13-1. Comparación de las ramas de los laringoscopios de tipo Macintosh. **A.** Esquema de ambos modelos disponibles. La imagen superior corresponde al modelo americano y la imagen inferior, al modelo alemán. **B.** En la fotografía se visualiza la diferencia en la altura del reborde.

Las hojas rectas de tipo Miller tienen una pestaña más estrecha que impacta menos en los dientes y permite ingresar en pacientes con escasa apertura bucal o lengua grande, realizar una epiglostoscopia en pacientes con epiglotis grande, laxa o tipo de omega (epiglotis larga y tubular) (**fig. 13-2**).

> **!** Tanto para los laringoscopios de rama curva como recta se recomienda utilizar la rama n.º 4 para pacientes adultos.

Preparación y preintubación. Lista de verificación (*checklist*)

El paciente debe ser asistido en el área de reanimación (*shock room*) del departamento de emergencia (DE) conectado a un monitor multiparamétrico, con monitorización del ritmo cardíaco, tensión arterial (TA), frecuencia respiratoria (FR), saturación de oxígeno ($SatO_2$) y dos accesos venosos de grueso calibre en los miembros superiores. El operador debe evaluar si la vía aérea se presenta difícil, según los predictores y la situación clínica del paciente, y construir una estrategia y un plan de rescate en caso de un eventual fracaso de la obtención de una vía aérea definitiva. Los fármacos de inducción, parálisis, sedoanalgesia, inotrópicos y de reanimación deben estar preparados.[5,6]

Tanto la laringoscopia como la intubación requieren un operador y un asistente. El operador llevará a cabo el procedimiento y el asistente alcanzará los elementos, ayudará a obtener una buena posición y a sostener la cabeza del paciente, realizar la inmovilización manual cervical, manipular la laringe en la maniobra bimanual, alcanzar el tubo o los elementos al operador para obtener una vía definitiva y también separará la comisura labial en caso de requerirlo.

Preparación de la mesa de la vía aérea y la lista de verificación o *checklist* (debe realizarlo el operador y el asistente):

- Dos laringoscopios, una rama n.º 4 curva y una rama n.º 4 recta y ramas n.º 2 y 3 rectas y curvas. Se debe verificar si los laringoscopios tienen pilas y, además, asegurar el buen funcionamiento de las fuentes luminosas. Es importante tener dos laringoscopios por si hay algún desperfecto durante el procedimiento. Al finalizar las verificaciones se debe insertar la rama n.º 4 curva en uno de los laringoscopios y la rama n.º 4 de la recta en el otro, chequeando el funcionamiento de la fuente de luz. Las ramas n.º 2 y 3 rectas y curvas deben estar disponibles en la mesa para utilizarlas en caso de que se necesiten ramas más pequeñas durante la laringoscopia.

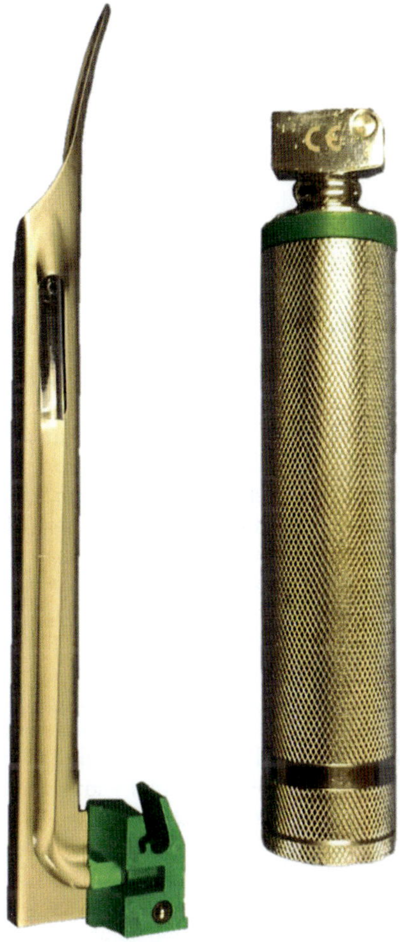

Fig. 13-2. Rama de Miller (recta) n.º 4.

- Si se cuenta con un videolaringoscopio, es útil en la mayoría de los adultos utilizar la rama curva n.º 4 de tipo Macintosh o una rama hiperangulada n.º 3.[4]
- Dos tubos traqueales elegidos según el peso del paciente, y un tubo de 6 mm y otro de 6,5 mm. Debemos preparar dos tubos traqueales, según nuestra elección, por si se requieren durante la intubación. Asimismo, también se debe tener un tubo de un tamaño inmediatamente menor o mayor (0,5 mm), ya que durante la visualización del orificio glótico puede evaluarse la necesidad de utilizar un tubo de menor o mayor tamaño. Si al realizar la laringoscopia se encuentra edema de glotis o un orificio glótico pequeño, es central tener en la mesa tubos pequeños, de 6 o 6,5 mm, por si en alguna oportunidad se debe realizar una vía aérea anterior quirúrgica (cricotiroidotomía) ante la situación de "no poder intubaro no poder ventilar".[5]
  Es obligatorio insuflar el tubo que se utilizará para verificar que el balón se encuentre en buenas condiciones y no esté pinchado ni tenga algún defecto de fabricación. No es aconsejable lubricarlo porque puede dificultar su introducción y desplazarse por la hipofaringe sin un buen control.
- Dos dispositivos de bolsa-válvula-máscara (DBVM).
- Sistema de aspiración con dos tubos gruesos y rígidos. Se debe chequear si funcionan adecuadamente.
- Dos estiletes o mandriles. Se sugiere introducir el estilete recto para obtener un tubo recto y, a la altura del balón, realizar una angulación de 35° en "palo de hockey", ya que esto permite mejorar el movimiento hacia la laringe, pivoteando en las estructuras posteriores sin obstaculizar la visión del operador. En cambio, un tubo curvo (banana) cruza dos veces por la vista del operador y obstaculiza la visión del orificio glótico; además, al introducirlo en la glotis puede insertarse en la pared anterior de la tráquea y dificultar el ingreso del tubo.[4,5]
- Dos bujías.
- Máscaras laríngeas, de las cuales dos corresponden al peso del paciente, una es un número menor y otra, un número mayor.
- Fibroendoscopio flexible.
- Caja quirúrgica o set de cricotirotomía.
- Caja completa para insertar el tubo en el tórax.
- Capnografía para confirmar la intubación traqueal.
- Verificar el funcionamiento del ventilador mecánico.

CONSEJOS PARA REALIZAR UNA LARINGOSCOPIA EXITOSA

Laringoscopista experimentado

El entrenamiento en el procedimiento de laringoscopia es fundamental para poder intubar en el primer intento al paciente y disminuir las posibles complicaciones. La literatura médica observó un 14,2% de complicaciones con un solo intento de intubación frente a un 53,1% con más intentos;[2,3] por lo tanto, el futuro operador debe capacitarse primero con simulación básica, continuar con simulación de alta fidelidad y luego con pacientes, pero siempre guiado por un tutor experimentado.

Tono muscular (parálisis)

El registro americano de vía aérea (NEAR III), realizado en 13 centros de los Estados Unidos, Canadá y Australia, informa datos de 17 583 intubaciones los servicios de emergencia durante 10 años (2002-2012), y menciona que el 85% de los pacientes en quienes se realizó una secuencia de intubación rápida (SIR) fueron intubados en el primer intento. Esto confirma que la parálisis con bloqueantes neuromusculares (BNM) mejora las condiciones de la intubación,[7] la visualización del orificio glótico y la intubación; además, inhibe el reflejo del vómito, lo que disminuye las posibilidades que el paciente ensucie la vía aérea y dificulte la visualización. Por lo tanto, antes de ingresar la rama del laringoscopio en la cavidad bucal es importante esperar un minuto luego de administrar el relajante muscular para que este actúe y evite el vómito.[4]

Posición óptima del paciente

En 2003, Levitan y cols. publicaron una excelente experiencia en siete cadáveres frescos, cuyo objetivo fue determinar si el incremento de la altura de cabeza y la flexión del cuello mejoraban el porcentaje de visualización del orificio glótico. Los cadáveres fueron ubicados en tres posiciones con diferente angulación: la primera con la cabeza apoyada en la camilla (sin elevación) con un ángulo de 32+/–8º; la segunda con una elevación intermedia con un ángulo de 49+/–6º, y la tercera con plena elevación con un ángulo de 67+/–8º. En los cadáveres sin elevación se visualizó un 31+/–10%, en los que tuvieron una elevación intermedia fue de 64+/–12% y en aquellos con elevación plena se observó un 87+/–13% del orificio glótico.[8] La posición intermedia y con elevación plena presentaron una diferencia significativa en el porcentaje de visualización del orificio glótico respecto de la posición sin elevación. Por lo tanto, se concluyó que la elevación de la cabeza y la flexión del cuello mejoran significativamente la visión del orificio glótico, al obtener una línea entre el lóbulo de la oreja y el esternón. A partir de este estudio, se sugiere seguir la recomendación de alinear el eje oído/esternón para mejorar la visualización del orificio glótico y facilitar la apertura bucal que conlleva la posibilidad de introducir fácilmente la rama de laringoscopio.

Si el paciente ha sufrido un traumatismo y está "empaquetado", se debe colocar en posición de Trendelemburg invertida para elevar la cabeza y obtener la línea oído-esternón[4,9] (**fig. 13-3**). En los pacientes obesos se deben utilizar sábanas o almohadas desde el dorso, el cuello y la cabeza para lograr este alineamiento (véase **fig. 2-13A** y **B**).[1,4,9]

Manejo externo de la laringe

La manipulación bimanual externa de la laringe mejora la visualización del orificio glótico. Para realizar esta maniobra se debe contar con un asistente. El operador realiza la laringoscopia con su mano izquierda (**fig. 13-4A**), mientras presiona el cartílago tiroides con la derecha. Esto mejora la visión al desplazar las cuerdas vocales hacia abajo y ayuda a que la punta de rama curva ingrese en la valécula presionando el ligamento hioepiglótico que eleva la epiglotis y visualizando el orificio glótico (**fig. 13-4B**). Cuando el operador logra la visión del orificio glótico, toma la mano del asistente y la ubica en el cartílago tiroides para que presione hasta que el operador tenga la mejor visión (**fig. 13-4C**). A continuación, le solicita el tubo y lo pasa entre las cuerdas vocales (**fig. 13-4D** y **E**).

La maniobra de Sellick, que es la presión del cartílago tiroides realizada por un asistente durante la laringoscopia, ha empeorado la visualización del orificio glótico, así como también la maniobra BURP (siglas en inglés de presión del cartílago tiroides hacia atrás, hacia arriba y a la derecha por un asistente). Levitan y cols. han publicado un estudio aleatorizado que compara la visión de la laringe durante la laringoscopia con cuatro maniobras: de Sellick, BURP, bimanual y sin manipulación, usando un modelo de cadáveres frescos. Concluye que la maniobra bimanual mejora la visión de la laringe, mientras que las maniobras de Sellick y BURP la empeoran.

Tipo de rama del laringoscopio

La mayoría de los médicos de emergencias expertos en laringoscopia prefieren utilizar rama curva. Con un adecuado entrenamiento se lograría el éxito con la rama curva y se utilizaría la rama recta en pacientes con apertura bucal reducida, incisivos superiores prominentes, lengua grande, inmovilización del cuello, epiglotis grande, larga, laxa o de tipo omega (larga y tubular).[1,4,5]

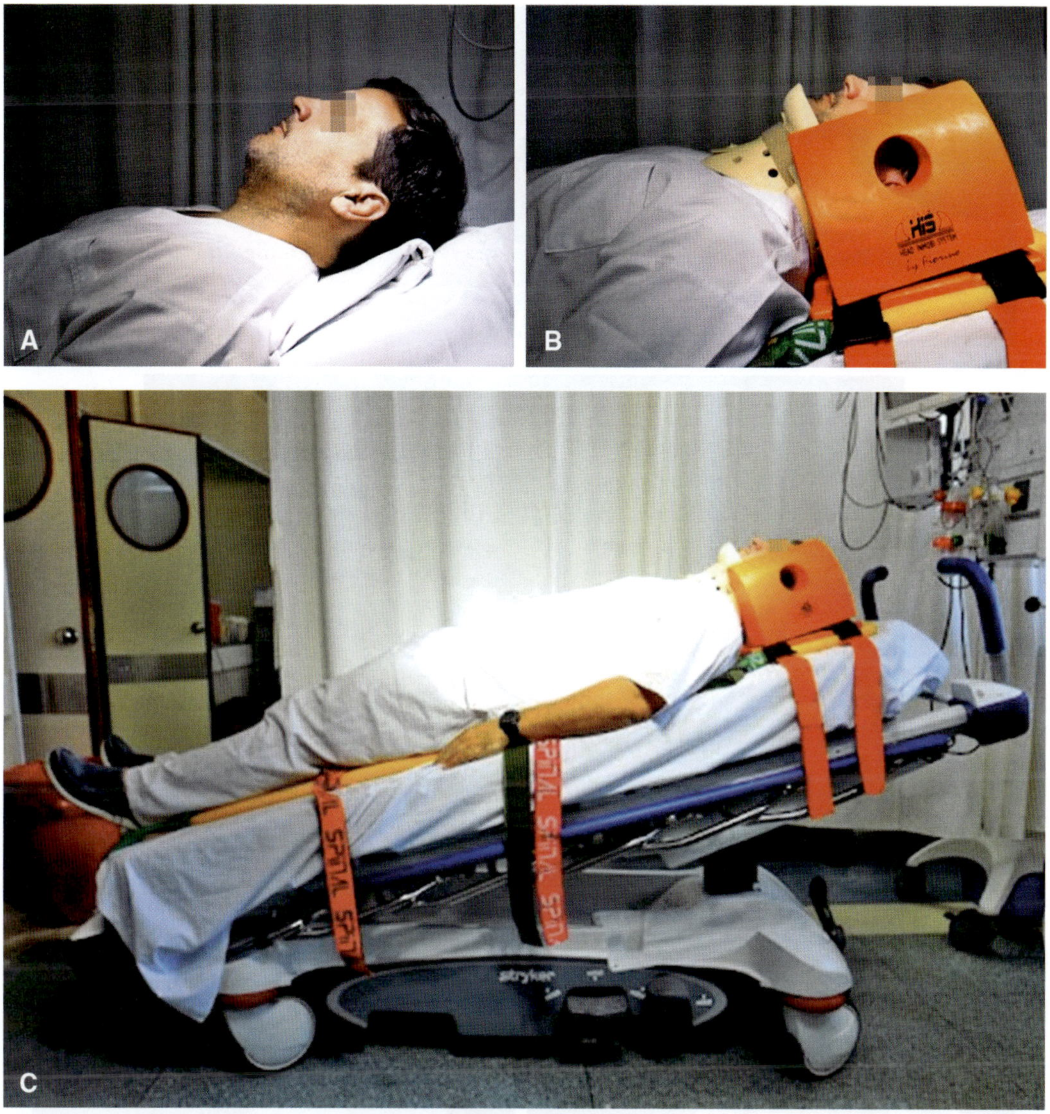

Fig. 13-3. Elevación de la cabeza para obtener la alineación oído-esternón. **A.** Paciente sin necesidad de restricción cervical. **B** y **C.** Paciente en posición de Trendelenburg invertida en tabla larga y con collar cervical.

Longitud apropiada de la rama

Para los adultos, la longitud recomendada es la de las ramas curva y recta n.º 4 (> 155 mm). Si fuera muy larga, se retira. Por el contrario, si se inicia con una rama corta no será posible realizar la epiglotoscopia y se deberá cambiar por una más larga, lo que conlleva pérdida de tiempo y agrega estrés adicional para lograr realizar una laringoscopia exitosa.[4]

Introducción del tubo

La introducción del tubo puede estar dificultada por una apertura bucal pequeña. En ese caso, un auxiliar puede colaborar tomando la comisura labial con sus dedos y producir un espacio extra para que el tubo pase por la boca.[1,4] El control de la lengua con la pala del laringoscopio es fundamental para visualizar el orificio glótico y también para poder introducir el tubo. A pesar de tener una

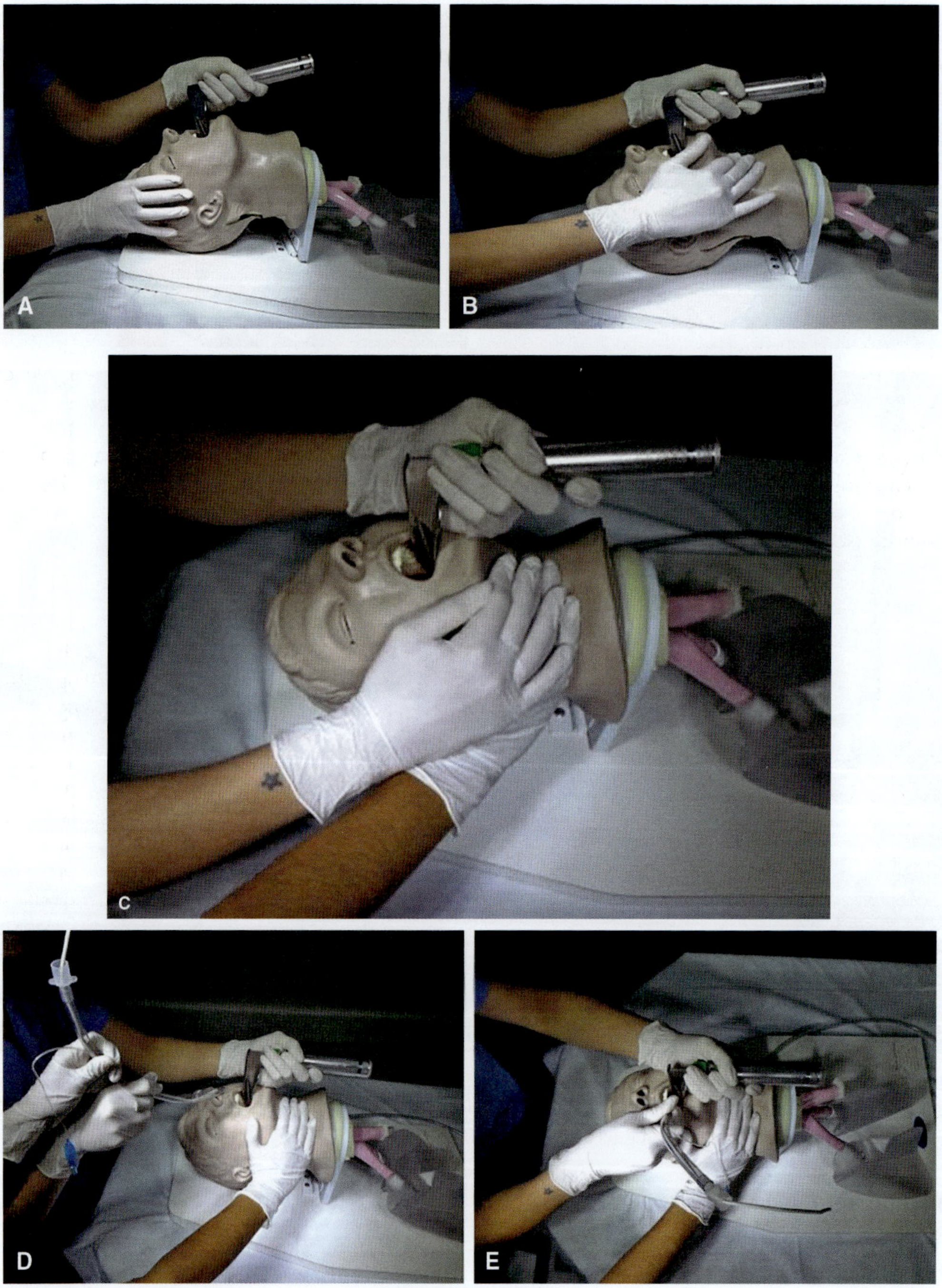

Fig. 13-4. Manejo externo de la laringe. **A.** El operador realiza la laringoscopia. **B.** Presión sobre el cartílago tiroides. **C.** Presión del cartílago tiroides con asistente (nótese que la mano del asistente está debajo de la mano del operador). **D** y **E.** Colocación del TET.

excelente visión de las cuerdas vocales con una adecuada técnica de laringoscopia, podemos tener una intubación difícil debido a la obstaculización de la visión del orificio glótico por el tubo de forma de "banana" (es decir, curvo como lo fabrica la industria) porque cruza dos veces el eje visual e interfiere con la visión del operador. Para solucionar esta dificultad, debemos adecuar el tubo rectificando con un estilete hasta el balón y luego realizar una angulación de 35º (llamada en "palo de Hockey") (véase **fig. 14-3**), así al mantener el tubo fuera del eje de visión de la cuerdas vocales del operador se facilita la visión del orificio glótico.[1,4] El tubo ingresa por la comisura labial derecha, por delante del maxilar, avanza por debajo de la visión del operador y se introduce entre los cartílagos posteriores y la escotadura interaritenoidea. Cuando se introduce el tubo en la tráquea, el bisel de la punta puede hacer tope con la pared anterior de los anillos traqueales e impedir su ingreso, entonces, debemos girarlo hacia la derecha para facilitar su inserción.[1,4]

LARINGOSCOPIA DIRECTA

Con rama curva de tipo Macintosh

Para una laringoscopia directa exitosa con rama curva se deben llevar a cabo tres pasos (**video 13-1**).

Epiglostoscopia

En primer lugar, se abre la boca del paciente lo más que se pueda, se toma el mango del laringoscopio (**fig. 13-5**) con dos dedos y se introduce la rama, desplazando la lengua hacia la izquierda en busca de la úvula, que apunta hacia la epiglotis. Si no se encuentra la úvula, se retira la rama del laringoscopio y se trata de controlar la lengua para mejorar la visión y localizar la úvula. Estas maniobras deben ser suaves, y se realizan despacio y sin ejercer fuerza. El objetivo inicial es encontrar a la úvula que nos dirigirá hacia la epiglotis.[4]

Optimizar la exposición del orificio glótico

Para optimizar la exposición del orificio glótico debemos dejar de tomar el laringoscopio con dos dedos y sujetarlo en su base con toda la mano izquierda, ya que esto permite su control y realizar la fuerza que se requiere en este paso del procedimiento (**fig. 13-5C**). La rama del laringoscopio debe ser una extensión del antebrazo del operador, quien debe mantener su hombro junto al torso para transmitir la fuerza hacia abajo de la rama del laringoscopio, usando mínimamente su deltoides.[1,4] En la **figura 13-6** se observa la posición adecuada y ergonómica para realizar tanto la laringoscopia como la intubación.

La punta de la rama se inserta por arriba de la epiglotis para hacer presión contra el ligamento hioepliglótico en la base de la valécula, elevarla y ejercer fuerza hacia el cenit, lo que permite ver el orificio glótico (**fig. 13-7**).[1,4,5,10,11]

Laringoscopia bimanual y posición óptima

Si se visualizó la epiglotis, pero no se obtuvo una visión adecuada del orificio glótico a pesar de haber ubicado la cabeza del paciente en una posición oído-esternón adecuada, se debería utilizar la maniobra bimanual que mejora la visión y permite ingresar la punta de la rama del laringoscopio en la base de la valécula y hacer presión en el ligamento hioepliglótico (**video 13-2**).

Con rama recta de tipo Miller

La rama recta puede emplearse cuando la elevación indirecta de la epiglotis es difícil o imposible, cuando el paciente presenta una patología perilaríngea, como epiglotitis, tumores, angioedema, quemaduras, así como también apertura bucal pequeña, lengua grande y una escasa distancia entre el hioides y la punta del maxilar inferior que no permita alojar a la lengua durante la laringoscopia. También es de utilidad en pacientes con epiglotis largas, laxas o de tipo omega, y en niños.[1,4]

La técnica clásica de la LD con rama recta tiene los mismos pasos que con rama curva, pero la epiglotis se eleva directamente con la punta de la rama recta del laringoscopio.[1,4,5] Si no es posible ver las cuerdas vocales, se pueden identificar los cartílagos posteriores y la escotadura interaritnoidea e introducir el tubo por delante de esas estructuras.[1,4]

La técnica retromolar es útil cuando la clásica es difícil debido a una apertura bucal pequeña, dientes incisivos superiores prominentes y lengua grande. La rama se introduce en la comisura derecha de la boca, la lengua se desplaza hacia a la izquierda y se mantiene hacia el lado derecho cercano a los molares. La epiglotis se visualiza y eleva directamente con la punta de la rama para observar el orificio glótico. Para la introducción del tubo a través de las cuerdas vocales se solicita a un auxiliar que separe la comisura del labio.[1,4] Se puede utilizar una bujía a través del conducto de la rama recta, y una vez que esta atraviesa las cuerdas vocales e ingresa a la tráquea se introduce el tubo guiado por la bujía[1,4] (**video 13-3**).

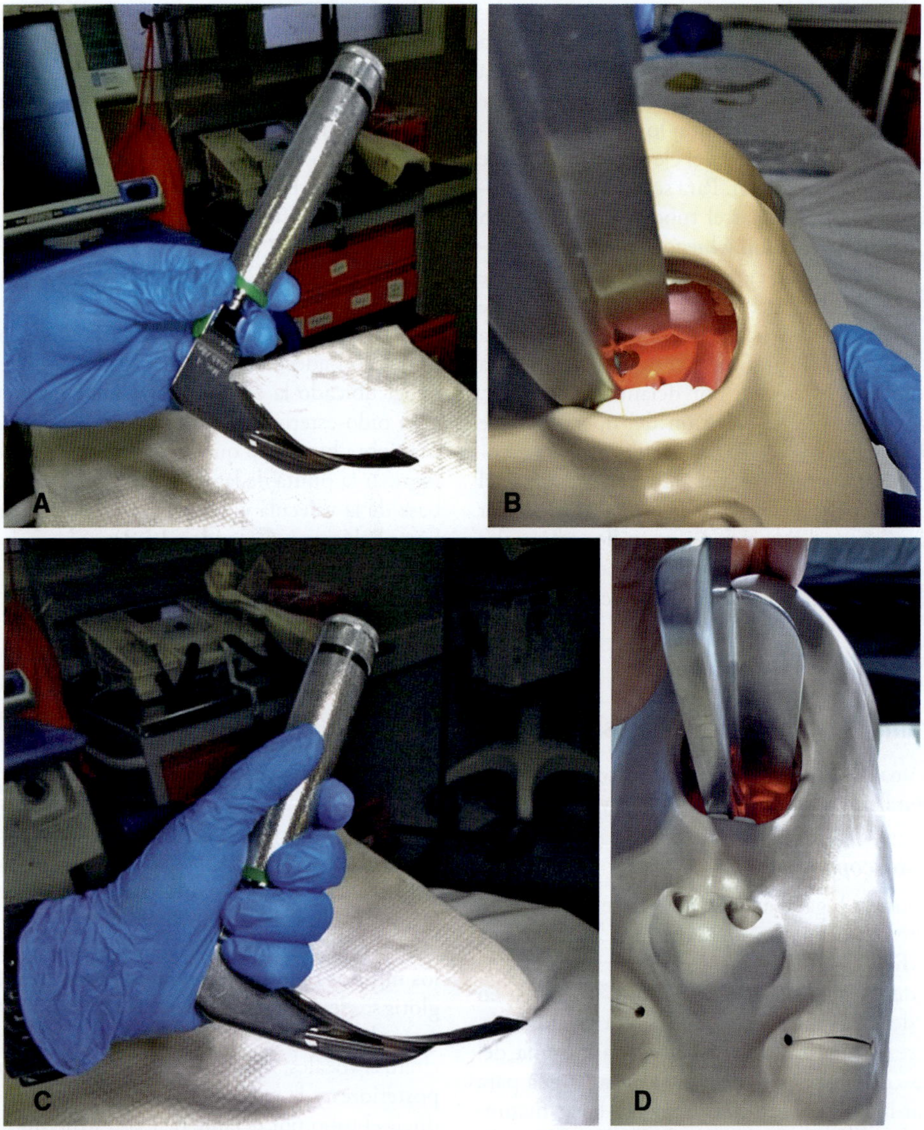

Fig. 13-5. Técnica de laringoscopia directa. **A.** Toma inicial del laringoscopio. **B.** La úvula guía hacia la epiglotis. **C.** Toma del laringoscopio con toda la mano. **D.** Epiglotoscopia; la punta del laringoscopio se introduce en la valécula.

ESTABILIZACIÓN DE LA COLUMNA CERVICAL

> ! En pacientes con traumatismo y posible lesión cervical, tanto la laringoscopia como la intubación se deben realizar con estabilización lineal manual de la columna cervical y un asistente con sus manos colocadas entre el cuello y la región temporal del paciente, evitando tomar al maxilar inferior para no dificultar la apertura bucal durante la laringoscopia.

Una vez estabilizado con firmeza y alineado, se retira la rama anterior del cuello inmovilizador y se realiza la laringoscopia[4,10] (**fig. 13-8**).

La estabilización manual de la columna empeora la visión en la LD en un 50% de los casos. Además, los tiempos de intubación son más largos y los intentos de intubación fallidos son más frecuentes y, paradójicamente, pueden conducir a un mayor movimiento durante la intubación. La incidencia de deterioro neurológico posterior a la intubación en pacientes con lesión cervical traumática es del

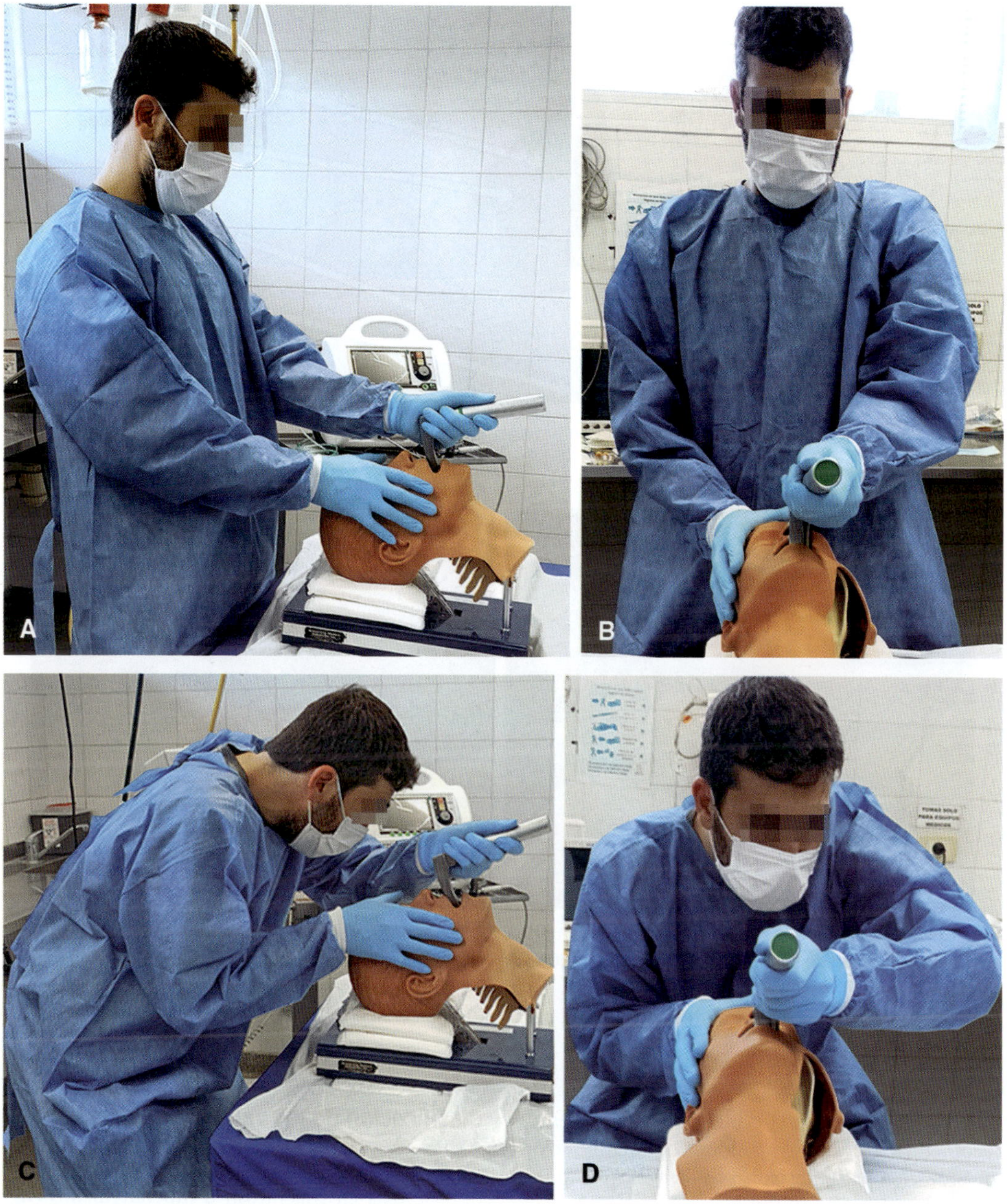

Fig. 13-6. Posición del laringoscopista. **A.** Posición adecuada y ergonómica para la laringoscopia e intubación. Nótese la posición del operador con la espalda derecha y una leve flexión de la cabeza, con el codo izquierdo pegado al tronco. Esta posición, además de la ventaja mecánica al momento de realizar tracción al cenit, permite una visión binocular. **B.** Posición no recomendada para laringoscopia, ya que el operador se acerca demasiado a la cabeza del paciente y visualiza con un solo ojo. Además, el codo se encuentra en abducción, lo que genera desventaja mecánica al momento de realizar la tracción hacia el cenit.

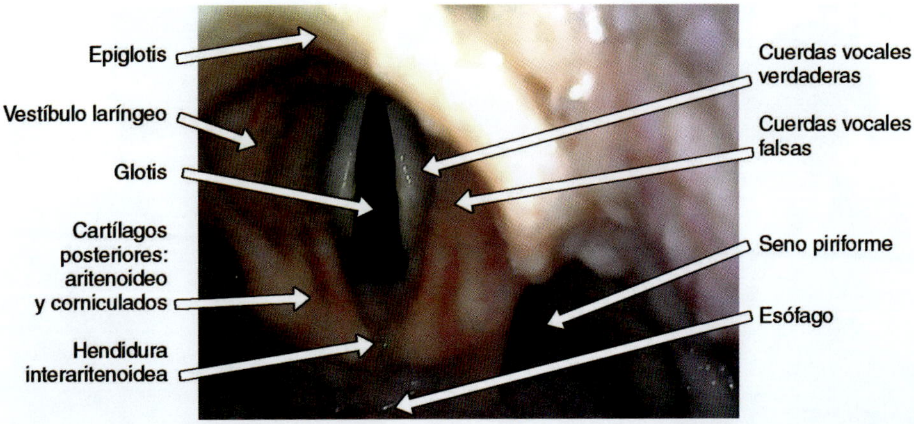

Fig. 13-7. Orificio glótico. Fotografía de una laringoscopia real, cortesía del Dr. Bruno Ghissi.

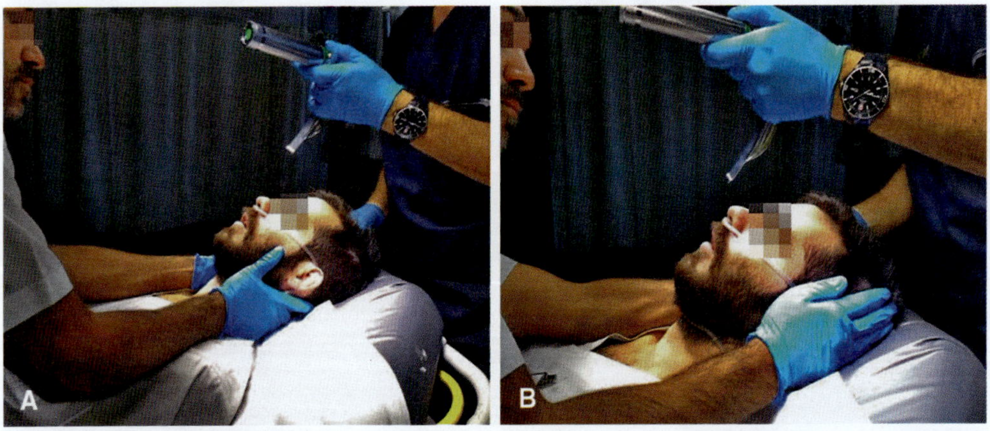

Fig. 13-8. Maniobra de inmovilización manual en línea realizada por un segundo operador en un paciente con sospecha de lesión de la columna cervical. El segundo operador sostiene firmemente para minimizar los movimientos durante la laringoscopia e intubación. **A.** Incorrecta: los pulgares toman el maxilar inferior y no permiten abrir la boca. **B.** Correcta: alineación manual de la columna cervical.

0,03%, pero debido a la evidencia actual debemos recomendar realizar la maniobra de estabilización en todos los pacientes con posible lesión traumática de la columna cervical.[12-15]

VIDEOLARINGOSCOPIA

Hace 20 años comenzaron a utilizarse los primeros videolaringoscopios, que se caracterizan por tener una cámara de video en el tercio distal de la pala del aparato conectada por medio de un cable a un monitor externo o a uno ubicado en el mango. La visión es indirecta y permite realizar la intubación mientras se observa la imagen en el monitor.

Clasificación de los videolaringoscopios

Los videolaringoscopios se clasifican según el tipo de pala en Macintosh o hiperangulados (**fig. 13-9**), y estos, a su vez, se dividen en con canal o sin canal para introducir el tubo endotraqueal. Los videolaringoscopios con pala hiperangulada tienen palas con una curvatura, cuyo ángulo es más agudo que las palas de tipo Macintosh.[9]

- Videolaringoscopios con pala de Macintosh: C-MAC®, McGrath® Mac, Glide Scope® Titanium Mac®, Venner APA®.

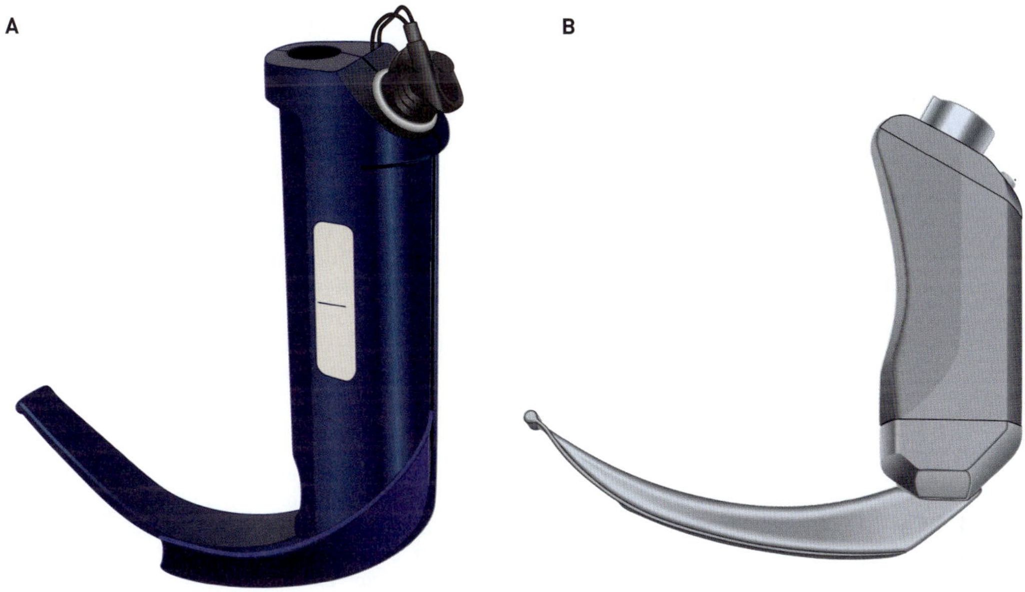

Fig. 13-9. Diferencias esquemáticas en el diseño de las ramas de los dos grandes grupos de videolaringoscopios. **A.** Pala hiperangulada. **B.** Pala de tipo Macintosh.

- Videolaringoscopios hiperangulados sin canal: C-MAC® (D-Blade), McGrath® Mac (X blade)®, King Vision®.
- Videolaringoscopios hiperangulados con canal: King Vision®, Pentax AWS®, Airtraq®.

Técnica de videolaringoscopia

Las técnicas para la realización de una VL difieren para los distintos tipos de videolaringoscopios.

Técnica para videolaringoscopio con pala de Macintosh

La técnica es similar a la laringoscopia con pala de Macintosh:

1. Epiglostoscopia.
2. Optimización de la exposición del orificio glótico.
3. Laringoscopia bimanual y óptima posición.

La ventaja de los videolaringoscopios con pala de Macintosh respecto de los de pala hiperangulada es que, si la cámara se ensucia con sangre o secreciones y no se puede obtener una buena imagen en el monitor, es posible realizar una LD; es decir, que con este tipo de pala es posible obtener una visión indirecta por el videolaringoscopio y realizar una VL directa de rescate. Este tipo de pala permite también que los instructores enseñen a sus aprendices a realizar una LD (los aprendices realizan la técnica y el instructor guía a través de su visión en el monitor).[1]

Los expertos recomiendan enganchar el ligamento hioepiglótico, que es un ligamento profundo a la valécula, pero no visible para el operador, mientras que el pliegue glosoepiglótico mediano (denominado valecular de la línea media) es una estructura mucosa superficial visible para el operador, que se encuentra en la línea media de la valécula (véase **fig. 2-6**). Enganchar el pliegue valecular de la línea media con la punta de la hoja del laringoscopio de tipo Macintosh durante la intubación orotraqueal se asoció con una mejor visualización del orificio glótico (**video 13-4**).[16]

Técnica para la videolaringoscopia con pala hiperangulada

La técnica tiene tres puntos centrales para lograr el éxito y evitar las complicaciones.

Control de la lengua y obtención de una visualización adecuada

Esta técnica se diferencia de la técnica de VD con pala de Macintosh (que desplaza la lengua hacia la izquierda) en que la pala hiperangulada debe introducirse por la línea media de la boca y se debe avanzar lentamente por debajo de la lengua. Una vez que se ha visualizado la epiglotis, la punta de la pala se dirige por arriba de esta y se avanza hasta la valécula. A continuación, se ejerce un leve movimiento hacia el cenit para que la presión de la punta de la pala en el ligamento hioepiglótico eleve la epiglotis y se obtenga una buena visión del orificio glótico, que debe ubicarse en la mitad superior del monitor para poder visualizar el ingreso del tubo en la mitad inferior de este (**fig. 13-10**) (**video 13-5**).

Inserción del tubo en la tráquea y prevención de lesiones durante el procedimiento

Luego de obtener una buena visión de la laringe, se debe intentar introducir el tubo. Para lograrlo, se debe tener un estilete con una angulación similar al ángulo de la curvatura de la pala hiperangulada. Cuando se introduce el tubo en la boca, el operador debe dejar de ver el monitor y observar la cavidad oral debido a que el estilete hiperangulado puede producir lesiones traumáticas en el paladar blando, en los pilares amigdalinos, en la hipofaringe y en las vías aéreas superiores. Una vez que se introduce el tubo con visión directa en la boca, el operador puede continuar observando el procedimiento a través de la pantalla del monitor.[1,4]

Los videolaringoscopios con palas hiperanguladas tienen una excelente visión del orificio glótico, pero causan problemas al introducir el tubo en la laringe.[16-18]

Cuando la pala se inserta muy profundo genera una excelente visión de la laringe, pero dificulta la introducción del tubo debido a tres mecanismos: 1) aumenta el ángulo a la laringe; 2) acorta el aérea de ingreso del tubo (distancia desde la punta de la hoja hasta la laringe); 3) reduce el área en el monitor para observar el ingreso del tubo. Al estar muy cerca de la laringe y con un ángulo muy empinado se genera un escaso espacio para la inserción del tubo.

Si la pala se sobreinserta y crea un ángulo excesivamente empinado, hace visible el anillo del cricoides entre las cuerdas vocales, descrito por Kovacs G. (signo de Kovacs) (**fig. 13-11**). En cambio, si el ángulo no es empinado el anillo del cricoides no se observa y hay más espacio entre la punta de la pala y la laringe, por lo tanto, se puede ver la introducción del tubo en el área inferior del monitor.[16-19]

> **!** Se recomienda que la laringe se observe en el área superior del monitor, y que no se vea el anillo del cricoides para visualizar el tubo en el área inferior del monitor y mejorar su inserción en la laringe.

Introducción del tubo dentro de la tráquea

Verathon fabrica el estilete GlideRite®, que es rígido y tiene un ángulo de 70º. Este estilete excede en 4 cm de lado a lado la dimensión de la tráquea (en mujeres de 14 a 16 mm y en hombres de 15 a 20 mm).[4,16] Una vez que el estilete se introduce en las cuerdas vocales se lo debe retirar, rectificando la punta del tubo, se rota el tubo 90º hacia la derecha y luego se avanza hacia abajo dentro de la tráquea.[4,16]

De las 19 071 intubaciones en NEAR, 4449 (23%) fueron por traumatismos y 16 782 (88%) tenían al menos un predictor de vía aérea difícil. En los pacientes con traumatismo, el éxito de la VL en el primer intento fue del 90% frente al 79% de la LD.[20] Por lo tanto, se recomendaría su uso en pacientes con traumatismo y en aquellos con inmovilización cervical.

LARINGOSCOPIA DIRECTA FRENTE A VIDEOLARINGOSCOPIA. EVIDENCIA ACTUAL

Se han realizado numerosos estudios para comparar estos dos dispositivos, en cuanto a su tasa de éxito en el primer intento de intubación, y en todos ellos se ha demostrado que la videolaringoscopia es más eficaz en este punto.[21-24] A pesar de los beneficios que el videolaringoscopio aporta, como la mejora en la visualización de la glotis y la reducción de intentos fallidos, aún no está ampliamente disponible en todos los entornos de emergencia, principalmente en los países de bajos ingresos.

En un estudio multicéntrico aleatorizado, publicado en la Revista NEJM en 2023,[25] que abarcó 17 servicios de emergencias y unidades de cuidados intensivos, se comparó el éxito del primer intento entre ambos dispositivos. El ensayo fue interrumpido debido a razones de eficacia, y reveló una superioridad del videolaringoscopio (85,1%) sobre el laringoscopio directo (70,8%) en pacientes críticamente enfermos (diferencia de riesgo absoluto: 14,3%; IC del 95%: 9,9-18,7; $p < 0{,}001$). Aunque las complicaciones graves se mantuvieron similares en ambos grupos, los autores concluyen la valiosa utilidad del videolaringoscopio en situaciones de emergencia, ya que brinda una alternativa eficaz en la intubación traqueal.

En otro estudio reciente realizado en el servicio de emergencias de un hospital público de Argentina durante la pandemia de covid-19[26] se analizó un total de 266 intubaciones que se llevaron a cabo con laringoscopia directa. Tras la implementación de una intervención educativa completa que involucró capacitación teórica y práctica para

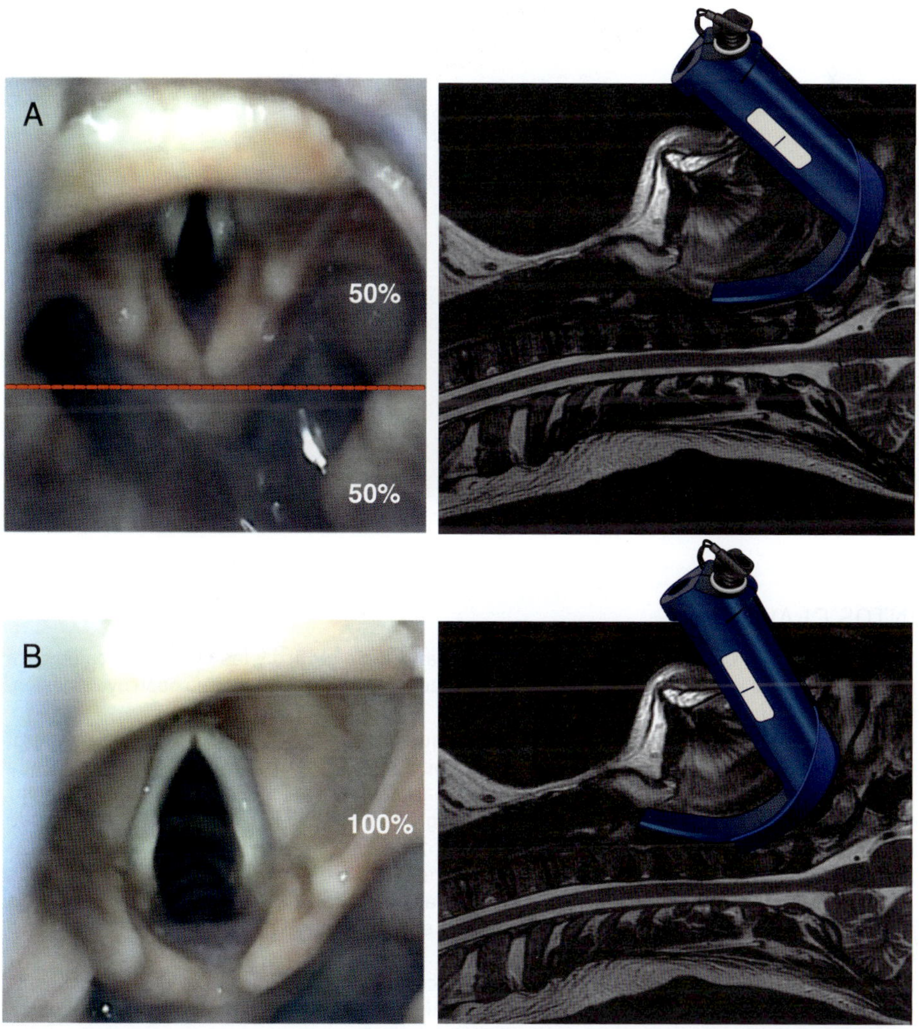

Fig. 13-10. Visualización con rama hiperangulada. **A.** Visión panorámica "no demasiado cerca", la epiglotis con el orificio glótico se observa en el 50% de la pantalla superior y es la que se desea lograr para facilitar la intubación con un videolaringoscopio hiperangulado. **B.** El videolaringoscopio hiperangulado "más progresado" logra una visualización primer plano en el 100% de la pantalla del orificio glótico, pero paradójicamente la intubación suele ser más dificultosa.

el personal, utilización de ayudas cognitivas y una lista de verificación, se logró un incremento del 15% en la tasa de éxito en el primer intento. Antes de la intervención, esta tasa se situaba en un 69,9% (IC 95%: 60,89-77,68), mientras que después de la intervención aumentó a un 85,3% (IC 95%: 78,20-90,48), por lo que la diferencia entre ambas tasas fue estadísticamente significativa (p = 0,002). Este hallazgo guarda similitud con el porcentaje informado por otros estudios realizados en países de ingresos elevados que utilizaron el videolaringoscopio como dispositivo principal. En consecuencia, los autores concluyen que una intervención sencilla, similar a la que se presentó en este estudio, podría ser de utilidad en los servicios de emergencias de países de ingresos bajos o medios, donde la disponibilidad de videolaringoscopios es limitada.

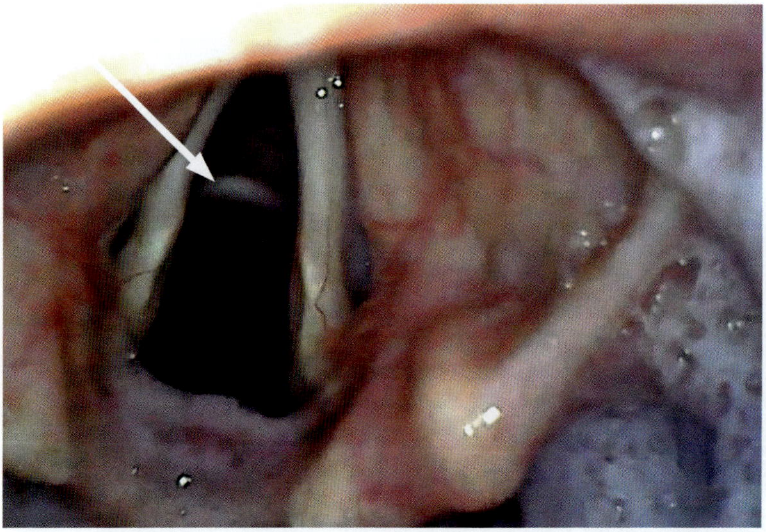

Fig. 13-11. Signo de Kovacs. Obsérvese el anillo del cricoides en la laringoscopia (flecha). Fotografía cortesía del Dr. Bruno Ghissi.

PUNTOS CLAVE

- El propósito de la LD y la VL es poder visualizar al orificio glótico y las cuerdas vocales para introducir el tubo en la tráquea y obtener una vía aérea definitiva. La lengua obstruye la visión, por lo tanto, es fundamental su control.
- El objetivo inicial de la LD es encontrar la úvula que nos dirigirá hacia la epiglotis. Es central ubicar la epiglotis, ya que el orificio glótico se encuentra por detrás y debajo. La punta de la rama curva se inserta por arriba de la epiglotis para hacer presión contra el ligamento hioepiglótico en la base de la valécula, elevar la epiglotis y ejercer fuerza hacia el cenit, lo que permite ver el orificio glótico.
- Se debe utilizar la rama recta de tipo Miller en pacientes con apertura bucal reducida, incisivos superiores prominentes, lengua grande, inmovilización del cuello, epiglotis grande, larga, laxa o de tipo omega (larga y tubular). La epiglotis se eleva directamente con la punta de la rama recta del laringoscopio.
- La técnica de VL con pala curva es similar a la LD con pala de Macintosh. El videolaringoscopio con pala hiperangulada se debe introducir por la línea media de la boca y avanzar lentamente por debajo de la lengua. Una vez visualizada la epiglotis, la punta de la pala se dirige por arriba y se avanza hasta la valécula.
- La visión del orificio glótico debe ubicarse en la mitad superior del monitor para poder visualizar el ingreso del tubo en la mitad inferior y evitar lesiones durante su introducción.

AEROPERLAS

- Para poder realizar una LD exitosa se debe realizar un entrenamiento apropiado.
- Realizar parálisis con BNM, si no está contraindicado.
- Colocar al paciente en una óptima posición (alineando el eje oído-esternón).
- Durante la LD y VD hay que localizar la úvula, ya que apunta a la epiglotis.
- Para mejorar la visión del orificio glótico se debe utilizar la maniobra bimanual.
- En la mayoría de los pacientes se utiliza la pala curva de tipo Macintosh.
- Utilizar la pala n.º 4 en la LD y la pala n.º 3 en la VL.
- Se debe adecuar el tubo, rectificando con un estilete hasta el balón y luego realizar una angulación de 35º (llamada en "palo de hockey").
- Si la pala hiperangulada del VL esta se sobreinserta y crea un ángulo excesivamente empinado, hace visible al anillo del cricoides entre las cuerdas vocales (signo de Kovacs). Con esta angulación se dificulta la ingreso del tubo, por lo tanto, se retira la pala descendiendo el ángulo (no se va al anillo del cricoides) y se facilita el ingreso del tubo.

REFERENCIAS

1. Brown CA III, Sakles JC, Mick N. Manual of Emergency Airway Management. 5.ª ed. Woters Kluwer; 2018.
2. Hasegawa K, Shigemitsu K, Hgiwara Y, et al. Association between repeated intubation attempts and adverse events in emergency departments: an analysis of a multicenter prospective observational study. Ann Emerg Med 2012;60(6):749-54.
3. Sakles JC, Chiu S, Mosier J, et al. The importance of first pass success when performing orotracheal intubation in the emergency department. Acad Emerg Med 2013;20(1):71-8.
4. Levitan RM. Fundamentals of Airway Managment. 3.ª ed. EMRA/AIRWAY-CAM; 2015.
5. Fosco MF, García DE, Cáceres L y cols. Emergencias. 2.ª ed. EDIMED; 2014.
6. Overbeck MC. Airway management of respiratory failure. Emerg Med Clin N Am 2016;34:97-127.
7. Brown CA III, Bair AR, Pallin DJ, et al. Techniques, success, and adverse events of emergency department adult intubations. Ann Emerg Med 2015;65:363-70.
8. Levitan RM, Mechem CC, Ochroch EA, et al. Head-elevated laringoscopia position: improving laryngeal exposure during laringoscopy by increasing head elevation. Ann Emerg Med 2033;42:322-30.
9. Kovacs G, Law JA. Lights camera action: redirecting videolaryngoscopy. [Internet]. EMCrit 2016 [citado: febrero 25, 2017]. Disponible en: https://emcrit.org/blogpost/redirecting-videolaryngoscopy/.
10. Levitan RN, Kinkle WC, Levin WJ, et al. Laringeal view during laringoscopy: a randomized trial comparing cricoid presure, backward-upward-rightward pressure and bimanual laringoscopy. Ann Emerg Med 2006;47:548-55.
11. Ellis DY, Harris T, Zideman D. Cricoid pressure in emergency department rapid secuence traqueal intubations: a risk-benifit analysis. Ann Emerg Med 2007;50:653-65.
12. Hindman BJ, Fontes RB, From RP. Intubation biomechanics: laryngoscope force and cervical spine motion during intubation in cadavers-effect of severe distractive-flexion injury on C3-4 motion. J Neurosurg Spine 2016;25(5):545-55.
13. Durga P, Sahu BP. Neurological deterioration during intubation in cervical spine disorders. Indian J Anaesth 2014;58(6):684-92.
14. Manoach S, Paladino L. Manual in-line stabilization for acute airway management of suspected cervical spine injury: historical review and current questions. Ann Emerg Med 2007;50(3):236-45.
15. Farmer J, Vaccaro A, Albert TJ. Neurologic deterioration after cervical spinal cord injury. J Spinal Disord 1998;11(3):192-6.
16. Levitan RM. Tips for using a hyperangulated video laryngoscope. [Internet]. ACEP Now; 2015 [citado: febrero de 2023]. Disponible en: http://www.acepnow.com/article/tips-for-using-a-hyperangulatedvideo-laryngoscopy.
17. Driver BE, Prekker ME, Levitan RM, et al. Engagement of the median glossoepiglottic fold and laryngeal during emergency department intubation. Ann Emerg Med 2021;78(6):699-707.
18. Kovacs G, Sowers N. Airway managment in trauma. Emerg Med Clin North Am 2018;36(1):61-84.
19. Gu Y, Robert J, Kovacs G, et al. A deliberately restricted laryngeal view with the GlideScope video laryngoscope is associated with faster and easier tracheal intubation when compared with a full glottic view: a randomized clinical trial. Can J Anaesth 2016;63(8).
20. Trent SA, Kaji AH, Carlson JN, et al. Laryngoscopy is associated with first-pass success in emergency department intubations for trauma patients: a propensity score matched analysis of the National Emergency Airway Registry. Ann Emerg Med 2021;78:708-19.
21. Trent SA, Kaji AH, Carlson JN, et al. Video laryngoscopy is associated with first-pass success in emergency department intubations for trauma patients: a propensity score matched analysis of the National Emergency Airway Registry. Ann Emerg Med 2021;78(6):708-19.
22. Hansel J, Rogers AM, Lewis SR, et al. Videolaryngoscopy versus direct laryngoscopy for adults undergoing tracheal intubation. Cochrane Database Syst Rev 2022;4(4):CD011136.
23. Choi HJ, Kim YM, Oh YM, et al. GlideScope video laryngoscopy versus direct laryngoscopy in the emergency department: a propensity score-matched analysis. BMJ Open 2015;5(5):e007884.
24. Pieters BMA, Maas EHA, Knape JTA, et al. Videolaryngoscopy vs. direct laryngoscopy use by experienced anaesthetists in patients with known difficult airways: a systematic review and meta-analysis. Anaesthesia 2017;72(12):1532-41.
25. Prekker ME, Driver BE, Trent SA, et al. Video versus direct laryngoscopy for tracheal intubation of critically ill adults. N Engl J Med 2023;389(5):418-29.
26. Mauro GJ, Armando G, Cabillón LN, et al. Improvement in intubation success during COVID-19 pandemic with a simple and low-cost intervention: A quasi-experimental study. Med Intensiva (Engl Ed). 2023;S2173-5727(23)00121-2.

La bujía, el estilete y la aspiración con cánula de gran calibre

14

Nicolás Conrado Garelli Melero

OBJETIVOS

- Conocer los dispositivos facilitadores de la intubación traqueal para el abordaje de la vía aérea de emergencia.
- Adquirir conocimientos acabados de la técnica de inserción de la bujía.
- Conocer las indicaciones, contraindicaciones y complicaciones del uso de la bujía.
- Afianzar el uso del estilete como una opción no necesariamente excluyente con la bujía.
- Implementar los dispositivos facilitadores de la IOT dentro del carro de vía aérea como parte de los planes de vía aérea.
- Sistematizar el uso de la aspiración con cánulas de gran calibre como dispositivo para la prevención de la aspiración pulmonar en casos de regurgitación de gran volumen.

INTRODUCCIÓN

En este capítulo se abordarán en detalle tres herramientas que deben estar disponibles en el manejo de todas las vías aéreas de emergencias para facilitar el éxito en el primer intento de intubación. Los dos primeros, la bujía y el estilete, facilitan el pasaje del tubo por la laringe, mientras que la aspiración despeja el área y permite lograr una óptima visualización de las estructuras anatómicas cuando contenidos extraños, como sangre, vómito, o secreciones, entorpecen la visión.

INTRODUCTOR DEL TUBO ENDOTRAQUEAL: BUJÍA O *BOUGIE*

La bujía del tubo endotraqueal es un dispositivo que facilita la intubación endotraqueal.

Si bien se reconoce su uso en el acceso de la vía aérea difícil como técnica de rescate luego de varios intentos fallidos de intubación y como principal indicación en las visualizaciones laringoscópicas deficientes (grado 3 de Cormack-Lehane), en los últimos años se ha reconocido su mayor aporte al abordaje de la vía aérea en todas situaciones de emergencias debido a que algunos estudios demostraron la mayor eficacia en la intubación orotraqueal en el primer intento, en comparación con el uso de tubo endotraqueal más estilete.[1]

Tipos de bujías

El tipo más conocido y utilizado es la guía de Eschmann, Gum Elastic Bougie o simplemente *Bougie.* Pueden ser de plástico flexible (SunMed Bougie, Largo, FL) o de nailon (Eschmann Bougie/Guide, Smiths Medical-Portex, St. Paul, MN) de 60 a 70 cm de longitud y diámetro de 15 Fr (5 mm). Presentan una angulación de 40º a 3 cm de su extremo distal para facilitar su colocación en la vía aérea (punta coudé).[2-5]

La guía de Frova es un dispositivo de poliestireno similar al anterior, de 70 cm de largo, pero es hueca en su interior y presenta fenestraciones laterales en su extremo distal para permitir la ventilación a través de la guía (según adaptadores, con ventilación convencional o de tipo jet).[2,3]

El introductor de Maullen está hecho de una resina polimérica, tiene 60 cm de longitud y presenta un ángulo de 30º en la punta.[2]

Técnica de inserción[2-7]

Se realiza la laringoscopia de manera habitual y se hace avanzar la bujía con la punta coudé hacia arriba, justo por debajo de la epiglotis y hacia la abertura traqueal, respetando la línea media de la epiglotis. Un punto de referencia útil es la úvula. Si se dificulta la introducción, se puede rotar la punta hacia la derecha o izquierda, lo que ayuda a esquivar las cuerdas falsas o verdaderas y la comisura anterior.

La colocación traqueal dará origen a sensaciones de resaltos cuando la punta de la bujía golpea los anillos traqueales a medida que avanza su inserción. También se puede confirmar la correcta colocación si se produce un tope en el avance del dispositivo a 30 o 40 cm de su inserción, lo que indica que se ha llegado hasta la carina o un bronquio fuente. El avance de la bujía hacia el esófago no produce este tope.

Un ayudante coloca el tubo endotraqueal sobre la bujía y sostiene la punta proximal del dispositivo, mientras el operador lo hace avanzar hacia la glotis sin retirar el laringoscopio, ya que esto ayuda a mantener la lengua hacia la fosa mandibular y aplanar la curva primaria (**fig. 14-1**; **video 14-1**). En caso de no poder avanzar el tubo, se debe retirar unos centímetros, girar la punta 90° en sentido antihorario y volver a avanzar hacia la glotis. Esto permite rotar la punta del tubo cuando se enclava en los aritenoides, y dejar el bisel hacia abajo para poder atravesar las cuerdas vocales sin dificultad. En el **video 14-2** en una laringoscopia real se observa esta última dificultad.

En caso de estar frente a un grado 3 de Cormack-Lehane con una epiglotis caída, se puede intentar levantarla con la punta de la bujía para poder ver parte de la glotis posterior y así confirmar el pasaje correcto a través de las cuerdas vocales. Otra posibilidad es levantar la epiglotis utilizando una rama recta o una rama curva más larga del laringoscopio.

> **!** Si se produce un tope al intentar progresar el tubo endotraqueal a través de la bujía, se lo debe retirar unos 2 cm, girar la punta 90° en sentido contrario a las agujas del reloj y volver a introducir.

Por último, se retiran la bujía y el laringoscopio, mientras se sostiene el tubo de manera firme y se confirma su correcta posición con los métodos confirmatorios primarios y secundarios.

En el **video 14-3** se puede apreciar la utilidad de esta herramienta ante un caso de angioedema, en el **video 14-4** se muestra un

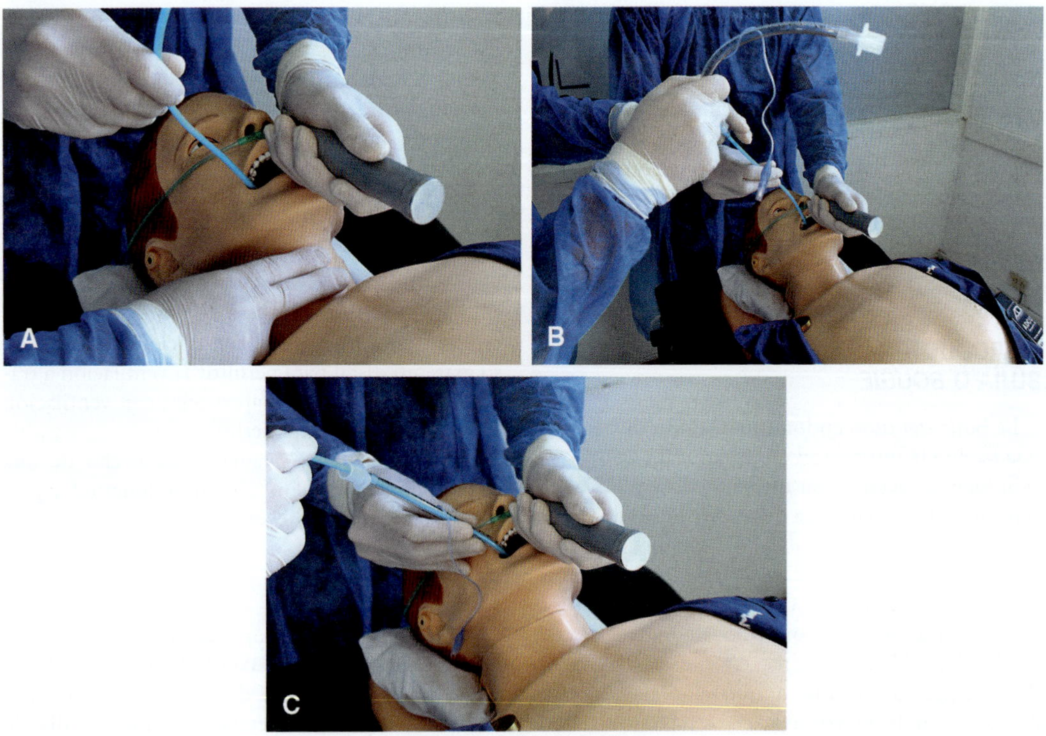

Fig. 14-1. A, B y **C.** Técnica de colocación de la bujía con dos operadores.

paciente con traumatismo craneoencefálico (TCE) grave con un grado 1 de Cormack-Lehane y en el **video 14-5**, un paciente con un grado 2B.

El uso de la bujía como método de confirmación de la correcta colocación ha sido evaluado en cadáveres con una sensibilidad del 95% y especificidad del 93%.[8]

> **!** Se propone un método de detección secuencial de la correcta colocación de la bujía en la vía aérea:
> - Primero: al poseer un diámetro menor que el de un tubo endotraqueal, resulta más fácil ver pasar la bujía entre las cuerdas vocales (en cambio, si se utiliza el tubo solo o un tubo con estilete, ante un grado 2 de Cormack-Lehane el tubo endotraqueal suele obstruir la visión del operador cuando se acerca a la glotis (**video 14-6**).
> - Segundo: la percepción en la mano del operador al avanzar la punta del bujía, mientras choca con los anillos traqueales.
> - Tercero: la percepción del tope que se genera al llegar hasta la carina o un bronquio fuente. Este último debería buscarse solo cuando no se cumplen los dos primeros, ya que se ha asociado a complicaciones[9,10] y, además, se debe proceder sin demasiada intensidad.

También se ha descrito la técnica de un solo operador con tubo preenhebrado con la bujía de forma circular, donde el extremo proximal de la bujía se introduce en el interior del ojo de Murphy del TET, conocido como Kiwi o D-grip[11] (**fig. 14-2**). Esta técnica requiere mayor entrenamiento que la tradicional, y puede tener mayor utilidad en el ámbito prehospitalario (**video 14-7**).

Indicaciones

- Vistas laringoscópicas deficientes (grados 2 a 3 de Cormack-Lehane, clásicamente 3).[1-3,6]
- Intentos de intubación fallidos, como método de rescate.[3,6]
- Situaciones de intubación, dónde la columna está inmovilizada y no se pueden alinear correctamente los ejes para la visualización adecuada de la glotis.[4,5,7,12]
- En una intubación con una rama recta o curva con una apertura bucal limitada o sin demasiado espacio para pasar el tubo, la correcta posición en vía aérea es más visible con la bujía.[5]
- En un estudio que se realizó en un servicio de emergencias de Minneapolis se demostró el mayor beneficio de la utilización de la bujía, en comparación con el uso de tubo endotraqueal más estilete en el primer intento de intubación en los pacientes que ingresaban y requerían asegurar la vía aérea. Esto se explicaría, en parte, porque la bujía, al tener menor diámetro, no ocluye la visualización de la glotis a medida que se avanza hacia ella y asegura, en forma más rápida y fehaciente, la introducción en la vía aérea con mejores resultados en todos los grados de Cormack-Lehane en situaciones de emergencia.[1]
- En un estudio observacional antes-después realizado en un servicio de emergencia prehospitalario de helicópteros de Finlandia, donde se

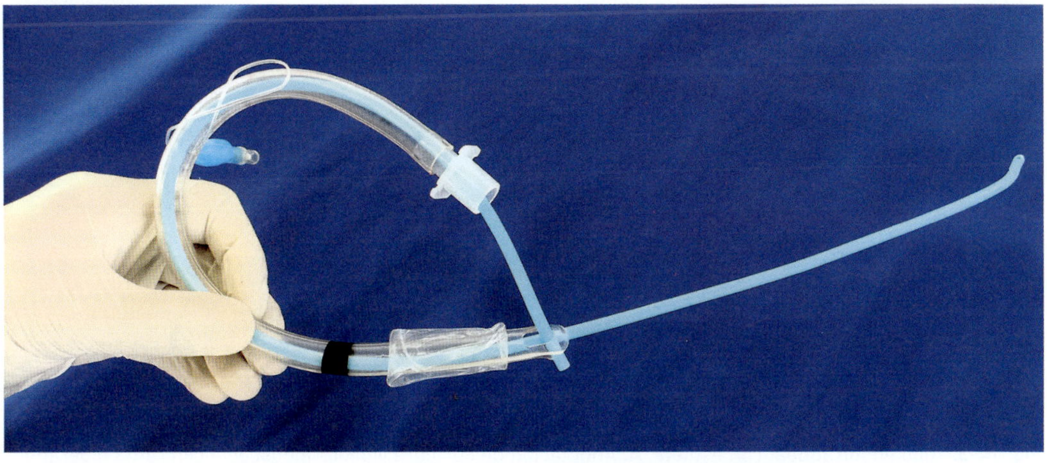

Fig. 14-2. Configuración prearmada de la bujía (Kiwi D-grip).

implementó un protocolo de SIR con videolaringoscopia asociado al uso de Frova y se lo comparó con controles tratados el año anterior a la implementación, la tasa media de éxito en el primer intento de intubación fue del 98,2% en el grupo de estudio y 87,5% en el grupo control.[13]

Si bien aún quedan más estudios por realizar, tal vez en algún momento se pueda incluir a la bujía como plan A en el manejo de la vía aérea de emergencias.

Por último, en el contexto de la reciente pandemia por SARS-CoV-2, ciertos autores recomiendan su uso en el primer intento para facilitar la intubación en un contexto de vía aérea dificultosa.[14]

Contraindicaciones

La única contraindicación formal es en el caso de posibilidad de lesión traumática de la vía aérea y en la disrupción anatómica ocasionadas por lesiones penetrantes del cuello, donde el uso de una bujía puede ampliar una lesión incompleta.

Efectos adversos

Los efectos adversos no son frecuentes, pero hay informes de perforación de la vía aérea, neumotórax, neumomediastino y sangrado. Además, la intubación esofágica puede también ocurrir, sobre todo, en casos donde la intubación se produce sin visión directa de la glotis (grados 3-4 de Cormack-Lehane).[1,2]

ESTILETES

Los estiletes, también conocidos como mandriles, son varillas que se colocan dentro del tubo endotraqueal antes de que se introduzca en la tráquea. Se fabrican con diferentes materiales, como metal o plástico, y en diferentes tamaños.[2]

Técnica

Deben insertarse dentro del tubo endotraqueal sin sobrepasar el ojo de Murphy (**fig. 14-3**), ya que si la punta del estilete sobresale del tubo puede dañar estructuras de la vía aérea, mientras se lo introduce (**video 14-8**). La ventaja que otorga este dispositivo es la posibilidad de darle al tubo endotraqueal la forma que se necesite. Por lo general, se realiza una angulación de la punta del tubo de 35 a 45° (en palo de hockey), pero se han descrito estudios de hasta 60° cuando se utiliza, por ejemplo, videolaringoscopia con ramas hiperanguladas.[15,16] Una vez que el tubo ha pasado las cuerdas vocales, se recomienda retirar el estilete y continuar con la colocación completa del tubo para evitar complicaciones.[2]

Efectos adversos

Pueden ocurrir laceraciones o perforaciones de la vía aérea o esófago ocasionadas con la punta del estilete, si este sobresale del tubo, lo que genera hemorragias, neumotórax, neumomediastino, enfisema subcutáneo o lesiones de la vía aérea alta.[2]

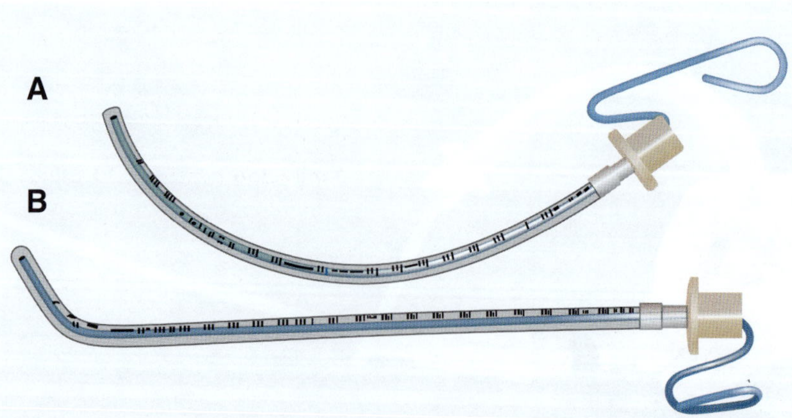

Fig. 14-3. Tubo endotraqueal con estilete. **A.** Angulación de 60° para videolaringoscopia con rama hiperangulada. **B.** Angulación de 35 a 45° en "palo de hockey" para laringoscopia con rama de tipo Macintosh.

El estilete y la bujía ¿uno es mejor que otro?

Se han realizado muchos estudios para comparar el uso del tubo endotraqueal con estilete frente al tubo endotraqueal solo, y también para comparar el tubo endotraqueal con estilete frente a la bujía.[1,15-18]

Las tasas de éxito en el primer intento de intubación en el ámbito del departamento de emergencias aumentan al utilizar el tubo endotraqueal con estilete, en comparación con el tubo endotraqueal solo.[17]

Cuando se compara el uso del tubo endotraqueal con estilete frente a la bujía, los resultados son más contradictorios.[20] Si bien hay estudios que demuestran mejor tasa de éxito en el primer intento de intubación al utilizar la bujía, otros estudios han demostrado que no siempre es así, y que el estilete sigue siendo un dispositivo muy utilizado para facilitar el abordaje de la vía aérea.[16,18] Además se ha demostrado, con el advenimiento de la videolaringoscopia, que el estilete provee muchas ventajas, al poder realizar la angulación necesaria del tubo endotraqueal para facilitar su introducción.[15]

> **!** Es por todo esto que, tanto la bujía como el estilete, son herramientas válidas y útiles para el abordaje de la vía aérea en el ámbito del departamento de emergencias, y no necesariamente se debe utilizar una en detrimento de la otra, ya que ambos dispositivos pueden ser beneficiosos en diferentes circunstancias.

Una ventaja que tiene el estilete es que tiene una curva de aprendizaje menor, en comparación con la bujía. Por eso, el estilete no debe faltar en nuestro carro de vía aérea. Y debemos enfatizar en no intubar más con el tubo solo, ya que se ha demostrado que esto disminuye el éxito de intubación en el primer intento.[17]

ASPIRACIÓN CON CÁNULAS DE GRAN CALIBRE

La regurgitación es un problema frecuente cuando nos encontramos trabajando como médicos en el ámbito del departamento de emergencias o en el entorno prehospitalario. Sin embargo, la regurgitación de gran volumen no es una presentación habitual en nuestros pacientes. No obstante, debemos sistematizar el uso de la aspiración con cánulas de gran calibre en el abordaje de la vía aérea para prevenir complicaciones en caso de que se presente este problema.[21]

Una herramienta de aspiración ideal para la intubación debe tener algunas características citadas a continuación:

- Debe ser rígida y su geometría debe ser la adecuada para acompañar la laringoscopia.
- Gran diámetro interno y tamaño del orificio adecuado para poder aspirar las partículas de gran tamaño y reducir los riesgos de obstrucción por ellas.
- Capacidad para pasar una bujía a través del dispositivo de aspiración.

Uno de los más utilizados es la cánula de aspiración de Yankauer, que presenta pequeños orificios en la punta para realizar una extracción suave de sangre, sin dañar los tejidos circundantes. Esta cánula fue diseñada originalmente para la limpieza del campo quirúrgico. Tiene limitaciones y no logra ser útil en casos de regurgitación de gran volumen porque la tasa de flujo es inferior a la de la aspiración con cánulas de gran calibre y, además, sus pequeños agujeros se obstruyen fácilmente con partículas. Es por esto por lo que se ha demostrado que no debe usarse en estos casos y tampoco en el abordaje de la vía aérea de emergencias.

Los dispositivos comerciales líderes actualmente recomendados son las cánulas HI-D® Big Stick y DuCanto. El primero tiene una geometría más adecuada para la laringoscopia directa (recto con una ligera angulación en la punta), mientras que el segundo tiene una curva más escalonada, lo que facilita su uso con videolaringoscopia hiperangulada.

En cuanto al procedimiento, las estrategias utilizadas por lo general son las siguientes:

- **Aspiración intermitente.** El operador inserta la cánula de aspiración para despejar las vías aéreas y luego lo retira para colocar el tubo endotraqueal. Esta maniobra es útil en la mayoría de las intubaciones.
- **Aspiración continua.** La cánula de aspiración se inserta y se deja en su lugar para extraer continuamente líquido de la orofaringe, mientras se coloca el tubo endotraqueal. Es una maniobra útil en caso de regurgitación continua. El Dr. Ducanto ha llamado a esta técnica SALAD PARK (SALAD, por las siglas en inglés de laringoscopia asistida por aspiración y descontaminación de la vía aérea; y PARK, en referencia a "aparcar" o "estacionar" la cánula de aspiración del lado izquierdo del laringoscopio) (**video 14-9**).[21,22]

- **Técnica de Seldinger.** Primero, el catéter para aspiración con cánulas de gran calibre se inserta a través de las cuerdas vocales en la tráquea superior. Luego, se inserta una bujía a través de este. Tercero, se retira el catéter de aspiración y la bujía permanece dentro de la tráquea. Por último, se avanza un tubo endotraqueal hacia la tráquea a través de la bujía. Esta maniobra es útil en pacientes con una boca muy pequeña que no permiten el paso simultáneo de un catéter de aspiración y un tubo endotraqueal, y en casos de oleadas de vómitos para prevenir la aspiración pulmonar y evitar perder la visualización de la glotis.[21]

Es fundamental la sistematización en el uso de cánulas de aspiración de gran calibre, con técnicas e instrumental adecuados para prevenir eventos adversos catastróficos que pueden llevar al fracaso en el abordaje de la vía aérea y a la muerte del paciente.

- **Técnica de intubación intencional del esófago para decontaminación.** Esta técnica consiste en realizar la intubación a ciegas cuando el paciente presenta un vómito masivo durante la laringoscopia. Si se introduce el tubo en el esófago, se infla el manguito con el objetivo de desviar el vómito a través del tubo para descontaminar la orofaringe y realizar la intubación orotraqueal.[23,24]

PUNTOS CLAVE

- La **bujía** es una herramienta facilitadora de la intubación traqueal. Si bien clásicamente está indicada en vistas laringoscópicas deficientes, se recomienda actualmente considerar su utilización en todas las situaciones de abordaje de la vía aérea en el contexto del trabajo en el departamento de emergencias.
- Su uso está contraindicado en lesiones de la vía aérea, ya que puede aumentar el daño previo.
- Además de la intubación esofágica, existen complicaciones, como neumotórax, neumomediastino y sangrado por lesión de la vía aérea que, si bien no son tan habituales, se deben tener en cuenta.
- La técnica de inserción debe practicarse habitualmente, en lo posible, en aquellos pacientes que no presentan dificultades y a través de simulación para poder generar una curva de aprendizaje óptima y familiarizarse correctamente con el dispositivo.
- El **estilete** es una varilla que se coloca dentro del tubo endotraqueal para poder darle la forma que se necesite según cada circunstancia. Existen diferentes tipos, según el tamaño, el material y la flexibilidad.
- El estilete o la bujía deben ser rutina cuando se aborda una vía aérea en emergencias, en detrimento del tubo solo.
- El estilete tiene una curva de aprendizaje más acotada respecto de la bujía.
- La sistematización de la aspiración con cánulas de gran calibre es imprescindible en el ámbito de emergencias, ya que podemos tener complicaciones en pacientes con secreciones, sangre o vómito, que dificultan la visualización de la vía aérea. Además, si bien no es frecuente, la regurgitación de gran volumen puede presentarse y, si no disponemos del dispositivo adecuado, las consecuencias pueden ser catastróficas.

AEROPERLAS

- En el momento del ingreso de la bujía hacia la glotis de nuestro paciente, podemos tener dificultad para hacerlo pasar, por lo tanto, debemos rotar la punta coudé hacia la derecha o izquierda para esquivar las cuerdas vocales falsas o verdaderas, así como la comisura anterior.
- Del mismo modo, si al colocar el tubo endotraqueal montado en la bujía tenemos dificultad para pasarlo por la glotis, debemos retirarlo unos centímetros y girarlo 90° en sentido antihorario para que la punta biselada pueda pasar correctamente a través de las cuerdas vocales.

AEROPERLAS

- Al ingresar la bujía en la tráquea, podemos sentir las derivaciones palpables a medida que choca con los anillos traqueales. Esta es una herramienta más para saber que estamos dentro de la vía aérea. Además, si sentimos un tope al ingresar 30 o 40 cm también es referencia de una correcta colocación, ya que esto ocurre porque la bujía hace contacto con la carina o un bronquio fuente.
- Al colocar el estilete dentro del tubo endotraqueal, debemos evitar que la punta de este sobresalga del tubo y, para mayor seguridad, debe estar proximal al ojo de Murphy. Esto es imprescindible, ya que, de lo contrario, es posible provocar lesiones en estructuras de la vía aérea o el esófago.
- La aspiración con cánulas de gran calibre debe estar dentro de la checklist antes de realizar la laringoscopia sistematizada dentro de nuestro plan de vía aérea, para evitar consecuencias no deseadas.

REFERENCIAS

1. Driver BE, Prekker ME, Klein LR, et al. Effect of use of a bougie vs endotracheal tube and stylet on first-attempt intubation success among patients with difficult airways undergoing emergency intubation: a randomized clinical trial. JAMA 2018;319(21):2179-89.
2. Grape S, Schoettker P. The role of tracheal tube introducers and stylets in current airway management. J Clin Monit Comput 2017;31(3):531-7.
3. Levitan R. Tips for handling the bougie airway management device. [Internet]. 2014 [citado: enero de 2023]. ACEP Now Disponible en https://www.acepnow.com/article/tips-handling-bougie-airway-management-device/.
4. Brown CA III, Sakles JC, Mick NW. The walls manual of emergency airway management. 5 th ed. Philadelphia: Wolters Kluwer; 2018.
5. Kovacks G, Law A. Airway management in emergencies. 1.st ed. McGraw Hill/Medical; 2008.
6. Merelman AH. The case for bougie use on every intubation. Air Med J 2020;39(1):18-9.
7. Cabrera JL, Auerbach JS, Merelman AH, et al. The high-risk airway. Emerg Med Clin N Am 2020;38:401-17.
8. Bair AE, Laurin EG, Schmitt BJ. An assessment of a tracheal tube introducer as an endotracheal tube placement confirmation device. Am J Emerg Med 2005;23(6):754-8.
9. Kanji R, Patel K, Stangoe D. Air, air everywhere! Clin Case Rep 2020;8(12):3575-6.
10. Gangakhedkar GR, Gaur P, Shetty AN, et al. Pneumothorax following bougie-guided intubation in a difficult airway: a report of two cases. J Pediatr Neurosci 2019;14(3):154-7.
11. DuCanto & Chow describe an improvement on the Kiwi & Pistol Bougie grips [Internet]. Prehospital and Retrieval Medicine - THE PHARM dedicated to the memory of Dr John Hinds. 2013 [citado: febrero 2023]. Available from: https://prehospitalmed.com/2013/05/11/ducanto-chow-describe-an-improvement-on-the-kiwi-pistol-bougie-grips/.
12. Law JA, Duggan LV, Asselin M, et al. Canadian Airway Focus Group updated consensus-based recommendations for management of the difficult airway: part Difficult airway management encountered in an unconscious patient. Can J Anaesth 2021;68(3):1373-404.
13. Angerman S, Kirves H, Nurmi J. A before-and-after observational study of a protocol for use the C MAC videolaryngoscope with a Frova introducer in pre-hospital rapid sequence intubation. Anaesthesia 2018.
14. Lorraine J, Urdaneta F, Berkow L, et al. Difficult airway management in adult coronavirus disease 2019 patients: Statement by the Society of Airway Management. Anesth Analg 2021;133(4):876-90.
15. Tosh P, Rajan S, Kumar L. Ease of intubation with C-MAC videolaryngoscope: Use of 60° angled styletted endotracheal tube versus intubation over bougie. Anesth Essays Res 2018;12:194-8.
16. Gupta N, Rath GP, et al. Clinical evaluation of C-MAC videolaryngoscope with or without use of stylet for endotracheal intubation in patients with cervical spine immobilization. J Anesth 2013;27(5):663-70.
17. Jaber S, Rollé A, Godet T, et al. Effect of the use of an endotracheal tube and stylet versus an endotracheal tube alone on first-attempt intubation success: a multicentre, randomised clinical trial in 999 patients. Intensive Care Med 2021;47(6):653-64.
18. Sheu YJ, Yu SW, Huang TW, et al. Comparison of the efficacy of a bougie and stylet in patients with endotracheal intubation: A meta-analysis of randomized controlled trials. J Trauma Acute Care Surg 2019;86(5):902-8.
19. Juergens AL II, Odom BW, Ren CE, et al. Success Rates with digital intubation: comparing unassisted, stylet, and gum-elastic bougie techniques. Wilderness Environ Med 2019;30(1):52-5.
20. Driver BE, Semler MW, Self WH, et al. Effect of use of a bougie vs endotracheal tube with stylet on successful intubation on the first attempt among critically ill patients undergoing tracheal intubation: a randomized clinical trial. JAMA 2021;326(24):2488-97.
21. Farkas J. Large-bore suction for intubation: strategies & devices [Internet]. PulmCrit September 25 2017 [citado: febrero de 2023]. Disponible en: https://emcrit.org/pulmcrit/large-bore-suction/.
22. Root CW, Mitchell OJL, Brown R, et al. Suction Assisted Laryngoscopy and Airway Decontamination (SALAD): A technique for improved emergency airway management. Resusc Plus 2020;1-2:100005.
23. Fiore MP, Marmer SL, Steuerwald MT, et al. Three airway management techniques for airway decontamination in massive emesis: a manikin study. West J Emerg Med 2019;20(5):784-90.
24. Sorour K, Donovan L. Intentional esophageal intubation to improve visualization during emergent endotracheal intubation in the context of massive vomiting: a case report. J Clin Anesth 2015;27(2):168-9.

La fibrobroncoscopia en el tratamiento de las emergencias en la vía aérea 15

Marcos José Las Heras

OBJETIVOS

- Identificar las situaciones de riesgo en pacientes con afecciones de la vía aérea.
- Implementar la broncoscopia como herramienta de diagnóstico y terapéutica en casos predeterminados, realizada por profesionales entrenados.

INTRODUCCIÓN

La broncoscopia es una herramienta de suma importancia para la evaluación de la vía aérea. Su aporte es clave en situaciones de emergencia, ya que permite la resolución de problemas potencialmente mortales. Su aprendizaje e incorporación requiere un entrenamiento adecuado. Gracias a los programas de simulación, la broncoscopia se ha incorporado como herramienta y su alcance se ha ampliado a médicos emergentólogos, terapistas, anestesistas y cirujanos generales.

Adicionalmente, la broncoscopia puede utilizarse como una herramienta con fines diagnósticos y no solo terapéuticos. Cuando el foco se encuentra en situaciones de emergencia, por lo general no se hace referencia a las intervenciones terapéuticas que también puede brindar.

La utilidad diagnóstica y terapéutica de la broncoscopia flexible está asociada a una mínima morbilidad y mortalidad en un grupo de pacientes, lo que ha permitido su creciente empleo.[1] Es importante definir cuándo y en qué situaciones se justifica su uso en el manejo de la vía aérea de emergencia. Por lo general, su uso está indicado para el tratamiento de la hemoptisis, atelectasias y la obtención de muestras en pacientes inmunosuprimidos.[2] No obstante, también es útil en otras situaciones, como en la evaluación de la vía aérea en quemados, en el control del tubo orotraqueal (tubo endotraqueal, TET) en pacientes con vía aérea difícil y para la extracción de cuerpos extraños que generan obstrucción en los bronquios principales.

Es necesario considerar que, en la emergencia, un gran porcentaje de pacientes con requerimientos de broncoscopia se encuentran con ventilación mecánica. El diámetro interno del TET puede restringir el tamaño del broncoscopio, mientras que la aspiración eficiente requiere uno más grande, con un canal de aspiración amplio. Debe considerarse el diámetro interno del tubo traqueal en relación con el diámetro externo del broncoscopio. Los broncoscopios en pacientes no intubados ocupan solo entre el 10 al 15% del área transversal de la tráquea. En cambio, un broncoscopio de 5,7 mm ocupa el 40% de un TET de 9 mm y el 66% de un tubo traqueal de 7 mm. Si no se identifica lo anterior, se podría producir una ventilación inadecuada del paciente y un impacto o daño del broncoscopio.[3]

> **!** El diámetro externo de un broncoscopio utilizado en el departamento de emergencias debe seleccionarse cuidadosamente de acuerdo con su diámetro externo y el tamaño del dispositivo de soporte de las vías aéreas (TET o máscara laríngea).

HEMOPTISIS MASIVA

La hemoptisis masiva es una entidad que pone en riesgo la vida. El conocimiento y el manejo integral del paciente es esencial para prevenir un fallo respiratorio hipoxémico. Las consecuencias fisiológicas del sangrado en la vía aérea abarcan desde el llenado del espacio muerto a la obstrucción de la vía aérea y la formación de coágulos que generan taquipnea, hipoxemia, taquicardia, bradicardia, hipotensión y, finalmente, insuficiencia respiratoria.

Si bien la broncoscopia es una herramienta imprescindible, se deben establecer los siguientes pasos en un paciente con hemoptisis con riesgo de vida:

- Establecer y mantener una vía aérea permeable.
- Detener el sangrado.
- Prevenir o tratar las complicaciones respiratorias, cardíacas y hemodinámicas.

Con el fin de establecer una vía aérea permeable, el primer paso que se debe implementar es la posición lateral de seguridad, con el sitio de sangrado debajo, lo que permitirá un flujo de sangre y secreciones desde la laringe hacia la cavidad bucal, facilitará la aspiración, y evitará el colapso de la laringe y la obstrucción laríngea por la lengua y la vía área edematosa.

Al realizar la intervención broncoscópica es importante contar con un equipo que posea un canal de trabajo de diámetro adecuado, entre 2,2 y 2,8 mm, aspiración adecuada y con capacidad de recambio del contenedor. Asimismo, en la mayoría de las intervenciones broncoscópicas, como uso de balones, taponamiento o bloqueadores, se requiere personal sumamente entrenado. En los sitios de sangrado accesibles, la hemostasia se puede lograr con un tratamiento local broncoscópico. En cambio, la embolización de la arteria bronquial es la primera línea de tratamiento para la hemorragia de la periferia pulmonar, ya que proporciona una hemostasia exitosa en el 75 al 98% de los casos, por lo que, en caso de existir disponibilidad de hemodinamia intervencionista, está indicada su implementación de manera urgente.[4]

En el sangrado moderado, la instilación de vasoconstrictores, como la adrenalina (1/20 000), lavados con solución salina fría y ácido tranexámico, es una opción simple y fácil de administrar con broncoscopia flexible convencional. De esta manera se logrará la formación y estabilización del coágulo. Es importante tener en cuenta que, una vez formado el coágulo, se debe evitar su aspiración, ya que el evento que ocasionó el sangrado podría volver a repetirse.

En un paciente con hemoptisis, si el estado hemodinámico y respiratorio lo permiten, debe considerarse la realización de una tomografía computarizada antes de la broncoscopia.[5]

> **!** En pacientes con hemoptisis y riesgo de vida se debe considerar la embolización bronquial como primera opción. En pacientes con cuadros leves a moderados, la instilación de agentes vasoconstrictores es una opción viable y la utilización de bloqueantes, balones y broncoscopia rígida deben ser referidos a personal altamente entrenado.

QUEMADURAS DE LA VÍA AÉREA

Los pacientes con quemaduras graves requieren una evaluación específica y detallada. La mortalidad en pacientes con quemaduras es del 4,1% y ese porcentaje aumenta al 56% cuando hay quemaduras en la vía aérea.[5,6] Es por eso que definir si un paciente tiene quemadura de vía aérea tiene suma importancia tanto para evaluar su pronóstico como para implementar medidas específicas de tratamiento. La incidencia de quemaduras de la vía aérea puede ir desde el 2% si la superficie corporal quemada es inferior al 20% hasta el 55% si la superficie corporal quemada es del 80% o mayor.[7]

En este contexto es importante conocer si la quemadura de la vía aérea es supraglótica o infraglótica.

La quemadura supraglótica, es decir, aquella producida por una lesión térmica donde el reflejo laríngeo participa como un efecto de protección, puede ser desde asintomática hasta generar un estrechamiento crítico de la vía aérea y la consiguiente obstrucción. Por este motivo, es de suma importancia detectar signos de lesión supraglótica, como quemaduras faciales, esputo carbonáceo, quemadura de vibrisas, cejas y pestañas, estridor, disfonía, disnea, edema lingual, tos y quejido. Todos estos signos marcan una alerta de potencial afección, por lo que debe asegurarse la vía aérea de manera temprana hasta poder evaluarla, ya sea por medio de una videolaringoscopia realizada durante la intubación orotraqueal que permite evaluar el estado de la laringe y de las cuerdas vocales, o por medio de una broncoscopia para evaluar el árbol traqueobronquial y su impacto secundario a la lesión por quemadura.[8]

La quemadura infraglótica es ocasionada por la inhalación de humo y es la principal causa de morbimortalidad en los incendios. El humo es una mezcla de partículas carbonáceas suspendidas en aire caliente y gases tóxicos. De todos ellos, el monóxido carbono (CO) y fundamentalmente el ácido cianhídrico (CNH) son los que provocan la anoxia tisular. El hallazgo de síntomas clínicos, como broncoespasmo, quemaduras faciales, disnea, estridor, broncorrea y sibilancias, es indicativo de afectación pulmonar y, por consiguiente, requiere asegurar la vía aérea.[9]

En el caso de quemadura infraglótica, la evaluación con broncoscopia es de suma importancia tanto para el diagnóstico como para la clasificación de las lesiones.[10] Del mismo modo, permitirá realizar lavados bronquiales periódicos con el objetivo de eliminar los restos carbonáceos y sus componentes tóxicos que son los causantes de las afecciones metabólicas sistémicas y pulmonares (**cuadro 15-1**).

La broncoscopia es un método seguro y eficaz para el diagnóstico temprano de las lesiones por inhalación. Asimismo, es un buen predictor de lesión pulmonar aguda y permite instaurar terapéuticas tempranas, como el lavado bronquial periódico, y terapéuticas específicas, como las nebulizaciones con acetilcisteína y heparina.[11]

> **!** Ante signos indirectos de afectación de la vía aérea, la indicación de intubación orotraqueal urgente es obligatoria. La broncoscopia permitirá tanto la evaluación diagnóstica como terapéutica, lo que permite la eliminación de los restos carbonáceos en la vía aérea.

INTUBACIÓN VIGIL

La intubación vigil es una técnica usada por los anestesistas en un grupo de pacientes con vía aérea difícil establecida con anticipación y que estén dispuestos a colaborar con el procedimiento. Para esta técnica se requiere que el paciente esté despierto y ventilando espontáneamente para poder visualizar la vía aérea de manera continua durante la maniobra.[12]

Cuadro 15-1. Clasificación broncoscópica de la fibra óptica en la lesión por inhalación

G0	Negativa
Gb	Positiva confirmada por biopsia
G1	Edema de mucosa e hiperemia leve, con hollín de carbono o sin él
G2	Edema de mucosa y enrojecimiento grave, con hollín de carbono o sin él
G3	Ulceraciones, necrosis y ausencia de reflejo de la tos y secreciones bronquiales

Sin embargo, en la emergencia, el paciente se presenta en una situación crítica, donde el conocimiento de la vía aérea previa y su colaboración no suelen ser la norma, por lo que la intubación vigil debería estar restringida solo a casos seleccionados y a cargo personal formado y con experiencia.

Los intentos repetidos de intubación a menudo son infructuosos y traumáticos. Se pierde tiempo valioso y aumentan los riesgos de hipoxemia. Por lo tanto, es prudente tener éxito con la intubación en el primer intento. Aunque no es ideal, la intubación nasal de emergencia por lo general proporciona un acceso rápido a la laringe y establece una vía aérea de emergencia. Las narinas sirven como una férula que guía el broncoscopio hacia la laringe. Adicionalmente, esta técnica evita los riesgos asociados con la movilidad potencial de la columna cervical.

La inserción suave del TET con un broncoscopio flexible en un paciente despierto ayuda a evitar el laringoespasmo reflejo, las arritmias reflejas, los vómitos y los riesgos de sedación excesiva en un paciente con una vía aérea inestable o no existente.

Un broncoscopio de mayor diámetro bien lubricado y con un canal de aspiración de tamaño considerable, como se mencionó en el manejo de hemoptisis, puede ser importante en un paciente con secreciones abundantes o sangre. Esto también permitirá un mejor control del TET que un broncoscopio de pequeño diámetro. Al llenar más espacio dentro del tubo, el dispositivo de mayor tamaño y el TET son más fáciles de maniobrar. Aunque por lo general se recomienda intubar con el TET de mayor tamaño posible, los expertos están de acuerdo en que un N.º 7,5 es el tubo de mayor diámetro que se debe insertar a través de las narinas. Para el abordaje nasal, algunos utilizan la combinación de un broncoscopio de diámetro pequeño y un TET, con un segundo operador que maneje el laringoscopio. De este modo, el segundo operador puede aspirar las vías aéreas y facilitar la inserción del TET utilizando, por ejemplo, una pinza de Magill.

La elección de anestésicos locales es clave. La lidocaína tópica es el fármaco recomendado, cuya dosis total no debe exceder los 4 mg/kg de peso corporal. La vida media de la lidocaína es de 90 min y los valores pico en plasma se obtienen 15 minutos después de su aplicación en la laringe y la tráquea.

Las lesiones mucosas aumentan la absorción local (como la candidiasis orofaríngea) y obligan a reducir la dosis, por lo que es necesario tener en cuenta:

- Atomizar la faringe con lidocaína en aerosol (al 10%) dos o tres veces aplicando sobre la base de la lengua y los pilares laterales. Cada atomización libera 10 mg de lidocaína. No es aconsejable exceder los 30 mg.
- A continuación, instilar por vía nasal (se pide al paciente que inspire profundamente por la nariz, mientras se ocluye la otra fosa nasal) una solución de lidocaína al 4% para uso tópico sin exceder los 4 mL (160 mg). La maniobra se considera útil cuando produce tos (implica la topicación de las cuerdas vocales).
- Lubricar las fosas nasales con 1 mL de lidocaína en jalea.
- Una vez introducido el broncoscopio, se pueden utilizar 5 mL adicionales de lidocaína al 4% a través del canal del endoscopio. De esta manera, el total acumulado es de 390 mg.[13]

> **!** La intubación vigil solo es recomendable si la realiza personal experimentado y altamente entrenado.

BRONCOSCOPIA RÍGIDA

La obstrucción de la vía aérea central por un tumor y la aspiración de un cuerpo extraño son problemas comunes en el departamento de emergencias, y pueden aparecer en un 20-40% de los pacientes con cáncer de pulmón.

La broncoscopia rígida es indispensable para el manejo de la obstrucción de las vías aéreas centrales. Es importante tener en cuenta que la broncoscopia rígida es el paso a seguir en el caso de un paciente con obstrucción de la vía aérea central, ya sea por patología oncológica o un cuerpo extraño que no pudo resolverse con una broncoscopia convencional. Por lo general se realiza en un quirófano o en una sala de broncoscopia equipada con el equipo necesario y la capacidad de proporcionar anestesia general, ventilación de circuito cerrado convencional y ventilación a jet.[14]

> **!** La indicación de broncoscopia rígida es obligatoria en pacientes con obstrucción de vía aérea central, ya sea debido a un cuerpo extraño o a un tumor, que no haya sido solucionada con la broncoscopia convencional.

EXTRACCIÓN DE UN CUERPO EXTRAÑO Y TRATAMIENTO DE ATELECTASIAS

La presencia de cuerpos extraños es frecuente en pacientes pediátricos y menos habitual en adultos, pero no es algo inusual en la sala de emergencia. Si bien las imágenes y los síntomas pueden ser orientadores, la broncoscopia es obligatoria en este grupo de pacientes y se considera el método de referencia para el diagnóstico y manejo de cuerpos extraños.[15]

Existen diferentes situaciones que predisponen a la aspiración de restos alimenticios, medicamentos, prótesis, material odontológico, etc. y esto aumenta en pacientes con trastornos neurológicos y alteración del reflejo deglutorio.

En el caso de cuerpos extraños de pequeño tamaño, la utilización de broncoscopios con canal de trabajo con un diámetro de entre 2,2 y 2,8 mm, pinzas de fórceps convencionales y canastillas podrá permitir la extracción. En caso de cuerpos de extraños de mayor tamaño, se deberá implementar broncoscopia rígida no solo para su extracción, sino también para evitar el daño de la pared bronquial y traqueal durante el procedimiento. En los últimos años, la mayor disponibilidad de la criosonda para otro tipo de uso, como la toma de biopsia en pacientes con patología pulmonar intersticial y la recanalización de la vía aérea en pacientes con patología oncológica, permitió que se comenzara a utilizar para la extracción de cuerpos extraños.

La elección de la herramienta dependerá de la localización, el tamaño y el tipo de cuerpo extraño. La broncoscopia flexible con diferentes herramientas, como lazo, canastilla y crioterapia, puede ser utilizada para la extracción de cuerpos extraños.

La broncoscopia también ha sido eficiente para tratar la atelectasia lobar en pacientes intubados, cuya condición no ha respondido a tratamientos, como la fisioterapia. Las secreciones bronquiales retenidas pueden obstruir las principales vías aéreas y generar hipoxemia persistente con riesgo de vida. Para tratar esta afección se ha utilizado la aspiración local dirigida con un broncoscopio de canal ancho combinado con instilación de solución salina fisiológica, lo cual ha demostrado ser eficiente.[16]

En pacientes con insuficiencia respiratoria secundaria a broncoaspiración y requerimientos de ventilación mecánica, la aspiración temprana mediante broncoscopia puede ser beneficiosa para mejorar la función respiratoria, disminuir la incidencia de neumonía por aspiración y reducir la terapia con antibióticos.[17]

! Los cuerpos extraños de tamaño pequeño pueden extraerse mediante broncoscopia convencional utilizando diferentes herramientas, como lazo, canastilla y crioterapia. Para cuerpos extraños de mayor tamaño, la indicación de broncoscopia rígida es obligatoria no solo para la extracción, sino también para evitar la lesión de la pared traqueobronquial durante el procedimiento.

TRAUMATISMOS DE LA VÍA AÉREA

Las lesiones de las vías aéreas son condiciones que amenazan la vida. Un número pequeño de pacientes son trasladados al hospital, ya que la sola afección traumática de la vía aérea está relacionada con eventos de desaceleración brusca y traumatismos de gran impacto, con muerte en el lugar del hecho. El diagnóstico requiere un alto índice de sospecha basado en la presencia de síntomas y signos inespecíficos para estas lesiones, y un profundo conocimiento de los mecanismos lesionales. La broncoscopia y la tomografía computarizada de tórax con reconstrucción 3D de la vía aérea representan los procedimientos de elección para el diagnóstico definitivo.[18]

La intubación endotraqueal bajo guía broncoscópica es el punto clave para lograr el control de las vías aéreas y una ventilación adecuada. Se puede encontrar una gran diversidad de materiales en la lesión traumática de la vía aérea, como restos de vidrios, plásticos, piezas dentarias, chicles o cualquier elemento que exista en la situación del traumatismo. Por este motivo, la evaluación broncoscópica no solo permitirá observar la presencia de cuerpos extraños y su eventual extracción endoscópica, sino también hará posible localizar el sitio de la rotura, su extensión y profundidad. Debe asegurarse que el balón del tubo esté inflado más allá del sitio de la lesión. Debido a lo anterior, la intubación con broncoscopio flexible es el método de preferencia para el manejo de la vía aérea.

Dado que el mecanismo más frecuente del traumatismo es la compresión anteroposterior repentina del tórax y el esternón, se provoca el estiramiento transversal de la caja torácica, y el movimiento lateral de los pulmones y los bronquios principales se alejan de la carina. Cuando las fuerzas de compresión exceden la elasticidad del árbol traqueobronquial, resultan en la rotura de las vías aéreas cerca de la carina. Esto explica por qué la mayoría de los traumatismos traqueobronquiales cerrados observados durante los accidentes con impactos de alta energía (76%) se producen a 2-2,5 cm de la carina.[19] Los hallazgos comunes de lesiones traqueobronquiales incluyen desgarro de la pared, sangre y colapso en la vía aérea, con incapacidad para ver y evaluar la parte del árbol traqueobronquial distal al sitio de la lesión.[18]

En ocasiones, la visión puede verse afectada debido a la presencia de coágulos de sangre y restos de tejido. Si existe una estenosis crítica de las vías aéreas, el broncoscopio puede precipitar su obstrucción con la consiguiente desaturación e inestabilidad hemodinámica. En estos escenarios, la broncoscopia rígida realizada mientras el paciente recibe la inducción inhalatoria y mantiene la ventilación espontánea puede permitir la evacuación de la sangre y un buen examen de las vías aéreas. Su principal limitación es la necesidad de extender el cuello hasta el hombro, que no se puede realizar si se sospecha o no se ha descartado una lesión de la columna cervical.

! La evaluación broncoscópica en pacientes con traumatismo de la vía aérea tiene suma relevancia no solo para la evaluación y localización de las lesiones, sino también como intervención para asegurar una ventilación adecuada y detectar lesiones ocultas con notable impacto en la morbimortalidad de este grupo de pacientes.

TRAQUEOSTOMÍA PERCUTÁNEA

La traqueostomía percutánea (TP) es un procedimiento quirúrgico frecuente en las unidades de cuidados intensivos. Sin embargo, en la emergencia solo tiene indicaciones específicas, como pacientes que ingresan con vía aérea difícil con imposibilidad de intubación traqueal y en caso de que la realización de una cricotirotomía como plan de rescate se encuentre contraindicada (p. ej., lesión laríngea). En este contexto es de suma importancia que tanto emergentólogos, cirujanos y anestesistas tengan habilidades específicas para lograr una correcta técnica con la finalidad de disminuir los riesgos del procedimiento en este grupo de pacientes vulnerables. La TP ofrece ventajas frente a la técnica quirúrgica, como evitar traslados potencialmente peligrosos fuera de la emergencia, menor tasa de complicaciones infecciosas y disminución de costos para el sistema sanitario.[20] Cabe señalar que las guías de práctica clínica basadas en la evidencia actual no recomiendan una modalidad de traqueostomía sobre otra. La planificación cuidadosa del procedimiento, así como el desarrollo y perfeccionamiento de estrategias más seguras, son esenciales para minimizar las complicaciones. En los últimos años, debido a la mayor disponibilidad de instrumental y el uso generalizado de videobroncoscopia, se ha permitido la visualización directa de la vía aérea, al tiempo que permite intervenir rápidamente en caso de hemorragia y reduce el riesgo en pacientes con anatomía aberrante o de difícil palpación, como es el caso de pacientes con traumatismo de la vía aérea, quemados y obstrucción de vía aérea central por tumores que se suelen presentar en la emergencia.[21] La realización de una TP guiada por videobroncoscopia se describe como un procedimiento eficaz y seguro que puede realizarse en las unidades de cuidados intensivos y en pacientes seleccionados, con una baja tasa de complicaciones.[22]

> **!** La TP es un método que mejora la seguridad del paciente en situación de vía aérea difícil. Su conocimiento y entrenamiento es obligatorio para todos aquellos profesionales que trabajan en departamentos de emergencia.

CONDICIONES DE RIESGO AUMENTADO PARA LA BRONCOSCOPIA

Es esencial comprender que los pacientes en la sala de emergencia suelen tener condiciones de riesgo aumentado para la broncoscopia. Sin embargo, existe un subgrupo de pacientes, como aquellos con hipertensión pulmonar (HTP), posinfarto agudo de miocardio, hipertensión intracraneal, asma bronquial y enfermedad pulmonar obstructiva crónica (EPOC), que tienen un mayor riesgo de desarrollar complicaciones, como neumotórax, hemorragia masiva, hipotensión, hipoxemia, arritmias, isquemia cardíaca y muerte. El conocimiento de estas alteraciones fisiopatológicas es trascendental antes de realizar la broncoscopia en este subgrupo de pacientes.

En pacientes con HPT existen dos tipos de complicaciones: las relacionadas con la sedación, la cual genera hipotensión con la consiguiente afección de la precarga, hipoventilación e hipoxemia, y las complicaciones relacionadas con el procedimiento, como la hemorragia masiva.

La bibliografía científica permite establecer que la broncoscopia se puede realizar de forma segura en pacientes con HTP de leve a moderada. Las biopsias transbronquiales no se asocian con un empeoramiento de la hipoxemia ni con un mayor riesgo de hemorragia.[23] Sin embargo, es importante realizar una estricta monitorización de los signos vitales y la oxigenación. Además, se debe estar preparado para solucionar emergencias en corto tiempo, tener disponible un TET de doble luz o bloqueador bronquial y utilizar broncoscopios con el mayor canal de trabajo posible. En caso de sangrado, enclavar en el bronquio lobar y rotar al paciente hacia la "posición segura", así como también disponer de solución salina fisiológica helada, adrenalina, vasopresina o ácido tranexámico.

En pacientes posinfarto de miocardio, en quienes la broncoscopia es urgente porque no pueden esperar 4-6 semanas, es necesario maximizar la oxigenación (FiO_2 100%), minimizar la aspiración (hipoxemia, taquicardia), implementar una adecuada sedación y analgesia para reducir el estrés cardíaco y realizar una monitorización continua (oximetría de pulso, telemetría). Asimismo, es aconsejable evitar el procedimiento si hay signos de isquemia activa, fallo cardíaco congestivo, arritmias e hipotensión.[24,25]

En el grupo de pacientes con hipertensión intracraneal, la broncoscopia podría aumentar la presión intracraneal de manera sustancial, aunque transitoria, por lo que se debe tener particular precaución en pacientes con distensibilidad craneal disminuida. Se sugiere, al realizar broncoscopia, tener la cabeza de la paciente elevada lo más posible, usar el mayor TET posible, lo que evitaría el aumento de la presión intratorácica y su consecuencia en el retorno venoso. Asimismo, es necesario reducir la tos tanto como sea posible con una adecuada sedoanalgesia, mantener una adecuada oxigenación con monitorización de ETCO. Se recomienda utilizar bolos de líquidos o considerar el uso de vasopresores para contrarrestar la hipotensión (dados los sedantes y estrategias de restricción hídrica en pacientes con lesión encefálica). Por último, es necesario considerar el retiro del broncoscopio luego de 5 minutos y reanudar el procedimiento cuando la presión intracraneal se normalice.[26]

En pacientes con asma bronquial por lo general se puede realizar una broncoscopia segura, pero es esperable que ocurra broncoespasmo, desaturación y caída del FEV_1; por lo tanto, la premedicación con broncodilatadores parece ser útil para reducir estas complicaciones. Adicionalmente es importante la monitorización exhaustiva de los signos vitales y mantener bien la oxigenación.[27]

Existe poca bibliografía científica que evalúe el riesgo de la broncoscopia en pacientes con EPOC. No obstante, pareciera conllevar un mayor riesgo en comparación con aquellos que presentan función pulmonar normal. Se ha notificado una mayor probabilidad de complicaciones en la EPOC grave (definida como FEV_1 < 50% del teórico o FEV_1 < 1 L y con FEV_1/capacidad vital forzada < 69%). Por otro lado, el salbutamol nebulizado administrado antes de la broncoscopia no altera la tasa de complicaciones posbroncoscopia en pacientes con EPOC, por lo que se sugiere optimizar el tratamiento de base antes de realizar el procedimiento cuando sea posible. Además, es necesario ser cuidadosos con la sedación en este grupo de pacientes, ya que presentan más riesgos teóricos de broncoespasmo, desaturación, hipercapnia, acidosis y neumotórax.[3,28]

> **!** El razonamiento de la fisiopatología en pacientes con condiciones de riesgo aumentado permitirá realizar una broncoscopia adecuada en el paciente preseleccionado, lo que aumenta el rédito diagnóstico y disminuye las complicaciones potencialmente mortales en este grupo vulnerable de individuos.

PUNTOS CLAVE

- Los cambios tecnológicos y las nuevas habilidades impactan de manera significativa en las intervenciones en pacientes críticos, lo cual se vuelve más relevante en el periodo inicial de la atención.
- El conocimiento de nuevas herramientas, como la broncoscopia, su uso e indicaciones específicas no solo tienen impacto en un diagnóstico certero de la afección en este grupo de pacientes, sino que permiten intervenciones terapéuticas con notable beneficio de la morbimortalidad, ya que el manejo de la vía aérea en la asistencia aguda del traumatismo es la primera indicación para seguir. Sin embargo, se requiere un adecuado conocimiento, entrenamiento y habilidad para poder contar con la broncoscopia como una herramienta de uso cotidiano.

AEROPERLAS

- El broncoscopio flexible resulta una herramienta clave para realizar la intubación vigil. De todas formas, solo es recomendable que sea utilizado por personal experimentado y altamente entrenado.
- En las quemaduras de la vía aérea, la broncoscopia permitirá tanto la evaluación diagnóstica como terapéutica y la eliminación de los restos carbonáceos en la vía aérea.

REFERENCIAS

1. Stahl DL, Richard KM, Papadimos TJ. Complications of bronchoscopy: A concise synopsis. Int J Crit Illn Inj Sci 2015;5(3):189-95.
2. Hasegawa S, Terada Y, Murakawa M, et al. Emergency Bronchoscopy. Journal of Bronchology 1998;5:284-7. Thirumaran M, Sundar R, Sutcliffe IM, et al. Is investigation of patients with haemoptysis and normal chest radiograph justified? Thorax 2009;64(10):854-6.
3. Du Rand IA, Blaikley J, Booton R, et al. British Thoracic Society guideline for diagnostic flexible bronchoscopy in adults: accredited by NICE. Thorax 2013;68(Suppl 1):i1-44.
4. Bockhorn M, Klose H, Simon M. The diagnosis and treatment of hemoptysis. Deutsches Ärzteblatt International; 2017.
5. Thirumaran M, Sundar R, Sutcliffe IM, Currie DC. Is investigation of patients with haemoptysis and normal chest radiograph justified? Thorax 2009;64(10):854-6.
6. Shirani KZ, Pruitt BA Jr, Mason AD Jr. The influence of inhalation injury and pneumonia on burn mortality. Ann Surg 1987;205(1):82-7.
7. Thompson PB, Herndon DN, Traber DL, et al. Effect on mortality of inhalation injury. J Trauma 1986;26(2):163-5.
8. Reid A, Ha JF. Inhalational injury and the larynx: A review. Burns 2019;45(6):1266-74.
9. Dueñas-Laita A, Burillo Putze G, Alonso JR y cols. Bases del manejo clínico de la intoxicación por humo de incendios Docohumo Madrid Medicina Intensiva 2010; 34:609-19.
10. Chou SH, Lin SD, Chuang HY, et al. Fiber-optic bronchoscopic classification of inhalation injury: prediction of acute lung injury. Surg Endosc 2004;18(9):1377-9.
11. Elsharnouby NM, Eid HEA, Abou Elezz NF, et al. Heparin/N-acetylcysteine: an adjuvant in the management of burn inhalation injury: a study of different doses. J Crit Care 2014;29(1):182.e1-4.

12. Escobar J. Manejo de la vía aérea con fibrobroncoscopia flexible. Rev Chil Anest 2009;38(2):152-6.
13. Cote CJ, Lerman J, David Todres I. A Practice of anesthesia for infants and children e-book. Elsevier Health Sciences; pp. 1192.
14. Batra H, Yarmus L. Indications and complications of rigid bronchoscopy. Expert Rev Respir Med 2018;12(6):509-20.
15. Jeon K, Kim H, Yu CM, et al. Rigid bronchoscopic intervention in patients with respiratory failure caused by malignant central airway obstruction. Journal of Thoracic Oncology 2006;1:319-23.
16. Tsao TCY, Tsai YH, Lan RS, et al. Treatment for collapsed lung in critically ill patients chest 1990;97:435-8.
17. Megahed MM, El-Menshawy AM, Ibrahim AM. Use of early bronchoscopy in mechanically ventilated patients with aspiration pneumonitis. Indian Journal of Critical Care Medicine 2021;25:146-52.
18. Prokakis C, Koletsis EN, Dedeilias P, et al. Airway trauma: a review on epidemiology, mechanisms of injury, diagnosis and treatment. J Cardiothorac Surg 2014;9:117.
19. Chhabra A, Rudingwa R, Pathophysiology and management of Airway Trauma. Trends in Anaesthesia and Critical Care 2013;3(4):216-9.
20. Raimondi N, Vial MR, Calleja J, et al. Evidence-based guides in tracheostomy use in critical patients. Med Intensiva 2017;41(2):94-115.
21. Shen G, Yin H, Cao Y, et al. Percutaneous dilatational tracheostomy versus fiber optic bronchoscopy-guided percutaneous dilatational tracheostomy in critically ill patients: a randomized controlled trial. Ir J Med Sci 2019;188(2):675-81.
22. Bisso IC, Huespe I, Schverdfinger S y cols. Traqueostomía percutánea guiada por broncoscopía: experiencia en 235 procedimientos. Rev Fac Cien Med Univ Nac Córdoba 2020;77(3):187-90.
23. Diaz-Guzman E, Vadi S, Minai OA, et al. Safety of diagnostic bronchoscopy in patients with pulmonary hypertension. Respiration 2009;77(3):292-7.
24. Dunagan DP, Burke HL, Aquino SL, et al. Fiberoptic bronchoscopy in coronary care unit patients: indications, safety, and clinical implications. Chest 1998;114(6):1660-7.
25. Dweik RA, Mehta AC, Meeker DP, et al. Analysis of the safety of bronchoscopy after recent acute myocardial infarction. Chest 1996;110(3):825-8.
26. Kerwin AJ, Croce MA, Timmons SD, et al. Effects of fiberoptic bronchoscopy on intracranial pressure in patients with brain injury: a prospective clinical study. J Trauma Acute Care Surg 2000;48(5):878.
27. Moore WC, Evans MD, Bleecker ER, et al. Safety of investigative bronchoscopy in the Severe Asthma Research Program. J Allergy Clin Immunol 2011;128(2):328-36.e3.
28. Chechani V. Flexible bronchoscopy in patients with hypercapnia. J Bronchol 2000;7:226-32.

Máscaras laríngeas

16

Pablo Daniel Luchini

OBJETIVOS

- Conocer la estructura general de las máscaras laríngeas.
- Reconocer las diferencias entre cada grupo.
- Conocer las ventajas y desventajas de los dispositivos.
- Comprender la importancia de su uso en diferentes escenarios clínicos.

INTRODUCCIÓN

Las máscaras laríngeas se ubican dentro del grupo de los dispositivos extraglóticos (DEG) y se clasifican como dispositivos supraglóticos (DSG) que se diferencian de los retroglóticos, como el *combitube*, que en la práctica cotidiana ha sido ampliamente desplazado por una variedad de modelos de máscaras laríngeas.

Se insertan por la boca hasta la laringofaringe y la parte superior del esófago, donde forman un conducto directo para que el aire fluya a través de la glotis hasta los pulmones. Cuentan con sistemas de inflado o térmicos que proporcionan un sellado relativamente hermético de la vía aérea alta para proceder a la ventilación con presión positiva con límites variables de presión máxima para evitar fugas de aire que puedan provocar distensión gástrica.

INDICACIONES

Las indicaciones de estos dispositivos implican situaciones muy amplias:[1]

- Rescate de la vía aérea cuando la ventilación con un dispositivo bolsa-válvula-máscara (DBVM) resulta difícil y la intubación ha fracasado.
- Rescate de "un solo intento" aplicado simultáneamente con la preparación de la cricotiroidotomía ante el fracaso de la vía aérea en la que "no se puede intubar ni oxigenar".
- Alternativa más sencilla y efectiva a la DBVM para soporte vital básico.
- Alternativa a la intubación endotraqueal por parte de proveedores de soporte vital avanzado en el medio prehospitalario.
- Vía para facilitar la intubación endotraqueal (ciertos tipos de DSG para intubación).

ESTRUCTURA GENERAL

Las máscaras laríngeas tienen una estructura básica que presenta modificaciones según la empresa que las fabrica y agregados que le confieren funciones adicionales.

La mascarilla es una estructura elíptica con un manguito inflable que le permite adaptarse a las estructuras supraglóticas (base de la lengua, paredes laterales de la faringe y porción superior del esófago sobre el esfínter esofágico superior) y generar un sellado que dirige el gas hacia la vía aérea. Presenta un tubo de vía aérea que puede ser flexible o rígido (dependiendo el modelo), cuyo extremo posee un conector de 15 mm (medida estándar para el puerto paciente del DBVM o para rama en "Y" de ventiladores mecánicos) y un tubo de insuflación del manguito con un globo piloto para generar la presión necesaria para adaptar la mascarilla a la laringofaringe[1] (**fig. 16-1**).

CLASIFICACIÓN

Se han diseñado modificaciones a la estructura básica de las máscaras que les confieren funciones adicionales, como la posibilidad de colocar un catéter de descompresión gástrica o un tubo

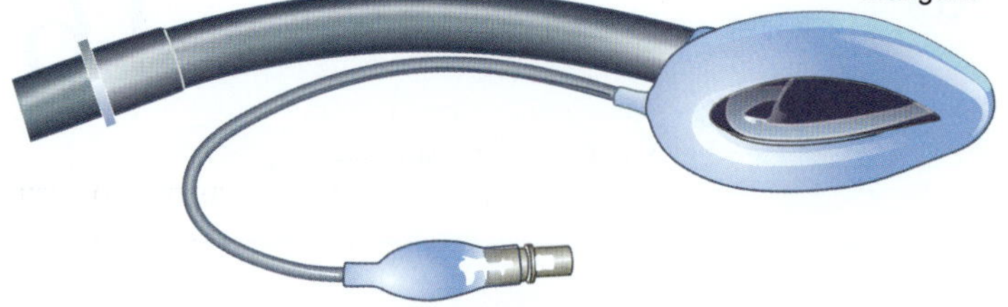

Fig. 16-1. Estructura general de una máscara laríngea.

orotraqueal a través de la luz del tubo de vía aérea, así como también estructuras rígidas o manguitos inflables adicionales para mejorar el sellado orofaríngeo, lo que permite mayores presiones sobre la vía aérea y menor posibilidad de presentar fugas.

La presencia de funciones adicionales las clasifica en distintas generaciones (**cuadro 16-1**).

Máscaras laríngeas de primera generación

El primer diseño de DSG fue desarrollado por la compañía Laryngeal Mask y se denominó máscara laríngea Classic®. Ha servido como prototipo de gran parte de estos instrumentos, aunque existen otros diseños similares (**fig. 16-2**). La máscaras de este grupo no poseen un tubo adicional para colocar un catéter de drenaje gástrico.

Están disponibles en distintos tamaños, según el fabricante, y su elección se realiza según el peso del paciente. A partir de la elección del tamaño se considera el máximo de insuflación permitido, pero esto depende de cada fabricante. Si bien estos datos están impresos sobre el tubo de vía aérea, no es infrecuente que en los modelos reutilizables dejen de visualizarse debido a las sucesivas antisepsias y esterilizaciones, por lo tanto, se recomienda tener disponible una tabla con estas variables (**cuadro 16-2**).

En el mercado hay disponibles distintos tipos, variables en la estructura general (Portex®, Solus®). En el **cuadro 16-3** se describen las más difundidas en la Argentina.

Máscaras laríngeas de segunda generación

La característica de grupo es la presencia de una segunda luz (tubo adicional al de vía aérea) para la colocación de un catéter de aspiración gástrica, cuyo tamaño depende, a su vez, del tamaño y modelo de la máscara laríngea. Además, presentan un sellado orofaríngeo mejorado que les permite soportar mayores presiones sobre vía aérea con menor posibilidad de presentar fugas (**cuadro 16-4**).

Son las de elección porque permiten la descompresión gástrica y por las mejoras en el sellado orofaríngeo.

- **ML ProSeal® (reutilizable):** incorpora una segunda luz para colocar un catéter de aspiración gástrica y cuenta con un "manguito de sellado direccional" en la parte dorsal. Ejerce una mayor presión de sellado que la ML Classic® (28 cm H_2O frente a 24 cm H_2O), lo que en teoría supone una ventaja para la ventilación de

Cuadro 16-1. Clasificación de las máscaras laríngeas y características distintivas

Primera generación	Segunda generación	Tercera generación
Fue el prototipo inicial, solo contiene un tubo para ventilación	Contienen un tubo adicional para la colocación de un catéter de descompresión gástrica	Son especialmente diseñadas para permitir la colocación de un tubo orotraqueal por la luz del tubo de vía aérea

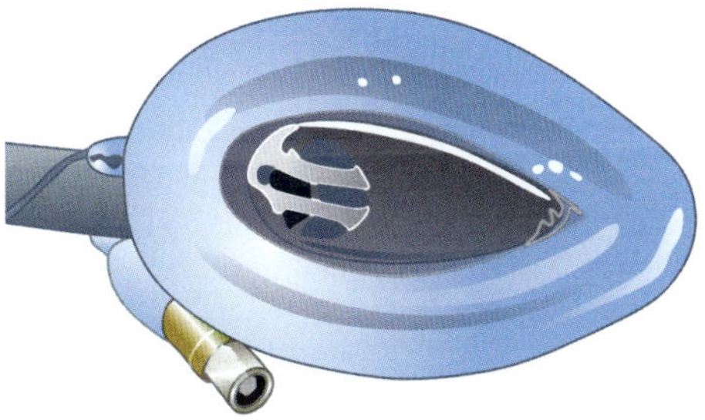

Fig. 16-2. ML Classic®. Nótese la presencia de barras obturadoras epiglóticas.

los pacientes que requieren presiones más altas de la vía aérea.

- **ML Supreme® (desechable):** presenta un manguito rígido que sella con facilidad, resiste mayores presiones de fuga que las ML de primera generación y una vía por la cual puede pasar un tubo de aspiración gástrica (**fig. 16-3; cuadro 16-5**).
- **ML I-gel®:** comparte la característica del grupo (segundo tubo para acceso gástrico) y tiene la particularidad de no poseer manguito neumático. La mascarilla está fabricada con un polímero termoplástico que crea un sellado anatómico de las estructuras faríngea, laríngea y perilaríngea sin balón de inflado. Tanto el éxito en la colocación como la presión de fuga de la vía aérea son similares a las logradas con la ML Supreme® (MLS: 26 ± 8 cm H_2O e ML I-gel: 27 ± 9 cm H_2O).[2]
  Tiene una característica adicional propia (no de grupo), y es que el tubo de vía aérea es lo

Cuadro 16-2. Tabla de peso y volumen de insuflado máximo para cada tamaño de máscara laríngea de primera generación

Variables para ML Classic®/ML Unique®							
Tamaño	1	1,5	2	2,5	3	4	5
Peso (kg)	< 5	5-10	10-20	20-30	30-50	50-70	70-100
Volumen de insuflado (mL)	4	7	10	14	20	30	40

Cuadro 16-3. Máscaras laríngeas de primera generación de mayor distribución en nuestro medio

ML Classic®	ML Unique®	ML Flexible®
Reutilizable	Descartable	Reutilizable o descartable
Manguito perilaríngeo inflable Barras obturadoras epiglóticas		Porción tubular reforzada con alambre (previene angulaciones)
Otras marcas (ML Ambu®) disponibles son dispositivos descartables de aspecto muy similar que no incorporan barras obturadoras epiglóticas; sin embargo, no está claro cuál sería la repercusión de su ausencia		

Cuadro 16-4. Principales características de las máscaras laríngeas de segunda generación

ML Proseal®	ML Supreme®	ML I-gel®
Reutilizable Manguito dorsal de sellado unidireccional	Descartable Porción tubular o manguito rígido Bloqueo de mordida	Descartable Mascarilla preformada, no inflable, blanda, símil gel Bloqueo de mordida Permite la colocación del TOT con un fibroscopio
	ML Ambu Aura 11® Símilar a ML Supreme® Tubo con curva flexible	
Cuentan con tubo adicional para cánula gástrica, sellado orofaríngeo mejorado y soportan mayores presiones con menores fugas		

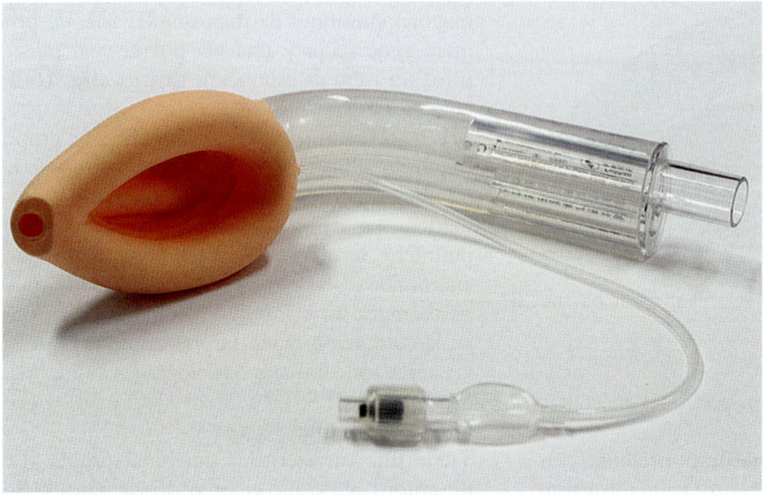

Fig. 16-3. ML Supreme®. Nótese el tubo adicional para el catéter gástrico.

Cuadro 16-5. Tabla de peso y volumen de insuflado máximo para cada tamaño de máscara laríngea Supreme®

Tamaño	1	1,5	2	2,5	3	4	5
Peso (kg)	< 5	5-10	10-20	20-30	30-50	50-70	70-100
Volumen de insuflado (mL)	5	8	12	20	30	45	45
Catéter gástrico (Fr)	6	6	10	10	14	14	14

También presenta el diámetro máximo (fr: French) del catéter gástrico

suficientemente ancho para permitir introducir fácilmente un TET, preferentemente con un fibroscopio, aunque puede hacerse a ciegas o guiado a través de una bujía.[3,4]

Máscaras laríngeas de tercera generación

Además de las características generales de estos dispositivos, esta generación presenta particularidades que permiten, por elementos especialmente diseñados por el fabricante, pasar un TET por la luz del tubo de vía aérea (sin visualización directa de la glotis).[5]

- **ML Fastrach®:** a menudo es más sencilla de insertar por el diseño rígido de su mango y el tubo. Presenta tasas de intubación endotraqueal a ciegas mayores del 90% (**fig. 16-4**).

Estos dispositivos tienen la ventaja de que son sencillos de usar (técnica de colocación sencilla), casi siempre son bien tolerados, producen pocas respuestas hemodinámicas adversas con la inserción y tienen una función importante en el control urgente de la vía aérea.

TÉCNICA DE COLOCACIÓN

Para comprender todas las situaciones relacionadas con la colocación, podría ser didáctico conocer inicialmente como quedará colocada la máscara laríngea (**fig. 16-5**).

Más allá de la técnica de inserción,[1,6] deberían considerarse otras variables que condicionarán la optimización del funcionamiento de la máscara laríngea (**video 16-1**), como:

- Elección del tamaño adecuado: se realiza según el peso del paciente y depende del modelo de máscara disponible.
- Control del inflado de la mascarilla y desinflado en una superficie plana: de esta manera tendremos seguridad de la indemnidad del rodete neumático y con el desinflado en una superficie plana se evitan deformidades que pueden provocar dobleces o rotaciones durante la colocación.

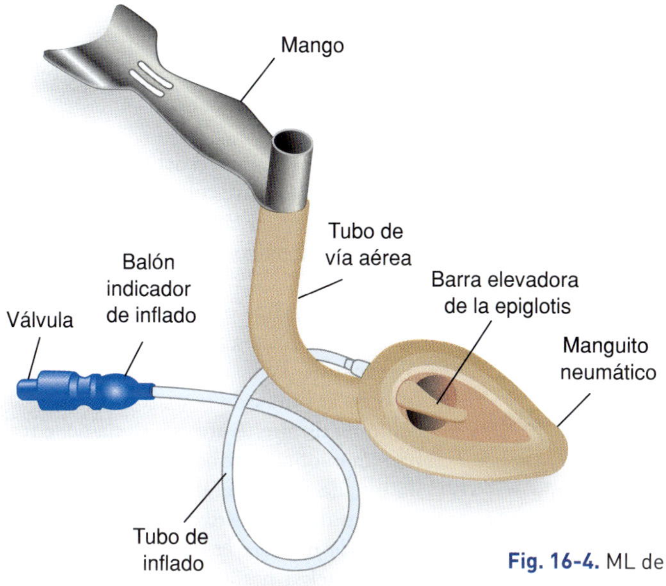

Fig. 16-4. ML de tercera generación Fastrach®.

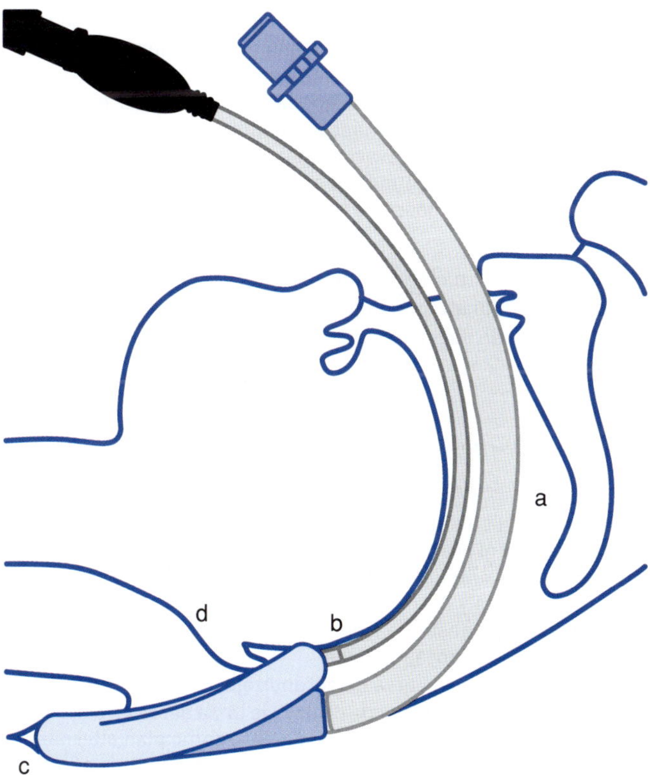

Fig. 16-5. Posición anatómica de la máscara laríngea. La curvatura del tubo sigue al paladar (a). La porción superior se ubica detrás de la base de la lengua (b). La punta de la mascarilla se asienta en la hipofaringe, sobre el EES (c). La epiglotis queda dentro de la elipse de la máscara (d).

- Lubricación con jalea hidrosoluble para facilitar el deslizamiento.
- Nivel de sensorio adecuado: estos dispositivos son parte de una vía aérea avanzada no definitiva. Para su colocación requieren flacidez muscular para la apertura de la boca y ausencia de reflejos laríngeos. El nivel de sensorio que facilita su colocación ocurre como:
  - Producto de lesiones o condición clínica del paciente (paro cardíaco, coma profundo).
  - Por fármacos analgosedantes y bloqueantes neuromusculares.[7]
- Posicionamiento: posición de olfateo si no existe contraindicación (alineación oído-esternón).

Una vez realizada esta preparación, se procederá a la introducción de la máscara:

- Introducción y deslizamiento suave sobre el paladar y la pared posterior de la faringe, previa lubricación de la cara dorsal de la mascarilla con un material hidrosoluble.
  - Con elipse (abertura) de la mascarilla hacia ventral.
  - Se mantiene la posición medial del tubo en la boca para evitar las rotaciones.
  - Se toma la máscara con los dedos pulgar e índice como "un lápiz" hasta hacer *stop* sobre las estructuras faríngeas.
- Inflado con la cantidad (mL) de aire correspondiente al tamaño. Se observará una distensión simétrica del cuello desde el cartílago tiroides hacia el espacio supraesternal.
- Control de la correcta ventilación mediante CO_2 espirado u otras y luego correcta sujeción de la máscara.

A continuación, se comenzará con la ventilación del paciente. Es necesario observar la posibilidad de fuga de aire a través de la superficie de sellado. Si se está frente a esta situación, es recomendable repasar los siguientes puntos:

- ¿Es correcta la elección del tamaño?
- ¿Está correctamente colocado el dispositivo?
- ¿Es adecuada la adaptación del paciente al dispositivo (analgosedación/bloqueantes neuromusculares)?
- ¿Se está realizando una ventilación con altas presiones en la vía aérea?
- ¿Existe una deflexión posterior de la epiglotis o de la punta de la mascarilla que ocluye la columna de aire? Ante esta duda debe realizarse una maniobra "arriba-abajo" con la mascarilla inflada para liberar la epiglotis o alinear el extremo del dispositivo, deslizando unos centímetros la máscara laríngea hacia arriba y luego reintroducirla hasta el *stop* y revaluar la ventilación.

> **!** La deflexión de la punta también puede prevenirse si se infla parcialmente la máscara (de manera que no quede totalmente desinflada). La lengua puede dificultar el ingreso de la máscara y esto puede corregirse con la elevación de la mandíbula por parte de un segundo operador o con la ayuda del laringoscopio.[6]

En el **video 16-2** se observa una intubación guiada por bujía a través de una máscara laríngea de tercera generación.

PUNTOS CLAVE

- Una máscara laríngea no representa un control definitivo de la vía aérea (que se define como un TET con un manguito inflado en la tráquea) ni previene, de manera confiable, la insuflación gástrica, la regurgitación o la aspiración del contenido gástrico (en relación con la sensibilidad del sellado frente a la posición de la cabeza y el cuello, se prefiere una posición neutra o la extensión para disminuir esta posibilidad). No obstante, confiere cierta protección de la vía aérea contra la aspiración de sangre y saliva de la boca y faringe.
- Su técnica de colocación es rápida y sencilla, con una curva de aprendizaje de poco tiempo.
- Todo esto permite que pueda considerarse como plan inicial de control de la vía aérea en ciertas situaciones de dificultad ambiental, como en el medio extrahospitalario, o como plan alternativo ante el fracaso de la colocación del tubo orotraqueal hasta la resolución con una vía aérea definitiva.

AEROPERLAS

- Las máscaras laríngeas son un buen medio de control avanzado de la vía aérea en condiciones ambientales difíciles, como sucede en el medio prehospitalario.
- Su uso requiere el control de la vía aérea facilitado por fármacos, salvo en ausencia de rigidez del maxilar con presunción de falta de respuesta a la estimulación faríngea.
- Son un buen plan alternativo cuando fracasa la colocación de un tubo orotraqueal o se requiere una rápida reoxigenación del paciente.
- Los modelos de segunda generación son de elección sobre los de primera generación debido a la posibilidad de colocar un catéter de descompresión gástrica.

REFERENCIAS

1. Brown CA III, Walls RM. Principles of Preparatory Oxygenation. En: The Walls Manual of Emergency Airway Management. 5.th ed. Philadelphia: Wolters Kluwer; 2018.
2. Theiler L, Kleine-Brueggeney M. Crossover comparison of the Laryngeal mask Supreme and the i-gel in simulated difficult airway scenario in anesthetized patients. Anesthesiology 2009;111:55-62.
3. Choi HY, Kim W, Jang YS, et al. Comparison of i-gel as a conduit for intubation between under fiberoptic guidance and blind endotracheal intubation during cardiopulmonary resuscitation: A Randomized Simulation Study. Emerg Med Int 2019;2019:8913093.
4. Dhimar AA, Sangada BR, Upadhyay MR, et al. I-Gel versus laryngeal mask airway (LMA) classic as a conduit for tracheal intubation using ventilating bougie. J Anaesthesiol Clin Pharmacol 2017;33(4):467-72.
5. Reardon RF, Martel M. The intubating laryngeal mask airway: suggestions for use in the emergency department. Acad Emerg Med 2001;8(8):833-8.
6. Liao AH, Lin YC, Bai CH, et al. Optimal dose of succinylcholine for laryngeal mask airway insertion: systematic review, meta-analysis and metaregression of randomized control trials. BMJ Open 2017;7(8):e014274.
7. Pollack CV Jr. The laryngeal mask airway: a comprehensive review for the Emergency Physician. J Emerg Med 2001;20(1):53-66.

Cricotiroidotomía

17

Nicolás Conrado Garelli Melero y Guillermo Jesús Mauro

OBJETIVOS

- Identificar correctamente la localización y los reparos anatómicos de la membrana cricotiroidea.
- Conocer los métodos de abordaje de la membrana cricotiroidea para aplicarlos en las emergencias médicas.
- Conocer las indicaciones y contraindicaciones de la cricotiroidotomía, así como también sus complicaciones.
- Enfatizar el uso de la técnica asistida con bujía como la más recomendada en el ámbito del departamento de emergencias.

INTRODUCCIÓN

En el departamento de emergencias (DE), asegurar la vía aérea resulta de vital importancia en múltiples situaciones clínicas. Cuando no se puede intubar, oxigenar ni ventilar, el paciente presenta riesgo de vida extremo. Por ello, es imprescindible contar con un plan de vía aérea difícil, en el cual el acceso quirúrgico pueda efectuarse rápidamente cuando sea necesario. Es de suma importancia la capacitación continua e integral de los médicos que desempeñen sus tareas en los DE.

> **!** Los principales obstáculos a la hora de realizar una cricotiroidotomía de emergencia es tomar la decisión de llevarla a cabo y, sobre todo, decidir en qué momento hacerla.

Esto se debe a que suele ocurrir que el operador continúa con intentos fallidos de intubación hasta llegar a un punto donde la situación clínica del paciente hace que sea inviable continuar con el procedimiento y ya es demasiado tarde para aplicar el método. Es importante reconocer esta limitación y estar preparado psicológicamente para estas situaciones en las que una cricotiroidotomía realizada en el tiempo adecuado puede salvar la vida al paciente y evitar lesiones hipóxicas del sistema nervioso central en forma permanente.

Al aplicar el factor humano a una vía aérea difícil en el momento de determinar los planes de vía aérea y de asignar el acceso anterior de cuello como una opción, es de vital importancia que el encargado de llevarla adelante reconozca los reparos anatómicos en el paciente y prepare todo lo necesario para realizar el procedimiento.

TÉCNICAS DE CRICOTIROIDOTOMÍA

Se suelen enseñar cuatro técnicas principales de cricotiroidotomía:[1,2]

- Quirúrgica.
- Quirúrgica asistida por bujía.
- Por punción percutánea (hay diversos dispositivos comerciales disponibles, algunos se basan en la técnica de Seldinger para su implementación).
- Por punción con aguja (ventilación en chorro o *jet*).

En este apartado se hará foco en la técnica quirúrgica, con la variante asistida mediante una guía de intubación orotraqueal ("cuerda de piano"), y se mencionará la técnica por punción.

INDICACIONES

- La indicación primaria es el fracaso en el control de la vía aérea, con varios intentos de intubación fallidos, en situaciones donde el paciente no puede oxigenarse de forma adecuada pese a intentos de ventilación con dispositivo de bolsa-válvula-máscara (DBVM) o la colocación de un dispositivo supraglótico (DS) (no se puede intubar, no se puede ventilar ni oxigenar).[1-5]

- En el traumatismo facial grave, donde la intubación nasotraqueal u orotraqueal resulta imposible o riesgosa.[1-5]
- En el edema angioneurótico, shock anafiláctico, inhalación de tóxicos y las quemaduras faciales con compromiso de la vía aérea (véase **fig. 4-1**).
- En la obstrucción con un cuerpo extraño con maniobra de Heimlich fallida e imposibilidad de retiro con pinza de Magill, o presencia de sangre o secreciones en la orofaringe que imposibilitan la visión mediante laringoscopia.
- Espasmo masetero o fijación del maxilar posquirúrgica.
- En situaciones donde está contraindicada la intubación o se considera que el acceso a la vía aérea será imposible con otro método.[1-2]

CONTRAINDICACIONES

- Presencia de obstrucción distal a la membrana cricotiroidea.
- En niños menores de 10 años que tienen una laringe con cartílagos tiroides y cricoides pequeños, flexibles y móviles, y una membrana cricotiroidea muy pequeña, lo que hace el procedimiento muy complicado. Para este grupo etario es preferible la cricotiroidotomía con aguja.[6]
- Fractura de laringe o transección de la tráquea con retracción del cabo distal en el mediastino.
- Enfermedad laríngea o traqueal preexistente (tumores, infecciones, abscesos en el área del procedimiento), hematomas, enfisema subcutáneo y otras alteraciones anatómicas que hagan imposible el procedimiento.[1]
- Coagulopatía u otros trastornos hemorrágicos.[1]
- Falta de experiencia del operador.[1]
- Posibilidad de asegurar la vía aérea de otra manera o ventilar con DBVM.

REFERENCIAS ANATÓMICAS

El sitio de acceso en el manejo quirúrgico de la vía aérea es la membrana cricotiroidea. Las ventajas de esta localización es que presenta menor cantidad de tejidos blandos entre la piel y la membrana, y se encuentra más anterior que la tráquea. Además, presenta menor vascularización, ya que recibe irrigación por la arteria cricotiroidea –rama de la arteria tiroidea superior– ubicada en la parte superior de la membrana, por ende, presenta menor probabilidad de hemorragias importantes (véase **fig. 2-4**). Sus dimensiones oscilan entre 20 a 34 mm de ancho y 9 a 10 mm de alto.[1,3,7,8]

Para identificarla, debemos localizar primero la escotadura del cartílago tiroides, en la línea media del cuello en la cara anterior. A un dedo por debajo de esta se palpa la membrana cricotiroidea como una depresión blanda entre el borde inferior del cartílago tiroides en dirección cefálica y el anillo cricoides en sentido caudal. Si no se puede localizar con facilidad el cartílago tiroides, se debe localizar el hueso hioides. Por debajo de este hueso se encuentra la membrana tirohioidea y luego el cartílago tiroides.[1,3,7]

Una anatomía deficiente o algún proceso patológico subyacente en el cuello del paciente podrían complicar el acceso a la membrana cricotiroidea.

La mnemotecnia SMART es útil para la evaluación previa del paciente.[1]

Surgery (cirugía).
Mass (tumoración).
Access/Anatomy (acceso/anatomía).
Radiation (radiación).
Trauma (traumatismos).

CRICOTIROIDOTOMÍA QUIRÚRGICA

Es la creación de un acceso quirúrgico a través de la membrana cricotiroidea con la colocación de un tubo endotraqueal o una cánula de traqueostomía con balón en la tráquea.

Cricotiroidotomía quirúrgica asistida por bujía

Es la técnica recomendada por la *Difficult Airway Society*[4] y la *Canadian Airway Focus Group*[5] principalmente porque es una técnica sencilla que permite un rápido acceso a la vía aérea y con herramientas que por lo general están disponibles en la mayoría de los lugares (**video 17-1**).

Instrumental de la técnica

El instrumental necesario para este procedimiento es: [1-3,5,7,9]

- Bujía.
- Bisturí con hoja n.º 11.
- Tubo endotraqueal (TET) n.º 6 o cánula de traqueostomía n.º 4 no fenestrado con balón.
- Lidocaína al 1%.
- Solución antiséptica disponible.

Técnica[1-5,7,9]

- **Posición del médico:** debe ubicarse del lado del paciente, donde la mano sea dominante (lado derecho en diestros), e identificar las referencias anatómicas con la mano no dominante, utilizando las referencias anatómicas descritas (**fig. 17-1A**). En caso de contar con entrenamiento en ecografía, puede resultar de utilidad el reconocimiento de la membrana cricotiroidea con esta técnica, principalmente cuando se realiza la preparación de los planes de vía aérea y se cuenta con tiempo adecuado (véase **cap. 6**).
- **Posición del paciente:** a diferencia de lo que ocurre en otras situaciones de vía aérea, en las que se requiere la alineación oído-esternón, para la realización de la cricotidoidotomía resulta preferible la extensión del cuello, que puede lograrse colocando algún resalto debajo de los hombros.

1. Se aplica solución antiséptica en el cuello. Se utiliza anestesia local si el paciente está despierto con infiltración de la piel y el TCS con lidocaína al 1%. Para suprimir el reflejo tusígeno se puede inyectar lidocaína por punción a través de la membrana cricotiroidea hacia la vía aérea.
2. Se inmoviliza la laringe colocando el pulgar y el dedo medio de la mano no dominante en lados opuestos en las astas laríngeas superiores en el borde posterosuperior del cartílago tiroides. De esta forma, el dedo índice de la mano no dominante se encuentra disponible para ubicar la membrana cricotiroidea (**fig. 17-1B**).
3. Cuando el reconocimiento anatómico resulta sencillo (cuellos con poco tejido blando) se recomienda realizar una incisión vertical de la piel de 2 cm, en la línea media, sobre la localización de la membrana cricotiroidea, la cual debe palparse con el dedo índice de la mano no dominante. Se sugiere que la mano que sostiene el bisturí (la derecha en operadores diestros) busque un punto de apoyo sobre el tórax del paciente para otorgar firmeza en la ejecución de la incisión. Si el cuello presenta demasiado tejido blando (pacientes obesos) y resulta difícil reconocer las estructuras anatómicas con la palpación, se recomienda realizar una incisión vertical inicial ampliada (8-10 cm). Se debe tener precaución de no dañar estructuras profundas (**fig. 17-1C**).
4. Se realiza una incisión horizontal de al menos 1 cm de longitud a través de la membrana cricotiroidea, sobre la mitad inferior, para evitar lesionar la arteria y vena cricotiroidea (**fig. 17-1D**).
5. A partir de este punto existen dos opciones: 1) dejar el bisturí y girar 90º hacia caudal (**fig. 17-1E**) para utilizarlo como estabilizador del estoma realizado; o 2) retirar el bisturí e introducir el dedo índice de la mano no dominante a través de la incisión de la membrana, palpando los anillos traqueales (**fig. 17-1F**).
6. Se inserta la bujía con la mano dominante a través de la incisión junto con el dedo índice (sin retirar completamente el dedo) o el bisturí (según la opción elegida) (**fig. 17-1G**).
7. Se retira el dedo índice (o el bisturí), y se pasa el TET a través de la bujía hasta que el balón pase en forma completa (**fig. 17-1H**).
8. Se retira la bujía.
9. Se infla el balón del TET.
10. Se debe conectar el DBVM y controlar la correcta colocación del tubo a través de la ventilación apropiada, con métodos de confirmación (**fig. 17-1I**).
11. El tubo se sujeta en forma correcta.

Cricotiroidotomía quirúrgica convencional[1,2,7]

Esta técnica es la convencional, requiere más entrenamiento y, sobre todo, más instrumental que no siempre está disponible en el DE.

Instrumental

El instrumental necesario para este procedimiento es:

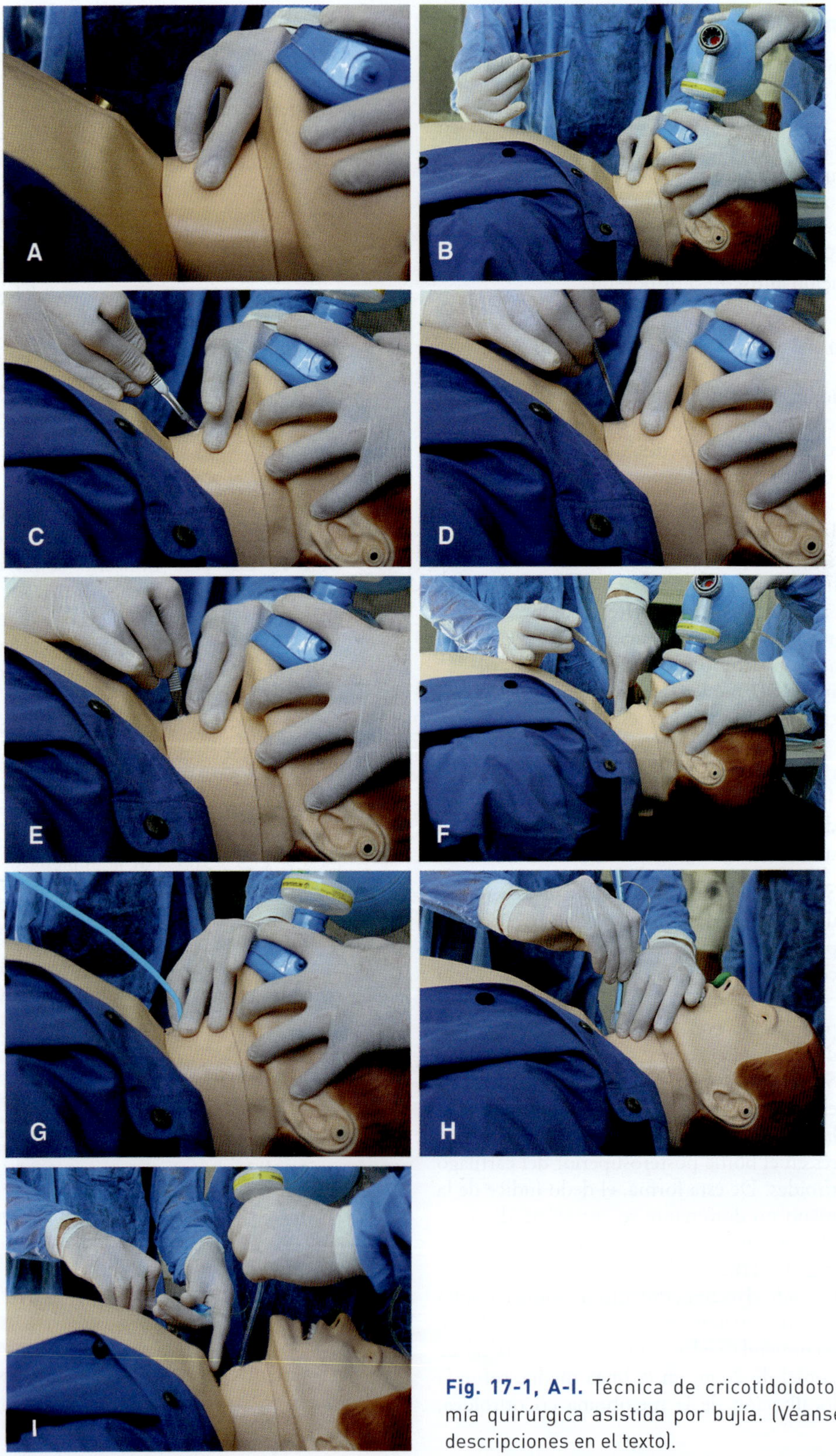

Fig. 17-1, A-I. Técnica de cricotidoidotomía quirúrgica asistida por bujía. (Véanse descripciones en el texto).

- Dilatador de Trousseau.
- Gancho traqueal.
- Bisturí con hoja n.º 11.
- Cánula de traqueostomía n.º 4 no fenestrado con balón o TET n.º 6.
- Lidocaína al 1%.
- Solución antiséptica disponible.

Técnica

1. El médico debe ubicarse del lado del paciente, donde la mano sea dominante (lado derecho en los diestros), y se identifican las referencias anatómicas con la mano no dominante, utilizando las referencias anatómicas descritas.
2. Se aplica solución antiséptica en el cuello. Se utiliza anestesia local si el paciente está despierto con infiltración de la piel y el TCS con lidocaína al 1%. Para suprimir el reflejo tusígeno se puede inyectar lidocaína por punción a través de la membrana cricotiroidea hacia la vía aérea.
3. Se debe inmovilizar la laringe, colocando el pulgar y el dedo medio de la mano no dominante en lados opuestos en las astas laríngeas superiores en el borde posterosuperior del cartílago tiroides. De esta forma, el dedo índice de la mano no dominante está disponible para ubicar la membrana cricotiroidea.
4. Se realiza una incisión vertical de la piel de 2 cm en la línea media sobre la localización de la membrana cricotiroidea, la cual se debe palpar con el dedo índice de la mano no dominante. Si no se palpa, es necesario extender la incisión 8 cm. Se debe tener precaución de no dañar estructuras profundas.
5. Se realiza una incisión horizontal de al menos 1 cm de longitud a través de la membrana cricotiroidea, sobre su mitad inferior, para evitar lesionar la arteria y vena cricotiroideas.
6. Sin retirar el bisturí, se introduce el gancho traqueal rotado en forma transversal, se pasa a través de la membrana, se rota a cefálico y se lo aplica en el borde inferior del cartílago tiroides. Se desplaza en dirección cefálica para producir la abertura de la vía aérea. Se retira el bisturí y se le pide a un ayudante que sostenga el gancho.
7. Se introduce el dilatador de Trousseau sobre la incisión horizontal, solo un poco y hacia abajo, para permitir que el dilatador abra y aumente el tamaño vertical de la incisión sobre la membrana.
8. Se introduce la cánula de traqueostomía o el tubo endotraqueal a través de las hojas del dilatador de Trousseau. Se retiran el dilatador y el gancho traqueal con cuidado.
9. Se infla el balón del TET o la cánula de traqueostomía.
10. Se debe conectar el DVBM de tipo ambú y controlar la correcta colocación del tubo o cánula a través de la ventilación apropiada con métodos primarios (auscultación) y secundarios (capnografía).
11. Se debe sujetar el tubo o la cánula en forma correcta.

OTRAS TÉCNICAS DE CRICOTIROIDOTOMÍA NO QUIRÚRGICAS (POR PUNCIÓN)[1,10]

Existen dos abordajes adicionales disponibles para acceder a la membrana cricotiroidea: la cricotidoidotomía percutánea y la cricotidoidotomía con aguja para ventilación con chorro (*jet*).

Cricotidoidotomía percutánea

Existen múltiples equipos (*kits*) comerciales basados en la técnica de Seldinger, como Arndt® (Cook), Melker® (Cook), Mini-Trach II® (Smiths Medical). Mientras que otros kits percutáneos, como Airfree® (FRC Medizintechnik), Portex Cricothyroidotomy Kit® (Smiths Medical Ltd), QuickTrach® 1 y 2 (VBM Medizintechnik GmbH) no utilizan esa técnica.

Los kits para técnica de Seldinger cuentan con una aguja, una jeringa, que se debe llenar con solución fisiológica, una guía ("cuerda de piano"), un tubo traqueal de pequeño diámetro y un bisturí. Se introduce la aguja con la jeringa conectada con dirección hacia caudal mientras se aspira (hasta confirmar el ingreso a la vía aérea). Se retira la jeringa y se pasa la guía a través de la aguja. Luego se inserta un TET especial diseñado a través de esa guía. Los kits que no utilizan este tipo de técnica incluyen variantes de un TET montado sobre un trócar con punta, o una aguja, lo que permite la inserción rápida una vez que se perfora la membrana (**video 17-2**).

! Las complicaciones del abordaje percutáneo incluyen la colocación fuera de la vía aérea (pretraqueal o paratraqueal), enfisema subcutáneo, sangrado y lesión en la pared posterior de la tráquea o el esófago.

Cricotidoidotomía con aguja para ventilación *jet*

Es más rápida y simple de realizar, pero posee muchas limitaciones. Permite la oxigenación a través de un catéter pequeño (14 G), pero no una ventilación efectiva (no permite la eliminación de CO_2), por lo tanto, es una técnica temporaria hasta que se pueda asegurar la vía aérea de otra forma. Además, el catéter resulta difícil de asegurar.

1. En primer lugar, el operador deberá colocarse en posición lateral al paciente, del lado donde la mano sea dominante (derecho en los diestros).
2. Se coloca al paciente con el cuello extendido y se realiza la antisepsia de la zona quirúrgica.
3. Se identifica la membrana cricotiroidea, como se mencionó anteriormente, con la mano no hábil y se estabiliza la laringe con los dedos índice y pulgar para evitar su desplazamiento.
4. Con la mano hábil, y usando un catéter sobre aguja n.º 14 G conectado a una jeringa de 5 mL con solución fisiológica, se realiza una punción en la piel sobre la mitad inferior de la membrana cricotiroidea, en la línea media, dirigiendo la aguja en un ángulo de 40º con el plano horizontal hacia la tráquea. Mientras se realiza la punción, se debe aplicar presión negativa sobre la jeringa hasta aspirar aire a través de ella (burbujas dentro de la jeringa).
5. Luego se debe retirar la jeringa de la aguja y se hace avanzar el catéter de teflón hacia abajo, mientras se retira cuidadosamente la aguja.
6. Se conecta con el equipo de ventilación *jet* de oxígeno. Si no se dispone de uno, se podría utilizar el catéter conectado a una guía de suero y una llave de tres vías. Es necesario recordar que si el oxígeno pasa de forma continua a través del catéter se producirá un barotrauma, por lo que resulta fundamental asegurar la exhalación. Para ello, la llave de tres vías con un puerto abierto a la atmósfera permite controlar parcialmente la exhalación. Cuando el puerto abierto se ocluye con un dedo, el oxígeno fluye hacia los pulmones, mientras que al descubrir el puerto abierto, se detiene el flujo de oxígeno y permite la espiración. Para evitar la sobreinsuflación de los pulmones, se recomienda una relación de 1 segundo de inspiración cada 3 segundos de espiración. En el **capítulo 24** (véase **fig. 24-2**) se detalla cómo adaptar el catéter a una jeringa de 3 mL y un conector de TET 7,5 para conectar a un DBVM.

COMPLICACIONES[1,9]

Si bien no son frecuentes, las complicaciones inmediatas que pueden presentarse son:

- Hemorragia.
- Lesión de tiroides.
- Perforación esofágica.
- Lesión laríngea.
- Lesión traqueal.
- Neumotórax.
- Neumomediastino.
- Enfisema subcutáneo.
- Hipoxia e hipercapnia si hay exceso en el tiempo de procedimiento.
- Lesión de estructuras o vasos sanguíneos del cuello.
- Colocación o paso anómalo del TET.

La complicación a largo plazo más frecuente es la estenosis subglótica.

Prácticamente no se registra mortalidad atribuible al procedimiento, sino que esta más bien se relaciona con la patología subyacente del paciente.

¿CÓMO SE LLEGA A LA VÍA FRONTAL DEL CUELLO?

Cuando se decide abordar la vía aérea de un paciente, como equipo de emergencias se deben tener varios planes preparados. De esta manera, si falla alguno se debe aplicar el siguiente.

El plan inicial (plan A) será la intubación orotraqueal mediante el uso de una secuencia de intubación rápida. En caso de fallo en la intubación, se deben administrar ventilaciones con el reanimador manual con el objetivo de reoxigenar. Mientras se recupera la saturación (idealmente > 95%), y antes de realizar un segundo intento de intubación, resulta necesario identificar errores y aplicar las mejoras para optimizar el segundo intento (posicionamiento correcto de la cabeza del paciente, tamaño o forma de la rama del laringoscopio, uso de bujía si no se utilizó hasta el momento, aumento de la dosis del bloqueante neuromuscular, etc.). Además, se debe solicitar ayuda y evaluar el cambio de operador si existe alguien con mayor experiencia. Mientras se pueda ventilar y sostener una oxigenación adecuada con un DBVM o DSG, se puede volver a intentar el plan A con las mejoras correspondientes entre cada intento. De todas formas, se recomienda un máximo de tres intentos de intubación. Ante el fracaso de la intubación endotraqueal, y mientras se pueda sostener la ventilación/oxigenación, el plan B para obtener una vía aérea definitiva podría ser, según disponibilidad y experiencia del equipo, la intubación con fibrobroncoscopio flexible o a través de una máscara laríngea de tercera generación o el uso de un videolaringoscopio con rama hiperangulada. En cambio, si no se logra una ventilación adecuada y la saturación no se logra sostener ya que el descenso es rápido y progresivo, se debe continuar con el plan final y realizar rápidamente una cricotiroidotomía de emergencia. Resulta fundamental recordar que debe realizarse con la mejor técnica, tanto con el DBVM como con el DSG, y con el dispositivo del tamaño indicado para el paciente particular (véase **fig. 8-2**).

Es posible que en determinadas circunstancias no se puedan aplicar todos los planes antes mencionados y se requiera una cricotiroidotomía de forma más temprana, ya sea por las características de dificultad anatómicas del paciente o por el cuadro clínico (p. ej., angioedema laríngeo en contexto de anafilaxia).

Por lo tanto, lo más importante es poder identificar el momento adecuado para realizar la cricotiroidotomía para evitar las secuelas no deseadas mencionadas anteriormente.

PUNTOS CLAVE

- La indicación principal de la cricotiroidotomía es en el contexto de un paciente que no se puede intubar, ventilar ni oxigenar. Se debe realizar en el momento adecuado, sin demorar la decisión de realizarla, ya que esto puede traer consecuencias negativas, como una lesión del sistema nervioso central por hipoxia prolongada o la muerte.
- A la hora de elegir un método, la cricotiroidotomía quirúrgica asistida por bujía es la recomendada por los autores de esta obra para el ámbito de emergencias, ya que se requieren materiales que habitualmente están disponibles en la mayoría de los lugares (bujía, bisturí, solución antiséptica y TET n.° 6) y resulta sencilla en cuanto al aprendizaje. Además, en comparación con las técnicas no quirúrgicas en donde se utilizan dispositivos de menor calibre, presenta la ventaja de que puede ventilar al paciente en forma adecuada, ya sea con el reanimador manual o el ventilador mecánico.
- La modalidad por aguja requiere equipo de ventilación *jet* que no siempre está disponible y su aplicación no es tan sencilla. Además, tiene una eficacia menor y mayores efectos adversos (hipoxia, hipercapnia y barotrauma) que hacen de ella un método no preferido como primera opción.
- Es imprescindible que el equipo de atención reciba entrenamiento en forma permanente para realizar el procedimiento mediante simulación y conocimientos teóricos, ya que no es de uso frecuente, para que al momento de enfrentarse al acceso anterior del cuello estén preparados de la mejor manera posible.

AEROPERLAS

- En caso de no poder identificar correctamente la membrana cricotiroidea luego de la primera incisión vertical que se realiza sobre la piel en la técnica quirúrgica convencional y la guiada por bujía, debemos ampliarla hacia caudal para poder ubicarla.
- En la cricotidoidotomía quirúrgica de emergencias probablemente se producirá un sangrado en el sitio de la incisión; sin embargo, debe mantenerse la calma y no detener la maniobra, ya que esto es esperable y por lo general no implica un mayor riesgo. Por lo tanto, si esto ocurre, se debe asegurar la vía aérea primero e inmediatamente después cohibir la hemorragia.
- Al pasar el TET hacia la tráquea a través de la membrana cricotiroidea, no se debe progresar demasiado (hasta que el balón pase en forma completa). Se debe recordar que la distancia es menor que en la intubación orotraqueal convencional.
- La fijación del tubo o la cánula de traqueostomía se puede realizar con dispositivos comerciales o de la manera convencional, teniendo la precaución de no comprimir excesivamente las estructuras vasculares del cuello.

REFERENCIAS

1. Brown III CA, Sakles JC, Mick NW. The Walls Manual of Emergency Airway Management. 5th ed. Philadelphia: Wolters Kluwer; 2018.
2. Kovacs G, Law JA. Airway Management in Emergencies. McGraw-Hill; 2008.
3. Cabrera JL, Auerbach JS, Merelman AH, et al. The high-risk airway. Emerg Med Clin N Am 2020;38;401-17.
4. Frerk C, Mitchell VS, McNarry AF, et al. Difficult Airway Society 2015 guidelines for management of unanticipated difficult intubation in adults. British Journal of Anaesthesia 2015;115(6):827-48.
5. Law JA, Duggan LV, Asselin M, et al. Canadian Airway Focus Group. Canadian Airway Focus Group updated consensus-based recommendations for management of the difficult airway: part Difficult airway management encountered in an unconscious patient. Can J Anaesth 2021;68(9):1373-404.
6. Elliott WG. Airway management in the injured child. Int Anesthesiol Clin 1994;32:27-46.
7. Johnston TM, Davis PJ. The occasional bougie-assisted cricothyroidotomy. Can J Rural Med 2020;25:41-8.
8. Dover K, Howdieshell TR, Colborn GL. The dimensions and vascular anatomy of the cricothyroid membrane: relevance to emergent surgical airway access. Clinical Anatomy 1996;9:291-5.
9. Levitan RM. How to make the incision, insert the tube in cricothyrotomy [Internet]. 11 de abril de 2014 [consultado: febrero de 2023]. Disponible en: http://www.acepnow.com/article/make-incision-insert-tube-cricothyrotomy/.
10. Bribriesco A, Patterson GA. Cricothyroid approach for emergency access to the airway. Thorac Surg Clin 2018;28(3):435-40.

Métodos de confirmación del correcto posicionamiento del tubo endotraqueal 18

Miguel Alberto Ritacca

OBJETIVOS

- Reconocer los distintos métodos confirmatorios para la correcta colocación y posicionamiento del tubo endotraqueal.
- Diferenciar cuáles de todos los elementos disponibles en la actualidad son los más eficaces para implementar en el departamento de emergencias.

INTRODUCCIÓN

Los métodos de confirmación del correcto posicionamiento del tubo endotraqueal (TET) han pasado por diferentes etapas a lo largo de la historia. Al comienzo se basó en el examen físico (expansión toráxica y la auscultación) y los signos indirectos, como el empañamiento del tubo. Posteriormente, con el advenimiento de las nuevas tecnologías, la confirmación comienza a realizarse mediante la radiología, la oximetría de pulso y más recientemente por métodos más sensibles, como la capnografía y el ultrasonido, que presentan algunas ventajas, como su fiabilidad, la nula exposición a la radiación, el fácil acceso y, en el caso del ultrasonido, su portabilidad. En este capítulo desarrollaremos los distintos métodos de confirmación de la inserción del TET.[1-4]

VERIFICACIÓN DE LA POSICIÓN DEL TUBO ENDOTRAQUEAL Y VENTILACIÓN

Una vez realizada la intubación se verificará la correcta colocación del TET mediante diferentes métodos de confirmación. Este paso es muy importante, ya que una intubación esofágica no reconocida conduce a complicaciones devastadoras e incluso mortales para el paciente (daño cerebral permanente y muerte). Para ello, se cuenta con distintos métodos confirmatorios, que se señalan continuación.

Hallazgos clínicos

Se detallan a continuación los elementos más relevantes para tener en cuenta una vez que se ha intubado al paciente.

Visualización directa

Un hallazgo clínico observable al momento del procedimiento es la visualización directa del pasaje del TET, es decir, el operador está observando cómo atraviesa el orificio glótico hacia las cuerdas vocales. Este método de confirmación se sigue utilizando en la actualidad junto con el resto de los hallazgos clínicos, como la auscultación, la elevación del tórax durante la ventilación con bolsa máscara y el empañamiento del tubo. Si bien debe tenerse en cuenta, no debe constituir el único método de confirmación de la correcta colocación del TET,[4-7] ya que en un escenario de emergencia el orificio glótico no siempre puede visualizarse (grados 3 y 4 de Cormack-Lehane).[3]

Auscultación

Esta técnica se sigue utilizando en la actualidad y se realiza una vez que se ha intubado al paciente y se ha sellado la tráquea con aire el balón de neumotaponamiento del TET (para evitar la fuga aire) siguiendo una cronología: en primer lugar, se coloca el estetoscopio en el foco epigástrico, dado que si al momento de la ventilación con dispositivo bolsa-válvula-máscara (DBVM) se ausculta el pasaje de aire, es indicativo de que se debe retirar el tubo, dada la alta probabilidad de intubación esofágica y se interpreta entonces como una intubación fallida. Si no se ausculta pasaje de aire durante la ventilación en el foco epigástrico, se continúa con el foco pulmonar izquierdo y luego el derecho. El objetivo de realizar el procedimiento en este orden es evitar una intubación selectiva dada la disposición anatómica de los bronquios que hace que el tubo pueda alojarse a la altura del bronquio derecho en primer lugar. En ese caso se retirará 1-2 cm el tubo, previo a desinflar el balón de neumotaponamiento para luego volver a revaluar. En una revisión sistemática y metanálisis reciente se informó una tasa de falsos positivos de 0,14 a 0,18 para la auscultación como método de confirmación de la intubación. Esto signfica que entre el 14 y 18% de las intubaciones esofágicas serían detectadas en forma incorrecta con este método.[8]

> **!** Esta técnica habitualmente se utiliza en los departamentos de emergencias por su fácil accesibilidad, pero se recomienda que esté respaldada por otro método confirmatorio y no sea el único método.

Elevación del tórax/empañamiento del tubo

La elevación del tórax al aplicar presión positiva y el empañamiento del tubo han sido, durante mucho tiempo, los elementos primarios de la correcta colocación del TET. La técnica consiste en observar cómo el tórax se eleva al momento de aplicar ventilación positiva con DBVM una vez intubado el paciente y la observación visual de un empañamiento del tubo, conocido también como "signo de la niebla", lo que supuestamente confirma que está correctamente colocado en la vía aérea. No es un método totalmente fiable para descartar la intubación esofágica, por lo debe ser respaldado por otros métodos confirmatorios. El empañamiento tiene un 0,69 de falsos positivos, lo que significa que está también presente en el 69% de las intubaciones esofágicas.[8]

Oximetría de pulso

La oximetría de pulso en el manejo del paciente crítico y en la vía aérea en el DE constituye un elemento referencial, no invasivo, de bajo costo y de monitorización continua que permite una rápida evaluación de los parámetros de oxigenación antes, durante y luego de proceso de intubación. Por lo tanto, la saturometría continúa siendo un elemento esencial que brinda datos fisiológicos para elaborar la mejor estrategia de oxigenación para desarrollar en el paciente. En la actualidad es considerada el "quinto signo vital".[6] Tiene una sensibilidad del 90% y una especificidad del 88% para la detección de hipoxemia.[7] Su funcionamiento está basado en la medición por espectrofotometría, calculando el porcentaje de saturación de oxígeno de la hemoglobina con un rango de error de 2% cuando la saturación es superior al 90%. Su mecanismo transmite un haz de un fototransmisor y uno de un fotodetector que amplifica la luz que presenta intensidad alternante –es decir, pulsátil– relacionada con el latido cardíaco, lo que permite diferenciarlo de otros tejidos circundantes. El resultado es la medición de la saturación de manera cuantitativa, ya que los diferentes tipos de hemoglobinas circulantes (oxihemoglobina, carboxihemoglobina, hemoglobina reducida y metahemoglobina) presentan diferentes patrones de absorción de luz. Sin embargo, es importante aclarar que los oxímetros de pulso no permiten esta distinción de manera fidedigna y esto conlleva a algunos errores de medición. La técnica consiste en colocar el oxímetro de pulso en sitios anatómicos con tejidos de circulación periférica, como los dedos de la mano, que deberán encontrarse limpios y sin esmalte de uñas que interfiera con la medición, lóbulo de la oreja o punta de la nariz, en una habitación sin demasiado exceso de luz ambiental, ya que informa valores menores, y con la menor interferencia posible de aparatos eléctricos. Es destacable mencionar que la medición tiene una latencia de 4 a 25 segundos y no aporta datos sobre el CO_2; por lo tanto, es una herramienta de útil seguimiento, pero no sustituye el valor aportado por la capnografía, que es mucho más sensible y completa. Hay oxímetros de pulso que, además de medir la saturometría y la frecuencia cardíaca, incorporan pletismografía, lo cual que permite reconocer curvas planas que indican una baja detección de la onda de pulso por mala colocación del equipo o hipoperfusión. El valor reflejado en el oxímetro de pulso (porcentaje de saturometría) presenta una correlación directa con la presión parcial de oxígeno arterial (PO_2); por lo tanto, una saturación por debajo del 90% corresponde a valores menores de 60 mm Hg de PO_2 arterial. Si bien existe una diferencia (1,3%) entre la medición de la oximetría de pulso en comparación con la gasometría arterial determinada por laboratorio, esta no tiene significación clínica, aunque en la medida que la hipoxemia se agrava (saturometría por debajo del

90%), la diferencia se acrecienta y pierde confiabilidad.[9] Hay algunos condicionantes de la oximetría de pulso que deben tenerse en cuenta al momento de saturar a los pacientes en el DE:[10,11]

- La frialdad de los miembros producto de una disminución de la perfusión periférica por disminución del gasto cardíaco, o circunstancias en las que haya un aumento de las resistencias vasculares periféricas (hipotensión, shock e hipotermia) pueden llevar a la pérdida completa de las lecturas del oxímetro.
- La anemia con valores menores de 9 mg/dL de hemoglobina (Hb) se relacionan con una subestimación de 5% del valor medido.
- En los pacientes con intoxicación por monóxido de carbono (la absorción de luz por parte de la carboxihemoglobina es similar a la oxihemoglobina) la lectura otorgada es inapropiadamente alta. En estos casos es prioritario determinar gasometría arterial y carboxihemoglobina, además de evaluar el estado clínico del paciente.
- La presencia de metahemoglobinemia hace que la medición se torne errónea y arroje un resultado variable (mayor o menor al real). La recomendación es utilizar la oximetría de pulso de manera continua en el manejo de la vía aérea de emergencia durante la preoxigenación del paciente, secuencia de intubación y posintubación para monitorización.[10,11]

> **!** En determinadas circunstancias frecuentes en la atención de emergencias (hipotermia, bajo gasto cardíaco e hipovolemia), la determinación periférica de la oximetría del pulso puede tener un retraso importante respecto de lo que está sucediendo a nivel central (hasta 120 segundos) o incluso no conseguir lectura en la saturación.

Detector de CO_2 espirado

Conocido también como capnometría, la determinación de CO_2 (dióxido de carbono al final de la espiración) es un método preciso y fiable que permite detectar de manera cualitativa si el TET se ha introducido en la vía aérea o es una intubación fallida (intubación esofágica). El método está basado en un sensor que detecta cambios del pH, y por colorimetría determina la presencia de CO_2 o no en el aire espirado; cuando el CO_2 es menor de 3 mm Hg vira hacia el color púrpura, entre 3-15 mm Hg vira al tostado y al amarillo cuando es mayor de 15 mm Hg. Este método solo puede utilizarse una vez, ya que el indicador no vuelve a cambiar de color; por lo tanto, solo sirve para para confirmar la intubación endotraqueal y no es un método para monitorización. Tiene alta sensibilidad (100%) y especificidad (100%) para determinar una intubación esofágica, pero disminuye su sensibilidad (88%) en un paciente con paro cardiorrespiratorio, aunque su especificidad se mantiene. Pueden llegar a dar falsos positivos en pacientes con intubación esofágica que minutos antes bebieron bebidas carbonatadas.[12,14]

Capnografía

El término capnografía se refiere a la medición no invasiva de la presión parcial de dióxido de carbono (CO_2) en el aire espirado a lo largo del tiempo plasmada en una curva. Este método tiene las ventajas de confirmar la correcta colocación del TET al detectar CO_2 espirado, informar la calidad de la RCP (recomendado en los algoritmos de la *American Heart Association*) y sirve como monitorización durante la analgosedación en pacientes ventilados.[15,16] Además, proporciona información instantánea sobre la ventilación alveolar (es la eficacia con la que el sistema pulmonar elimina el CO_2), la perfusión pulmonar (eficacia con la que se transporta el CO_2 a través del sistema vascular) y el metabolismo (eficiencia con la que el metabolismo celular produce CO_2). Su funcionamiento parte de sensores que miden el dióxido de carbono en tiempo real. La técnica de colocación se puede hacer directamente sobre la salida del TET (es la más recomendada y se conoce como *mainstream* o flujo central) porque toma la medición del aire espirado directamente a través del TET o, de manera distal, donde el sensor se halla ubicado distalmente dentro del monitor multiparamétrico (conocido como *sidestream* o flujo lateral) al cual le llega el aire espirado a través de una cánula nasal aspirando una pequeña muestra del aire exhalado.[16,17] Este último es menos eficiente porque presenta un retraso temporal en la representación de la curva, más propenso a la obstrucción y a la mezcla con el aire ambiente (puede dar falsos negativos con volúmenes minuto muy disminuidos),[15] pero tiene la ventaja de que se puede utilizar en pacientes no intubados y se adapta a cualquier dispositivo. Si se analiza la curva del capnograma, se observarán diferentes fases que debemos reconocer (**fig. 18-1**): la fase I (A-B) representa el espacio

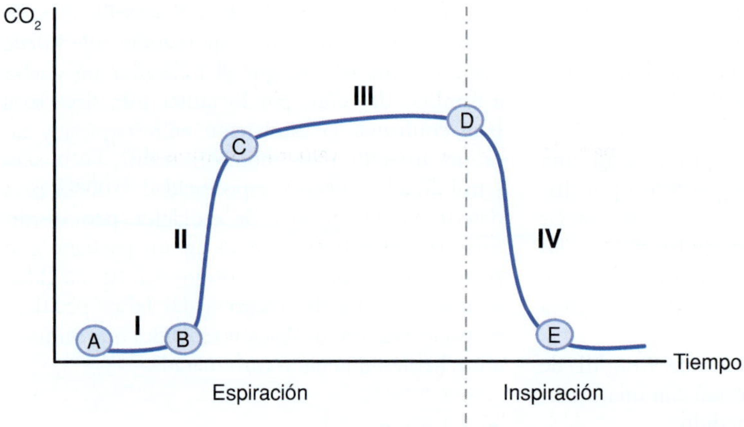

Fig. 18-1. Curva del capnograma. Espacio muerto anatómico: I. Fase de espiración: II y III. Fase de inspiración: IV.

muerto anatómico (volumen de aire que ingresa a la vía aérea, pero que no llega a los alvéolos, por lo tanto, no hay intercambio gaseoso). Ocurre al final de la inspiración y principio de la espiración. Es la línea de base y su valor normal es 0 mm Hg. La fase II (fase ascendente B-C) representa el comienzo de la espiración y se produce un aumento muy brusco de eliminación de CO_2, que es la mezcla del dióxido de carbono del espacio muerto con el alveolar. En la fase III (meseta alveolar, C-D) la espiración continúa, pero el CO_2 alcanza la meseta. El punto máximo de esta fase (punto D) corresponde a la concentración máxima de dióxido de carbono espirado durante el ciclo respiratorio ($ETCO_2$ sigla del inglés: *end tidal* de CO_2). La fase IV (D-E) representa el ciclo inspiratorio en el que el CO_2 vuelve a "0", es decir, ocurre un descenso brusco de CO_2.[4]

> **!** La visualización de las curvas del capnograma en el monitor multiparamétrico hace que se identifique fácilmente una intubación fallida (intubación esofágica) porque, al no detectar CO_2, da una curva plana (**fig. 18-2**).[5] Por su alta sensibilidad y especificidad, es uno de los métodos más fiables para confirmar la intubación endotraqueal y debería utilizarse en forma rutinaria en los DE.

El diagnóstico diferencial se planteará con la desconexión del circuito en la ventilación mecánica (menos frecuente) y en el paro cardiocirculatorio, tromboembolismo pulmonar y shock, donde se observa una atenuación de las curvas capnográficas con registros mínimos de $ETCO_2$, sin llegar a un aplanamiento total tal como ocurre con la intubación esofágica.

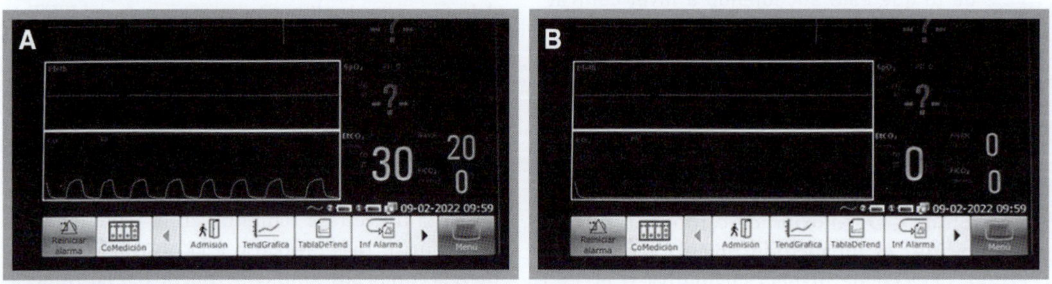

Fig. 18-2. Comparación con capnografía. **A.** Curva de detección de CO_2 confirmatoria de IOT. **B.** Curva plana que no detecta CO_2 en una intubación esofágica.

Como hemos mencionado anteriormente, el uso de la capnografía en los DE no solo está limitado a la monitorización y confirmación de la correcta colocación del TET, sino que también la *American Heart Association* lo incorpora en las guías de reanimación del soporte vital avanzado para la evaluación de las maniobras efectivas de RCP. Las compresiones efectivas deben mostrar una curva capnográfica positiva. Se consideran óptimos valores mayores de 20 mm Hg; valores menores de 10 mm Hg requieren la revaluación y modificación de las maniobras de RCP. En pacientes intubados, un $ETCO_2$ < 10 mm Hg luego de 20 minutos de reanimación puede ser considerado un factor importante para decidir terminar las maniobras de reanimación.[17]

Ultrasonografía pulmonar

El papel de la ecografía en la medicina de emergencias ha crecido enormemente hasta convertirse actualmente en un "segundo estetoscopio" no solo limitado a la evaluación del "FAST" como fuera aplicado en sus inicios, sino hoy ampliado a la valoración hemodinámica, a los procedimientos invasivos guiados y a la valoración de la vía aérea para detectar de manera rápida y fiable la posición del TET, la correcta expansión de ambos pulmones, además de predecir de manera correcta el tamaño del tubo y algunas herramientas de predicción de una vía aérea difícil. Su utilización está basada en la interpretación de artefactos "imágenes fantasmas" que genera el ecógrafo cuando el sonido atraviesa distintas interfases, como aire-líquido.[18-20]

Algunas consideraciones técnicas

Es importante destacar que, en su funcionamiento, los ecógrafos actuales tienen filtros que de alguna manera eliminan estos artefactos de la imagen, con el objeto de lograr un mayor poder de resolución. Es por ello que, si un equipo cuenta con ajustes para la configuración pulmonar, es conveniente que se seleccione esta opción; de lo contrario, la ecografía pleuropulmonar se realizará con la configuración abdominal. En cuanto al transductor, es recomendable contar al menos con dos tipos de transductores en el equipo: uno de alta frecuencia conocido como transductor lineal con una frecuencia de 7,5 mHz, cuyo haz de ultrasonido va a salir en línea recta y permitirá evaluar estructuras de poca profundidad, como la tráquea, y un transductor de baja frecuencia o también conocido como convex, con una frecuencia de 3,5 mHz, cuyo cabezal curvo (o convexo) hará que el haz de ultrasonido se abra en abanico, se expanda y permita una alta prestancia para evaluar estructuras más profundas, como un derrame pleural. Si bien se podrán evaluar estructuras más profundas, se obtendrán imágenes con menor definición en comparación con los transductores lineales, de ahí que nuestra recomendación es la utilización de ambos.

Estructuras anatómicas de la vía aérea

Con el transductor lineal de 7,5 mHz realizando un corte transversal del cuello se pueden observar distintas estructuras anatómicas (**fig. 18-3**); entre ellas la tráquea, observable gracias a la aparición de un artefacto conocido como sombra acústica posterior, que arroja una imagen anecoica (negra) o sin información que se produce al no tener un rebote acústico en el aire presente dentro de ella. Hacia arriba se encuentra piel y tejido celular subcutáneo y se continúa luego con el istmo tiroideo y, hacia la derecha e izquierda, ambos lóbulos de la glándula tiroides. Lateralizado hacia la izquierda de la tráquea se encuentra el esófago que se visualiza como una imagen semilunar hipoecogénica sin sombra acústica posterior que servirá luego como punto de referencia para la intubación endotraqueal. Por debajo de los lóbulos tiroideos se encuentran los vasos carotídeos.[18,21]

Centralidad y permeabilidad de la vía aérea

Una vez que se identifican todas las estructuras anatómicas previamente nombradas, se debe observar que la columna de aire correspondiente a la tráquea se encuentre permeable y centralizada. Su exploración es particularmente útil en aquellos procesos de vía aérea difícil que requieran un abordaje quirúrgico, como una cricotiroidotomía de emergencia, en la que se sospeche una desviación de su centralidad debido a una deformidad anatómica (**fig. 18-4**). De esta manera, el ultrasonido desempeña un papel esencial, ya que brinda la posibilidad de tratar con cierta facilidad a este grupo de pacientes, y puede realizar una cricotiroidotomía segura bajo guía ecográfica.

La técnica consiste en realizar un corte transversal y longitudinal del cuello (**figs. 18-5** y **18-6**), donde se observarán las distintas estructuras anatómicas anteriormente citadas.[18,19,22]

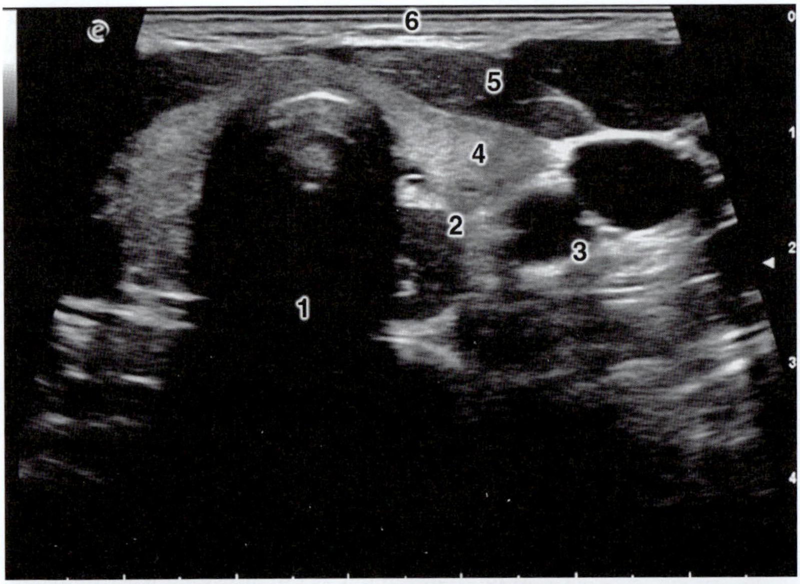

Fig. 18-3. imagen ecográfica que identifica los reparos anatómicos en la primera evaluación. (1) tráquea; (2) esófago; (3) carótida; (4) tiroides; (5) músculo esternocleidomastoideo; (6) piel.

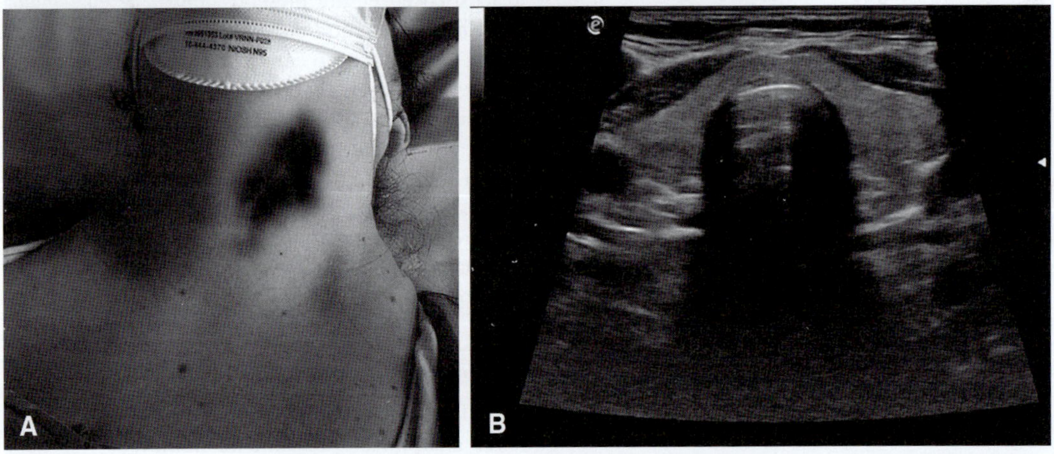

Fig. 18-4. Obsérvese la centralidad de la tráquea.

Intubación bajo guía ecográfica

Luego de evaluar la centralidad y permeabilidad de la vía aérea, el siguiente paso será utilizar la ecografía pulmonar en el proceso de intubación, empleando para ello el mismo corte transversal del cuello con un transductor de alta frecuencia de 7,5 mHz. Como se ha mencionado anteriormente, al momento de la intubación se visualizan las estructuras anatómicas anteriormente citadas sin perder de vista el esófago, y se procederá al pasaje del TET que, ante una intubación fallida, se podrá observar fácilmente porque se obtendrá en el monitor de la pantalla una imagen de "dos tráqueas" (**fig. 18-7**); es decir, que la imagen obtenida presentará dos artefactos: el primero proporcionado por el aire que ya se encuentra en la vía aérea y el segundo, por el paso del TET al esófago que, al momento de la intubación, se encuentra ocupado por aire que está produciendo el artefacto. Por lo tanto, en caso de observarse estas dos estructuras, deberá asumirse una intubación fallida y repetir el procedimiento o implementar otra estrategia ventilatoria.[21-23]

Otra imagen observable al momento de la intubación es una doble línea hiperecogénica que podrá apreciarse tanto en el corte transversal como en el longitudinal, los cuales confirman que el tubo

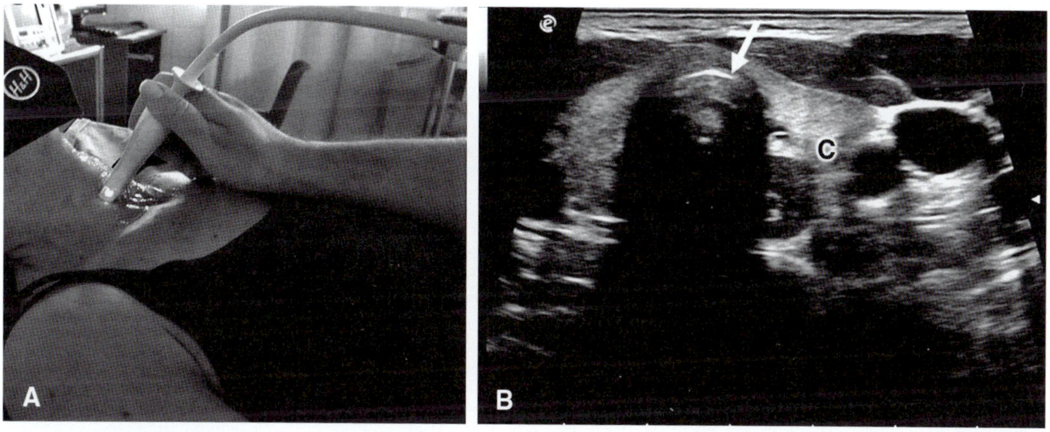

Fig. 18-5. Corte transversal del cuello para evaluar la centralidad de la vía aérea y su permeabilidad. **A.** Corte transversal con un transductor lineal. **B.** Sobre la flecha se observa una línea hiperecogénica que corresponde a la tráquea. **C.** Esófago.

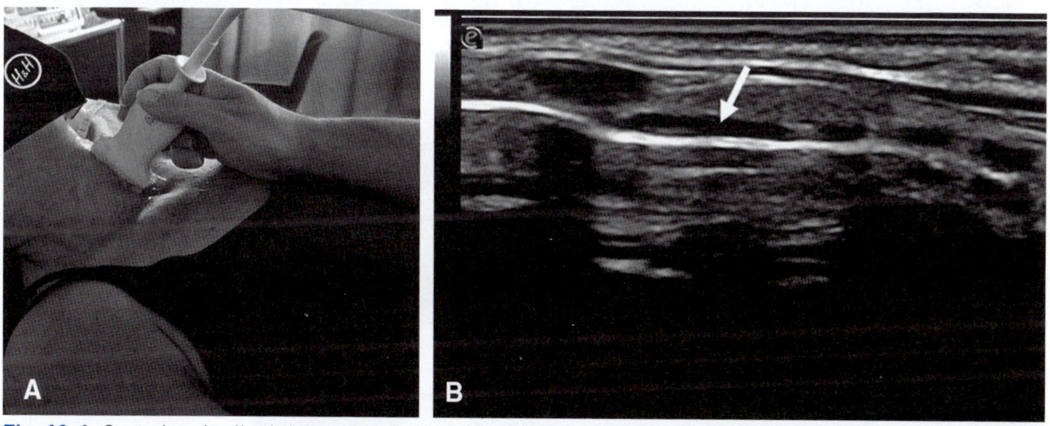

Fig. 18-6. Corte longitudinal del cuello. **A.** Posición del transductor lineal. **B.** Sobre la flecha se observa una línea hiperecogénica que corresponde a la tráquea.

se encuentra posicionado en las vías aéreas (**fig. 18-8**).

Valoración de la ventilación

Una vez confirmada la colocación del TET se procederá a constatar la correcta ventilación del paciente. Para ello, se utiliza el mismo transductor lineal de alta frecuencia de 7,5 mHz posicionado en un corte longitudinal, cuyo reparo anatómico será la línea medio clavicular ubicada a la altura del segundo espacio intercostal en la pared anterior del tórax. Se obtendrá una imagen con dos líneas semicirculares hiperecogénicas con sombra acústica posterior como artefacto, que corresponden a dos costillas en un corte longitudinal (**fig. 18-9**), y en el medio una línea ecogénica correspondiente a la línea pleural, artefacto conocido como reverberación, que es un fenómeno físico que aparece cuando el ultrasonido choca con el aire. A la altura de la línea ecogénica pleural en condiciones normales se genera un deslizamiento de la pleura visceral y parietal conocido como deslizamiento (*sliding*) pulmonar (**video 18-1**), observable durante los movimientos respiratorios. Este fenómeno aparece cuando el pulmón está bien ventilado.[19,21,22]

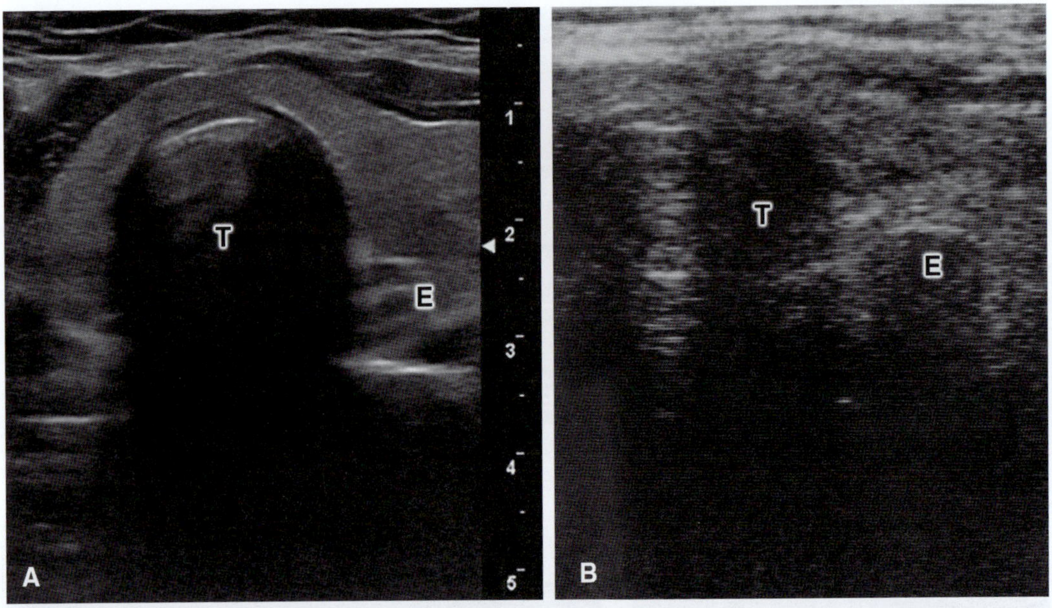

Fig. 18-7. Imagen comparativa entre una IOT y una intubación esofágica. **A.** IOT. **B.** Intubación esofágica: "imagen en escopeta" o de "doble tráquea". (T) tráquea; (E) esófago.

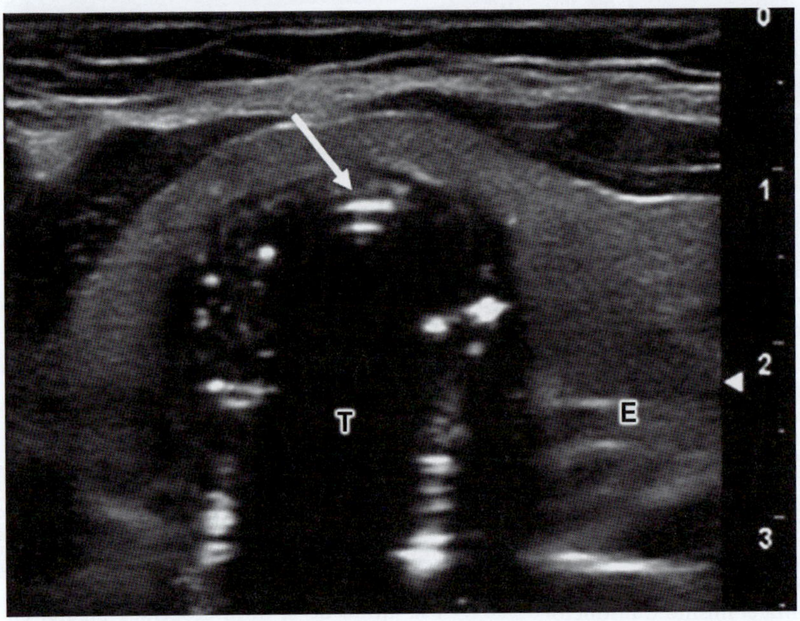

Fig. 18-8. Corte transversal del cuello, donde se observa la doble línea hiperecogénica (flecha) que informa de la correcta posición del TET. (T) tráquea; (E) esófago.

Esta técnica se realiza a la altura de los campos pulmonares derecho e izquierdo. Si no se observa deslizamiento pleural o *sliding* pulmonar en uno de los campos pulmonares después del proceso de intubación, se interpretará como un pulmón mal ventilado, por lo que deberá reposicionarse el TET para que ventilen ambos pulmones. Este corte presenta una sensibilidad del 90% y una especificidad mayor del 60% para confirmar la correcta ventilación del paciente. Otro elemento para tener en cuenta en la imagen que se debe evaluar es que esa línea ecogénica pleural aparece en forma repetitiva, con intensidad decreciente, equidistante y paralela por debajo de la pleura. Estas líneas conocidas como "líneas A" son reverberaciones que aparecen como consecuencia de un cambio de impedancia acústica cuando el ultrasonido atraviesa la estructura pleural en un pulmón completamente aireado.

El último paso será posicionarse a la altura de la línea axilar posterior en un corte coronal (**fig. 18-10**) para evaluar el movimiento diafragmático durante la ventilación. La técnica consiste en utilizar un transductor de baja frecuencia, preferiblemente convexo de 3,5 mHz, y posicionarse sobre la línea axilar media, primero del lado derecho (ventana conocida como hepatorrenal) y luego del lado izquierdo (ventana esplenorrenal). En la imagen se observará el diafragma como parámetro de referencia y por debajo la cavidad torácica. Al momento de aplicar presión positiva en un paciente ventilado se observa un signo ecográfico conocido como "signo de la cortina", que corresponde al desplazamiento del diafragma, que es patognomónico

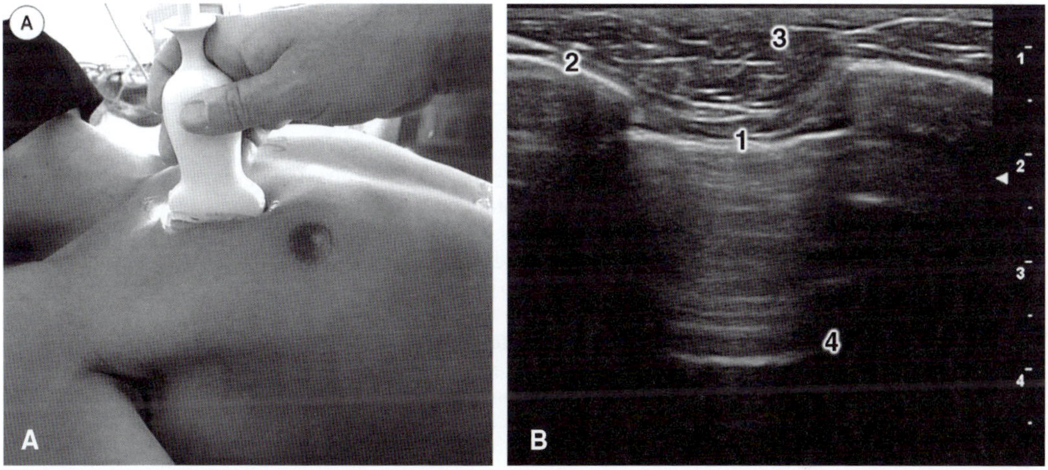

Fig. 18-9. Corte longitudinal de la pared anterior del tórax a nivel medio clavicular. **A.** Posición del transductor lineal. **B.** Vista ecográfica. (1) línea ecogénica pleural; (2) costilla con su sombra acústica posterior; (3) masa muscular; (4) líneas A.

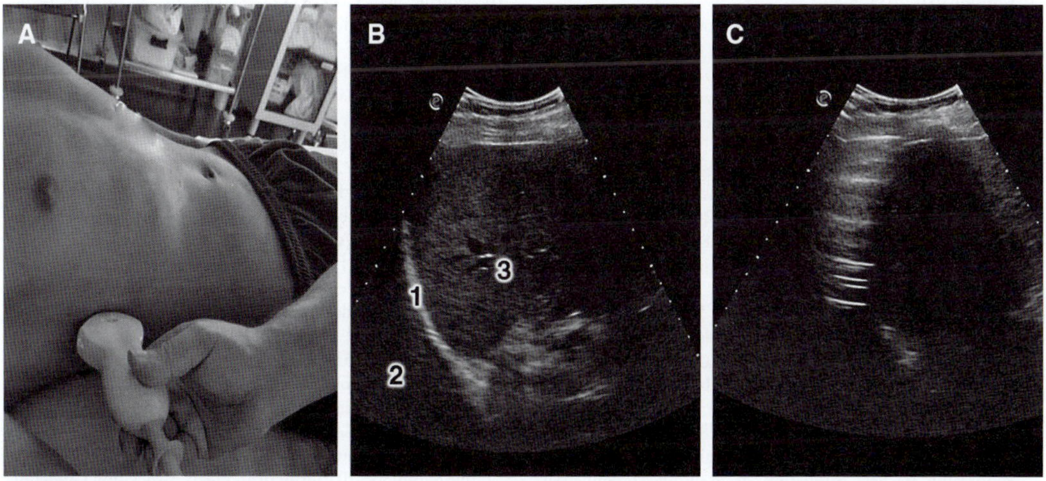

Fig. 18-10. Corte coronal a la altura de la línea axilar media con transductor convex para evaluar el movimiento del diafragma y la ventilación del pulmón. **A.** Posición del transductor. **B.** Vista ecográfica. **C.** Imagen que se observa con un pulmón bien ventilado, conocida como "signo de la cortina". (1) diafragma; (2) pulmón; (3) hígado.

de un pulmón bien ventilado. La elevación del diafragma de manera unilateral expresa que el TET está ventilando un solo pulmón. En ese caso, se deberá retirar 2 cm el tubo para corregir su posicionamiento y luego realizar un nuevo control ecográfico.[21,22,24]

PUNTOS CLAVE

- Los métodos de confirmación de una intubación traqueal han experimentado diversas etapas a lo largo de su evolución, desde los inicios en los que se basaban únicamente en aspectos clínicos hasta la actualidad, cuando se dispone de tecnología segura para reducir la posibilidad de errores. Aunque no todos los DE ni los servicios prehospitalarios disponen de estos avances tecnológicos, como la capnografía y la ecografía, es esencial incorporarlos con el fin de prevenir las graves consecuencias de una intubación esofágica inadvertida.

AEROPERLAS

- Los hallazgos clínicos, como la visualización directa, la auscultación del tórax y el empañamiento del TET son elementos útiles para constatar su correcto posicionamiento, pero no debe ser el único parámetro de confirmación.
- La capnografía es un método altamente fiable para la confirmación del correcto posicionamiento del tubo y debe ser incorporada como método de rutina en los DE y en los servicios prehospitalarios.
- El uso de la ultrasonografía en el procedimiento de obtención de una vía aérea segura rápida y fiable, además de corroborar de manera sencilla la ventilación en los campos pulmonares, entre algunas de sus capacidades, debe ser tenida en cuenta en el departamento de emergencias.

REFERENCIAS

1. Aguilar Fleitas B. Bicentenario de un símbolo: el estetoscopio. Nacimiento y agonía del examen físico. Rev Urug Cardiol 2016;31:375-80.
2. Overbeck MC. Airway management of respiratory failure. Emerg Med Clin North Am 2016;34(1):97-127.
3. Bair A, Smith D, Lichty L. Intubation confirmation techniques associated with unrecognized non-tracheal intubations by pre-hospital providers. J Emerg Med 2005;28(4):403-7.
4. Diaz H, Monroy Pesantez M, Macías Ponce D y cols. Utilidad de la capnografía en urgencias. Revista Científica Mundo de la Investigación y el Conocimiento 2019;3:218-38.
5. Grmec S. Comparison of three different methods to confirm tracheal tube placement in emergency intubation. Intensive Care Med 2002;28:701.
6. Torre-Bouscoulet L, Chavez-Plascencia E, Vazquez-Garcia JC, et al. Precision and accuracy of "a pocket" pulse oximeter in México city. Revista de Investigación Clínica 2006;58(1):28-33.
7. Chan ED, Chan MM, Chan MM. Pulse oximetry: understanding its basic principles facilitates appreciation of its limitations. Respir Med 2013;107(6):789-99.
8. Hansel J, Law JA, Chrimes N, et al. Clinical tests for confirming tracheal intubation or excluding oesophageal intubation: a diagnostic test accuracy systematic review and meta-analysis. Anaesthesia 2023;78(8):1020-30.
9. Perkins GD, McAuley DF, Giles S, et al. Do changes in pulse oximeter oxygen saturation predict equivalent changes in arterial oxygen saturation? Critical Care 2003;7(4):R67.
10. Sebbane M, Claret PG, Mercier G, et al. Emergency department management of suspected carbon monoxide poisoning: role of pulse CO-oximetry. Respiratory Care 2013;58(10):1614-20.
11. Davis DP, Aguilar S, Sonnleitner C, et al. Latency and loss of pulse oximetry signal with the use of digital probes during prehospital rapid-sequence intubation. Prehosp Emerg Care 2011;15(1):18-22.
12. MacLeod BA, Heller MB, Gerard J, et al. Verification of endotracheal tube placement with colorimetric end-tidal CO_2 detection. Annals of Emerg Med 1991;20:267.
13. Schaller RJ, Huff JS, Zahn A. Comparison of a colorimetric end-tidal CO_2 detector and an esophageal aspiration device for verifying endotracheal tube placement in the prehospital setting: a six-month experience. Prehosp Disaster Med 2012;12(1):57-63.
14. Bhende MS, Thompson AE, Orr RA. Utility of an end-tidal carbon dioxide detector during stabilization and transport of critically ill children. Pediatric 1992;89(6 Pt1):1042-4.
15. Neumar Rw, Shuster M, Callway CW, et al. Part 1: Executive Summary: 2015 American Heart Association Guidelines Update for Cardiopulmonary Resuscitation and Emergency Cardiovascular Care. Circulation 2015;132(18 suppl 2):S315-67.

16. Guerrero Cedeño CB, Bajaña Aguilar GB y cols. Importancia de la capnografía durante el monitoreo anestésico. Revista Reciamuc 2019;3(2).
17. Kodali BS. Capnography outside the operating rooms. Anesthesiology 2013;118(1):192-201.
18. Kristensen MS. Ultrasonography in the management of the airway. Acta Anaesthesiol Scand 2011;55(10):1155-73.
19. Chun R, Kirkpatrick AW, Sirois M, et al. Where's the tube? Evaluation of hand-held ultrasound in confirming endotracheal tube placement. Prehosp Disaster Med 2004;19:366.
20. Shibasaki M, Nakajima Y, Ishii S. Prediction of pediatric endotracheal tube size by ultrasonography. Anesthesiology 2010;113(4):819-24.
21. Sustiç A. Role of ultrasound in the airway management of critically ill patients. Critical Care Medicine 2007;35(5 Suppl):S173-7.
22. Osman A, Sum KM. Role of upper airway ultrasound in airway management. J Intensive Care 2016;4:52.
23. Sahu AK, Bhoi S, Aggarwal P, et al. Endotracheal tube placement confirmation by ultrasonography: a systematic review and meta-analysis of more than 2500 patients. J Emerg Med 2020;59(2):254-64.
24. Hsieh KS, Lee CL, Lin CC, et al. Secondary confirmation of endotracheal tube position by ultrasound image. Crit Care Med 2004;32(9 Suppl):S374-7.

Tercer momento: cuidados posintubación

III

Asistencia ventilatoria mecánica en emergencias

19

Matías Tonnelier y Helio Penna Guimarães

OBJETIVOS

- Definir los conceptos necesarios para comprender el funcionamiento y la monitorización de la ventilación mecánica.
- Comprender el funcionamiento básico de la ventilación mecánica y los modos ventilatorios.
- Aplicar los conceptos aprendidos para la programación del ventilador en situaciones específicas.

INTRODUCCIÓN

Los objetivos de la ventilación mecánica son, principalmente, la reducción del trabajo respiratorio y la reversión de la hipoxia potencialmente mortal o la acidosis respiratoria aguda progresiva.[1] Conocer y comprender los aspectos prácticos del soporte ventilatorio mecánico debe ser parte de la experiencia de los médicos que trabajan en emergencias.

Este texto no pretende abordar en forma exhaustiva todos los puntos de la asistencia ventilatoria mecánica (AVM), sino que pretende ser una guía práctica y resumida de aquellos a tener en cuenta a la hora de conectar a un paciente crítico.

En este capítulo mencionaremos básicamente los componentes del ventilador, las modalidades ventilatorias iniciales, la monitorización básica y los problemas frecuentes a la hora de ventilar a un paciente. Es necesario reiterar que el manejo del paciente crítico se debe realizar en equipo, y la comunicación interna es un proceso fundamental para una mejor terapéutica y eventual sobrevida del paciente.

OBJETIVOS DE LA ASISTENCIA VENTILATORIA MECÁNICA[2]

- Suplir en forma total o parcial la función mecánica de los músculos respiratorios e incrementar la capacidad residual funcional (CRF).
- PO_2 > 60 mm Hg.
- SaO_2 > 90%.
- pH 7,25-7,50.
- PCO_2: no es objetivo primordial, pero debe tenerse en cuenta en el enfoque ventilatorio.

CONCEPTOS DE LA VENTILACIÓN MECÁNICA

La ventilación mecánica es ventilación con presión positiva. Su objetivo es desplazar un volumen de aire hacia los pulmones.[3]

- **Ventilación mandatoria o controlada:** el encargado de iniciar, mantener y terminar la inspiración es el ventilador. El paciente está bajo analgosedación profunda y no tiene impulso (*drive*) respiratorio (control del centro respiratorio).[3]
- **Ventilación asistida controlada:** se respeta el *trigger* o gatillo (desencadenante) del paciente y, si este no lo ejecuta, el ventilador se encarga solo. Esto significa que, si el paciente genera un esfuerzo inspiratorio, el ventilador lo detecta (por caída de presión o de flujo detectado en el circuito cerrado) e inicia la ventilación. Si el paciente no genera este esfuerzo inspiratorio, transcurridos unos segundos (determinada en la programación inicial) el equipo inicia la ventilación en forma independiente.[3]
- **Volumen corriente (Vt):** volumen de aire que se desplaza en el sistema respiratorio durante un ciclo normal desde la capacidad residual funcional (p. ej., 6 a 8 mL/kg del peso ideal, que se obtiene a partir de la talla).[3]

- **Presión positiva al final de la espiración (PEEP):** es la presión que evita que los alvéolos colapsen (reclutamiento de alvéolos colapsados), mejora la relación V/Q (disminuye el cortocircuito o *shunt*) y el intercambio gaseoso. La PEEP eleva la presión en la vía aérea. Entre otros efectos, puede reducir la lesión pulmonar inducida por la AVM (reduciendo, p. ej., el atelectrauma, que es la lesión que se produce en el alvéolo por las aperturas y cierres cíclicos de los alvéolos)[4-6] (véase **video 5-1**).
- **Sensibilidad del *trigger* o gatillo (desencadenante):** es un mecanismo de los ventiladores microprocesados que posee distintos grados de sensibilidad para desencadenar el ciclado. Se expresa en L/min. Lo importante es entender que, cuanto más alta sea la sensibilidad programada del *trigger*, más esfuerzo deberá realizar el paciente para que el ventilador detecte este esfuerzo e inicie una inspiración. Por ejemplo, si se tiene un valor de 1 L/min, al paciente le va a costar mucho menos esfuerzo empezar una ventilación que con un *trigger* de 3 L/min.[3]
- **Compliancia (*compliance*) o distensibilidad:** es el grado de distensibilidad de un cuerpo. Es lo inverso de la elastancia, definida como la cualidad de un elemento físico de recuperar su forma inicial luego de cesar la acción que lo había deformado. En términos simples, un pulmón con alta distensibilidad es un pulmón blando y uno con baja distensibilidad es un pulmón "duro". En una persona normal es mayor de 60 mL/cm H_2O. El síndrome de dificultad respiratoria del adulto (SDRA) es un clásico ejemplo de un pulmón "duro"[7] o con baja distensibilidad. También puede verse disminuida en patologías extrapulmonares de la caja torácica, como cifoescoliosis, espondilitis anquilosante, obesidad, etcétera.[3]
- **Presión pico:** es la presión inspiratoria más alta detectada en la vía aérea, cuyo valor debería ser menor de 35-40 cm de H_2O. Es fundamental programar la alarma de esta presión para prevenir el *barotrauma* (lesión pulmonar por aumento de las presiones en el sistema respiratorio; p. ej., neumotórax). Se debe recordar que aumenta cuando se elevan las presiones en el sistema respiratorio tanto por el *componente dinámico* (resistivo) (broncoespasmo, secreciones respiratorias, obstrucción del tubo endotraqueal etc.) como por el *componente estático* (elástico), que es una situación con caída de la distensibilidad (SDRA, EAP, etc.).[3]
- **Presión meseta (*plateau*) (Ppl):** es la presión medida en el sistema respiratorio cuando se produce una pausa inspiratoria de 2 o 3 segundos (**video 19-2**). Diferentes estudios han demostrado la importancia de no superar los 30 cm H_2O por su asociación a VILI (del inglés *ventilation induced lung injury*, lesión pulmonar inducida por la AVM).[8]

En la **figura 19-1** se esquematizan estas dos últimas presiones.

> ! Para medir la Ppl es fundamental que el paciente esté completamente relajado, es decir, que no asista la ventilación para poder tomar este dato como válido. La Ppl es un subrogante de la presión alveolar.

- **Auto-PEEP:** es la presión al final de la espiración que se genera en el pulmón secundario a un volumen de aire atrapado, donde el tiempo espiratorio no fue suficiente para la salida completa del aire inspirado. Es típico en cuadros obstructivos respiratorios, como la EPOC o asma. El inconveniente con la auto-PEEP es que aumenta la presión de la vía aérea con el consiguiente riesgo de barotrauma.[3]
- **Delta de presión o *driving pressure* (DP):** es la diferencia entre la Ppl y la PEEP. La DP objetivo es menor de 15 cm H_2O. En un estudio importante de Amato y cols. se concluyó que valores superiores a 15 cm H_2O se asociaban con un aumento en la mortalidad, por lo que hoy en día la bibliografía científica sugiere no superar este valor.[9,10] Resulta una meta de protección alveolar.
- **Maniobras de reclutamiento:** consiste en la aplicación de altas presiones en la vía aérea durante períodos breves (apertura de unidades alveolares con mejora en la relación V/Q). Existen diferentes maniobras de reclutamiento y no hay evidencia de que alguna estrategia sea superior a otra. Como ejemplo se puede citar el uso de PEEP 35 o 45 cm de H_2O durante 40/60 segundos.[11]

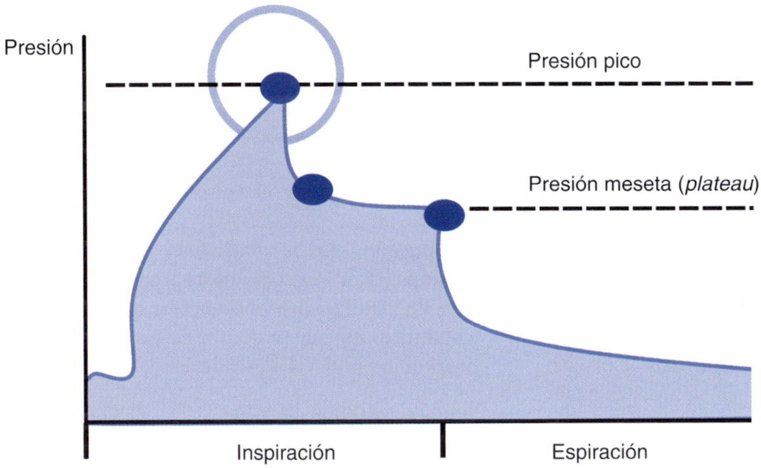

Fig. 19-1. Curva de presión-tiempo en modalidad controlada por volumen (VCV), donde se observa la presión pico (valor máximo de presión en el sistema) y la presión *plateau* o meseta (presión durante una pausa inspiratoria).

> ! El aumento de la PEEP produce un incremento de la presión intratorácica que puede llevar a una caída del retorno venoso, disminución de la precarga del VD y finalmente produce un descenso del gasto cardíaco con la consecuente hipotensión, que puede ser grave y descompensar hemodinámicamente al paciente.

A continuación, se enumeran las variables de fase (del ciclo ventilatorio)[3] (**fig. 19-2**):

- *Trigger* o gatillo (desencadentante): es la variable que genera el inicio de la inspiración. Puede hacerlo el ventilador (por tiempo) o el paciente (cambios de flujo o presión detectado en el sistema ante un esfuerzo muscular inspiratorio del paciente).

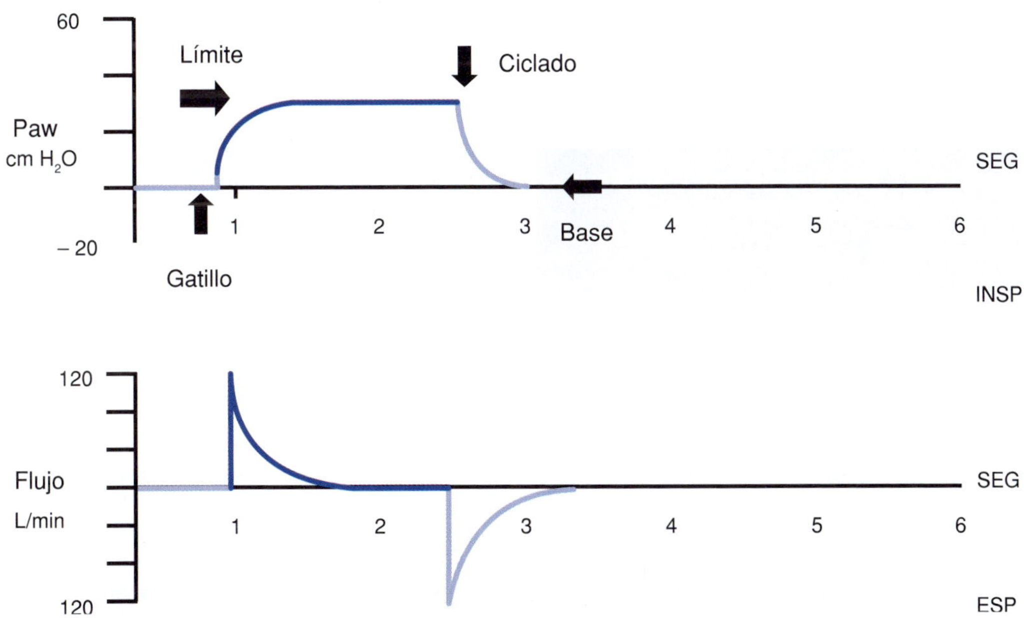

Fig. 19-2. Variables de fase del ciclo ventilatorio. Modo controlado por volumen. Arriba: curva de presión-tiempo. Abajo: curva de flujo-tiempo. Paw: presión en la vía aérea.

- Límite: lo establece el operador. Si el paciente es ventilado por volumen (VCV) y se programan 450 mL, en cada ciclo ventilatorio el ventilador va a proveer hasta 450 mL (límite máximo de flujo). Si estuviera ventilado en presión control (PCV), el límite sería la presión que se programa, por ejemplo, 14 cm H_2O: el ventilador no sobrepasa este valor de presión inspiratoria (límite máximo de presión).
- Ciclado: es el momento en que pasa de inspiración a espiración. En la modalidad VCV, el ciclado se genera una vez provisto el VT –por ejemplo, 450 mL– y comienza la espiración. En PCV, el ciclado se produce por tiempo, es decir, el operador determina el tiempo inspiratorio (p. ej., de un segundo).
- Espiración o PEEP: es la variable que determina la PEEP total. Intrínseca es la que tiene el pulmón que se genera ante un atrapamiento aéreo en determinadas patologías (asma y EPOC), o cuando el tiempo espiratorio no es suficiente como para liberar todo el aire ingresado durante la inspiración. Extrínseca es la que programa el operador para mejorar el intercambio gaseoso y prevenir la lesión pulmonar en otras patologías (**cuadro 19-1**).

MODOS VENTILATORIOS

Luego de la intubación, el ventilador mecánico se debe configurar seleccionando un modo ventilatorio. Estos son programas que poseen ventiladores que le permiten al operador configurar ciertos parámetros durante la ventilación mecánica. Los modos convencionales se clasifican en:

- Controlado por volumen (flujo).[3] En la ventilación controlada por volumen (VCV) el operador programa el volumen de insuflación (VT).
- Por presión.[3] En la ventilación controlada por presión (PCV) el operador programa la presión de insuflación y el tiempo inspiratorio (Ti) (segundos) en que se mantiene esa presión para proporcionar el VT deseado.

No hay estudios basados en la evidencia que recomienden uno por sobre otro; sin embargo, el modo VCV suele tener un aprendizaje más sencillo y está disponible en todos los ventiladores.

Presión-soporte (PS).[3] Es otra modalidad controlada por presión totalmente asistida en la que el paciente solo puede iniciar la ventilación. Si este no genera el esfuerzo inspiratorio, el ventilador no lo realizará. El ventilador apoya este esfuerzo con la presión programada con el fin de reducir el trabajo respiratorio. Por eso resulta fundamental en esta modalidad que el paciente se encuentre con el sensorio y el *drive* (impulso inspiratorio) adecuados. En la práctica se utiliza cuando comienza el destete o *weaning* (retiro del ventilador). Los ventiladores modernos no permiten programar esta modalidad hasta que se programe la "ventilación de respaldo". Este paso fundamental hace que suene una alarma del ventilador cuando el paciente presenta una apnea (de determinada cantidad de segundos, habitualmente 15 segundos) y comienza en un modo controlado, donde el gatillado depende del ventilador y no del paciente (VCV o PCV dependiendo que respaldo se programe).

Los modos controlados por presión (PCV y PS) son los recomendados para utilizar inicialmente en aquellos pacientes con acidosis metabólicas graves que requieren ventilación mecánica, con el objetivo de que ellos mismos puedan mantener el volumen minuto elevado compensatorio. En este grupo de pacientes también resulta necesario evitar los agentes paralizantes, en lo posible. Si se considera necesaria utilizarla, se deben evitar los bloqueantes neuromusculares de acción prolongada.

En resumen:

Modalidad controlada por volumen (VCV): el ventilador controla el volumen (se establece en el ajuste (*setting*) inicial; es la variable independiente). La presión inspiratoria es variable (varía de acuerdo

Cuadro 19-1. Variables de ciclo ventilatorio en las modalidades de ventilación controlada por volumen (VCV) y ventilación controlada por presión (PCV)

Variables de fase	VCV	PCV
Trigger o gatillo	Flujo, presión o tiempo	Flujo, presión o tiempo
Límite	Volumen corriente	Presión
Ciclado	Volumen corriente	Tiempo
Espiración (base)	PEEP	PEEP

PEEP: presión positiva de final de espiración.

con las cargas resistivas y elásticas toracopulmonares). En este modo, es fundamental monitorizar las presiones (pico, *plateau*, auto-PEEP).

Modalidad controlada por presión (PCV): el ventilador controla la presión (variable independiente). Provee un volumen variable y el flujo inspiratorio es variable.

> ! En los modos controlados por presión se debe tener presente que si se produce un aumento súbito de la resistencia, como en el paciente asmático o con EPOC que presenta un broncoespasmo o uno que se despierta y muerde el tubo endotraqueal (TET), va a disminuir inmediatamente el VT. Por lo tanto, resulta fundamental la monitorización de esta variable (volumen) en este modo. La caída del Vt se acompaña de hipoxemia, hipercapnia y acidosis respiratoria. Por lo tanto, creemos que el modo de elección inicial en situaciones de emergencia debe ser el VCV, donde el volumen está asegurado (a no ser que se sobrepase el límite de alarma de presión programado).

PRIMEROS PASOS DESPUÉS DE LA INTUBACIÓN

> ! Cada paciente es "único "y "dinámico". No existe una receta para ventilar a todos los pacientes de igual manera. Se elige una estrategia ventilatoria inicial adecuada a la fisiopatología del paciente y se corrigen los parámetros según la evolución.[12,13]

- En lo posible, se recomienda preparar el ventilador antes de intubar. Durante la etapa de preparación, un miembro del equipo se puede encargar de dejar el ventilador armado y listo para usar.
- Una vez intubado el paciente, se debe corroborar la correcta ubicación del TET.
- Revaluar el estado hemodinámico del paciente (énfasis en la hipotensión secundaria a los sedantes y a la ventilación con presión positiva).
- Correcta analgosedación (véase **cap. 20**). En pacientes con déficit de intercambio gaseoso (PAFI menor de 150) o shock, la meta es un escalón profundo de sedación. Guiar el uso de fármacos mediante las escalas de analgosedación (RASS, SAS, etc.).[14]
- Modalidades VCV o PCV. En la VCV se sugieren ondas de flujo con rampa descendente o cuadrática.
- Calcular el peso ideal (se mide la talla con una cinta métrica y se busca el peso ideal en una tabla que puede estar disponible en el carro de vía aérea). También se puede calcular con la siguiente fórmula: mujeres = 45,5 + 0,91 × (altura – 152,4). Hombres: 50 + 0,91 × (altura en cm – 152,4).[8] Por ejemplo, un hombre que mide 180 cm tendrá un peso teórico de 50 + 0,91 × (180 – 152, 4) = 75 kg.
- Comenzar con VT a 6-8 mL/kg de peso ideal. Si se toma el ejemplo anterior: a un paciente de 75 kg con 6 mL/kg, se deben programar 450 mL de Vt.
- FR: 12 a 20.
- PEEP: 5.
- FIO_2: 100%.
- Sensibilidad: 0,5-1 L/min.
- Programación de alarmas (¡las alarmas bien programadas salvan vidas!):
  - Presión pico: 35-40 cm H_2O protege de barotrauma.
  - Presión mínima: 5 a 8 cm H_2O protege de la desconexión a la AVM.
  - Volumen mínimo: por ejemplo, 200 mL (detecta fugas de aire en el circuito).

> ! Ante la activación de las alarmas del ventilador, el personal debe constatar rápidamente si el paciente comienza a desaturar o presenta dificultad respiratoria. La conducta inmediata debería ser:
> - Desconectar al paciente del ventilador y utilizar el reanimador manual con PEEP conectado a una fuente de oxígeno.
> - Pedir ayuda para determinar qué está ocurriendo.
>
> Con esta maniobra se puede diferenciar rápidamente si el problema se encuentra en el ventilador o es del paciente.

REVALUACIÓN Y MONITORIZACIÓN BÁSICA DE LA VENTILACIÓN MECÁNICA

- Evaluar si el paciente está adaptado a la AVM (no asiste y no hay asincronías con la AVM). Cabeza a 30-45° (muy importante para reducir la neumonía asociada a la AVM).[15]

- Evaluar el estado de sedación (usar escalas RASS, SAS, etc.).[14] En el paciente con insuficiencia respiratoria grave (PAFI menor de 150) es obligatorio una sedación profunda: RASS 4-Si el estado del paciente mejora, se recomienda disminuir el grado de sedación (la sedación profunda sostenida en el tiempo se asocia con aumento de la mortalidad).[16]
- Evaluación del TET. Estado del inflado del balón neumotaponador (mediante manómetro de presión), permeabilidad, posicionamiento respecto de la arcada dentaria (tubo en posición medial dentro de la boca), fijación correcta y segura para evitar que se genere compresión del cuello (impide el retorno venoso del cerebro).
- Realizar ultrasonografía pulmonar o auscultación de ambos campos pulmonares en caso de no disponer de esta última herramienta. Realizar una radiografía de tórax para evaluar el extremo distal del tubo, preferentemente a 2 cm de la carina.
- En el ventilador revaluar: VT, FR, FIO_2 (se debe recordar que la hiperoxia se ha asociado a toxicidad,[17] control de la presión pico, presión *plateau*, PEEP y alarmas).

CONTINUAR CON MONITORIZACIÓN CONTINUA[3]

- Oximetría de pulso.
- Gases arteriales: extracción radial o femoral (si se cuenta con una línea arterial invasiva colocada, utilizar este sitio). Rutina: estado ácido base (EAB) arterial, ionograma y lactato.
- Evaluar la distensibilidad pulmonar estática, la presión *plateau*, la DP y la auto-PEEP.
- En el **cuadro 19-2**[18] se muestra una monitorización completa de los parámetros básicos para considerar a la hora de buscar la mejor distensibilidad.

Objetivos de la titulación de PEEP:

- La mejor distensibilidad posible (cuanto más alto es su valor, más blando es el pulmón). El pulmón normal tiene una distensibilidad mayor de 60 cm H_2O/L.
- Ppl menor de 30 cm H_2O.
- DP menor de 15 cm H_2O.
- Mejorar la saturación de oxígeno.
- Mejorar la TAM (recordar que a medida que se aumenta la PEEP es esperable que esta disminuya).

PAUTAS PARA LA VENTILACIÓN MECÁNICA EN SITUACIONES ESPECÍFICAS

En el siguiente apartado se establecen las diferencias fundamentales del manejo ventilatorio de las dos situaciones más importantes en la emergencia: el paciente con SDRA que requiere ventilación protectora y el paciente asmático o con EPOC que requiere una estrategia específica para manejar la obstrucción al flujo.

Ventilación mecánica en el síndrome de dificultad respiratoria del adulto[19]

Se caracteriza por un aumento de la permeabilidad vascular pulmonar secundario a una lesión inflamatoria que clínicamente se traduce en edema pulmonar no cardiogénico.

Cuadro 19-2. Titulación de PEEP según la distensibilidad (*compliance*)

PEEP (cm H_2O)	Cest (mL/cm H_2O)	Ppl (cm H_2O)	Ppico (cm H_2O)	$SatO_2$ (%)	Delta de presión (*driving pressure*) (cm H_2O)	TAM (mm Hg)
5	42	21	23	88	16	110
7	46	22	24	90	15	106
10	48	25	26	92	15	102
12	40	28	32	91	16	98
15	36	31	33	88	16	96

Estrategia para mejorar el intercambio gaseoso que se puede usar en el síndrome de dificultad respiratoria aguda (SDRA).[18] Para hacerlo, el paciente no debe asistir en la ventilación, por lo tanto, requiere sedación profunda o bloqueo neuromuscular (vecuronio, atracurio, o pancuronio). En este ejemplo se comienza con una PEEP de 5 cm H_2O y luego de esperar un minuto se ingresa al menú del ventilador, se mide la distensibilidad (*compliance*) y se registra su valor junto con otras variables, como la presión *plateau* o meseta (Ppl), presión pico (Ppico), delta de presión o *driving pressure* (*plateau* – PEEP), la saturación de oxígeno ($SatO_2$) y la tensión arterial media (TAM). A partir de este momento se avanza de a 2 puntos de PEEP y se mide el resto de las variables nuevamente. Cest: distensibilidad o *compliance* estática = (Vt/Ppl – PEEP). En este caso, se logra la mejor distensibilidad cuando se elige una PEEP entre 7 y 10 cm H_2O. Además, se debe verificar que se alcancen los objetivos de Pplat < 30, Dp <15, con una saturación > 90% y sin hipotensión arterial.

Definición del síndrome de dificultad respiratoria del adulto de Berlín

- Tiempo: aparece dentro de la semana en la que el paciente sufre una lesión (neumonía, sepsis, shock séptico, politraumatismo, transfusiones masivas, etc.).
- Radiografía de tórax: nuevos infiltrados bilaterales que no se pueden explicar por otra causa.
- Edema pulmonar no cardiogénico: insuficiencia respiratoria que no se puede explicar por insuficiencia cardíaca o sobrecarga de volumen. Con una presión Wedge menor de 18 mm Hg con un catéter de Swang Ganz, que también se puede estimar mediante ecocardiografía.
- Intercambio gaseoso: con PEEP mayor o igual a 5 cm H_2O.
- PAFI entre 200 a 300 (leve).
- PAFI entre 100 a 200 (moderado).
- PAFI menor a 100 (grave).

Modalidad ventilatoria en el síndrome de dificultad respiratoria del adulto

- Se denomina ventilación protectora a la estrategia ventilatoria con bajos volúmenes corrientes (6 a 8 mL/kg/peso ideal del paciente). Demostró menor mortalidad en grupos ventilados con menos volúmenes (6 mL/kg) frente a la ventilación tradicional (12 mL/kg).[8]
- Objetivos de ventilación protectora: Ppl menor de 30 cm H_2O y DP menor de 15 cm H_2O.[8,9]
- Una vez intubado el paciente, descender de 100 a 50%, colocar una PEEP de 5 y titular rápidamente estos dos parámetros de acuerdo al **cuadro 19-3** de la ARDSnet en forma escalonada. Se debe seleccionar la combinación de PEEP y FIO_2, manteniendo una oximetría entre 88 y 95% y una Ppl menor de 30 cm H_2O.
- En caso de no lograr una PAFI superior a 150, se sugiere pronar al paciente al menos 16 horas por día.[20,21] El decúbito prono es una maniobra que consiste en invertir al paciente y colocarlo de forma tal que la región ventral apoye sobre la cama. Tiene como objetivo principal la protección pulmonar por homogeneización del parénquima y una distribución más uniforme de las fuerzas, más allá de que en la mayoría también mejora la oxigenación.[20] Fisiológicamente produce una redistribución de la ventilación hacia las zonas dorsales del pulmón (que en estos pacientes se encuentran habitualmente colapsadas en decúbito supino), sin afectar a la distribución de la perfusión pulmonar, que predomina en las áreas dorsales en ambas posiciones. De esta forma se logra mejorar la relación V/Q con una disminución de las áreas de cortocircuito (*shunt*).[22] Se debe tener presente que la maniobra de pronación de un paciente requiere tiempo y un gran esfuerzo del equipo. Un miembro del equipo se debe encargar exclusivamente de fijar con sus manos el TET para que este no se desplace en la maniobra.
- Se sugiere agregar bloqueantes musculares por 48 horas si no se logra adaptar el paciente a la

Cuadro 19-3. Protocolo de la ARDSnet para titulación de la relación PEEP/FiO_2

Baja PEEP/alta FiO_2								
FiO_2	0,3	0,4	0,4	0,5	0,5	0,6	0,7	0,7
PEEP	5	5	8	8	10	10	10	12
FiO_2	0,7	0,8	0,9	0,9	0,9	1,0		
PEEP	14	14	14	16	18	18-24		
Alta PEEP/baja FiO_2								
FiO_2	0,3	0,3	0,3	0,3	0,3	0,4	0,4	0,5
PEEP	5	8	10	12	14	14	16	16
FiO_2	0,5	0,5-0,8		0,8	0,9	1,0	1,0	
PEEP	18	20		22	22	22	24	

Modificada de NHLBI ARDS Network Tools [Internet]. Ardsnet.org. Disponible en: http://www.ardsnet.org/tools.shtml.
El Vt se inicia en 6-8 mL/kg. Se debe seleccionar el valor de PEEP y FIO_2 teniendo como objetivo un Dp < 15 cm H_2O y una PAFI > 200. En pulmones con baja reclutabilidad se aconseja seguir la tabla superior (baja PEEP/alta FiO_2), mientras que en aquellos con alta reclutabilidad, se sugiere la tabla inferior (alta PEEP/baja FiO_2). La reclutabilidad puede evaluarse en base a los estudios por imagen, la ultrasonografía y la respuesta al aplicar PEEP.

ventilación mecánica mediante la analgo sedación a dosis plena.[23]

- Se debe tener presente que los volúmenes corrientes bajos generan hipoventilación con el consiguiente aumento de la CO_2. Esto se conoce como hipercapnia permisiva, que permite valores de PH menores (no menos de 7,20).[1]
- Sobre el ECMO la evidencia no es concluyente. Se sugiere como rescate en pacientes con PAFI menor de 80 y en centros que tengan experiencia en su utilización.[7]

> **!** En pacientes con SDRA moderado a grave, la utilización de maniobras de reclutamiento pulmonar y la titulación de PEEP/distensibilidad se asociaron con mayor mortalidad, por lo que no están recomendadas de forma rutinaria en este grupo.[24]

Generar un balance neutro negativo

Este es un punto fundamental en todos los pacientes con insuficiencia respiratoria. El balance neutro negativo mejora el intercambio gaseoso.[25]

Es bien sabido que el balance hídrico positivo tiene efectos deletéreos, como prolongar los días de ventilación mecánica y aumentar la mortalidad en los pacientes críticamente enfermos, más específicamente en aquellos con sepsis y SDRA.[26,27]

En el paciente crítico es imperioso usar criteriosamente los cristaloides: el escenario habitual de sepsis y shock con disminución del ritmo diurético son instancias donde uno expande al paciente. Por lo que es necesario prestar atención a los balances.

Si el paciente está en shock y contamos con monitorización invasiva con catéter arterial es posible estimar la variación de presión de pulso y la variación del volumen sistólico para decidir expandir con más fundamento.[28]

> **!** En esta patología se debe recordar que es obligatorio emplear una estrategia de ventilación protectora con bajos Vt, Pl < 30 cm H_2O y DP < 15 cm H_2O.

VENTILACIÓN MECÁNICA EN LA EPOC Y EL ASMA

Los pacientes con estas patologías presentan una serie de factores coincidentes, como aumento de la resistencia de la vía aérea (debido fundamentalmente a edemas, secreciones, broncoespasmo y colapso), hiperinsuflación pulmonar (reducción de la adherencia pulmonar y torácica) y un gran espacio muerto fisiológico, con el consiguiente aumento del esfuerzo respiratorio. Si la demanda ventilatoria excede la capacidad de los músculos respiratorios, se produce una insuficiencia respiratoria aguda.[29]

La EPOC se caracteriza por un mayor colapso de las vías aéreas debido fundamentalmente a la destrucción del parénquima pulmonar (particularmente en el enfisema), así como también por la pérdida del rebote elástico de los pulmones.[30,31]

El asma se caracteriza por hipertrofia de las paredes de las vías aéreas secundaria a la inflamación, menor colapso de las vías aéreas a pesar de la considerable disminución del calibre (afectación central frente a la afectación periférica en la EPOC) y por lo general la obstrucción reversible, que puede ser mínima o inexistente en el asma de evolución prolongada.[32,33]

Ambas patologías experimentarán atrapamiento aéreo con la incapacidad de exhalar completamente el aire ingresado si se utilizan frecuencias respiratorias rápidas. Además, resulta fundamental el tratamiento médico específico de estas patologías con broncodilatadores y esteroides. Los parámetros ventilatorios programados inicialmente deben centrarse en prolongar el tiempo espiratorio y acortar el tiempo inspiratorio (no menos de 0,6 s). Esto se puede conseguir efectivamente con una disminución de la frecuencia respiratoria (8-14 rpm), con el fin de minimizar la PEEP intrínseca y el atrapamiento aéreo.[32,33] Para lograr esta estrategia se suele requerir analgesia y sedación profundas y, en otras oportunidades, bloqueantes neuromusculares en infusión continua. La estrategia general es combinar un volumen minuto relativamente bajo con un flujo inspiratorio alto (80-100 L/min) para asegurar un tiempo inspiratorio corto y, por lo tanto, una relación I:E baja. No se han demostrado beneficios para un tiempo espiratorio superior a 4 s.[32,33]

La ventilación debe ser suficiente para mantener un pH > 7,15, con un volumen corriente bajo (5-8 mL/kg) para evitar Ppl > 30 cm H_2O.[34]

En el **cuadro 19-4** se ejemplifican las dos estrategias fundamentales para el abordaje ventilatorio inicial del SDRA y el paciente obstructivo (asma/EPOC).

Cuadro 19-4. Parámetros ventilatorios sugeridos para la programación inicial

Parámetros	SDRA	Asma/EPOC
Modo	VCV	VCV
FIO_2	100%	100%
PEEP	5-10	0-5
Vt (mL/kg)	6-8	8
Frecuencia respiratoria	24-28	8-14
Relación I:E	mayor de 1:2	1:2-1:4

Vt: volumen corriente.

> ! Tanto para el SDRA como para la EPOC y asma no hay evidencia de que un modo ventilatorio sea superior a otro. Se sugiere la VCV porque asegura un volumen corriente constante. En la medida que se pueda se debe descender la FIO_2 por debajo de 60% para reducir la lesión pulmonar asociada a la hiperoxia. En las primeras horas de la ventilación mecánica se sugiere mantener una analgosedación profunda (RASS –5).

Si se mide una presión meseta mayor de 30 cm H_2O en un paciente con SDRA (en condiciones óptimas de analgosedación), la conducta inicial consiste en descender el Vt de a 1 mL/kg hasta lograr el objetivo. Si esto mismo ocurre en un paciente con obstrucción al flujo y la causa de este aumento de presión meseta se debe a la auto-PEEP, se recomienda, además, disminuir la FR con el objetivo de prolongar el tiempo espiratorio.[35] Se debe recordar que al modificar estas variables se generan cambios en el pH (por aumento de la $PaCO_2$), por lo que se deben realizar controles de EAB luego de cambiar esos parámetros.

ELEMENTOS DE UN VENTILADOR MECÁNICO DE USO HABITUAL

En las **figuras 19-3, 19-4, 19-5** y **19-6** se muestran los elementos fundamentales de los ventiladores. En el **video 19-2** se explica la programación inicial para iniciar la ventilación mecánica.

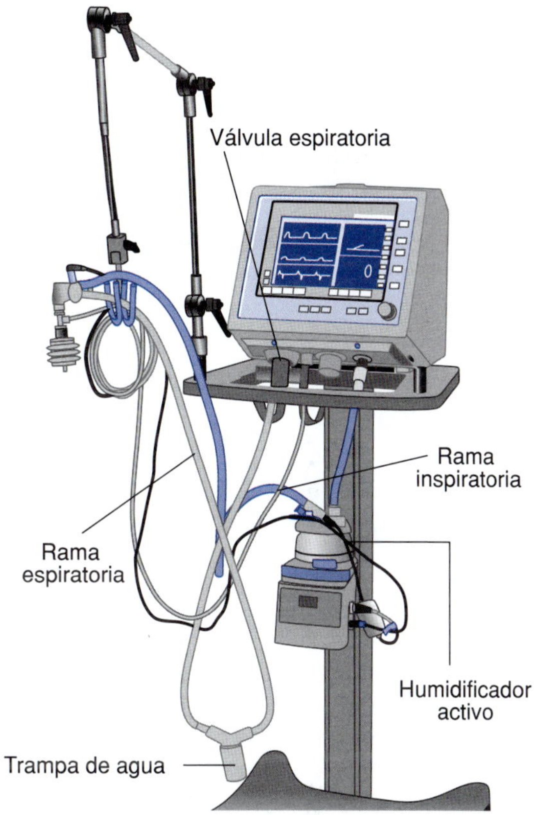

Fig. 19-3. Esquema de un ventilador mecánico con sus componentes.

En su porción inferior, el ventilador mecánico cuenta con dos salidas, una para la rama inspiratoria (celeste) que lleva aire enriquecido de oxígeno al paciente y otra para la rama espiratoria (blanca) que lleva el aire exhalado por el paciente, que en este caso se conecta sobre la válvula espiratoria. El humidificador activo aporta vapor de agua a una temperatura determinada a la vía aérea. Es fundamental la humidificación del aire, ya que con la intubación orotraqueal se saltea la vía aérea superior que es la encargada de esta función. Si no se dispone de un sistema de humidificación, las secreciones respiratorias pierden su humedad y se pueden formar tapones mucosos que pueden generar complicaciones graves, como obstrucción de la vía aérea y del tubo endotraqueal (aumento de la presión pico). Las trampas de agua son los frascos que se observan en la tubuladura y, como su nombre bien lo indica, sirve para "atrapar" el agua acumulada en ella. Se debe recordar que el exceso de agua en la tubuladura puede generar resistencia al flujo aéreo y aumentar la presión del sistema.

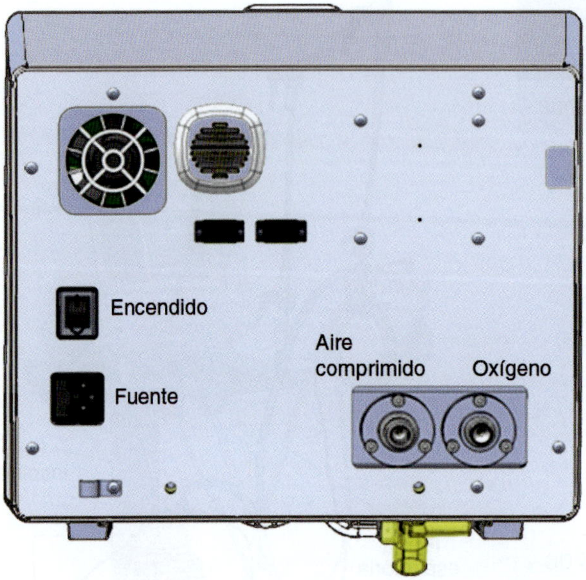

Fig. 19-4. Cara posterior de un ventilador mecánico. Se puede visualizar la manguera de oxígeno (verde) y la del aire comprimido (amarilla), el botón de encendido y apagado y también la fuente de energía.

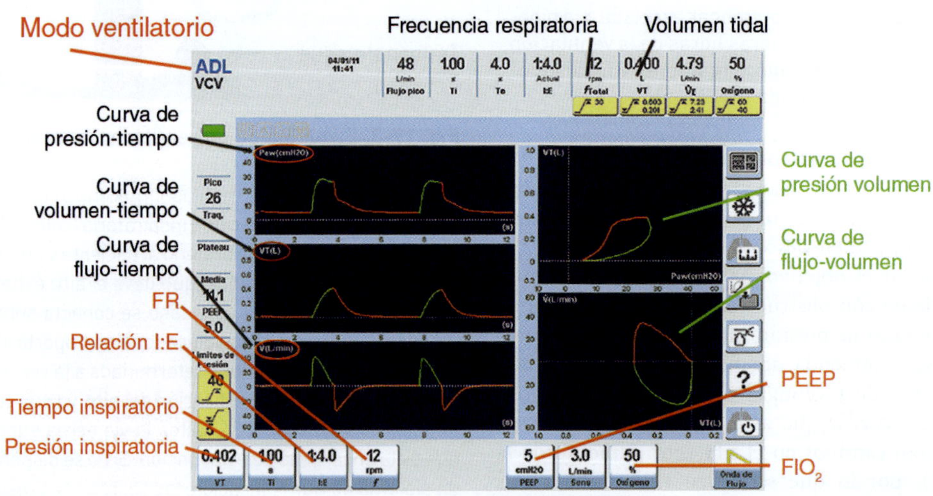

Fig. 19-5. Cara anterior de un ventilador mecánico. En esta figura se pueden observar las variables controladas y a controlar en la pantalla del ventilador. Arriba a la izquierda se observa el modo ventilatorio PCV (ventilación controlada por presión). En este modelo, la parte inferior en rojo indica todo aquello que el operador programa. En la barra superior podemos ver cifras numéricas, allí se refleja todo lo que proviene de la rama espiratoria, es decir, lo que devuelve el paciente. En este caso, la frecuencia respiratoria (FR) programada es 20/min, mientras que la medida es 23/min, por lo tanto, las tres ventilaciones resultan de diferencias gatilladas por el paciente. También podemos ver las curvas de presión-tiempo, flujo-tiempo y volumen (el color verde de las líneas corresponde a la inspiración y el color rojo a la espiración).

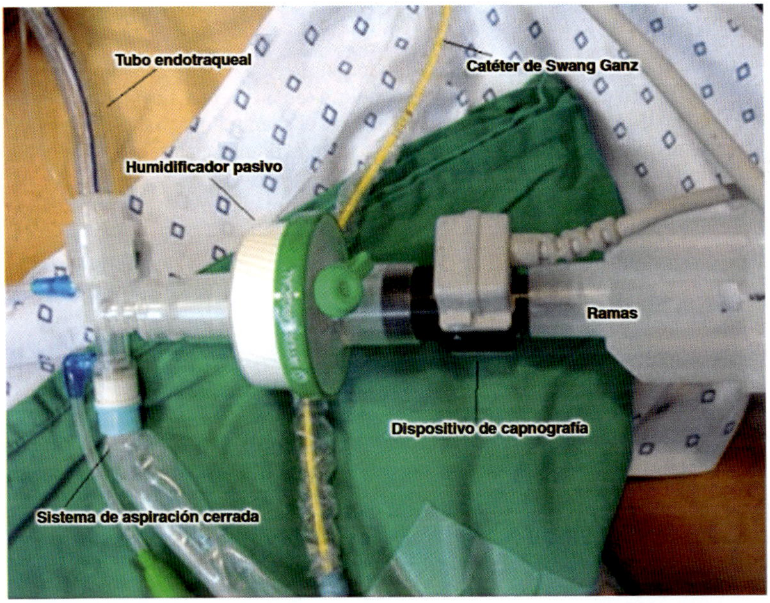

Fig. 19-6. En la imagen se puede observar el tubo orotraqueal unido al sistema de aspiración cerrada (con la sonda de aspiración dentro de una bolsa estéril). El extremo de la sonda se une al sistema de aspiración de la pared. Es fundamental que el sistema sea cerrado para disminuir el riesgo de neumonía. Distalmente se puede observar una estructura cilíndrica (blanca y verde), que corresponde al humidificador pasivo y se encarga de retener el vapor de agua que exhala el paciente; de esta forma humidifica la vía aérea. A continuación, se observa un dispositivo de capnografía que permite observar en el monitor el $EtCO_2$ (*End tidal* CO_2, CO_2 al final de la espiración). Contar con capnografía es una ventaja enorme, ya que entre otras cosas permite confirmar una correcta intubación orotraqueal, brinda información durante la RCP sobre la calidad de la reanimación. También se puede observar un catéter amarillo dentro de una bolsa estéril. El catéter de Swan-Ganz o catéter de la arteria pulmonar permite obtener variables hemodinámicas del paciente (presión de la arteria pulmonar, presión de oclusión de la arteria pulmonar, gasto cardíaco, resistencias vasculares pulmonar y sistémica, etc.).

PUNTOS CLAVE

- Todo médico que trabaja en emergencias debe conocer los principios básicos de la ventilación mecánica para poder manejar las primeras horas de aquellos pacientes que requieren una vía aérea definitiva mientras se espera el traslado a la unidad de cuidados intensivos.
- Los parámetros de programación inicial acordes a las patologías específicas, como el SDRA y el paciente con obstrucción al flujo, difieren considerablemente y deben abordarse con estrategias diferentes. La primera se basa principalmente en una ventilación protectora con bajos Vt, Ppl < 30 cm H_2O y DP < 15 cm H_2O, mientras que en la segunda, además, se deben lograr tiempos espiratorios suficientes para poder exhalar el aire atrapado. Las metas deben guiarse por la monitorización de oxigenación, del estado acido-base y la hemodinamia del paciente.
- El modo VCV es una modalidad que todo médico de emergencias debe conocer. Asegura un volumen de aire programado que debe ser monitorizado por las presiones que se generan en la vía respiratoria.
- Al conectar un paciente a la VM, se deben programar las alarmas sistemáticamente.

AEROPERLAS

- Ante la activación de las alarmas del ventilador, el personal debe constatar rápidamente si el paciente comienza a desaturar o presenta dificultad respiratoria. La conducta inmediata debería ser desconectar al paciente del ventilador y utilizar el reanimador manual con PEEP conectado a una fuente de oxígeno. Con esta maniobra se puede diferenciar rápidamente si el problema es del ventilador o del paciente.
- Siempre que sea posible, descender la FIO_2 a menos del 60% por los riesgos de la hiperoxia.

REFERENCIAS

1. Tobin MJ. Advances in mechanical ventilation. N Engl J Med 2001;344(26):1986-96.
2. Slutsky AS. Mechanical ventilation. American College of Chest Physicians' Consensus Conference [published correction appears in Chest 1994 Aug;106(2):656]. Chest 1993;104(6):1833-59.
3. Tobin MJ. Principles and practice of mechanical ventilation. New York: Mcgraw-Hill Medical; 2013.
4. Gattinoni L, Caironi P, Cressoni M, et al. Lung recruitment in patients with the acute respiratory distress syndrome. N Engl J Med 2006;354(17):1775-86.
5. Sahetya SK, Goligher EC, Brower RG. Fifty years of research in ARDS. Setting positive end-expiratory pressure in acute respiratory distress syndrome. Am J Respir Crit Care Med 2017;195(11):1429-38.
6. Slutsky AS, Ranieri VM. Ventilator-induced lung injury. N Engl J Med 2013;369(22):2126-36.
7. Papazian L, Aubron C, Brochard L, et al. Formal guidelines: management of acute respiratory distress syndrome. Ann Intensive Care 2019;9(1):69.
8. Acute Respiratory Distress Syndrome Network, Brower RG, Matthay MA, et al. Ventilation with lower tidal volumes as compared with traditional tidal volumes for acute lung injury and the acute respiratory distress syndrome. N Engl J Med 2000;342(18):1301-8.
9. Amato MB, Meade MO, Slutsky AS, et al. Driving pressure and survival in the acute respiratory distress syndrome. N Engl J Med 2015;372(8):747-55.
10. Bugedo G, Retamal J, Bruhn A. Driving pressure: a marker of severity, a safety limit, or a goal for mechanical ventilation? Crit Care 2017;21(1):199.
11. Keenan JC, Formenti P, Marini JJ. Lung recruitment in acute respiratory distress syndrome: what is the best strategy? Curr Opin Crit Care 2014;20(1):63-8.
12. Guyton AC, Hall JE. Guyton & Hall. Tratado de fisiología médica. 14th ed. Barcelona: Elsevier España D.L; 2016.
13. Marino PL. El libro de la UCI. Barcelona: Wolters Kluwer Health; 2014.
14. Khan BA, Guzman O, Campbell NL, et al. Comparison and agreement between the Richmond Agitation-Sedation Scale and the Riker Sedation-Agitation Scale in evaluating patients' eligibility for delirium assessment in the ICU. Chest 2012;142(1):48-54.
15. Boltey E, Yakusheva O, Costa DK. 5 Nursing strategies to prevent ventilator-associated pneumonia. Am Nurse Today 2017;12(6):42-3.
16. Vincent JL, Shehabi Y, Walsh TS, et al. Comfort and patient-centred care without excessive sedation: the eCASH concept. Intensive Care Med 2016;42(6):962-71.
17. Madotto F, Rezoagli E, et al. Hyperoxemia and excess oxygen use in early acute respiratory distress syndrome: insights from the LUNG SAFE study. Crit Care 2020;24(1):125.
18. Rouby JJ, Lu Q, Goldstein I. Selecting the right level of positive end-expiratory pressure in patients with acute respiratory distress syndrome. Am J Respir Crit Care Med 2002;165(8):1182-6.
19. ARDS Definition Task Force, Ranieri VM, Rubenfeld GD, et al. Acute respiratory distress syndrome: the Berlin Definition. JAMA 2012;307(23):2526-33.
20. Guérin C, Reignier J, Richard JC, et al. Prone positioning in severe acute respiratory distress syndrome. N Engl J Med 2013;368(23):2159-68.
21. Romero CM, Cornejo RA, Gálvez LR, et al. Extended prone position ventilation in severe acute respiratory distress syndrome: a pilot feasibility study. J Crit Care 2009;24(1):81-8.
22. Rialp Cervera G. Efectos del decúbito prono en el síndrome de distrés respiratorio agudo (SDRA). Med Intensiva 2003;27(7):481-7.
23. Papazian L, Forel JM, Gacouin A, et al. Neuromuscular blockers in early acute respiratory distress syndrome. N Engl J Med 2010;363(12):1107-16.
24. Writing Group for the Alveolar Recruitment for Acute Respiratory Distress Syndrome Trial (ART) Investigators, Cavalcanti AB, Suzumura ÉA, et al. Effect of lung recruitment and titrated positive end-expiratory pressure (PEEP) vs low peep on mortality in patients with acute respiratory distress syndrome: a randomized clinical trial. JAMA 2017;318(14):1335-45.
25. Boyd JH, Forbes J, Nakada T, et al. Fluid resuscitation in septic shock: a positive fluid balance and elevated central venous pressure are associated with increased mortality. Crit Care Med 2011;39:259-65.
26. Vaara ST, Korhonen AM, Kaukonen K-M, et al. Fluid overload is associated with an increased risk for 90-day mortality in critically ill patients with renal replacement therapy: data from the prospective FINNAKI study. Crit Care 2012;16:R197.
27. Murphy CV, Schramm GE, Doherty JA, et al. The importance of fluid management in acute lung injury secondary to septic shock. Chest. 2009;136:102-9.
28. Cecconi M, De Backer D, Antonelli M, et al. Consensus on circulatory shock and hemodynamic monitoring. Task force of the European Society of Intensive Care Medicine. Intensive Care Med 2014;40(12):1795-815.
29. Purro A, Appendini L, Polillo C, et al. Mechanical determinants of early acute ventilatory fail-ure in COPD patients: a physiologic study. Intensive Care Med 2009;35:639-47.

30. Blanch L, Bernabe F, Lucangelo U. Measurement of air trapping, intrinsic positive end-expiratory pressure, and dynamic hyperinflation in mechanically ventilated patients. Respir Care 2005;50:110-23.
31. Mishima M. Physiological differences and similarities in asthma and COPD-based on respiratory function testing. Allergol Int 2009;58:333-40.
32. García Vicente E y cols. Ventilación mecánica invasiva en EPOC y asma. Med Intensiva 2011;35:288-98.
33. Williams TJ, Tuxen DV, Scheinkestel CD, et al. Risk factors for morbidity in mechanically ventilated patients with acute severe asthma. Am Rev Respir Dis 1992;146:607-15.
34. Leatherman JW, McArthur C, Shapiro RS. Effect of prolongationof expiratory time on dynamic hyperinflation in mechani-cally ventilated patients with severe asthma. Crit Care Med 2004;32:1542-5.
35. Weingart SD. Managing initial mechanical ventilation in the emergency department. Ann Emerg Med 2016;68(5):614-7.

Manejo farmacológico posintubación en la emergencia

20

Javier E. Ordóñez Gonzáles y Kevin Eduardo Bleuer

OBJETIVOS

- Comprender el manejo inicial farmacológico posintubación y la importancia de que el paciente se sienta confortable y esté adaptado a la asistencia ventilatoria mecánica (AVM).
- Disminuir la morbimortalidad en los primeros minutos posintubación mediante el reconocimiento y la anticipación a complicaciones inmediatas, como la hipotensión.
- Fomentar la creación de protocolos para optimizar la analgesia y sedación en los departamentos de emergencias.

INTRODUCCIÓN

Una vez confirmada la correcta colocación del tubo endotraqueal (TET), se debe proceder a monitorizar los signos vitales, dado que una de las complicaciones más importantes y potencialmente graves que pueden suceder en esta etapa es la hipotensión: caída de la tensión arterial sistémica < 90 mm Hg o del 20-30% del valor inicial. Esta complicación es relativamente frecuente, su incidencia oscila entre el 5-45% y se asocia, de forma independiente, con una mayor mortalidad hospitalaria y una estadía más prolongada en la unidad de cuidados intensivos (UCI). Cerca del 2% de los pacientes incurren en paro cardíaco posterior a la intubación orotraqueal (IOT).[1]

La hipotensión tiene origen multifactorial. El índice de shock permite predecir la hipotensión posintubación: si este se encuentra elevado (> 0,8), se debe guiar la reanimación con líquidos por ultrasonografía y el eventual comienzo temprano de vasopresores, y seleccionar los fármacos de sedoanalgesia más apropiados para este contexto, una vez estabilizado el paciente.[2-4]

Por tanto, en la emergencia, la IOT es un procedimiento crítico en la reanimación de pacientes gravemente enfermos y traumatizados. Los médicos de emergencias también deben considerarse competentes en la atención y soporte posintubación para procurar que el manejo se realice con la máxima seguridad. El manejo de la vía aérea provoca dolor y este es uno de los factores de estrés más importantes para los pacientes. El dolor provoca liberación de adrenalina que genera ansiedad, insomnio, desorientación, agitación y *delirium*[5] y en ciertos pacientes puede provocar isquemia miocárdica, disminución del peristaltismo, aumento del catabolismo proteico e inmunodepresión.[6,7] Tanto los cambios en la expresión facial como el aumento del tono muscular parecen ser signos importantes de presencia de dolor.[8-11] Además, el aumento de los parámetros fisiológicos, como la tensión arterial, la frecuencia cardíaca y la frecuencia y el patrón respiratorio, pueden reflejar la presencia de dolor.[12-15] A pesar de que esta práctica habitualmente es pasada por alto, todos los pacientes deben recibir analgesia como parte vital en el soporte posintubación.[16-23]

Se debe procurar, además, que el paciente no pase tiempo paralizado sin sedación, ya que se ha asociado también a malestar y trastorno de estrés postraumático.[24] Esta falta de sedación posterior a la intubación es especialmente común y más probable cuando se utilizan bloqueantes neuromusculares (BNM) con mayor tiempo de acción, como los no despolarizantes (p. ej., rocuronio y vecuronio).[25] Se ha visto que la atención cuidadosa a la sedación también es útil para mejorar la respuesta del ventilador, los días sin ventilador, la duración de la estadía hospitalaria y la prevención del *delirium* en la UCI.[26] En este capítulo se abordarán los fármacos utilizados en el tercer momento de la analgesia y la sedación posintubación, y se hará hincapié en sus ventajas y complicaciones.

KETAMINA

Como ya se abordó en el **capítulo 11**, es el único fármaco de inducción con propiedades de analgesia, anestesia y amnesia significativas.[27] Tiene un inicio de acción rápido y una duración relativamente corta (10 a 20 minutos, con una vida media de eliminación de dos a tres horas).[28]

Al estimular los receptores y la liberación de catecolaminas, presenta un menor riesgo de hipotensión posterior a la intubación en pacientes hemodinámicamente inestables.[29-33] Además, compensa la hipotensión causada por el fentanilo, es beneficiosa para la SRI en el traumatismo craneoencefálico (TCE) grave.[34] Mantiene los reflejos de las vías aéreas y tiene propiedades broncodilatadoras.[35]

Por lo tanto, la ketamina resulta de mucha utilidad para lograr una adaptación a la AVM en los primeros minutos en la sala de reanimación *shock room*. También podría ser útil en aquellos pacientes que luego de su estabilización inicial deban ser trasladados hacia otro sector para realizar algún estudio por imagen o hasta su pase a la UCI.

- Frasco ampolla: 500 mg/10 mL
- Manejo inicial: bolo IV de 0,1 a 0,5 mg/kg cada 5-15 minutos según respuesta y objetivos de sedoanalgesia del paciente.
- IM 3-7 mg/kg.
- Bomba de infusión continua de 0,05-1,2 mg/kg/hora.
- Dilución: 1 frasco ampolla + 500 mL de solución fisiológica.
- Ajustar la dosis al objetivo de dolor o sedación. Nota: se pueden usar dosis de bolos iniciales más altas (p. ej., 1 a 2 mg/kg).[35,36]

Combinación de ketamina y propofol (ketofol). La supuesta ventaja de esta combinación es la obtención de los beneficios de cada fármaco (p. ej., efectos analgésicos de la ketamina), mientras se minimizan los daños potenciales (p. ej., efectos hipotensores del propofol). Además, como ambos medicamentos son broncodilatadores potentes, la combinación puede ser ideal en pacientes con broncoespasmo.[37,38]

- Preparación: 50 mg de propofol + 50 mg de ketamina en una jeringa de 10 mL; aplicar 1-3 mL IV y evaluar según respuesta cada 5-15 minutos.

PROPOFOL

Es un agente sedante/hipnótico intravenoso para producir hipnosis.[39,40] No tiene efecto analgésico intrínseco.

Está dentro de uno de los fármacos de primera línea utilizados actualmente para la sedación continua del paciente intubado. Es una emulsión lipídica en agua, de color blanco y aspecto lechoso. Se comercializa en ampollas de vidrio al 1% (10 mg/mL) y al 2% (20 mg/mL). El propofol al 2% se usa únicamente para mantener la sedación mediante infusión continua en pacientes mayores de 16 años.[41] Para información complementaria sobre este fármaco, sugerimos consultar el **capítulo 11**.

En la infusión se prolonga su vida media y esta aumenta entre 50 horas +/– 18 horas; sus efectos son más difíciles de revertir, así como también podrán acumularse y ponerse en evidencia algunos eventos adversos típicos del fármaco.[42,43]

El propofol puede ofrecer un grado de protección cerebral, pero se desconoce el significado clínico de esto.

Efectos adversos

Las infusiones prolongadas, por más de 48 horas, o en dosis altas se han asociado con malos resultados, principalmente en niños, pero también en adultos.[41,44,45]

El **síndrome por infusión de propofol** es el resultado de un metabolismo desregulado de los ácidos grasos y de la inhibición de la respiración mitocondrial.[46] Se evidencia con la presencia de acidosis metabólica con bradicardia. Estas bradiarritmias, que son refractarias, pueden progresar a la asistolia.[20] También puede presentar otras manifestaciones, como rabdomiólisis, hiperlipemia, hígado graso o incluso fallos renal y cardíaco. Está asociado con determinados factores predisponentes; si bien su incidencia es muy baja, ha mostrado alta mortalidad.

Cuando se utilizan infusiones continuas de Propofol, la emulsión lipídica aumenta los triglicéridos en sangre; por lo tanto, se sugiere no exceder dosis de 4 mg/kg/hora y realizar un control estricto de los valores de triglicéridos. La literatura científica suele indicar un valor superior a 600 mg para suspender la infusión.[46]

Precaución

Debido a esta emulsión lipídica, van a limitar su estabilidad microbiológica, ya que no contiene conservante antimicrobiológicos.

Debe tenerse especial cuidado con el uso de técnicas estériles al manipular el propofol. Se debe preparar inmediatamente antes de su uso y desechar las porciones no utilizadas. Un estudio encontró que la emulsión apoyó el crecimiento de muchos microorganismos nosocomiales.[47]

Administración y dosis

El propofol siempre debe administrarse en una vena grande, esto es a través de una vía central, y su uso tiene que ser exclusivo por un único lumen. Tiene que pasar por una vía totalmente independiente (luz única), en especial si se requiere la administración de hemoderivados.

En el período posintubación se administra con bomba de infusión continua intravenosa.

No debe diluirse, siempre tiene que administrarse puro. Se preparan, por ejemplo, 10 ampollas al 1% en una bolsa de solución vacía y nueva de polipropileno o PVC que tendrá una durabilidad de 6 horas, tras lo cual se desechará.

En cambio, la presentación al 2% es más concentrada, se presenta en un frasco más grande y de vidrio; por lo tanto, esto permite la infusión desde el propio frasco, lo que evita su manipulación y, además su estabilidad es mayor y dura hasta 12 horas.

Una consideración que se debe tener presente es que para los obesos mórbidos es necesario realizar el cálculo de la dosis con su peso ideal y no con el peso real del paciente.[48]

El cálculo del peso ideal se realiza con la siguiente fórmula:

Varón = 50 kg + 0,91 x [altura (cm) – 152,4]

Mujer = 45,5 kg + 0,91 x [altura (cm) – 152,4]

Para la infusión continua, los rangos de dosis propuestos para el propofol, según las guías PADIS de 2013, son de 0,3-3 mg/kg/hora. Una actualización de las guías del SEMICYUC de 2020 recomienda que no se debe superar la dosis de infusión de 4,5 mg/kg/hora.

Por ejemplo, si se hace el cálculo de la velocidad de infusión de propofol para una dosis máxima de 3 mg/kg/hora, este será:

- 50 kg: infundir a 15 mL/hora.
- 80 kg: infundir a 24 mL/hora.
- 100 kg: infundir a 30 mL/hora.

MIDAZOLAM

Se ha convertido en un agente popular para la sedación en el contexto del manejo de emergencia de las vías aéreas.[49-51]

Para información complementaria sobre este fármaco sugerimos consultar el **capítulo 11**.

La dosis de mantenimiento en infusión continua es de 0,02-0,2 mg/kg/hora.[52]

Su presentación es en ampollas de 3 mL que contienen 15 mg. Se puede diluir tanto en solución fisiológica como en dextrosa, pero no en Ringer Lactato.

Su metabolismo produce metabolitos activos y se acumulan en el fallo renal, por lo que se aconseja iniciar con dosis más bajas en presencia de esta patología. Si es grave (aclaramiento o *clearance* de creatinina menor de 10), la sugerencia es reducir la dosis un 50%. En la insuficiencia hepática también se ve afectada su vida media, ya que en este contexto aumenta de 2 a 3 veces. En la insuficiencia hepática grave no está recomendada la infusión continua. Puede precipitar la aparición de encefalopatía hepática.

Como **ventajas** se destacan su alto perfil de seguridad y bajo costo.

Es un fármaco lipofílico y también puede acumularse en el tejido adiposo, por lo que su despertar será más lento en pacientes obesos. Es un fármaco que provoca taquifilaxia y aumenta el riesgo de efectos adversos.

Como **advertencia**, el midazolam y el lorazepam aumentan la incidencia de *delirium*, mal despertar y alteración del sueño. Prolonga la estadía en la UCI e incluso la mortalidad.

El tiempo de inicio depende de la dosis y se puede acortar con el uso de dosis más altas. Aunque es rápido, el tiempo de acción del midazolam sigue siendo sustancialmente más lento que el de otros sedantes/hipnóticos de inducción discutidos anteriormente.[53]

Para revertir los efectos del midazolam contamos con su antídoto, el flumazenil, que se puede usar para revertir los efectos de las benzodiazepinas. Se debe evitar en condiciones que predisponen al paciente a convulsiones y en pacientes que toman benzodiazepinas de forma crónica.

FENTANILO

Es actualmente uno de los fármacos más usados en la analgesia del paciente ventilado y alrededor de cien veces más potente que la morfina.[54] Si bien presenta una vida media relativamente corta, entre 30-60 minutos, se ha demostrado que aquellos pacientes con infusión continua pueden aumentar su vida media hasta 16 horas, ya que se acumula en distintos compartimentos, como los tejidos grasos, el músculo esquelético y los pulmones.

Entre los efectos adversos más importantes, los pacientes pueden presentar rigidez muscular –en particular de la pared torácica– y esto podría llegar a obstaculizar la ventilación espontánea y asistida. Suele presentarse con dosis anestésicas mayores de 15 µg/kg. Este efecto puede disminuir su incidencia si se administra en bolo lento y se puede revertir con naloxona, aunque esto comprometería la eficacia analgésica. Si no se revierte con naloxona, se podría llegar a necesitar la administración de BNM.[55-57]

Ampolla 250 µg/5 mL:

- Dosis:
  - Administración en infusión continua: rango de dosis 0,7-5 µg/kg/hora.

- Dilución:
  - 10 ampollas + 100 mL de solución fisiológica al 0,9%.
  - 3 ampolletas + 100 mL de solución fisiológica.

BLOQUEANTES NEUROMUSCULARES

Los agentes bloqueantes neuromusculares (BNM) paralizan los músculos esqueléticos al bloquear la transmisión de los impulsos nerviosos en la unión neuromuscular. En este apartado analizaremos el uso de los bloqueantes neuromusculares en infusión continua en la etapa posterior a la tutorización de la vía aérea (IOT), ya que, por ejemplo, la infusión continua ayuda enormemente a la ventilación mecánica de un paciente con baja distensibilidad (*compliance*) pulmonar o dificultad respiratoria.[58]

Brevemente diremos que los bloqueantes se clasifican en dos tipos: despolarizantes y no despolarizantes.

Bloqueantes neuromusculares despolarizantes

Succinilcolina

Como se comentó anteriormente en el **capítulo 11**, la succinilcolina es uno de los BMN más comúnmente utilizado en la SIR de emergencia debido a su inicio rápido y su duración de acción relativamente breve. Debido a estas propiedades farmacocinéticas y a los efectos adversos, no debería utilizarse en el período posintubación, para este momento los BNM no despolarizantes tienen un mejor perfil.

Bloqueantes neuromusculares no despolarizantes

Tienen un mecanismo competitivo con la acetilcolina, donde se une a la subunidad alfa del receptor nicotínico de la membrana posináptica, evita la despolarización del canal iónico y lo mantiene cerrado.[59] A medida que aumenta el nivel del BNM no despolarizante en la unión neuromuscular, se instala el bloqueo neuromuscular.[59,60]

Existen dos tipos químicos de BNM no despolarizantes:[61]

- Benzilisoquinolinas (atracurio). Es metabolizado en plasma y genera liberación de histamina, lo que puede provocar taquicardia, hipotensión, broncoespasmo y urticaria.
- Aminoesteroides (pancuronio, vecuronio y rocuronio). Los fármacos de este subgrupo no producen liberación de histamina, y los más antiguos (pancuronio y vecuronio) tienen efectos vagolíticos. Sufren metabolismo hepático y dan metabolitos activos. Su eliminación es renal y una porción a través de la bilis.[62]

Pancuronio

Tiene una vida media muy prolongada, cercana a los 100 minutos. Puede generar aumento de la tensión arterial y la frecuencia cardíaca debido a sus acciones vagolíticas.[63,64] Se metaboliza en el hígado y está contraindicado en el fallo renal, cirrosis o colestasis. Como efecto adverso puede dar anafilaxia y generar hipertensión intraocular.

El pancuronio provoca la liberación de cantidades mínimas de histamina.[65]

Las acciones vagolíticas son más prominentes con este fármaco.

- Dosis:[66,67] 1-2 µg/kg/min o 0,8-1,7 µg/kg/min.

Vecuronio

Produce algo de liberación de histamina. Se metaboliza en el hígado y genera un metabolito activo que se acumula y puede prolongar su vida media cuando se usa en infusión continua.[68,69] Se elimina por la orina. Se puede usar en infusión continua, sabiendo que su vida media se prolonga por la acción de este metabolito activo.

- Dosis:[66,67] 0,8-1,2 µg/kg/min o 0,8-1,7 µg/kg/min.

Atracurio

Tiene las mejores cualidades para su uso en infusión continua en pacientes con síndrome de dificultad respiratoria. Su vía de eliminación es por esterasa plasmáticas o hidrólisis por ésteres, estas son independientes de la función renal y hepática.

Puede desencadenar un cuadro clínico por liberación de histamina.[65,70]

- Dosis:[66,67] 4-12 µg/kg/min o 5-20 µg/kg/min; ampollas de 50 mg/5 mL.

Se degrada por eliminación de Hofmann, con la cual se produce el metabolito laudanosina, que se puede acumular por insuficiencia hepática y provoca excitación del sistema nervioso central hasta convulsiones.[71,72]

Rocuronio

Se utiliza en la SIR, cuando hay contraindicación para el uso de la succinilcolina en dosis de 1,2 mg/kg y con efecto a los 60 segundos (véase secuencia rápida de intubación, SRI, en el **cap. 8**).

Tiene mínima liberación de histamina y sus efectos cardiovasculares ocurren por su efecto vagolítico a dosis altas.[73] Además, el rocuronio se ha implicado en múltiples cuadros de anafilaxia inducida por IgE[74] con colapso cardiovascular. Tiene metabolismo hepático y eliminación hepatobiliar, y un 20% puede eliminarse por vía renal sin metabolización.[75]

Su duración suele ser menor de 30-67 minutos, incluso el efecto de una dosis de 2 mg/kg puede llegar durar hasta 110 min. La dosis en infusión es 8-12 µg/kg/min.

La infusión puede dar grave miopatía, por lo que se aconseja infundir menos de 48 horas para prevenir esta complicación.[76]

Control del bloqueo neuromuscular

Para titular dosis de bloqueo neuromuscular se usa el índice biespectral (BIS) para mantener un puntaje entre 40 y 60.[77] Si no se cuenta con BIS es posible usar el tren de 4.

El BIS es un análogo de la monitorización electroencefalográfica que se determina por medios informáticos, donde a los cambios de frecuencia y amplitud se les otorga un valor numérico.

En el BIS,[78,79] un rango de 40-60 significa que se proporcionó un estado hipnótico moderado, mientras que los valores por debajo de 40 se describen como estados hipnóticos profundos y 100 un paciente despierto. El 0 es electroencefalograma plano.

Por último, la recomendación es que el paciente deberá estar primero con una puntuación en la Escala de Sedación y Agitación de Richmond (*Richmond Agitation-Sedation Scale*, RASS) de – 4 a – 5 (sedación profunda o sin respuesta) y después se le podrá administrar el bloqueo neuromuscular.[66]

CONCEPTOS PRÁCTICOS PARA EL MANEJO FARMACOLÓGICO POSINTUBACIÓN

La sedación puede tener tres escenarios: subsedación, el paciente está incómodo; sobresedación, el paciente está en coma; y una zona intermedia, en la que debemos lograr confort o comodidad.

Indicaciones de sedación profunda:

- TCE grave con hipertensión endocraneal.
- Quemados.
- Dificultad respiratoria grave.

Se debe recordar que no hay que suspender la sedación en un paciente que:

- Se muestra agitado.
- Necesite benzodiazepinas como tratamiento; por ejemplo, estado de mal epiléptico.
- Tiene infusión de BNM.
- Presenta isquemia miocárdica.
- Presenta hipertensión endocraneal.
- Presenta dificultad respiratoria grave.

Indicaciones de sedación superficial o ligera o colaborativa. En el resto de pacientes que no tengan indicada la sedación profunda o la suspensión de esta, se deben suspender los sedantes y evaluar las respuestas para alcanzar la sedación superficial o colaborativa. Se sugiere, para ello, dexmedetomidina y prevención o tratamiento del dolor.

Se recomienda la implementación de protocolos de sedación y analgesia en su institución.[80]

1. Dolor: tratar y controlar agresivamente el dolor.

2. Sedación: selección del sedante adecuado para cada paciente, según:

- Edad.
- Morbilidad.
- Enfermedades previas.

Determinar si la sedación es insuficiente y administrar rescates o la dosis que corresponda; evitar que los ajustes queden librados a decisiones individuales.

3. Monitorización y tratamiento del *delirium*. El nivel de sedación deseado debe estar planificado antes de administrar cualquier fármaco, e implementar herramientas validadas y protocolizadas para el manejo de la sedación. Esto permitirá ajustar el nivel de sedación a los objetivos y, además, minimizar la sobresedación y prevenir la acumulación de sedantes.

Esto se logra haciendo lo siguiente:

- Evaluación del nivel de sedación con herramientas validadas y objetivas, como el electroencefalograma continuo o el electroencefalograma método BIS.
  Si no se cuenta con lo anterior, se usa la escala RASS, que evalúa tanto sedación como agitación y se puede usar en cualquier tipo de pacientes (**cuadro 20-1**).[80]
- Titulación. Obtener la dosificación adecuada para cada paciente específico, según el grado de sedación evaluación, para conseguir las metas planteadas.
- Elegir el fármaco en términos de farmacocinética y farmacodinamia, teniendo en cuenta las características clínicas del paciente.

Si el paciente está en AVM y tiene indicación de sedación profunda, se tratará con analgésicos opioides y sedación con propofol. Si no se logró el objetivo y realmente es necesaria la sedación, se adicionarán benzodiazepinas y eventualmente ketamina para disminuir la dosis de estos.

En la **figura 20-1** se puede apreciar una aproximación inicial del manejo de la sedación y analgesia luego de la intubación, teniendo en cuenta la presencia de uno de los enemigos de la vía aérea: la hipotensión.[80]

Situaciones especiales

COVID-19

Estos pacientes requieren ventilación mecánica con sedación profunda (RASS profundo – 4 a – 5) y habitualmente bloqueo neuromuscular,[81] durante el menor tiempo posible a la menor dosis posible.

Si no se logra una adecuada adaptación a la ventilación mecánica con la sedación y analgesia titulada al comienzo, se debe aumentar dosis de los fármacos hasta llegar a dosis cercanas al máximo y adicionar los BNM si no hay respuesta. Se debe titular la dosis del BNM con tren de 4 o con electroencefalograma continuo de 6 canales o BIS. De igual forma, en el SDRA por otras causas también se recomienda la sedación profunda durante un breve tiempo, en lo posible para conservar la actividad diafragmática o ventilación de las zonas dependientes.

Patología cerebral aguda

Se debe proteger el cerebro lesionado durante las primeras 24 horas y la correcta adaptación a la ventilación mecánica. Las indicaciones específicas de sedación profunda en pacientes neurocríticos son el estado de mal epiléptico y la hipertensión endocraneal.

Cuadro 20-1. Escala RASS (*Richmond Agitation-Sedation Scale, Escala de Agitación y Sedación de Richmond*)

	Término	Descripción
+ 4	Combativo	Abiertamente combativo o violento Peligro inmediato para el personal
+ 3	Muy agitado	Se retira tubos o catéteres o tiene un comportamiento agresivo hacia el personal
+ 2	Agitado	Movimiento frecuente no intencionado o asincronía paciente-ventilador
+ 1	Inquieto	Ansioso o temeroso, pero sin movimientos agresivos o vigorosos
0	Alerta y calmado	
– 1	Somnoliento	No completamente alerta, pero se mantiene despierto (> 10 segundos) con contacto visual a la voz (llamado)
– 2	Sedación ligera	Al llamado despierta con contacto visual breve (< 10 segundos)
– 3	Sedación moderada	Algún movimiento (pero sin contacto visual) al llamado
– 4	Sedación profunda	No hay respuesta a la voz, pero hay algún movimiento a la estimulación fija
– 5	No despierta	Ningún movimiento en respuesta a la voz a la estimulación física

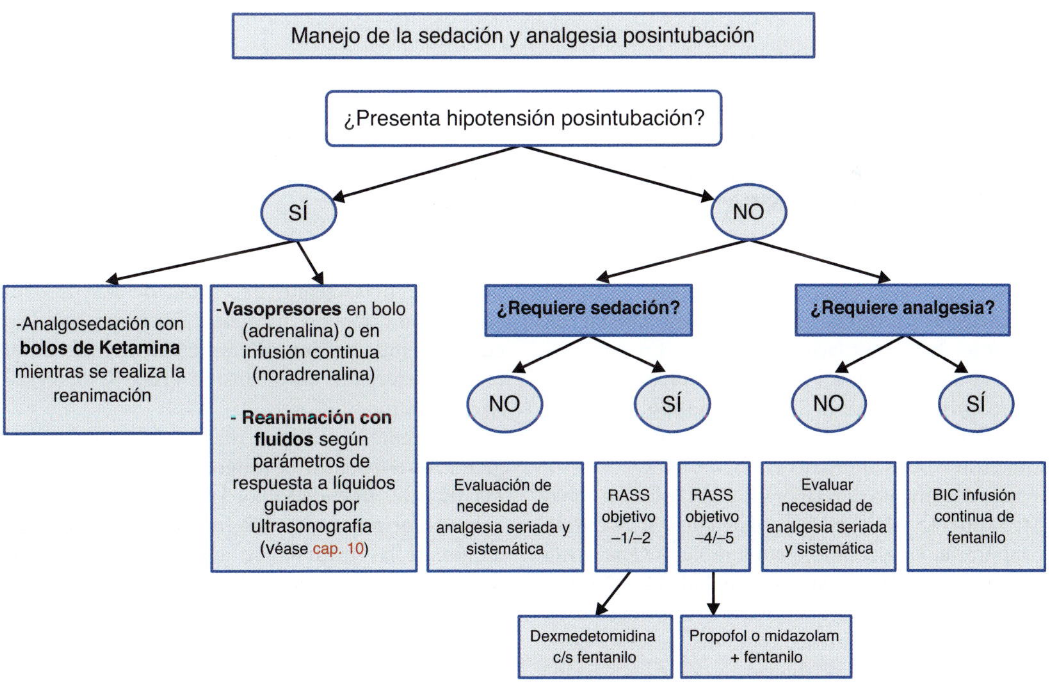

Fig. 20-1. Algoritmo general de la sedación posintubación. Modificado de Carini G y cols.

PUNTOS CLAVE

- Este capítulo sobre el empleo de fármacos posintubación reviste una importancia central dentro del manejo de la vía aérea en emergencias. Si bien la correcta colocación del tubo endotraqueal es crucial para establecer una vía aérea segura y eficaz en el paciente crítico, el proceso no culmina con la intubación. También es de vital relevancia la monitorización inmediata de los signos vitales antes, durante y después de la intubación, para detectar en forma temprana posibles complicaciones. Entre ellas se menciona la hipotensión arterial, que podría responder a medidas suplementarias de reanimación hemodinámica. La administración de analgesia y sedación adecuadas no solo es crucial para que el paciente tenga alivio del dolor y del estrés, sino que mediante una selección cuidadosa de los fármacos, la titulación de dosis y la consideración de situaciones especiales, se garantice además una adaptación óptima a la ventilación mecánica y se logren los mejores resultados en los pacientes.

AEROPERLAS

- La emergencia no termina luego de la IOT. El equipo debe comprender la importancia de quedarse al pie de la cama, realizar monitorización multiparamétrica constante y anticiparse a eventuales complicaciones en los primeros minutos en la sala de reanimación.
- Administrar sedoanalgesia según el caso, no apresurarse a realizar bombas de infusión con fármacos con posibles efectos simpaticolíticos sin antes haber asegurado la estabilidad hemodinámica del paciente.
- Al realizar sedoanalgesia guiada por objetivos podría ser de utilidad contar con ayudas cognitivas, como las escalas RASS (*Richmond Agitation Sedation Scale*)[82] y CPOT (*Critical Care Pain Observation Tool*).[83]
- Tener establecido protocolos de sedoanalgesia en el departamento de emergencias.

ANEXO. NOMOGRAMAS DE ANALGESIA Y SEDACIÓN EN INFUSIÓN CONTINUA DEL PACIENTE EN VENTILACIÓN MECÁNICA[84]

En este apartado se presentan los nomogramas de los fármacos analgésicos, sedantes y BNM en infusión continua sugeridos para utilizar en pacientes bajo ventilación mecánica. En esta versión, se incorporan a los fármacos recomendados como primera opción, como fentanilo, remifentanilo, propofol, midazolam, dexmedetomidina, atracurio y otras alternativas.

Este documento fue elaborado por García Sarubbio M, Loudet C, Meschini MJ, Marchena MC y cedido para utilizar en este libro, pero también se encuentra a disposición del Ministerio de Salud de la Nación Argentina. Son grillas que tienen la información de la presentación del fármaco, peso del paciente, dosis recomendada, forma de dilución y soluciones estándar propuestas que garantizan la estabilidad físico químico y microbiológico por 24 horas para infusión continua. El diseño de estas soluciones incluye el concepto de restricción de volumen.

En la parte superior se describe la presentación del fármaco en ampollas, su volumen y concentración, mientras que en la parte inferior primero encontramos los datos de las diluciones estandarizadas propuestas y pueden presentarse dos sugerencias según necesidad de mayor concentración (mayor número de ampollas), las cuales se indican con diferente color. Cada color está representado en la misma grilla de determinada dilución.

Finalmente, en la parte más baja de cada nomograma se encuentra el rango de dosis mínimas y máximas recomendado por las guías validadas.

Las soluciones están diseñadas para que el contenido de las ampollas se agregue a la bolsa del diluyente, si corresponde al fármaco.

Los nomogramas consisten en una grilla de doble entrada, en cuyo borde superior se indica el peso del paciente y en el margen izquierdo el rango de dosis propuestas por las guías PADIS 2013 que aún siguen vigentes y cuyos valores van de dosis de mayor a menor, empezando desde arriba hacia abajo. Luego, el cruce de ambos datos se reencuentran con el valor de la velocidad de infusión propuesto para las soluciones estándar definidas. En la **figura 20-2** se detalla un ejemplo de cómo se debe utilizar el nomograma.

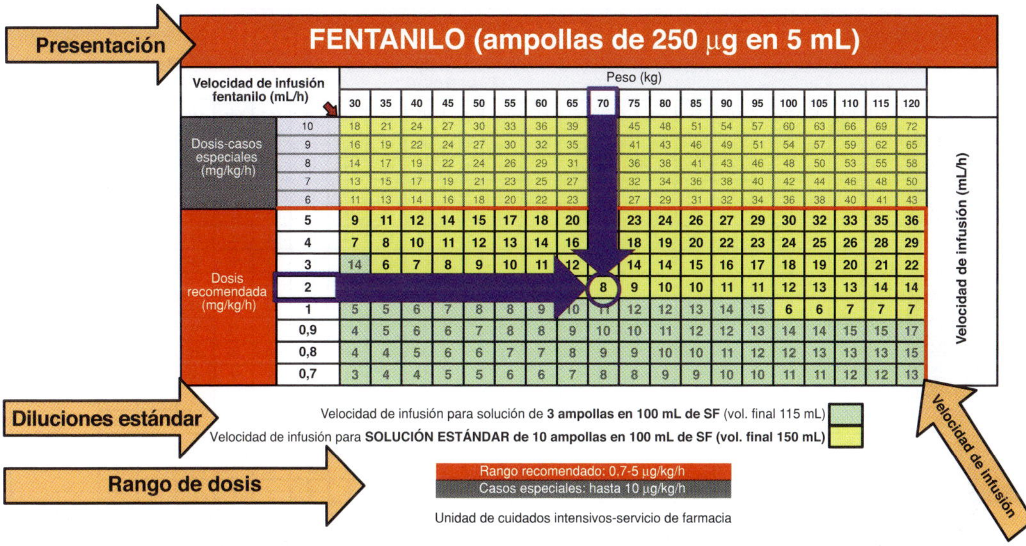

Fig. 20-2. Lectura del nomograma. Con el ejemplo del fentanilo se puede ver que cada ampolla contiene 250 mg en 5 mL. Si el paciente pesa 70 kilos y el objetivo de dosis es de 2 mg/kg/hora, simplemente se debe cruzar el peso del paciente con la dosis objetivo para obtener la velocidad de infusión, que en este ejemplo será de 8 mL/hora. Por último, la prescripción será: 10 ampollas de fentanilo más 100 mL de solución fisiológica (es decir, un volumen final de 150 mL) para infundir a una velocidad de 8 mL/hora para garantizar una dosis de 2 gamas/kg/hora. Entonces, todo lo que se encuentre dentro del nomograma en el cruce de peso frente a la dosis resultará en la velocidad de infusión de la solución estandarizada que se corresponderá con el color de esa cuadrícula (color amarillo) que corresponde a la dilución de 10 ampollas en 100 mL de solución fisiológica. Siempre se debe tener presente que el color del recuadro (en el ejemplo es de 8 mL/hora) se corresponde con un tipo de solución estandarizada.

FENTANILO (ampollas de 250 µg en 5 mL)

Velocidad de infusión (mL/h)

Velocidad de infusión fentanilo (mL/h)		Peso (kg) 30	35	40	45	50	55	60	65	70	75	80	85	90	95	100	105	110	115	120
Dosis-casos especiales (µg/kg/h)	10	18	21	24	27	30	33	36	39	42	45	48	51	54	57	60	63	66	69	72
	9	16	19	22	24	27	30	32	35	38	41	43	46	49	51	54	57	59	62	65
	8	14	17	19	22	24	26	29	31	34	36	38	41	43	46	48	50	53	55	58
	7	13	15	17	19	21	23	25	27	29	32	34	36	38	40	42	44	46	48	50
	6	11	13	14	16	18	20	22	23	25	27	29	31	32	34	36	38	40	41	43
Dosis recomendada (µg/kg/h)	5	9	11	12	14	15	17	18	20	21	23	24	26	27	29	30	32	33	35	36
	4	7	8	10	11	12	13	14	16	17	18	19	20	22	23	24	25	26	28	29
	3	14	6	7	8	9	10	11	12	13	14	14	15	16	17	18	19	20	21	22
	2	9	11	12	14	6	7	7	8	8	9	10	10	11	11	12	13	13	14	14
	1	5	5	6	7	8	8	9	10	11	12	12	13	14	15	6	6	7	7	7
	0,9	4	5	6	6	7	8	8	9	10	10	11	12	12	13	14	14	15	15	17
	0,8	4	4	5	6	6	7	7	8	9	9	10	10	11	12	12	13	13	13	15
	0,7	3	4	4	5	5	6	6	7	8	8	9	9	10	10	11	11	12	12	13

Velocidad de infusión para solución de **3 ampollas en 100 mL de SF** (vol. final 115 mL)

Velocidad de infusión para **SOLUCIÓN ESTÁNDAR de 10 ampollas en 100 mL de SF** (vol. final 150 mL)

SF: solución fisiológica 0,9%

Rango recomendado: 0,7-5 µg/kg/h

Casos especiales: hasta 10 µg/kg/h

Unidad de cuidados intensivos-servicio de farmacia

REMIFENTANILO (5 µg frasco ampolla)

Velocidad de infusión remifentanilo (mL/h) – Dosis (µg/kg/h)	Peso (kg) 30	35	40	45	50	55	60	65	70	75	80	85	90	95	100	105	110	115	120
18	6	7	8	9	10	11	12	13	14	15	16	17	18	19	20	21	22	23	24
17	6	7	7	8	9	10	11	12	13	14	15	16	17	18	19	20	21	22	22
16	5	6	7	8	9	10	11	11	12	13	14	15	16	17	18	18	19	20	21
15	5	6	7	7	8	9	10	11	12	12	13	14	15	16	17	17	18	19	20
14	5	5	6	7	8	8	9	10	11	12	12	13	14	15	15	16	17	18	18
13	8	5	6	6	7	8	9	9	10	11	11	12	13	14	14	15	16	16	17
12	8	5	5	6	7	7	8	9	9	10	11	11	12	13	13	14	15	15	16
11	7	8	5	5	6	7	7	8	8	9	10	10	11	11	12	13	13	14	15
10	6	7	8	5	6	6	7	7	8	8	9	9	10	10	11	12	12	13	13
9	6	7	8	4	5	5	6	6	7	7	8	8	9	9	10	10	11	11	12
8	5	6	7	8	8	5	5	6	6	7	7	7	8	8	9	9	10	10	11
7	4	5	6	7	7	8	5	5	5	6	6	7	7	7	8	8	8	9	9
6		4	5	6	6	7	8	8	5	5	5	6	6	6	7	7	7	8	8
5			4	5	5	6	6	7	7	8	8	5	5	5	6	6	6	6	7
4					4	5	5	5	6	6	7	7	8	8	8	5	5	5	5
3							4	4	4	5	5	5	6	6	6	7	7	7	8

Velocidad de infusión (mL/h)

Velocidad de infusión para solución de **1 frasco ampolla + 1000 mL de SF** (vol. final 105 mL)

Velocidad de infusión para **SOLUCIÓN ESTÁNDAR** de **2 frascos ampollas + 100 mL de SF** (vol. 110 mL)

Rango recomendado: 3-18 µg/kg/h

SF: solución fisiológica 0,9%

Unidad de cuidados intensivos-servicio de farmacia

MIDAZOLAM (ampollas de 15 mg en 3 mL)

Velocidad de infusión midazolam (mL/h) – Dosis (µg/kg/h)	Peso (kg) 30	35	40	45	50	55	60	65	70	75	80	85	90	95	100	105	110	115	120
0,2	6	7	8	9	10	11	12	13	14	16	17	18	19	20	21	22	23	24	25
0,19	6	7	8	9	10	11	12	13	14	15	16	17	18	19	20	21	22	23	24
0,18	6	7	7	8	9	10	11	12	13	14	15	16	17	18	19	20	20	21	22
0,17	5	6	7	8	9	10	11	11	12	13	14	15	16	17	18	18	19	20	21
0,16	5	6	7	7	8	9	10	11	12	12	13	14	15	16	17	17	18	19	20
0,15	8	5	6	7	8	9	9	10	11	12	12	13	14	15	16	16	17	18	19
0,14	8	5	6	7	7	8	9	9	10	11	12	12	13	14	14	15	16	17	17
0,13	7	8	5	6	7	7	8	9	9	10	11	11	12	13	13	14	15	15	16
0,12	7	8	5	6	6	7	7	8	9	9	10	11	11	12	12	13	14	14	15
0,11	6	7	8	5	6	6	7	7	8	9	9	10	10	11	11	12	13	13	14
0,1	6	7	7	8	5	6	6	7	7	8	8	9	9	10	10	11	11	12	12
0,08	8	5	6	7	7	8	5	5	6	6	7	7	7	8	8	9	9	10	10
0,07	7	9	5	6	7	7	8	8	5	5	6	6	7	7	7	8	8	8	9
0,06	6	7	8	5	6	6	7	7	8	8	5	5	6	6	6	7	7	7	7
0,05	5	6	7	8	9	5	6	6	7	7	7	8	8	9	5	5	6	6	6
0,04	4	5	6	6	7	8	8	9	10	6	6	6	7	7	7	8	8	9	5
0,03	3	4	4	5	5	6	6	7	7	8	8	9	5	5	6	6	6	6	7
0,02	2	2	3	3	4	4	4	5	5	5	6	6	6	7	7	7	8	8	8

Velocidad de infusión (mL/h)

Solución de **2 ampollas en 100 mL de SF** (vol. final 106 mL)

Solución de **4 ampollas en 100 mL de SF** (vol. final 112 mL)

SOLUCIÓN ESTÁNDAR de **8 ampollas en 100 mL de SF** (vol. final 124 mL)

SF: solución fisiológica 0,9%

Rango recomendado: 0,02-0,2 µg/kg/h

Unidad de cuidados intensivos-servicio de farmacia

PROPOFOL 1% (ampolla de 200 μg/20 mL)

Velocidad de infusión propofol (mL/h) — Dosis (μg/kg/h) por Peso (kg)

Dosis (μg/kg/h) \ Peso (kg)	30	35	40	45	50	55	60	65	70	75	80	85	90	95	100	105	110	115	120
3	9	11	12	14	15	17	18	20	21	23	24	26	27	29	30	32	33	35	36
2,9	9	10	12	13	15	16	17	19	20	22	23	25	26	28	29	30	32	33	35
2,8	8	10	11	13	14	15	17	18	20	21	22	24	25	27	28	29	31	32	34
2,7	8	9	11	12	14	15	16	18	19	20	22	23	24	26	27	28	30	31	32
2,6	8	9	10	12	13	14	16	17	18	20	21	22	23	25	26	27	29	30	31
2,5	8	9	10	11	13	14	15	16	18	19	20	21	23	24	25	26	28	29	30
2,4	7	8	10	11	12	13	14	16	17	18	19	20	22	23	24	25	26	28	29
2,3	7	8	9	10	12	13	14	15	16	17	18	20	21	22	23	24	25	26	28
2,2	7	8	9	10	11	12	13	14	15	17	18	19	20	21	22	23	24	25	26
2,1	6	7	8	9	11	12	13	14	15	16	17	18	19	20	21	22	23	24	25
2	6	7	8	9	10	11	12	13	14	15	16	17	18	19	20	21	22	23	24
1,8	5	6	7	8	9	10	11	12	13	14	14	15	16	17	18	19	20	21	22
1,6	5	6	6	7	8	9	10	10	11	12	13	14	14	15	16	17	18	18	19
1,4	4	5	6	6	7	8	8	9	10	11	11	12	13	13	14	15	15	16	17
1,2	4	4	5	5	6	7	7	8	8	9	10	10	11	11	12	13	13	14	14
1	3	4	4	5	5	6	6	7	7	8	8	9	9	10	10	11	11	12	12
0,9	3	3	4	4	5	5	5	6	6	7	7	8	8	9	9	9	10	10	11
0,7	2	2	3	3	4	4	4	5	5	5	6	6	6	7	7	7	8	8	8
0,5	2	2	2	2	3	3	3	3	4	4	4	4	5	5	5	5	6	6	6
0,3	1	1	1	1	2	2	2	2	2	2	2	3	3	3	3	3	3	3	4

Velocidad de infusión (mL/h)

4 ampollas de propofol puro en **bolsa vacía**

2 ampollas de propofol puro en **bolsa vacía**

1 ampolla de propofol puro en **bolsa vacía**

RANGO: 0,3-3 μg/kg/h

Unidad de cuidados intensivos-servicio de farmacia

PROPOFOL 2% (frasco ampolla: 1000 mg/50 mL)

Velocidad de infusión propofol (mL/h) — Dosis (μg/kg/h) por Peso (kg)

Dosis (μg/kg/h) \ Peso (kg)	30	35	40	45	50	55	60	65	70	75	80	85	90	95	100	105	110	115	120
3	5	5	6	7	8	8	9	10	11	11	12	13	14	14	15	16	17	17	18
2,9	4	5	6	7	7	8	9	9	10	11	12	12	13	14	15	15	16	17	17
2,8	4	5	6	6	7	8	8	9	10	11	11	12	13	13	14	15	15	16	17
2,7	4	5	5	6	7	7	8	9	9	10	11	11	12	13	14	14	15	16	16
2,6	4	5	5	6	7	7	8	8	9	10	10	11	12	12	13	14	14	15	16
2,5	4	4	5	6	6	7	8	8	9	9	10	11	11	12	13	13	14	14	15
2,4	4	4	5	5	6	7	7	8	8	9	10	10	11	11	12	13	13	14	14
2,3	3	4	5	5	6	6	7	7	8	9	9	10	10	11	12	12	13	13	14
2,2	3	4	4	5	6	6	7	7	8	8	9	9	10	10	11	12	12	13	13
2,1	3	4	4	5	5	6	6	7	7	8	8	9	9	10	11	11	12	12	13
2	3	4	4	5	5	6	6	7	7	8	8	9	9	10	10	11	11	12	12
1,8	3	3	4	4	5	5	5	6	6	7	7	8	8	9	9	9	10	10	11
1,6	2	3	3	4	4	4	5	5	6	6	6	7	7	8	8	8	9	9	10
1,4	2	2	3	3	4	4	4	5	5	5	6	6	6	7	7	7	8	8	8
1,2	2	2	2	3	3	3	4	4	4	5	5	5	5	6	6	6	7	7	7
1	2	2	2	2	3	3	3	3	4	4	4	4	5	5	5	5	6	6	6
0,9	1	2	2	2	2	2	3	3	3	3	4	4	4	4	5	5	5	5	5
0,7	1	1	1	2	2	2	2	2	2	3	3	3	3	3	4	4	4	4	4
0,5	1	1	1	1	1	1	2	2	2	2	2	2	2	2	3	3	3	3	3
0,3	0	1	1	1	1	1	1	1	1	1	1	1	1	1	2	2	2	2	2

Velocidad de infusión (mL/h)

Infundir desde el **frasco ampolla** sin diluir

Reemplazar el frasco ampolla a las 12 horas de infusión

RANGO: 0,3-3 μg/kg/h

Unidad de cuidados intensivos-servicio de farmacia

DEXMEDETOMIDINA (frasco ampolla 200 μg/2 mL)

Velocidad de infusión dexmedetomidina (mL/h)		Peso (kg)																			
		30	35	40	45	50	55	60	65	70	75	80	85	90	95	100	105	110	115	120	
Dosis (μg/kg/h)	1,4	11	13	15	16	18	20	22	24	25	27	29	31	33	35	36	38	40	42	44	Velocidad de infusión (mL/h)
	1,3	10	12	14	15	17	19	20	22	24	25	27	29	30	32	34	35	37	39	41	
	1,2	9	11	12	14	16	17	19	20	22	23	25	27	28	30	31	33	34	36	37	
	1,1	9	10	11	13	14	16	17	19	20	21	23	24	26	27	29	30	31	33	34	
	1	8	9	10	12	13	14	16	17	18	20	21	22	23	25	26	27	29	30	31	
	0,9	7	8	9	11	12	13	14	15	16	18	19	20	21	22	23	25	26	27	28	
	0,8	6	7	8	9	10	11	12	14	15	16	17	18	19	20	21	22	23	24	25	
	0,7	5	6	7	8	9	10	11	12	13	14	15	15	16	17	18	19	20	21	22	
	0,6	5	5	6	7	8	9	9	10	11	12	12	13	14	15	16	16	17	18	19	
	0,5	4	5	5	6	7	7	8	8	9	10	10	11	12	12	13	14	14	15	16	
	0,4	3	4	4	5	5	6	6	7	7	8	8	9	9	10	10	11	11	12	12	
	0,3	2	3	3	4	4	4	5	5	5	6	6	7	7	7	8	8	9	9	9	
	0,2		2	2	2	3	3	3	3	4	4	4	4	5	5	5	5	6	6	6	

Velocidad de infusión para la solución estándar: **2 frascos ampollas + 100 mL de SF (vol. final 104 mL)** [verde]

Velocidad de infusión para la solución de **1 frasco ampolla + 50 mL de SF (vol. final: 52 mL)** [rosado]

SF: solución fisiológica 0,9%

RANGO RECOMENDADO: 0,2-1,4 μg/kg/h

Unidad de cuidados intensivos- servicio de farmacia

LORAZEPAM (ampollas 4 mg/1 mL)

Velocidad de infusión lorazepam (mL/h)		Peso (kg)																			
		30	35	40	45	50	55	60	65	70	75	80	85	90	95	100	105	110	115	120	
Dosis (μg/kg/h)	0,1	3	4	4	5	5	6	6	7	7	8	8	9	9	10	10	11	11	12	12	Velocidad de infusión (mL/h)
	0,09	3	3	4	4	5	5	5	6	6	7	7	8	8	9	9	9	10	10	11	
	0,08	2	3	3	4	4	4	5	5	6	6	6	7	7	8	8	8	9	9	10	
	0,07	2	2	3	3	4	4	4	5	5	5	6	6	6	7	7	7	8	8	8	
	0,06	2	2	2	3	3	3	4	4	4	5	5	5	5	6	6	6	7	7	7	
	0,05	19	2	2	2	3	3	3	3	4	4	4	4	5	5	5	5	6	6	6	
	0,04	15	18	20	2	2	2	2	3	3	3	3	3	4	4	4	4	4	5	5	
	0,03	11	13	15	17	19	2	2	2	2	2	2	3	3	3	3	3	3	3	4	
	0,02	8	9	10	11	13	14	15	17	18	19	20	2	2	2	2	2	2	2	2	
	0,01	4	4	5	6	6	7	8	8	9	10	10	11	11	12	13	13	14	15	15	

Velocidad de infusión para la solución estándar: **10 ampolla + 30 mL DX5% (vol. final 40 mL)** [verde]

Velocidad de infusión para la solución de **2 ampollas + 100 mL de DX5% (vol. final: 102 mL)** [rosado]

PROTEGER DE LA LUZ

NO USAR ENVASES DE PVC

Rango recomendado: 0,01-0,1 μg/kg/h

DTX: solución de dextrosa 5%

Unidad de cuidados intensivos-servicio de farmacia

ATRACURIO (ampolla de 50 mg/5 mL)

Velocidad de infusión atracurio (mL/h) — Velocidad de infusión (mL/h)

Dosis (μg/kg/min)	Peso (kg): 30	35	40	45	50	55	60	65	70	75	80	85	90	95	100	105	110	115	120
20	11	13	14	16	18	20	22	23	25	27	29	31	32	34	36	38	40	41	43
19	10	12	14	15	17	19	21	22	24	26	27	29	31	32	34	36	38	39	41
18	10	11	13	15	16	18	19	21	23	24	26	28	29	31	32	34	36	37	39
17	9	11	12	14	15	17	18	20	21	23	24	26	28	29	31	32	34	35	37
16	9	10	12	13	14	16	17	19	20	22	23	24	26	27	29	30	32	33	35
15	8	9	11	12	14	15	16	18	19	20	22	23	24	26	27	28	30	31	32
14	8	9	10	11	13	14	15	16	18	19	20	21	23	24	25	26	28	29	30
13	7	8	9	11	12	13	14	15	16	18	19	20	21	22	23	25	26	27	28
12	6	8	9	10	11	12	13	14	15	16	17	18	19	21	22	23	24	25	26
11	6	7	8	9	10	11	12	13	14	15	16	17	18	19	20	21	22	23	24
10	5	6	7	8	9	10	11	12	13	14	14	15	16	17	18	19	20	21	22
9	5	6	6	7	8	9	10	11	11	12	13	14	15	15	16	17	18	19	19
8		5	6	6	7	8	9	9	10	11	12	12	13	14	14	15	16	17	17
7			5	6	6	7	8	8	9	9	10	11	11	12	13	13	14	14	15
6				5	5	6	6	7	8	8	9	9	10	10	11	11	12	12	13
5					5	5	5	6	6	7	7	8	8	9	9	9	10	10	11

Velocidad de infusión para la solución estándar: **10 ampollas + 100 mL SF (vol. final 150 mL)**

RANGO: 5-20 μg/kg/min

Unidad de cuidados intensivos-servicio de farmacia

PANCURONIO (ampolla de 4 mg/2 mL)

Velocidad de infusión pancuronio (mL/h) — Velocidad de infusión (mL/h)

Dosis (μg/kg/h)	Peso (kg): 30	35	40	45	50	55	60	65	70	75	80	85	90	95	100	105	110	115	120
0,12	11	13	14	16	18	20	22	23	25	27	29	31	32	34	36	38	40	41	43
0,11	10	12	13	15	17	18	20	21	23	25	26	28	30	31	33	35	36	38	40
0,1	9	11	12	14	15	17	18	20	21	23	24	26	27	29	30	32	33	35	36
0,09	8	9	11	12	14	15	16	18	19	20	22	23	24	26	27	28	30	31	32
0,08	7	8	10	11	12	13	14	16	17	18	19	20	22	23	24	25	26	28	29
0,07	6	7	8	9	11	12	13	14	15	16	17	18	19	20	21	22	23	24	25
0,06	5	6	7	8	9	10	11	12	13	14	14	15	16	17	18	19	20	21	22

Velocidad de infusión para la **solución estándar: 10 ampollas + 100 mL SF (vol. final 120 mL)**

RANGO: 0,06-0,12 μg/kg/h

Unidad de cuidados intensivos-servicio de farmacia

REFERENCIAS

1. Heffner AC, Swords D, Kline JA, et al. The frequency and significance of postintubation hypotension during emergency airway management. J Crit Care 2012;27(4):417.e9-13.
2. Althunayyan SM. Shock index as a predictor of post-intubation hypotension and cardiac arrest; a review of the current evidence. Bull Emerg Trauma 2019;7(1):21-7.
3. Heffner AC, Swords DS, Nussbaum ML, et al. Predictors of the complication of postintubation hypotension during emergency airway management. J Crit Care 2012;27(6):587-93.
4. Kattan E, Castro R, Miralles-Aguiar F, et al. The emerging concept of fluid tolerance: A position paper. J Crit Care 2022;71:154070.
5. Bond MR. Psychological and psychiatric aspects of pain. Anaesthesia 1978;33:355-61.
6. Epstein J, Breslow MJ. The stress response of critical illness. Crit Care Clin 1999;15:17-33.
7. Lewis KS, Whipple JK, Michael KA, et al. Effect of analgesic treatment on the physiological consequences of acute pain. Am J Hosp Pharm 1994;51:1539-54.
8. Prkachin KM. The consistency of facial expressions of pain: a comparison across modalities. Pain 1992; 51:297-306.
9. Prkachin KM, Hughes E, Schultz I, et al. Real-time assessment of pain behavior during clinical assessment of low back pain patients. Pain 2002;95(1-2):23-30.
10. Mateo OM, Krenzischek DA. A pilot study to assess the relationship between behavioral manifestations and selfreport of pain in postanesthesia care unit patients. J Post Anesth Nurs 1992;7:15-21.

11. Gelinas C, Johnston C. Pain assessment in the critically ill ventilated adult: validation of the critical-care pain observation tool and physiologic indicators. Clin J Pain 2007;23:497-505.
12. Aslan FE, Badir A, Selimen D. How do intensive care nurses assess patients' pain? Nurs Crit Care 2003; 8:62-7.
13. Puntillo KA, Miaskowski C, Kehrle K, et al. Relationship between behavioral and physiological indicators of pain, critical care patients' self-reports of pain, and opioid administration. Crit Care Med 1997; 25:1159-66.
14. Payen JF, Bru O, Bosson JL, et al. Assessing pain in critically ill sedated patients by using a behavioral pain scale. Crit Care Med 2001;29:2258-63.
15. Aïssaoui Y, Zeggwagh AA, Zekraoui A, et al. Validation of a behavioral pain scale in critically ill, sedated, and mechanically ventilated patients. Anaesth Analg 2005;101:1470-6.
16. Jeitziner MM, Schwendimann R, Hamers JP, et al. Evaluación del dolor en pacientes sedados y ventilados mecánicamente: un estudio observacional. Acta Anaesthesiol Scand 2012;56:645-54.
17. Barr J, Fraser GL, Puntillo K, et al. Clinical practice guidelines for the management of pain, agitation, and delirium in adult patients in the intensive care unit. Crit Care Med 2013;41(1):263-306.
18. Barthol C. Ahora el tubo está adentro: sedación posterior a la intubación. En: Garvin R. (eds). Intubar al paciente crítico. Springer, Cham; 2021.
19. Bonomo JB, Butler AS, Lindsell CJ, et al. Inadequate provision of postintubation anxiolysis and analgesia in the ED. Am J Emerg Med 2008;26(4):469-72.
20. Lembersky O, Golz D, Kramer C, et al. NEAR I Factors associated with post-intubation sedation after emergency department intubation: A Report from The National Emergency Airway Registry. Am J Emerg Med 2020;38(3):466-70.
21. Wood S, Winters ME. Care of the intubated emergency department patient. J Em Med 2011;40(4):419-27.
22. Granja C, Lopes A, Moreira S, et al. Patients' recollections of experiences in the intensive care unit may affect their quality of life. Crit Care 2005;9:96-109.
23. Stanik-Hutt JA, Soeken KL, Belcher AE, et al. Pain experiences of traumatically injured patients in a critical care setting. Am J Crit Care 2001;10:252-9.
24. Leslie K, Chan MT, Myles PS, et al. Posttraumatic stress disorder in aware patients from the B-aware trial. Anesth Analg 2010;110(3):823-8.
25. Pappal RD, Roberts BW, Mohr NM, et al. The ED-AWARENESS Study: a prospective, observational cohort study of awareness with paralysis in mechanically ventilated patients admitted from the emergency department. Ann Emerg Med 2021;77(5):532-44.
26. Patel SB, Kress JP. Sedación y analgesia en el paciente ventilado mecánicamente. Am J Respir Crit Care Med 2012;185:486-97.
27. Cirilli A, Wiener B. Ketamine use in emergency medicine. Emer Med Reports 2020. Disponible en https://www.reliasmedia.com/articles/147052-ketamine-use-in-emergency-medicine [consultado 10 agosto 2023].
28. Darnobid JA. La farmacología de la anestesia total intravenosa. Int Anesthesiol Clin 2015;53:13.
29. Ishimaru T, Goto T, Takahashi J, et al. Association of ketamine use with lower risks of post-intubation hypotension in hemodynamically-unstable patients in the emergency department. Sci Rep 2019; 21;9(1):17230. Erratum in: Sci Rep 2020;10(1):2208.
30. Loh G, Dalen D. Dosis bajas de ketamina además de propofol para la sedación y analgesia de procedimientos en el departamento de emergencias. Ann Pharmacother 2007;41:485.
31. Långsjö JW, Kaisti KK, Aalto S, et al. Effects of subanesthetic doses of ketamine on regional cerebral blood flow, oxygen consumption, and blood volume in humans. Anestesiology 2003;99:614.
32. Hanouz JL, Persehaye E, Zhu L, et al. The inotropic and lusitropic effects of ketamine in isolated human atrial myocardium: the effect of adrenoceptor blockade. Anesth Analg 2004;99:1689-95.
33. Hanouz JL, Zhu L, Persehaye E, et al. Ketamine preconditions isolated human right atrial myocardium: roles of adenosine triphosphate-sensitive potassium channels and adrenoceptors. Anesthesiology 2005;102:1190.
34. Bourgoin A, Albanèse J, Léone M y cols. Efectos del sufentanilo o la ketamina administrados en infusión controlada por objetivos sobre la hemodinámica cerebral de pacientes con lesiones cerebrales graves. Crit Care Med 2005;33:1109.
35. Schwenk ES, Viscusi ER, Buvanendran A, et al. Consensus Guidelines on the use of intravenous ketamine infusions for acute pain management from the American Society of Regional Anesthesia and Pain Medicine, the American Academy of Pain Medicine, and the American Society of Anesthesiologists. Reg Anesth Pain Med 2018;43:456.
36. Buchheit JL, Yeh DD, Eikermann M, et al. Impact of low-dose ketamine on the usage of continuous opioid infusion for the treatment of pain in adult mechanically ventilated patients in surgical intensive care units. J Intensive Care Med 2019;34(8):646-51.
37. Gallo de Moraes A, Racedo Africano CJ, Hoskote SS, et al. Combinación de ketamina y propofol ("ketofol") para intubaciones endotraqueales en pacientes críticos: una serie de casos. Am J Case Rep 2015;16:81.
38. Meço BC, Bermede AO, Alanoğlu Z, et al. Influence of Different Doses of Ketamine on Intubating Conditions during a Rapid Sequence Induction and Intubation Model. Turk J Anaesthesiol Reanim 2016;44:26.
39. Trapani G, Altomare C, Liso G, et al. Propofol in anesthesia. Mechanism of action, structure-activity relationships, and drug delivery. Curr Med Chem 2000;2(7):249-71.
40. Vasile B, Rasulo F, Candiani A, et al. The pathophysiology of propofol infusion syndrome: a simple name for a complex syndrome Intensive Care Med 2003;9(29):1417-25.
41. US Food and Drug Administration. Propoven 2% fact sheet for health care providers [Internet] Accessed May 24, 2020. Disponible en: https://www.fda.gov/media/137889/download.
42. Hans P, Bonhomme V. Neuroprotection with anaesthetic agents Curr Opin Anaesthesiol 2001;5(14):491-6.
43. Fan W, Zhu X, Wu L, et al. Propofol: an anesthetic possessing neuroprotective effects. Eur Rev Med Pharmacol Sci 2015;8(19):1520-9.
44. Fong JJ, Sylvia L, Ruthazer R, et al. Predictors of mortality in patients with suspected propofol infusion syndrome Crit Care Med 2008;8(36):2281-7.
45. Mirrakhimov AE, Voore P, Halytskyy O, et al. Propofol infusion syndrome in adults: a clinical update Crit Care Res Pract 2015;2015:260385.
46. Kam PCA, Cardone D. Propofol infusion syndrome. Anaesthesia 2007;62:690-701.
47. Edren IA, Gulmez D, Pamuk A, et al. The growth of bacteria in infusion drugs: Propofol 2% supports growth when remifentanil and pantoprazole do not. Braz J Anesthesiol 2013;63:466-72.

48. Erstad BL, Barletta JF. Drug dosing in the critically ill obese patient—a focus on sedation, analgesia, and delirium. Crit Care 2020;24:315.
49. Choi YF, Wong TW, Lau CC. Midazolam is more likely to cause hypotension than etomidate in emergency department rapid sequence intubation Emerg Med J 2004;6(21):700-2.
50. Swanson ER, Fosnocht DE, Jensen SC. Comparison of etomidate and midazolam for prehospital rapid-sequence intubation Prehosp Emerg Care 2004;3(8):273-9.
51. Sagarin MJ, Barton ED, Sakles JC, et al. Underdosing of midazolam in emergency endotracheal intubation Acad Emerg Med 2003;4(10):329-38.
52. Devlin JW, Roberts RJ. Pharmacology of commonly used analgesics and sedatives in the ICU: benzodiazepines, propofol, and opioids. Crit Care Clin 2009;25(3):431-49.
53. Reves JG, Fragen RJ, Vinik HR, et al. Midazolam: pharmacology and uses. Anesthesiology 1985;3(62):310-24.
54. Urman RD, Kaye AD. Moderate and Deep sedation in clinical practice. New York: Cambridge University Press; 2012. Pp. 17-8.
55. Pálizas FJ, Ceraso DH. Analgesia, sedación y bloqueo neuromuscular en pacientes en ventilación mecánica. Terapia intensiva. 5.ª ed. Buenos Aires: Editorial Panamericana; 2019. Pp. 595-6.
56. De Gaudio AR, Romagnoli S (eds.). Critical care sedation. Florencia: Ed. Springer; 2018. Pp. 78-9.
57. Godwin SA. Procedural sedation and analgesia. Rosen's emergency medicine: concepts and clinical practice. Philadelphia: Mosby Elsevier; 2019. P. 58.
58. Lieutaud T, Billard V, Khalaf H, et al. Muscle relaxation and increasing doses of propofol improve intubating conditions. Can J Anaesth 2003;50(2):121-6.
59. Paton WD. Mode of action of neuromuscular blocking agents. Br J Anaesth 1956;28:470-80.
60. Sparr HJ, Beaufort TM, Fuchs-Buder T. Newer neuromuscular blocking agents: how do they compare with established agents? Drugs 2001;61(7):919-42.
61. Zafirova Z, Dalton A. Neuromuscular blockers and reversal agents and their impact on anesthesia practice. Best Pract Res Clin Anaesthesiol 2018;32(2):203-11.
62. Palsen S, Wu A, Beutler SS, et al. Investigation of intraoperative dosing patterns of neuromuscular blocking agents. J Clin Monit Comput 2019;33(3):455-62.
63. Hibbs RE, Zambon AC. Agents acting at the neuromuscular junction and autonomic ganglia. En: Brunton LL, Chabner BA, Knollmann BC. Goodman & Gilman's The Pharmacological Basis of Therapeutics. 12.th ed. New York: McGraw-Hill; 2011.
64. Hou VY, Hirshman CA, Emala CW. Neuromuscular relaxants as antagonists for M2 and M3 muscarinic receptors. Anesthesiology 1999;88:744-50.
65. Bevan DR, Donati F. Muscle relaxants. En: Barash PG, Cullen BF, Stoelting RK. Clinical Anesthesia. 2.nd ed. Philadelphia PA: Lippincott-Raven; 1996. Pp. 481-508.
66. Murray MJ, DeBlock H, Erstad B, et al. Clinical practice guidelines for sustained neuromuscular blockade in the adult critically ill patient. Crit Care Med 2016;44:2079-103.
67. Greenberg SB, Vender J. The use of neuromuscular blocking agents in the ICU: Where are we now? Crit Care Med 2013;41:1332-44.
68. Segredo V, Caldwell JE, Matthay MA, et al. Persistent paralysis in critically ill patients after long-term administration of vecuronium. N Engl J Med 1992;327:524.
69. Segredo V, Shin, Sharma ML, et al. Pharmacokinetics, neuromuscular effects, and biodisposition of 3-desacetylvecuronium (Org 7268) in cats. Anesthesiology 1991;74:1052.
70. Naguib M, Samarkandi AH, Bakhamees HS, et al. Histamine-release haemodynamic changes produced by rocuronium, vecuronium, mivacurium, atracurium and tubocurarine. Br J Anaesth 1995;75:588-92.
71. Sakuraba S, Hosokawa Y, Kaku Y, et al. Laudanosine has no effects on respiratory activity but induces non-respiratory excitement activity in isolated brainstem-spinal cord preparation of neonatal rats. Adv Exp Med Biol 2010;669:177-80.
72. Chapple DJ, Miller AA, Ward JB, et al. Cardiovascular and neurologicaleffects of laudanosine. Studies in mice and rats, and in conscious and anaesthetized dogs. Br J Anaesth 1987;59:218.
73. Booth MG, Marsh B, Bryden FMM, et al. A comparison of the pharmacodynamics of rocuronium and vecuronium during halothane anaesthesia. Anaesthesia 1992;47:832-4.
74. Takazawa T, Mitsuhata H, Mertes PM. Sugammadex and rocuronium-induced anaphylaxis. J Anesth 2016;30(2):290-7.
75. Wierda JM, Proost JH. The pharmacokinetics and the pharmacokinetic-dynamic relationship of rocuronium bromide. Anaesthetic Pharmacology Review 1995;3:192-201.
76. Yang T, Li Z, Jiang L, et al. Risk factors for intensive care unit-acquired weakness: A systematic review and meta-analysis. Acta Neurol Scand 2018;138(2):104-14.
77. Messieha ZS, Guirguis S, Hanna S. Bispectral index monitoring (BIS) as a guide for intubation without neuromuscular blockade in office-based pediatric general anesthesia: a retrospective evaluation. Anesth Prog 2011;58(1):3-7.
78. Glass PS, Bloom M, Kearse L, et al. Bispectral analysis measures sedation and memory effects of propofol, midazolam, isoflurane, and alfentanil in healthy volunteers. Anesthesiology 1997;86:836-47.
79. Sebel PS, Lange E, Rampil IJ. A multicenter study of bispectral electroencephalogram analysis for monitoring anesthetic effect. Anesth Analg 1997;84(4):891-9.
80. Carini F, Casabella C, Garcia Sarubbio M. Analgosedación en el paciente crítico en ventilación mecánica el bundle ABCDEF en la pandemia de COVID-19. Rev Argentina Ter Intensiva 2020:36-42.
81. Papazian L, Forel JM, Gacouin A, et al. Neuromuscular blockers in early acute respiratory distress syndrome. N Engl J Med 2010;363(12):1107-16.
82. Rojas-Gambasica JA, Valencia-Moreno A, Nieto-Estrada VH, et al. Validación transcultural y lingüística de la escala de sedación y agitación Richmond al español. Rev Colomb Anestesiol 2016;44(3):218-23.
83. Vázquez Calatayud M, Pardavila Belio MI, Maldonado LM y cols. Valoración del dolor durante el cambio postural en pacientes con ventilación mecánica invasiva. Enfermería Intensiva 2009;20(1):2-9.
84. Recomendaciones para la dilución y administración de analgésicos, sedantes y bloqueantes neuromusculares en infusión continua a pacientes ventilados [Internet]. 1 jun 2020 [citado: febrero de 2023]. Disponible en: https://bancos.salud.gob.ar/sites/default/files/2020-07/c19-dilucion-administracion-analgesicos-sedantes-bloqueantes-neuromusculares-infusion-continua.pdf

Utilidad de la ultrasonografía en la reanimación hemodinámica periintubación

21

Agustina G. Piñeiro

OBJETIVOS

- Identificar las principales utilidades de la ecografía focalizada en emergencias (POCUS), particularmente en el momento de la reanimación de un paciente por parte del emergentólogo.

INTRODUCCIÓN

Hoy en día, el conocimiento y la práctica de la ecografía POCUS (*Point of Care Ultrasound*) o ecografía focalizada en los departamentos de emergencias (DE) de la Argentina es variada y heterogénea, tanto por la disponibilidad de equipos de ultrasonido como también por la formación del personal médico. Por este motivo, en el presente capítulo se describen algunas utilidades de la ecografía en orden de complejidad creciente, para que el lector pueda adaptarlas a su lugar de trabajo y nivel de conocimientos. A la vez, se hace hincapié en la necesidad de capacitación continua en esta área, ya que se considera que se constituirá en una herramienta indispensable en el desarrollo de la emergentología.

Cabe aclarar que las descripciones que aquí se presentan de los procedimientos o maniobras de la ecografía POCUS, se focalizan en su utilidad como herramienta actual del emergentólogo, tanto para la optimización de su evaluación clínica, la toma de decisiones y, en definitiva, para mejorar la calidad de atención del paciente en todas sus áreas. No es un objetivo de este capítulo presentar un manual descriptivo de la técnica ultrasonográfica. Para disponer de mayores detalles sobre los aspectos técnicos, se sugiere consultar citas y textos específicos de ecografía focalizada en emergencias y cuidados críticos.

> **!** La ecografía POCUS es una herramienta fundamental que le permite al emergentólogo optimizar su evaluación clínica y diagnóstica y, a su vez, guiar la toma de decisiones terapéuticas.

Al momento de la reanimación, y en particular en el período periintubación, la ecografía focalizada le permite al emergentólogo obtener información muy útil del estado hemodinámico global del paciente, como, por ejemplo: ¿cuál es la precarga del paciente?; ¿qué función cardíaca tiene?; ¿presenta este paciente signos de sobrecarga incluso antes de iniciar la reanimación?; ¿ha desarrollado signos de sobrecarga con el tratamiento instaurado?; ¿se beneficiará este paciente con la reanimación con líquidos, o lo expondremos a un daño mayor?

> **!** En el período de reanimación y periintubación, la ecografía focalizada permite obtener información muy útil sobre el estado hemodinámico global del paciente.

TÉCNICAS O MÉTODOS DE ECOGRAFÍA FOCALIZADA EN LA EMERGENCIA (POCUS) ÚTILES EN LA REANIMACIÓN DEL PACIENTE

Estimación de precarga mediante evaluación de la vena cava inferior y sus índices

En la evaluación de la vena cava inferior (VCI) se obtienen vistas longitudinales a nivel epigástrico/subcostal, en su porción subdiafragmática, visualizando la desembocadura de las venas suprahepáticas y la entrada de la VCI en la aurícula derecha. Se evalúa su diámetro máximo y mínimo durante los ciclos respiratorios y se obtienen los índices de colapsabilidad (IC) y distensibilidad (ID) en un paciente con ventilación espontánea o asistida, respectivamente.

$$IC = [(D_{máx} - D_{mín}) / D_{máx}] \times 100$$

$$ID = [(D_{máx} - D_{mín}) / D_{mín}] \times 100$$

Un diámetro máximo igual o menor de 1,5 cm con un IC mayor del 50% o, en un caso más extremo, una VCI más pequeña o con un colapso inspiratorio completo sugieren con alto valor predictivo positivo una precarga baja (PAD aproximada de 0-5 mm Hg) como puede ocurrir en el escenario de un shock séptico o hipovolémico.[1-3] Por otro lado, un diámetro máximo > 2,1 cm, con una variabilidad baja o nula, predice una precarga alta (PAD 10-20 mm Hg)[1-3] como puede ocurrir en un shock cardiogénico u obstructivo. Las mediciones intermedias son las menos precisas (**fig. 21-1**).

La evaluación de la VCI como una técnica aislada sin una evaluación global multisistémica (VCI, corazón, pulmones) tiene importantes limitaciones como predictor del estado de la precarga[4] y más aún como predictor de respuesta a volumen.[5] Esto se debe a que existen múltiples factores fisiopatológicos que pueden afectar sus presiones, independientemente de la precarga.[5] Habiendo aclarado esto, es importante reconocer que en muchos escenarios de emergencias puede llegar a ser, quizás, la única medición accesible y es, sin dudas, una de las más sencillas para aprender; con lo cual, puede ser la única herramienta disponible para emergentólogos en formación o con formación inicial en ultrasonido. Quizás la máxima utilidad de la VCI (como evaluación aislada) es cuando la encontramos en sus extremos; por ejemplo, una VCI totalmente colapsada o pletórica (**video 21-1**).

> ! La VCI como herramienta para estimar la precarga tiene su máxima utilidad cuando se presenta totalmente colapsada o pletórica. Su evaluación como una técnica aislada sin una evaluación global multisistémica tiene importantes limitaciones.

Un metanálisis de 2017 concluyó que la evaluación de la VCI es un predictor moderado de respuesta a volumen; que la ausencia de variabilidad no descarta respuesta a volumen, y que su uso es limitado en pacientes con respiración espontánea, con una sensibilidad del 52% y especificidad del 77% ante un IC del 42%.[4]

Evaluación pulmonar para identificar signos que sugieren congestión pulmonar/sobrecarga hídrica

La evaluación pulmonar focalizada (LUS, *lung ultrasound*) se realiza evaluando al menos 4 áreas de cada hemitórax, a través de los espacios intercostales y las bases pulmonares desde ambos hipocondrios.

Ante un paciente posiblemente hipotenso que requerirá intubación orotraqueal (IOT) y reanimación, el objetivo principal será evaluar el tórax en busca de presencia o ausencia de signos de congestión pulmonar.

El signo de un parénquima pulmonar congestivo es la presencia de líneas B de manera bilateral y difusa, llamado "síndrome intersticial" o patrón B bilateral. Estas líneas B son artefactos hiperecogénicos verticales que se generan y aparecen ante el engrosamiento del intersticio pulmonar[6,7] (**fig. 21-2**). Ante una congestión pulmonar por IC, las líneas B comienzan a aparecer antes que los signos clínicos, y se verán primero en las bases pulmonares y luego hacia las áreas superiores y anteriores a medida que aumenta el grado de congestión pulmonar[8,9] (**video 21-2**).

La evaluación pulmonar también permite diagnosticar rápidamente la presencia de derrame pleural bilateral, altamente sugestivo de que estamos en presencia de un paciente con IC crónica.[10] El derrame pleural se busca al evaluar los puntos laterales posteriores de ambos hemitórax, donde se exploran los sacos pleurales posteriores y las bases pulmonares, que se presentan como imagen anecoica entre ambas pleuras en la ultrasonografía (**video 21-3**).

> ! La evaluación pulmonar focalizada al momento de la reanimación permite identificar signos de congestión pulmonar.

En 2012, un panel internacional de expertos[6] validó la utilidad del LUS en la evaluación de la gravedad de un EAP y la respuesta al balance negativo con un nivel de evidencia A. A su vez, también determinó la mayor certeza en el diagnóstico del derrame pleural en comparación con la radiografía, que fue cercana a la TC.[6]

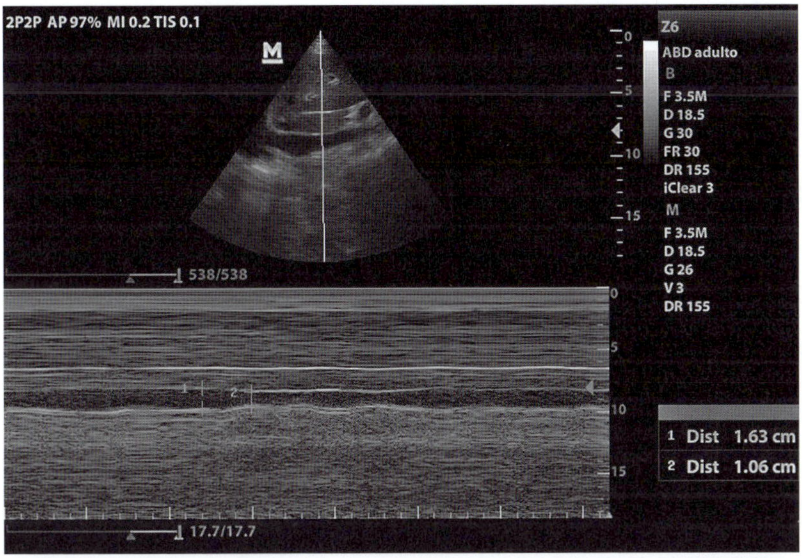

Fig. 21-1. Vista en modos B y M de la VCI desde una ventana epigástrica. Medición del índice de colapsabilidad, que en este caso es del 34%.

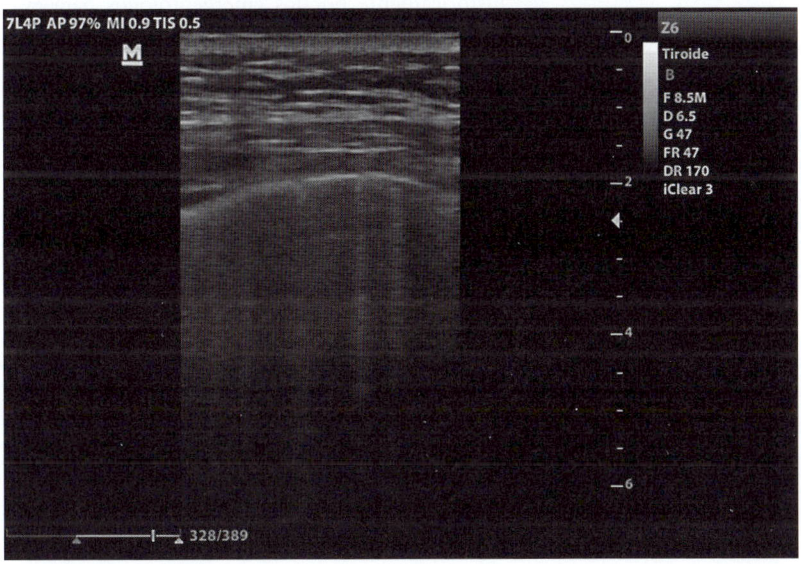

Fig. 21-2. Evaluación torácica anterior con evidencia de líneas B.

En un metanálisis que incluyó 25 estudios sobre ecografía pulmonar en emergencias se concluyó una sensibilidad del 75-90% y una especificidad del 80-90% para el diagnóstico de ICC en pacientes evaluados por insuficiencia respiratoria.[9]

Habiendo dicho esto, es muy importante aclarar y tener en cuenta al momento de la evaluación de un paciente que el hallazgo de un patrón B bilateral y difuso es muy sensible, pero no es específico de congestión pulmonar. Como se dijo previamente, las líneas B significan un aumento del intersticio pulmonar, con lo cual otras patologías distintas de la congestión pulmonar se presentan con líneas B bilaterales, como la fibrosis pulmonar (**video 21-4**). Por este motivo es importante siempre correlacionar la evaluación ecográfica con el cuadro clínico y los antecedentes del paciente.

> **!** El "patrón B" bilateral y difuso es muy sensible, pero no es específico de la congestión pulmonar.

Evaluación cardíaca focalizada

El Colegio Americano de Medicina de Emergencias (ACEP), en sus guías y consensos internacionales, han definido los objetivos de la evaluación cardíaca focalizada (POCUS [Echo], en inglés): identificación de derrame pericárdico y signos de taponamiento cardíaco; estimación de función sistólica ventricular global; identificación de alteraciones en la relación VD/VI y evaluación de la vía de salida y precarga.[3,8]

La evaluación cardíaca focalizada no reemplaza a la evaluación cardiológica del ecocardiograma Doppler tradicional. A diferencia de este, es un estudio limitado a un objetivo concreto basado en un problema que presenta el paciente en ese momento, simplificado, realizado al lado de la cama y que busca responder preguntas concretas del emergentólogo.

Su objetivo es obtener información suficiente para entender el estado hemodinámico del paciente crítico, identificar posibles diagnósticos diferenciales y ser una herramienta para la toma de decisiones terapéuticas. Por ejemplo: ¿existe derrame pericárdico o no?; ¿este paciente tiene buena o mala función ventricular?; ¿hay signos de tromboembolismo pulmonar (TEP)?

La evaluación cardíaca focalizada es una práctica más compleja que implica mayor tiempo de formación y entrenamiento. La adecuada obtención de las distintas ventanas cardíacas es una tarea más compleja que las evaluaciones discutidas previamente, pero, a su vez, es una herramienta fundamental para el emergentólogo en la evaluación ecográfica global.

> **!** La ecografía cardíaca focalizada tiene como objetivo aportar información concreta y rápida que permita entender el estado hemodinámico del paciente crítico y responder preguntas concretas del emergentólogo sin alejarse del paciente (bedside). Esta práctica no reemplaza la evaluación ecocardiográfica tradicional.

La evaluación cardíaca focalizada típicamente incluye la evaluación de cuatro vistas o ventanas cardíacas: paraesternal de eje largo (PEEL); paraesternal de eje corto (PEEC); apical de 4 cámaras (A4C) y subcostal (SC); subcostal VCI (ya descrita) (**fig. 21-3**). Es fundamental que el operador conozca la técnica correcta de obtención de imagen de cada ventana para evitar errores de interpretación o de medición. Para un mayor detalle técnico se sugiere remitirse a obras específicas de ecografía cardíaca o ecografía cardíaca focalizada.

Identificación del derrame pericárdico y signos de taponamiento cardíaco

La amplia variedad de síntomas que puede ocasionar la presencia de derrame pericárdico (DP) y su potencial descompensación hemodinámica fundamentan su evaluación por parte del emergentólogo durante la reanimación. La ecografía focalizada puede identificar el DP con alta sensibilidad y especificidad,[11] así como también asistir en la pericardiocentesis de urgencia.

La vista subcostal es, sin dudas, la más utilizada históricamente por los emergentólogos para evaluar la presencia de DP en evaluación extendida focalizada con ecografía en trauma (E-FAST). Los derrames pequeños tienden a localizarse inferior y posterior, por lo cual esta vista es la más útil (**videos 21-5** y **21-6**). El derrame pericárdico se evidencia por una imagen anecoica entre las capas hiperecogénicas del pericardio.

La gravedad del derrame pericárdico puede determinarse fácilmente a través de la medición en fin de diástole: leve < 1 cm; moderado 1-2 cm; grave > 2 cm. La principal preocupación del médico emergentólogo es el potencial riesgo de compromiso hemodinámico que genere el derrame, y esto pocas veces está relacionado con el tamaño del derrame, sino más bien por el tiempo de instauración de la patología que lo causa. A pesar de esto, es mucho más frecuente encontrar compromiso hemodinámico en derrames moderados/graves que en aquellos leves.[12]

> **!** La evaluación del espacio pericárdico debe centrarse en la identificación de la presencia de derrame y si existe compromiso hemodinámico o no.

Los signos de taponamiento cardíaco en la evaluación global focalizada se van a observar en las cavidades derechas porque estas manejan presiones menores. A medida que las presiones en el espacio pericárdico aumentan, se observará primero colapso auricular en sístole (ventricular) y luego colapso ventricular en diástole (ventricular). La presencia de estos signos es altamente indicativa de

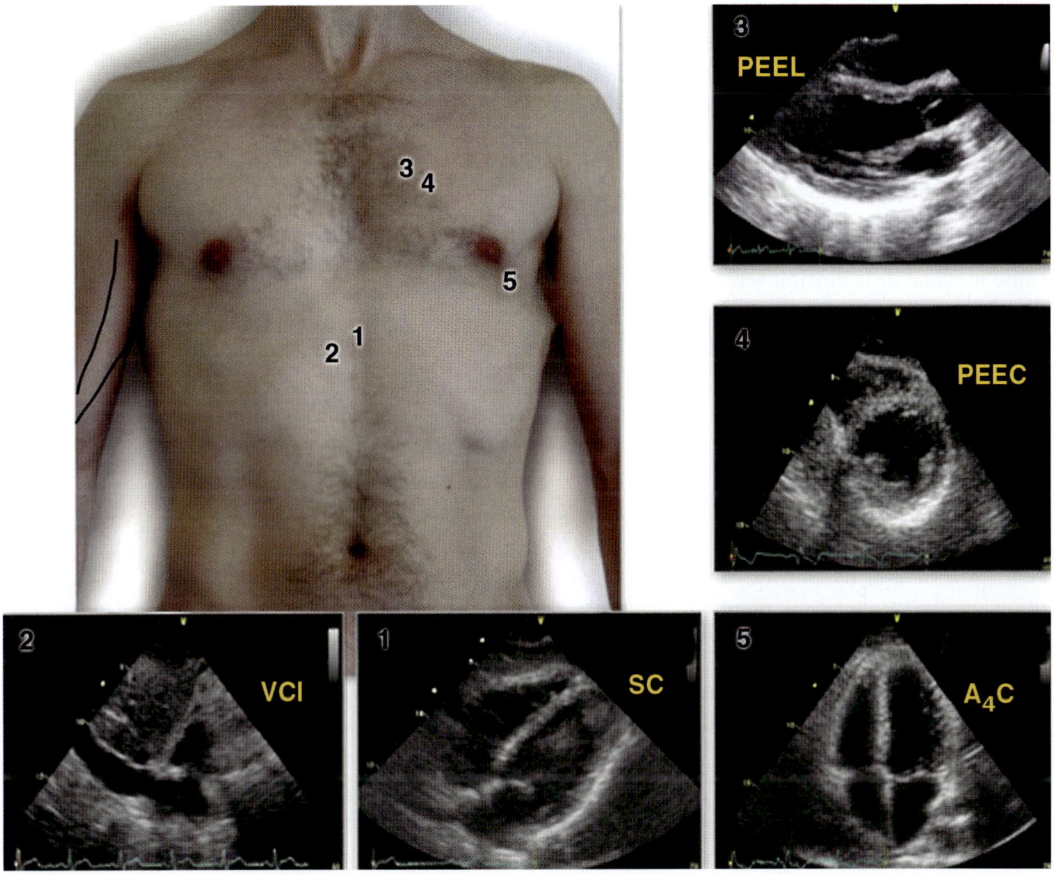

Fig. 21-3. Vistas cardíacas. Modificada del International *Evidence-Based Recommendations for POCUSed Cardiac Ultrasound.*[3] SC: subcostal); VCI: vena cava inferior; PEEL: vista paraesternal de eje largo; PEEC vista paraesternal de eje corto; A4C: vista apical de 4 cámaras.

compromiso hemodinámico debido al derrame pericárdico, y debe alertar al emergentólogo de la situación. La presencia de una VCI pletórica y sin variabilidad también está presente ante un taponamiento, pero no es específica de este.

Estimación de la función sistólica ventricular global

La evaluación de la función sistólica ventricular global se lleva a cabo al observar la excursión del endocardio, el engrosamiento del miocardio y el movimiento de los anillos valvulares. El emergentólogo entrenado puede identificar con alta eficiencia si su paciente tiene una función sistólica ventricular conservada o mínimamente deteriorada y diferenciarlo de aquel con función francamente deteriorada. Para la evaluación visual global de la FSVI, la vista PEEL es una excelente primera evaluación, ya que permite observar el tabique, ápex y la pared posterior del VD, así como también la apertura de la válvula mitral (**video 21-7**). También esta vista permite evaluar la excursión de la válvula mitral (*E-Point Septal Separation* [EPSS] en inglés) tanto en su forma visual como en el modo M. Esta evaluación relativamente simple ha probado su utilidad para estimar la función sistólica izquierda. Un EPSS mayor de 7 mm implica un deterioro grave de la FSVI (**video 21-8**).

> ! La evaluación de la función sistólica ventricular se centra en una evaluación visual y global, y se observa la excursión del endocardio, el engrosamiento del miocardio en sístole y los movimientos de los anillos valvulares.

Como otro ejemplo, la vista PEEC a la altura de los músculos papilares también permite observar la calidad de la FSVI al mostrar la variación del volumen del VI entre sístole y diástole (**video 21-9**).

En la vista A4C también se puede utilizar el modo M para la evaluación del desplazamiento sistólico del anillo mitral (MAPSE) y del desplazamiento sistólico del anillo tricuspídeo (TAPSE), como medidas de la función ventricular izquierda y derecha, respectivamente. Un TAPSE de 18 mm o más se considera normal. Un MAPSE de 12 +/– 2 mm se considera normal (**fig. 21-4**).

Identificación de alteraciones en la relación VD/VI

La relación de tamaños entre el VD y VI en situaciones fisiológicas normales es de 0,6:1. La evaluación de esta relación de tamaños y la identificación de su alteración permiten identificar o descartar posibles causas de aumento de presión de las cavidades derechas, como un TEP o una cardiopatía derecha crónica. La identificación de una relación VD/VI de 1:1 en la evaluación cardíaca focalizada tiene alta especificidad para identificar aumento de presiones derechas.[1] Las vistas A4C y PEEC permiten esta evaluación (**video 21-10**).

Evaluación de la vía de salida y entrada

Es posible medir la vía de salida del VI ante sospechas de aneurismas torácicos o disección aórtica y para esto se utiliza la vista PEEL. Una medición a la altura del seno de Valsalva, en diástole, mayor de 4,5 cm es típicamente considerado una dilatación aneurismática. También puede identificarse un colgajo (*flap*) de disección a este nivel, aunque su ausencia no descarta esa patología.

En la vista PEEL puede visualizarse una porción de la aorta descendente y medir su diámetro.

La evaluación de la entrada se refiere a la vena cava inferior que ya se describió previamente.

EVALUACIÓN DE LA CAPACIDAD DE RESPUESTA A VOLUMEN

Con la reanimación con líquidos esperamos beneficios, como aumento del retorno venoso, aumento del volumen sistólico (VS), aumento de la tensión arterial y aumento y mejoría de perfusión tisular, aunque no todos los pacientes responden de esta manera. Algunos, ante una reanimación con líquidos, evolucionan con sobrecarga de volumen, edema intersticial, daño inflamatorio endotelial y potencialmente con fallo multiorgánico y aumento de la mortalidad, y estos son los riesgos de una sobreexpansión. Esto se explica en la fisiología

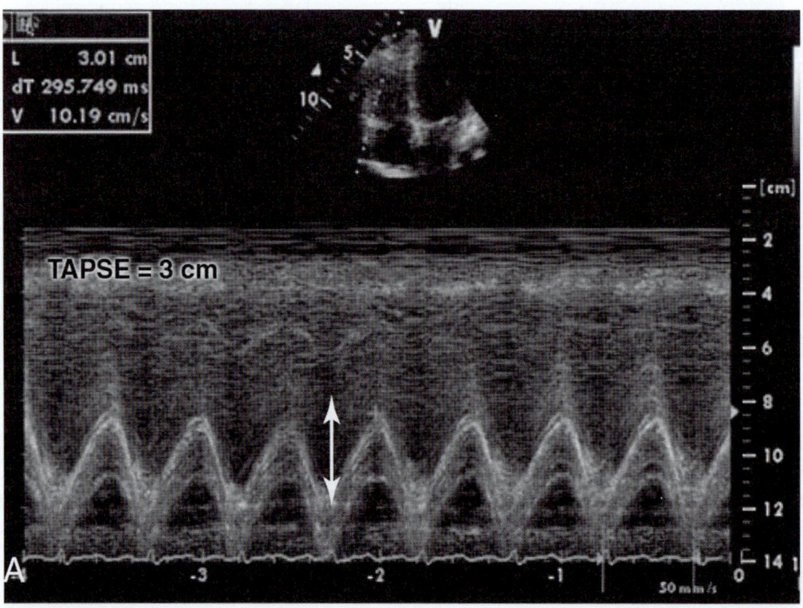

Fig. 21-4. Medición del desplazamiento sistólico del anillo tricuspídeo (TAPSE) con ecocardiograma en modo M, desde la vista cardíaca A4C.

cardíaca por la curva de relación entre precarga y volumen sistólico (VS) ampliamente conocida como curva de Frank-Starling.

Al momento de la reanimación de un paciente es importante intentar determinar en qué punto de esta curva se encuentra, a fin de optimizar el tratamiento. La ecografía focalizada permite estimar en qué área de la curva está el paciente y si se beneficiará del tratamiento con volumen o no. Esto se realiza a partir de mediciones previas y posteriores a "pruebas de volumen" o "desafíos de volumen". Estos desafíos de volumen pueden ser una expansión controlada de aproximadamente 250-400 mL de cristaloides en pocos minutos, o la realización de la maniobra de elevación pasiva de las piernas (EPP). Estas mediciones estiman el gasto cardíaco (GC) antes y después de las pruebas de volumen. Si se observa un aumento del GC mayor o igual al 10-15%, se considera una prueba positiva.

> **!** A través de la estimación del gasto cardíaco y la capacidad de respuesta a volumen, la ecografía focalizada permite identificar si un paciente va a beneficiarse del tratamiento con líquido o no, lo que evita así posibles daños por sobreexpansión.

Variación del gasto cardíaco: medición por la integral velocidad-tiempo a nivel del tracto de salida del ventrículo izquierdo o carotídeo

La medición del diámetro del tracto de salida del ventrículo izquierdo (TSVI), el cálculo de su área y la obtención de la integral de velocidad-tiempo (VTI) en ese nivel permite estimar el VS y el GC a través de la siguiente fórmula:

$$GC = \left[VTI \times \left(\frac{dTSVI}{2} \right)^2 \times 3{,}14 \right] \times FC$$

dTSVI: diámetro del TSVI; FC: frecuencia cardíaca

Estas mediciones implican no solo conocimiento técnico del modo B para la correcta obtención de las imágenes, sino también de ecografía Doppler y Doppler pulsado.

Una revisión sistemática en 2010 determinó que un aumento del GC del 12-15% o más posterior a una EPP era un predictor confiable de respuesta a volumen con una sensibilidad del 89% y una especificidad del 91%.[13]

Debido a que el mayor riesgo de error en el cálculo del VS se da en las mediciones de diámetros y área del TSVI, se puede optar por realizar simplemente la medición del VTI TSVI y evaluar su variación previo y posterior a una prueba de volumen.

De manera similar, la medición del flujo carotídeo a través del VTI en la arteria carótida común también demostró ser útil para la estimación del GC, y es una herramienta más sensible y específica que las mediciones clásicas invasivas.[14,15] A su vez, también demostró ser un predictor adecuado de respuesta a volumen.[16] La evaluación carotídea tiene la ventaja de ser una ventana más accesible en cuanto a la obtención de imágenes, en comparación con la complejidad del TSVI (**video 21-11**).

PUNTOS CLAVE

- Como en parte se describió, la ecografía focalizada multisistémica durante la reanimación le permite al emergentólogo contar con información sobre el estado hemodinámico de su paciente de manera rápida y concreta, *bedside*, y también personalizar el tratamiento según la necesidad del paciente.
- Esta información será muy importante para definir su conducta terapéutica durante la reanimación y periodo periintubación. También permitirá identificar causas específicas de hipotensión que quizás no eran sospechadas inicialmente, como puede ser la presencia de un neumotórax hipertensivo, un taponamiento cardíaco, una hemorragia o signos ecocardiográficos de TEP.
- Existen múltiples protocolos de ecografía focalizada validados para determinar causas de shock e hipotensión, como el protocolo RUSH, FALLS, SESAME, etc. Todos tienen en común la evaluación multisistémica y dinámica del paciente, y se centra en los ítems descritos previamente.
- Esperamos que esta lectura inicial fomente en el lector el deseo de profundizar su conocimiento y capacitación en ecografía focalizada como herramienta fundamental del médico emergentólogo para mejorar la calidad de atención del paciente crítico.

AEROPERLAS

- La ecografía focalizada, o POCUS, es una herramienta fundamental para el emergentólogo porque le permite optimizar su evaluación clínica, la toma de decisiones y finalmente la calidad de atención del paciente crítico.
- La VCI como herramienta para estimar la precarga tiene su máxima utilidad cuando se presenta totalmente colapsada o pletórica. La evaluación de la VCI como una técnica aislada, sin una evaluación global multisistémica, tiene importantes limitaciones.
- La ecografía pulmonar focalizada permite identificar rápidamente la presencia de un patrón pulmonar congestivo, caracterizado por un patrón de líneas B bilateral y difuso, tanto previo a la reanimación o como efecto adverso del tratamiento con líquidos instaurado. Este patrón B es un hallazgo muy sensible, pero poco específico; por lo cual, siempre debe correlacionarse con el cuadro clínico y los antecedentes del paciente.
- Los objetivos de la evaluación cardíaca focalizada según guías ACEP son: identificación de derrame pericárdico y signos de taponamiento cardíaco; estimación de función sistólica ventricular global; identificación de alteraciones en la relación VD/VI y evaluación de la vía de salida y precarga.
- La ecografía focalizada puede evidenciar derrame pericárdico con alta sensibilidad y especificidad,[10] identificar signos de taponamiento y asistir en la pericardiocentesis de urgencia.
- El emergentólogo entrenado puede diferenciar, con alta eficiencia, entre una función sistólica ventricular conservada o con un deterioro leve de otra francamente deteriorada.
- La evaluación de la relación biventricular permite identificar o descartar posibles causas de aumento de presión de las cavidades derechas.
- A través de la estimación del gasto cardíaco y la capacidad de respuesta a volumen, la ecografía focalizada permite identificar si un paciente va a beneficiarse o no del tratamiento con líquidos o vasopresores.
- La evaluación ecográfica focalizada global, entendiendo como tal a la evaluación multisistémica (cardíaca, pulmonar, vascular, etc.), es una herramienta fundamental del médico emergentólogo tanto diagnóstica como para la toma de decisiones terapéuticas.

REFERENCIAS

1. Kennedy Hall M, Coffey EC, Herbst M, et al. The "5Es" of emergency physician-performed POCUSed cardiac ultrasound: a protocol for rapid identification of effusion, ejection, equality, exit and entrance. Acad Emerg Med 2015;22(5):583-93.
2. Pourmand A, Pyle M, Yamane D, et al. The utility of point-of-care ultrasound in the assesment of volumen status in acute and critically ill patients. World J Emerg Med 2019;10(4):232-8.
3. Via G, Hussain A, Wells M, et al. International evidence-based recommendations for POCUSed cardiac ultrasound. J Am Soc Echocardiogr 2014;27(7):683.e1-683.e33.
4. Long E, Oakley E, Duke T, et al. Does Respiratory variation in inferior vena cava diameter predict fluid responsiveness. Shock 2017; 47(5):550-9.
5. Via G, Tavazzi G, Price S. Ten situations where inferior vena cava ultrasound may fail to accurately predict fluid responsiveness: a physiologically based point of view. Intensive Care Med 2016;42(7):1164-7.
6. Volpicelli G, Elbarbary M, Blaivas M, et al. International evidence- based recommendations for point-of-care lung ultrasound. Intensive Care Med 2012;38(4):577-91.
7. American College of Emergency Physicians. ACEP. Policy Statement: Emergency Ultrasound Imaging Criteria Compendium [Internet]. ACEP 2021 [consultado: junio de 2023]. Disponible en: https://www.acep.org/patient-care/policy-statements/Emergency-Ultrasound-Imaging-Criteria-Compendium.
8. Ultrasound Guidelines: Emergency, Point-of-care, and Clinical Ultrasound Guidelines in Medicine. Ann Emerg Med 2017;69(5):e27-e54.
9. Staub LJ, Mazzali Biscaro RR, Kaszubowski E, et al. Lung ultrasound for the emergency diagnosis of pneumonia, acute heart failure, and exacerbations of chronic obstructive pulmonary disease/asthma in adults: a systematic review and meta-analysis. J Emerg Med 2019;56(1):53-69.
10. Labovitz AJ, Noble VE, Bierig M, et al. POCUSed cardiac ultrasound in the emergent setting: a consensus statement of the American Society of Echocardiography and American College of Emergency Physicians. J Am Soc Echocardiogr 2010;23(12):1225-30.
11. Lichtenstein D. Novel approaches to ultrasonography of the lung and pleural space: where are we now? Breathe 2017;13:100-11.
12. Alerhand S, Adrian RJ, Long B, et al. Pericardial tamponade: A comprehensive emergency medicine and echocardiography review. Am J Emerg Med 2022;58:159-74.
13. Cavallaro F, Sandroni C, Marano C, et al. Diagnostic accuracy of pasive leg raising for prediction of fluid responsiveness in adults: systematic review and meta-analysis. Intensive Care Med 2010;36(9):1475-83.
14. Gassner M, Killu K, Bauman Z, et al. Feasibility of common carotid artery point of care ultrasound in cardiac output measurements compared to invasive methods. J Ultrasound 2014;18(2):127-33.
15. Ma IWY, Caplin JD, Azad A, et al. Correlation of carotid blood flow and CCF T with invasive cardiac output measurements. Crit Ultrasound J 2017;9(1):10.
16. Marik PE, Levitov A, Young A, et al. The use of bioreactance and carotid Doppler to determine volume responsiveness and blood flow redistribution following passive leg raising in hemodynamically unstable patients. Chest 2013;143(2):364-70.

Ventilación no invasiva en emergencias 22

Mauro Javier Bosso y Guillermo Jesús Mauro

OBJETIVOS

- Conocer la utilidad de la ventilación mecánica no invasiva dentro del manejo de la vía aérea en emergencias en el primer momento (preintubación).
- Entender los cambios fisiológicos que ocurren en los pacientes en quienes que se instaura este método.
- Describir los dispositivos de presión positiva no invasiva utilizados en emergencias y las interfaces disponibles.
- Conocer la importancia de su uso en determinadas patologías como medida de tratamiento.
- Poder aplicar los conocimientos en la práctica tanto para el tratamiento de patologías en las que se han demostrado beneficios como durante la preoxigenación preintubación.

INTRODUCCIÓN

La ventilación mecánica no invasiva (VNI) es una de las terapéuticas con mayor evidencia en la medicina crítica respiratoria, por lo que las indicaciones para su uso se han ido incrementando con el paso de los años. El médico que trabaja en emergencias suele enfrentarse a diversos pacientes con dificultad respiratoria y, una vez realizado el diagnóstico de la etiología, debe aplicar una terapéutica dirigida. El uso de la VNI fue ganando terreno en el tratamiento de la insuficiencia respiratoria aguda (IRA) hipoxémica e hipercápnica, como en la enfermedad pulmonar obstructiva crónica (EPOC) reagudizada y en el edema agudo de pulmón cardiogénico (EAP) con hipoxemia, donde ha demostrado beneficios importantes como terapia. Esto ocurre gracias a que su aplicación disminuye el trabajo muscular ventilatorio, mejora tanto la complacencia pulmonar como la oxigenación y la relación ventilación/perfusión (V/Q) producto del reclutamiento de unidades alveolares cerradas. Según la bibliografía científica, el éxito de la VNI en el departamento de emergencias es del 80% en una población de pacientes seleccionados (EPOC reagudizada y EAP).[1] Además, como hemos visto en el **capítulo 9**, resulta una herramienta de mucha utilidad en ciertos pacientes que necesitan el aporte de PEEP para mejorar la oxigenación durante el período de preoxigenación.[2,3]

Los orígenes históricos de la VNI se remontan a 1911 con el **pulmotor** de Draguer, un dispositivo complejo que aportaba presión positiva de manera neumática. En 1928, Drinker desarrolló, en los Estados Unidos, el **pulmón de hierro** con una bomba motorizada y se puso en práctica a gran escala más tarde en la década de 1950 durante la epidemia de poliomielitis. Consistía en maquinarias enormes, engorrosas y costosas que dificultaban el cuidado del paciente, ya que para generar presión torácica negativa requerían que el cuerpo completo se mantuviera encerrado en un tanque de metal. A estos pioneros de la VNI se les ha atribuido salvar miles de vidas.

Se ha evolucionado a nuevos ventiladores portátiles de pequeño tamaño y de fácil funcionamiento. Asimismo, los ventiladores microprocesados modernos cuentan con el modo VNI, y se aplican varios conceptos similares a los modos ventilatorios de ventilación invasiva.

Es necesario seleccionar adecuadamente el paciente que puede beneficiarse con la VNI, así como también conocer los cambios fisiológicos que esta terapéutica produce, y contar con una monitorización mínima.

TERMINOLOGÍA Y DEFINICIONES

Cuando en la literatura científica se habla de VNI, se hace referencia a dos modos: CPAP y *Bilevel* o BiPAP (*Bilevel*).

CPAP: presión continua en la vía aérea (del inglés *Continuous Positive Airway Pressure*). En esta modalidad se aplica una presión continua durante todas las fases del ciclo ventilatorio. Es un análogo de la PEEP programada durante la ventilación mecánica.

BiPAP: este modo provee dos niveles de presión al paciente:

- **IPAP:** presión inspiratoria positiva (del inglés *inspiratory positive airway pressure*).
- **EPAP:** presión espiratoria positiva (del *inglés expiratory positive airway pressure*). Es un análogo de la PEEP y comúnmente se utiliza este último término.

La IPAP está conformada por la suma de dos presiones: la EPAP y la presión de soporte (PS) (**fig. 22-1**).

PEEP: presión positiva al final de la espiración (del inglés *Positive end-expiratory pressure*). Es un parámetro que se programa en los diferentes modos de ventilación mecánica.

CRF: capacidad residual funcional. Es el volumen de aire pulmonar presente luego de una espiración no forzada, inmediatamente antes de iniciar la nueva inspiración, cuando existe un equilibrio entre dos fuerzas opuestas: la centrípeta de la retracción elástica pulmonar y la centrífuga de la expansión de la caja torácica. Incluye el volumen residual (VR) y el volumen de reserva espiratorio.

Conocer bien el concepto de la CRF ayudará a comprender los beneficios de la aplicación de las estrategias ventilatorias que se explicarán más adelante en este capítulo y en el de ventilación mecánica invasiva.

SELECCIÓN DE LA INTERFAZ

Para el éxito de la terapéutica es muy importante la correcta selección de la interfaz en el tratamiento de la IRA. La utilización de una interfaz inadecuada puede producir incomodidad, fugas, claustrofobia, irritación ocular y lesiones de la piel.[4]

En la emergencia, ante una IRA, si bien ninguna interfaz demostró ser mejor que otra en términos de mortalidad y disminución de la incidencia de intubación orotraqueal (IOT), las máscaras más recomendadas son las oronasales y las faciales debido al patrón respiratorio bucal que adquiere el paciente con disnea.[5] También existen publicaciones que presentaron resultados alentadores respecto del uso de la escafandra (*helmet*).[6]

Las interfaces más utilizadas en la emergencia son:

- **Máscaras faciales o *total face:*** permiten que el paciente en IRA respire por la nariz o la boca. Entre sus principales ventajas, generan una

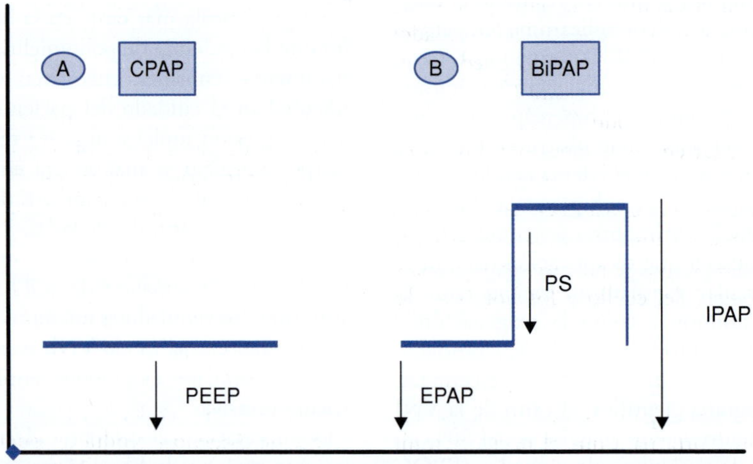

Fig. 22-1. A. CPAP. Corresponde a la aplicación de una presión continua en la vía aérea (PEEP). El paciente realiza las ventilaciones espontáneas sobre esa presión basal. **B.** Modo VNI BiPAP, que consta de dos presiones: PS, que es la presión inspiratoria positiva extra que se aplica sobre una presión continua, o EPAP (análoga a la PEEP). La IPAP corresponde a la suma de la PS y la EPAP.

menor incidencia de lesiones cutáneas gracias a la amplia superficie de contacto de la máscara sobre la piel y alivian las zonas de presión, generan mayor confort y menor cantidad de fugas de aire. Como desventajas, estas máscaras poseen un gran volumen (espacio muerto) que puede provocar una alteración del intercambio gaseoso, producto de la caída del volumen minuto efectivo, lo que favorece la reinhalación de dióxido de carbono (CO_2). La distensión gástrica es una complicación de este tipo de interfaces que –sumado a un patrón ventilatorio bucal y la utilización de presiones mayores de 20/25 cm H_2O que distienden el esfínter esofágico superior y permiten el ingreso de aire a la cavidad gástrica– puede provocar vómitos y broncoaspiración. Si bien la claustrofobia está descrita como complicación, algunos pacientes las prefieren sobre las oronasales, ya que les permite tener un campo visual mayor. Por otra parte, habrá que tener en cuenta si el paciente requiere la aplicación de aerosoles, ya que estos no solo se inhalarán, sino también impactarán en los ojos y pueden provocar efectos adversos. Existen diferentes configuraciones dependiendo si se utiliza un ventilador de flujo continuo (**fig. 22-2**) o un ventilador de microprocesado[5] (**fig. 22-3**).

- **Máscaras oronasales:** son muy utilizadas en la emergencia, ya que al cubrir la nariz y la boca le permiten al paciente utilizar cualquier patrón ventilatorio. Una de las mayores ventajas de esta máscara es la buena tolerancia por parte del paciente. Como desventaja, pueden generar lesiones en el puente de la nariz y provocar distensión gástrica. Dependiendo del ventilador que se utilice, la máscara de VNI puede tener un puerto de fuga en la máscara (**fig. 22-4**) o puerto de fuga en el codo (**fig. 22-5**) o codo azul para utilizar en ventiladores de dos ramas (**fig. 22-6**).[5]
- **Escafandra o *helmet*:** consiste en una campana de polivinilo o silicona suave y transparente sobre un anillo plástico firme que se apoya sobre la circunferencia del cuello y los hombros del paciente. El *helmet* se ajusta al paciente a través de dos sujeciones axilares. Posee dos conexiones para las tubuladuras del ventilador y puertos que permiten el paso de una sonda para la alimentación y otra para que el paciente tome agua. El beneficio de la utilización de este tipo de interfaz radica en que no genera lesiones en la cara ni hay fugas de aire. La desventaja que posee es su gran espacio muerto, lo que puede generar reinhalación de CO_2 y disincronías paciente-ventilador. Otro inconveniente que presentan es que generan mucho ruido, lo que impide su utilización en muchos pacientes[5] (**fig. 22-7**).

DISPOSITIVOS DE PRESIÓN POSITIVA NO INVASIVA UTILIZADOS EN LA EMERGENCIA

Durante la emergencia es posible utilizar varios dispositivos que permiten la aplicación de presión positiva en la vía aérea: CPAP de pared, válvula de Boussignac®, ventiladores de flujo continuo, ventiladores intermedios y ventiladores convencionales. Los dos primeros dispositivos solo servirán para aplicar presión positiva al final de la espiración (PEEP), mientras que los últimos tres podrán aplicar uno o dos niveles de presión.

CPAP de pared

Son dispositivos que constan de una máscara oronasal con arnés y tres conexiones (una para la válvula inspiratoria, que estará conectada a una tubuladura encargada de suministrar un alto flujo inspiratorio utilizando un sistema Venturi; la segunda para una válvula antiasfixia; y la tercera conexión para la colocación de una válvula de PEEP). El nivel de CPAP dependerá de la resistencia impuesta por la válvula de PEEP, la cual puede variar entre 5 y 20 cm H_2O. Algunos dispositivos poseen un mezclador de oxígeno que permitirá la entrega de fracciones inspiradas de oxígeno (FiO_2) precisas[7] (**fig. 22-8**). Este dispositivo tiene la ventaja de que puede utilizarse en cualquier unidad del hospital que posea una fuente de oxígeno a alta presión. Como desventaja, requiere un dispositivo especial para generar el alto flujo inspiratorio y la mezcla de gases, y también puede aumentar el trabajo espiratorio al tener que vencer al resistor umbral de la válvula de PEEP para lograr espirar.

Válvula de Boussignac®

La válvula de Boussignac® (Vygon, Écouen, Francia) es un dispositivo que consta de una máscara oronasal inflable, con un arnés y una conexión para colocar su válvula, que estará conectada a una fuente de oxígeno y tendrá un puerto para conectar un manómetro (**fig. 22-9**). Este dispositivo genera una CPAP a partir de un flujo espiratorio utilizando el principio de Bernoulli, por lo que al aumentar el flujo de gas iremos aumentando

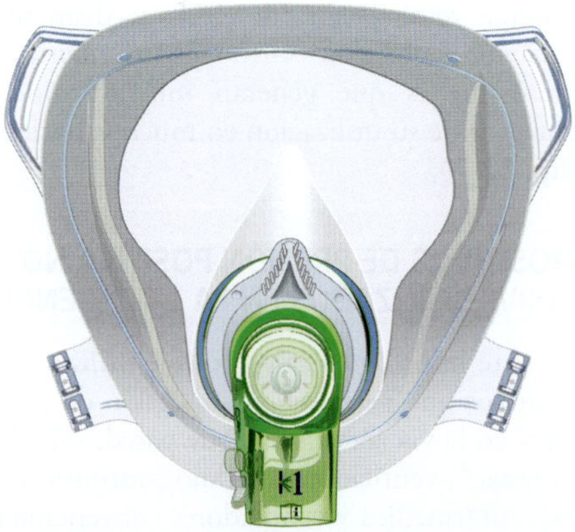

Fig. 22-2. Máscara facial con codo con fuga.

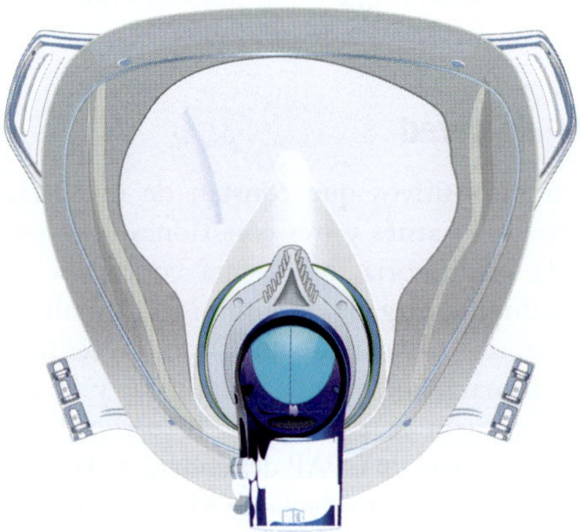

Fig. 22-3. Máscara facial con codo sin fuga.

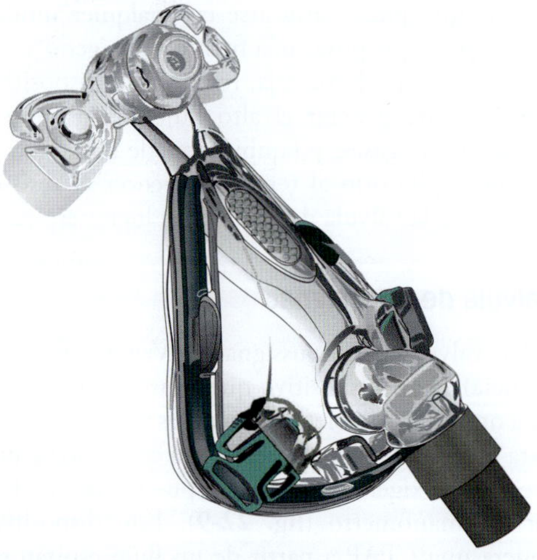

Fig. 22-4. Máscara oronasal con fuga en la máscara y válvula antiasfixia. ResMed Limited©.

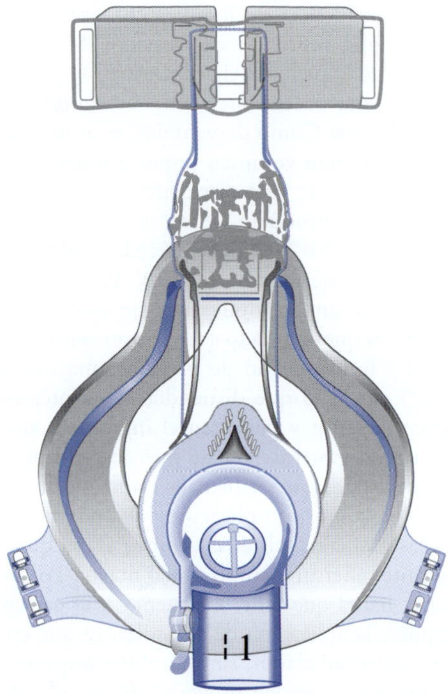

Fig. 22-5. Máscara oronasal con válvula antiasfixia. Se le debe adicionar un puerto de fuga en serie.

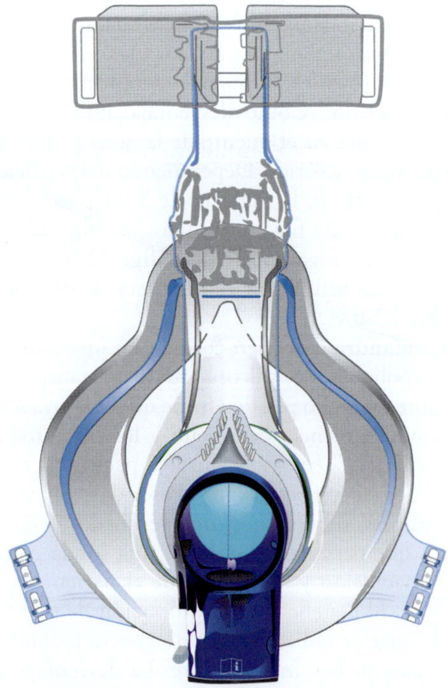

Fig. 22-6. Máscara oronasal sin fuga.

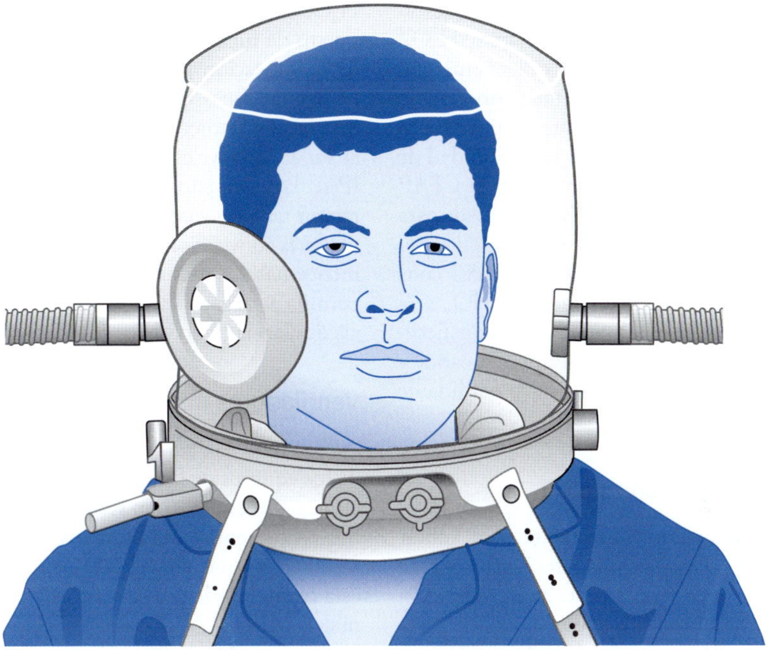

Fig. 22-7. Escafandra (*helmet*) para VNI.

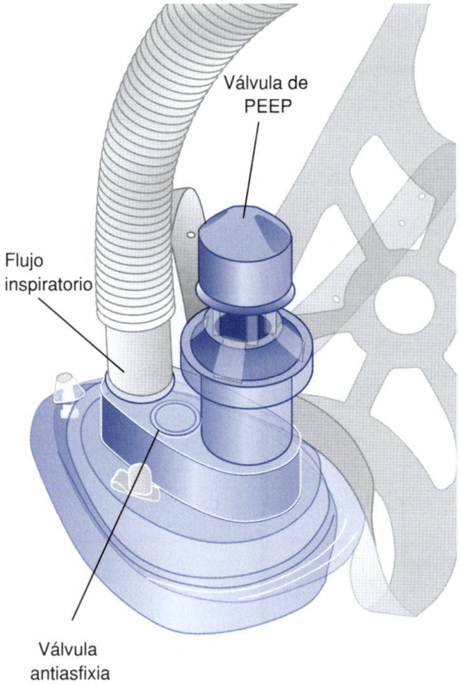

Fig. 22-8. CPAP de pared con válvula de PEEP, válvula antiasfixia y puerto de conexión para flujo inspiratorio.

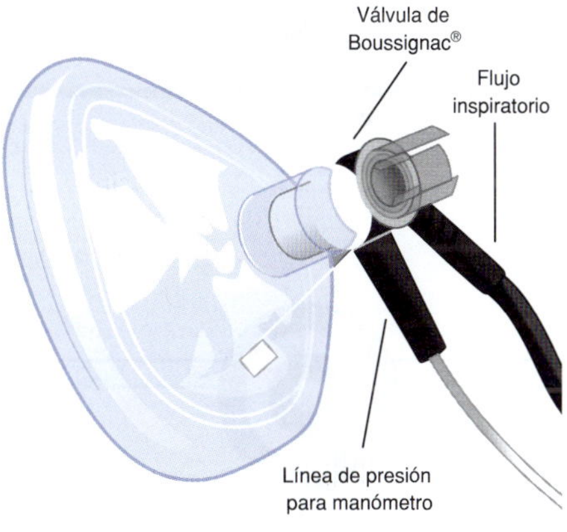

Fig. 22-9. Máscara de Boussignac®. CPAP.

la presión generada hasta lograr los valores deseados, y podrá entregar CPAP hasta 10 cm H_2O.[8] Se puede utilizar en cualquier sala que cuente con una fuente de oxígeno. Otras ventajas son su bajo costo, el bajo espacio muerto que le permite al paciente toser o hablar y también la posibilidad de adjuntarle un nebulizador jet sin retirar la CPAP. Como desventajas, se destaca la dificultad para medir el nivel de CPAP que se está entregando, por lo tanto, requiere una monitorización cuasi continua del nivel de CPAP generado y la FiO_2 será variable, dependiendo del flujo de oxígeno necesario para obtener el nivel de presión buscado, y es importante evitar las fugas, ya que la pérdida de aire generará una caída de la presión.

Ventiladores de flujo continuo

Son los más utilizados actualmente para aplicar VNI (**fig. 22-10**). Estos ventiladores suelen ser de una sola rama, por lo que requieren la utilización de un puerto exhalatorio. Los equipos pueden generar presión positiva espiratoria (EPAP) o adicionar una presión positiva inspiratoria (IPAP). Para evitar la reinhalación de CO_2 es necesario configurar una EPAP no menor de 4 e idealmente mayor de 6 cm H_2O, dependiendo de la interfaz y la ubicación del puerto de fuga.[5,9] Estos equipos poseen una alta tasa de presurización y muy buena capacidad para compensar las fugas que se pudiesen ocasionar por las interfaces y favorecen una mejor eliminación de CO_2 al variar los niveles de presión a partir de la EPAP-IPAP. Por otra parte, son más accesibles debido a su menor tamaño y costo, en comparación con los ventiladores convencionales. Como desventajas podemos mencionar que no suelen presentar un mezclador que permita entregar FIO_2 fijas, tienen una escasa presencia de alarmas y no suelen tener batería.[10]

Ventiladores intermedios

Presentan las características de funcionamiento de los equipos de flujo continuo, pero agregan funciones que les permiten ventilar de manera invasiva. Suelen presentar una rama inspiratoria y otra espiratoria, aunque en algunas ocasiones esta última está reemplazada por una válvula espiratoria proximal al paciente.[5,10] Estos equipos tienen batería, lo cual permite trasladar pacientes con VNI. Algunos presentan un mezclador que permite entregar FiO_2 precisas y agregan pantallas con monitorización de variables y curvas.[10]

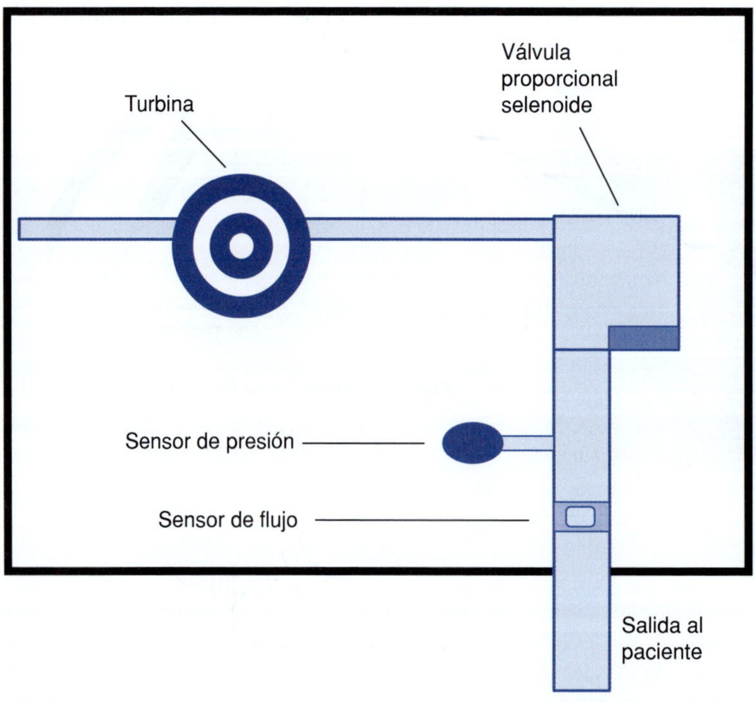

Fig. 22-10. Diagrama de un ventilador de flujo continuo.

Ventiladores convencionales en las unidades de cuidados intensivos

Los ventiladores convencionales, también llamados "microprocesados", funcionan en base a una fuerza neumática brindada por oxígeno (O_2) y aire comprimido (AC) a altas presiones, controladas por un microprocesador y numerosos sistemas de censado (**fig. 22-11**). La ventilación del paciente está dada por dos tubuladuras, una inspiratoria y otra espiratoria, controladas por válvulas proporcionales. La mezcla de gases se realiza de manera precisa, conforme a la FiO_2 configurada. En la actualidad, la mayoría de estos equipos presentan módulos para ventilación no invasiva que permiten compensar las fugas sin que estas alteren su capacidad de censado y retroalimentación.[10] Muchos de ellos también poseen muy buenas respuestas que facilitan la adaptación de pacientes con alta demanda ventilatoria. Como desventajas, requieren fuentes externas de AC y O_2 a alta presión, tienen gran tamaño, altos costos y no son adecuados como ventiladores de transporte en pacientes con VNI. Siempre deben elegirse aquellos que posean módulos para VNI y sean capaces de compensar las fugas sin alterar su funcionamiento.[10]

CAMBIOS FISIOLÓGICOS EN LA VENTILACIÓN A PRESIÓN POSITIVA

Los efectos fisiológicos de la ventilación no invasiva pueden dividirse en aquellos generados por la aplicación de presión positiva al final de la espiración (PEEP, EPAP o CPAP) y los que están dados por la aplicación de una presión inspiratoria extra (PC-CSV o IPAP).

Beneficios de la utilización de PEEP

- **Aumento de la capacidad residual funcional (CRF)** producto de la apertura, lo que evita el colapso de unidades alveolares. Esto genera reclutamiento alveolar, disminuye el cortocircuito (*shunt*) pulmonar y mejora los desequilibrios V/Q.[11]
- **Contrabalanceo de la PEEP intrínseca.** Los pacientes que presentan hiperinsuflación dinámica generan atrapamiento aéreo con aumento del volumen residual pulmonar. Este último genera una presión positiva alveolar intrínseca al final de la espiración (PEEPi) que debe ser superada en primera instancia para generar un flujo inspiratorio. La aplicación de PEEP permite contrabalancear esa carga y disminuir la presión negativa pleural necesaria para que ingrese aire a los alvéolos. El nivel de presión "óptima" será aquel que evite disparos inefectivos sin superar el 80% de PEEPi. Un valor superior podría generar un aumento de la presión intratorácica con disminución del retorno venoso (RV) y del gasto cardíaco.[12,13]
- **Estabilización de la vía aérea superior (VAS).** En presencia de una lesión permanente (p. ej.,

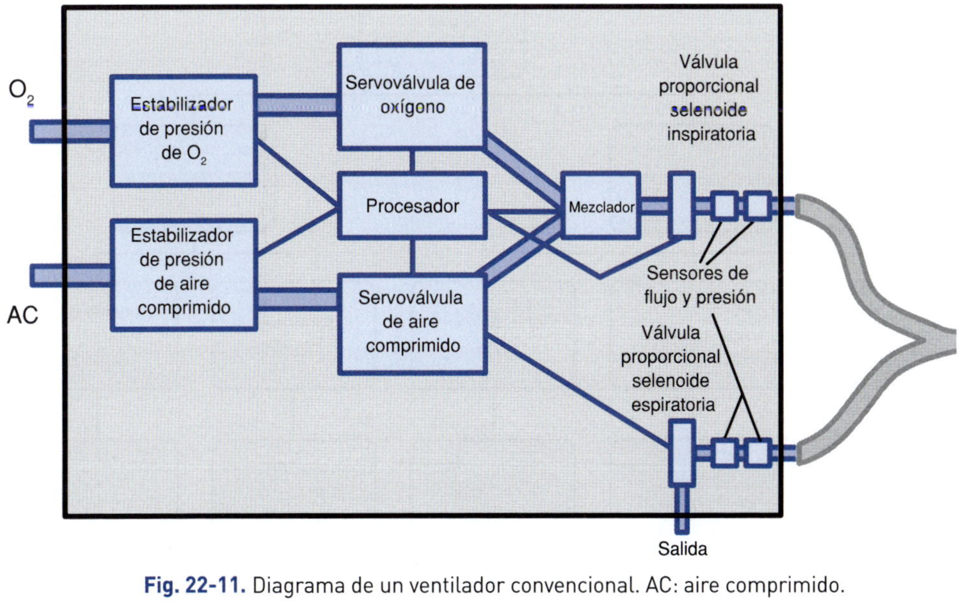

Fig. 22-11. Diagrama de un ventilador convencional. AC: aire comprimido.

parálisis en aducción de las cuerdas vocales o estenosis tumorales) o reversible (edema laríngeo), la presión positiva permite disminuir la resistencia ante la disminución del calibre de la vía aérea. El aumento del esfuerzo del paciente para vencer la resistencia aumentada, puede provocar un colapso de las estructuras laringo-faríngeas al superar su tono muscular, lo que agrava el cuadro. La aplicación de CPAP genera un aumento del diámetro de las estructuras (colchón neumático) que disminuye la resistencia y evita el colapso, lo cual permite evadir o realizar una traqueostomía de manera programada y disminuir sus complicaciones.

Utilización de presión inspiratoria

A lo antes mencionado, los beneficios de adicionar presión inspiratoria son:

- Disminución del trabajo respiratorio, gracias a la disminución del trabajo respiratorio de los músculos inspiratorios. Esto genera fuerza suficiente para permitir vencer las cargas elásticas y resistivas presentes en el sistema toracopulmonar. Diferentes estudios han analizado este punto y determinaron que el nivel de soporte que más reduce el trabajo respiratorio es 15 cm H_2O.[14]
- Mejora de la ventilación alveolar y, en consecuencia, el intercambio gaseoso. La aplicación de una presión positiva inspiratoria aumentará la diferencia de presión entre los alvéolos y la vía aérea y, en consecuencia, el volumen corriente. El aumento de la ventilación alveolar y el reclutamiento de unidades alveolares colapsadas aumentará la complacencia pulmonar, disminuirá la presión arterial de dióxido de carbono ($PaCO_2$) y aumentará la presión arterial de oxígeno (PaO_2), de mantenerse constante la actividad metabólica corporal.[14]

$$PaCO_2 = (VCO_2 / VA) \times K$$

Donde VCO_2 es la producción metabólica de CO_2, la VA es la ventilación alveolar y K es una constante respiratoria.

> **!** Si bien la PEEP no genera una fuerza que asiste a la inspiración por sí misma, permite disminuir el trabajo respiratorio al mejorar la impedancia del sistema toracopulmonar. La presión positiva espiratoria es capaz de aumentar la complacencia pulmonar al generar reclutamiento alveolar, reducir la resistencia al evitar el colapso de la VAS o de mediano calibre y aumentar los volúmenes pulmonares, y contrabalancear la auto-PEEP.[14] Gracias a estos beneficios, disminuye la fuerza que será necesaria que ejerzan los músculos inspiratorios para ventilar los alvéolos.

A modo de resumen presentamos la **figura 22-12**.

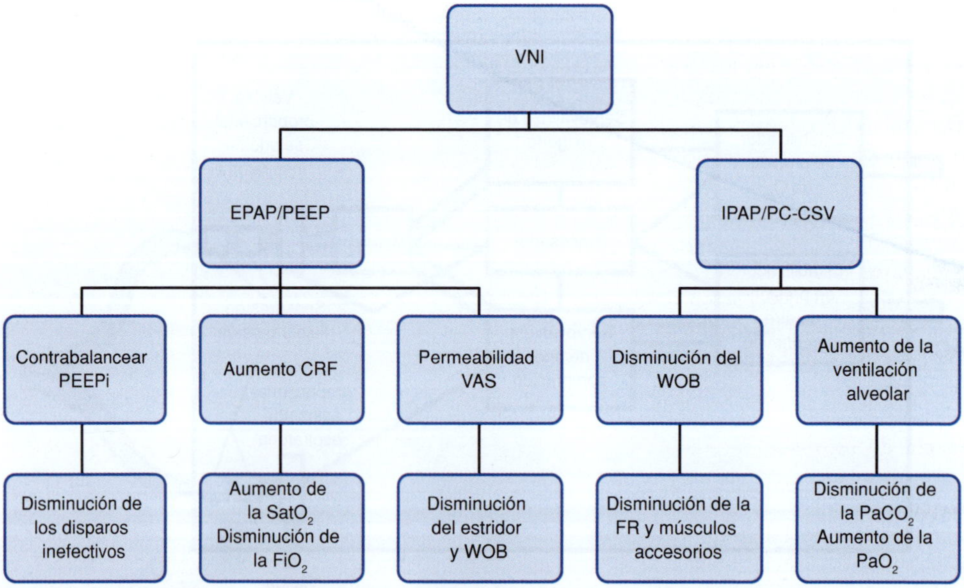

Fig. 22-12. Resumen de los cambios fisiológicos producidos por la VNI. VAS: vía aérea superior; CRF: capacidad residual funcional; WOB: trabajo respiratorio; FR: frecuencia cardíaca. Véanse también aclaraciones en el texto.

APLICACIONES DURANTE LA PREOXIGENACIÓN: SECUENCIA DE INTUBACIÓN RETARDADA

Como se describió en el **capítulo 8**, la secuencia de intubación retardada es una estrategia para el manejo de la vía aérea que consiste en administración de un sedante (ketamina) para realizar un procedimiento, que es la preoxigenación de un paciente que tiene indicación de vía aérea definitiva, ya que al encontrarse con estado agitación psicomotriz no puede realizarla de manera adecuada.[15] Se debe recordar que los objetivos de la preoxigenación son dos: por un lado, aumentar la saturación lo más cercano posible al 100% y, por el otro, remover el nitrógeno alveolar (desnitrogenar) para aumentar el reservorio de oxígeno y prolongar el tiempo de apnea seguro. Si se saltea el paso de la preoxigenación, o esta no se realiza de manera adecuada, el paciente que será intubado tendrá menos tolerancia a la apnea que ocurre luego del BNM y se producirá una pronta desaturación durante la intubación. Si previo a la laringoscopia, la saturación que se obtiene luego de 3-5 min de ventilaciones espontáneas con altas concentraciones de oxígeno (máscara con reservorio con válvulas de no reinhalación) es del 93% o menos, es muy probable que el mecanismo de hipoxemia sea el *shunt* y que el paciente continúe desaturando durante el período de apnea. Este mecanismo de hipoxemia consiste en alvéolos que no se encuentran ventilados, pero sí perfundidos, lo que hace que la sangre pase por los pulmones sin oxigenarse (véase **fig. 5-1**). Algunos ejemplos de cortocircuito son la neumonía grave y el edema pulmonar cardiogénico y no cardiogénico. Es en este subgrupo de pacientes donde la VNI resulta una herramienta fundamental para utilizar durante la preoxigenación, ya que produce una mejoría de la oxigenación al reclutar las áreas pulmonares con *shunt*.[16] Se encontró que la VNI como método de preoxigenación previo al pasaje de los fármacos logra mayores valores de saturación cuando se la compara con la preoxigenación clásica en pacientes hipoxémicos (98% frente a 93%), con una menor desaturación durante el período de apnea (93% frente a 81%).[17] En un estudio prospectivo, Weingart y cols.[15] describen el uso exitoso de la **secuencia de intubación retardada** en aquellos pacientes combativos en quienes no se logra una preoxigenación adecuada utilizando ketamina en dosis disociativas de 1 mg/kg en bolo lento. Una vez conseguida la disociación del paciente, se iniciaba la preoxigenación con máscara reservorio más cánula nasal. Cuando no se lograba conseguir una saturación superior al 95% entraba en juego la VNI en modo CPAP durante 3 minutos para mejorar la oxigenación y desnitrogenar y prolongar el tiempo de apnea seguro. Si bien la alteración del estado de conciencia se menciona como una contraindicación para el uso de la VNI como tratamiento, no resulta así en el contexto de preoxigenación previo a la intubación por breve período de tiempo. Los pacientes con insuficiencia respiratoria aguda, por ejemplo debido a covid-19,[18] suelen estar agitados y no cooperativos debido a la hipoxemia grave, por lo que lograr una adecuada preoxigenación constituye un desafío. Castro de Olivera menciona una muy buena experiencia en su grupo de trabajo con la aplicación de la secuencia de intubación retardada en estos pacientes mediante el uso de ketamina y preoxigenación con DVBM con válvula de PEEP, con la máscara bien coaptada y técnica de dos operadores. A pesar de que el estudio original donde Weingart describe el procedimiento contó con pocos pacientes que recibieron VNI (n = 39), ha resultado útil en el ámbito prehospitalario[19] y en pacientes pediátricos.[20] Al momento no hay estudios de alta calidad que comparen la secuencia de intubación retardada con la secuencia de intubación rápida clásica; de todas formas, resulta lógico que en situaciones de emergencias se intente maximizar los objetivos de preoxigenación previo al pasaje de los fármacos, ya que una vez administrados resulta vital contar con una buena oxigenación y unos minutos más de seguridad para realizar el procedimiento con la mayor tranquilidad posible.

> **!** La VNI resulta una herramienta fundamental para mejorar la oxigenación previa a la intubación de aquellos pacientes hipoxémicos en quienes no se logran objetivos adecuados con los métodos tradicionales, como la máscara de reservorio. El uso de ketamina en dosis disociativas podría resultar de utilidad para la adaptación cuando los pacientes se presentan combativos y no se consiguen esos objetivos previos a la intubación.

Se ha descrito la preoxigenación en quirófano con VNI en situaciones controladas de pacientes sanos apneicos. Se comparó la ventilación manual circular con la VNI en modo presión controlada con ventiladores de anestesia en cuanto a volumen corriente (Vt) y las presiones generadas. Se encontró que los pacientes del segundo grupo presentaron menores presiones en la vía aérea y mayores Vt espiratorios (p = 0,001) sin diferencias en la insuflación del estómago.[21] Por lo tanto, en caso de utilizar BiPAP durante la preoxigenación en apnea (luego del pasaje de los fármacos de la secuencia rápida de intubación [SRI]) es preferible elegir el modo controlado por presión, ya que este es más seguro y puede programarse la presión inspiratoria máxima para no generar apertura del esfínter esofágico (no más de 15-20 cm H_2O de presión pico). Se debe recordar que la vía aérea debe encontrarse permeable (posición de olfateo, cánula faríngea) (**fig. 22-13**).

Kovacs ejemplifica, en un modelo cadavérico, el efecto de la PEEP sobre un pulmón real, lo que denomina CPAP en apnea. Se realiza con el mismo reanimador manual, con la máscara bien coaptada, válvula de PEEP y una cánula nasal una vez administrados los fármacos inductores y BNM (https://vimeo.com/148790744).[22]

UTILIDAD COMO TRATAMIENTO DE PATOLOGÍAS PARTICULARES

En ciertas patologías puntuales, la VNI resulta un tratamiento de primera línea debido a que ha demostrado mejoría en sobrevida en estudios RC. Si bien se describe su utilidad en diversas patologías que se asisten en emergencias, son la EPOC y el EAP las dos situaciones donde la evidencia avala ampliamente su uso.

Ventilación no invasiva en la enfermedad pulmonar obstructiva crónica

Antes de la incorporación de la VNI, las exacerbaciones agudas de la EPOC se trataban con oxígeno suplementario, broncodilatadores, corticosteroides sistémicos y antibióticos, y cuando todas estas medidas fallaban se procedía a la intubación y conexión a la ventilación mecánica invasiva. La mortalidad comenzó a descender una vez que se incorpora la VNI como opción terapéutica en estos pacientes.[23] Fisiopatológicamente, los pacientes con EPOC tienen una limitación del flujo de aire espiratorio debido al colapso de las vías aéreas de pequeño y mediano calibre. Esta limitación al flujo está presente incluso durante la respiración espontánea en pacientes con enfermedad avanzada y empeora de forma brusca en las exacerbaciones agudas debido a la inflamación aguda de la vía aérea de pequeño calibre y la broncoconstricción concomitante. Como consecuencia, aparecen la hiperinsuflación pulmonar dinámica, el aumento del trabajo respiratorio, la disfunción de la musculatura de la respiración y la alteración del intercambio gaseoso y se comienza a retener CO_2. El paciente adopta un patrón respiratorio rápido y superficial con atrapamiento aéreo progresivo. En este patrón respiratorio si bien se aumenta la ventilación-minuto, no resulta eficaz para eliminar

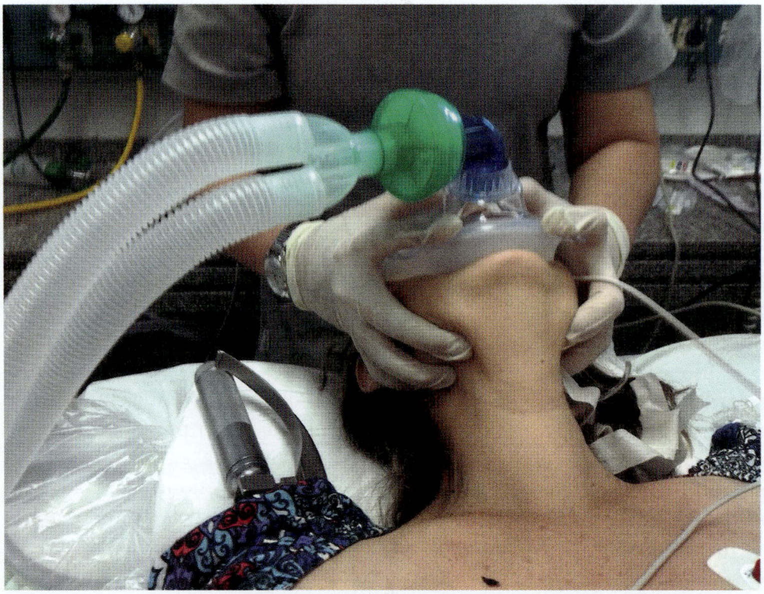

Fig. 22-13. Preoxigenación con VNI luego de administrar los fármacos de la secuencia rápida de intubación (SRI). Es fundamental la coaptación adecuada de la máscara sobre la cara del paciente para que no existan fugas y la permeabilidad de la vía aérea para que exista flujo de aire durante esta fase de apnea.

CO_2, ya que se produce a expensas del aumento de la frecuencia respiratoria (FR) y no del volumen corriente, que precisamente disminuye. Como se explicó en el apartado de fisiología, la hiperinsuflación dinámica que presentan estos pacientes genera PEEPi y, para producir un flujo inspiratorio, los músculos inspiratorios deben superar primero esta carga inspiratoria "umbral", lo que termina incrementando el trabajo respiratorio.[24] Entonces, el beneficio de aplicar un valor de PEEP con la VNI (que no supere el 80% de la PEEPi) es contrabalancear esa carga inspiratoria y disminuir la presión negativa pleural necesaria para que ingrese aire a los alvéolos, lo que disminuye el esfuerzo inspiratorio y, por lo tanto, mejoran los síntomas de disnea.[25]

Evidencia de la ventilación no invasiva en la enfermedad pulmonar obstructiva crónica

Se han demostrado en múltiples estudios aleatorizados y controlados los beneficios de la VNI como tratamiento en las exacerbaciones agudas de la EPOC con hipercapnia, tanto en reducción de la mortalidad como en la tasa de intubaciones y, por lo tanto, la morbilidad asociada con la ventilación mecánica invasiva. Estos resultados se han visto tanto en pacientes con acidosis leve (pH 7,35-7,30), como en aquellos con acidosis grave (pH < 7,30); también se asoció con una reducción significativa de la estadía hospitalaria y una mejora de la acidosis a la hora del inicio del tratamiento. Todos estos beneficios de la VNI se encontraron cuando se la implementó tanto en las unidades de cuidados intensivos como en los departamentos de emergencias.[26]

> **!** VNI en la EPOC:
> - Se recomienda iniciar la VNI en base al pH (si < 7,35 luego de 1 hora el tratamiento médico estándar).
> - La saturación durante el tratamiento con VNI debe mantenerse entre 88-92%.
> - Algunos predictores éxito de la VNI son: mejora en el pH inicial, descenso de la FR y mejora de la escala de Glasgow.
> - Monitorizar la mecánica ventilatoria, la oximetría de pulso y el ECG continuo. Repetir gases arteriales a la hora de iniciar el tratamiento con VNI.

Ventilación no invasiva en el edema agudo de pulmón cardiogénico

El edema agudo de pulmón (EAP) cardiogénico es una de las principales causas de consulta por disnea aguda en los departamentos de emergencias. Fisiopatológicamente se caracteriza por un aumento rápido de las presiones hidrostáticas pulmonares, lo que genera un aumento de la tasa de filtración transvascular de líquidos hacia el intersticio y los espacios alveolares. En el EAP disminuye la distensibilidad del parénquima pulmonar, mientras aumenta la resistencia de la vía aérea de forma concomitante. Como consecuencia, se produce un aumento del trabajo respiratorio y la disnea. El mecanismo de hipoxemia principal es el *shunt* pulmonar (alvéolos no ventilados, pero sí perfundidos).[23,27]

El tratamiento estándar clásico de esta patología consiste en oxigenoterapia con el paciente semisentado, vasodilatadores y diuréticos.

La aplicación de la VNI en los pacientes con EAP cardiogénico, ya sea en modo CPAP o con PSV + PEEP, mejora tanto la función respiratoria como la función cardíaca y se recomienda en aquellos pacientes que no responden al tratamiento estándar.

En cuanto a la **función respiratoria**, la VNI produce un aumento en la CRF al reclutar los alvéolos, y mitiga así el *shunt* intrapulmonar, con la consecuente mejoría de la oxigenación y reducción de la disnea.

Los beneficios en la **función cardíaca** se ven en la posible reducción de la precarga (al disminuir el retorno venoso) y de la poscarga (al aumentar la presión intratorácica y pericárdica).[23,28]

Evidencia de la ventilación no invasiva en el edema agudo de pulmón cardiogénico

Al igual que ocurre con la EPOC, existen múltiples estudios que comparan el uso de la VNI frente a la terapia habitual con oxígeno en pacientes con EAP cardiogénico. Se ha demostrado la mejoría sintomática con resolución de la disnea,[29] reducción en la mortalidad intrahospitalaria y de la tasa de intubaciones, tanto en la UCI como en el DE.[30] Se encontraron resultados similares tanto cuando se usó CPAP como VNI con PS + PEEP.[28]

Uso de la ventilación no invasiva en otras patologías de emergencias

Se ha descrito la utilidad de la VNI como tratamiento de otras patologías, con evidencia de baja calidad, pero que vale la pena mencionar.

Exacerbación aguda del asma

Al pensar que comparte una fisiopatología similar a la EPOC, parecería lógico que la VNI debería mejorar los resultados de los pacientes con exacerbación aguda del asma. Sin embargo, la evidencia para su uso es controversial en esta patología debido a que no se han encontrado beneficios significativos en cuanto a morbilidad y mortalidad.[31,32] A pesar de no contar con un alto nivel de evidencia, algunos autores recomiendan el uso de la VNI en pacientes asmáticos que no presentan una buena respuesta inicial al tratamiento médico estándar, pero que no requieren intubación inmediata. De todas formas, los pacientes seleccionados para el tratamiento con VNI deben ser monitorizados estrechamente, y se deben tener todos los planes de vía aérea preparados por si se necesita una realizar una intubación rápidamente.[33]

Ventilación no invasiva en pacientes inmunocomprometidos con fallo respiratorio agudo

Si bien la estrategia terapéutica con VNI ha sido de primera línea en este grupo de pacientes,[34] un metanálisis reciente[35] sugiere que el retraso de la intubación en aquellos pacientes que requieren ventilación mecánica invasiva se asoció con mayor mortalidad. De todas formas, algunos mejoran claramente con la VNI y no todos deben ser intubados. Resulta fundamental evaluar y revaluar bien de cerca (al lado de la cama) a aquellos pacientes en quienes se eligió la VNI como estrategia inicial, e intubar de manera temprana a los que no muestran mejoría.

Ventilación no invasiva en el traumatismo cerrado de tórax con lesión pulmonar

Incluye pacientes con contusiones pulmonares, fracturas costales o esternales y tórax inestable (*flail chest*). Existen estudios con baja calidad de evidencia, cuyos resultados se han asociado con una mejora en la oxigenación y en la tasa de intubaciones cuando se comparó el uso de VNI frente a máscara reservorio. Un metanálisis sugiere que podría reducir la mortalidad sin incrementar las complicaciones.[36] De todas formas, no está claro en qué momento ni en quienes resultaría beneficiosa la VNI. Una revisión sistemática concluye que podría considerarse en aquellos pacientes que se encuentran hemodinámicamente estables, sin alteración del estado de conciencia ni dificultad respiratoria.[37]

CONSIDERACIONES PRÁCTICAS PARA INICIAR LA VENTILACIÓN NO INVASIVA

La presencia de protocolos de atención es fundamental no solo para saber si el paciente puede recibir presión positiva o no, sino también para estandarizar el tratamiento general que este requiera.

Dado que la VNI es un tratamiento dinámico, la monitorización es continua. La falta mejoría clínica o gasométrica no debe retrasar la intubación del paciente.

Durante la aplicación de la VNI, el equipo tratante debe de evaluar el confort del paciente, el sensorio, el trabajo respiratorio, los parámetros del estado ácido base (EAB), la hemodinamia y los parámetros ventilatorios del dispositivo. Además, debe tener conocimientos acerca de la fisiopatología de la disnea, de la fisiología del uso de la presión positiva, conocer el funcionamiento de los equipos de VNI, tener presente las indicaciones y contraindicaciones de su uso, saber realizar su titulación al inicio y durante su aplicación, poder aplicar fármacos inhalados, acondicionar los gases inspirados y conocer las complicaciones que se pueden ir generando a lo largo de la aplicación de presión positiva (**cuadro 22-1**).[23]

Cuadro 22-1. Contraindicaciones absolutas y relativas de la VNI

Contraindicaciones absolutas	Contraindicaciones relativas
Alteración del estado de conciencia o coma	Agitación, confusión y falta de cooperación
Incapacidad para proteger la vía aérea; mal manejo de secreciones	Comorbilidades importantes
Paro cardiorrespiratorio (PCR)	Riesgo de barotrauma
Inestabilidad hemodinámica	
Traumatismo facial, quemadura de vía aérea superior	
Neumotórax no drenado	
Cirugía reciente de cara, vía aérea alta o esófago	

Durante la implementación de la VNI, el equipo tratante debe estar atento a las complicaciones (**cuadro 22-2**).

> **!** Luego de que ha transcurrido una hora de la aplicación de la VNI, tanto la falta de mejoría clínica como el uso de musculatura accesoria, presencia de esfuerzo espiratorio, aumento de la FR, empeoramiento del estado ácido base, inestabilidad hemodinámica y deterioro del sensorio, son factores que indican que la intubación del paciente no debe retrasarse (**cuadro 22-3**).

Además de estos criterios, otros predictores de fallo fueron evaluados en diferentes poblaciones. Confalonieri y cols.[38] realizaron un estudio multicéntrico y evaluaron a más de 1000 pacientes con EPOC con fallo respiratorio agudo y encontraron que aquellos que presentaban al ingreso una puntuación en la Escala de Coma de Glasgow (*Glasgow Coma Scale*, GCS) < 11/15, un *Acute Physology and Chronic Health Evaluation* (APACHE) II > 29, una FR > 30 por minuto y un pH < 7,25 tenían un 70% de probabilidades de fallo de la VNI y requerimiento de IOT. Este porcentaje aumentaba al 90% si luego de 2 horas de VNI el pH se mantenía menor de 7,25. En esta misma población, Plachi y cols.[39] publicaron un estudio realizado en 2017 en el que encontraron que una disminución > 6,5 mm Hg de $PaCO_2$ a la hora evita la necesidad de IOT, con una sensibilidad del 87% y una especificidad del 71%.

Cuadro 22-2. Complicaciones asociadas con la VNI

Complicaciones
Poca tolerancia a la interfaz
Fugas
Disincronías
Distensión gástrica
Úlceras por presión
Aspiración de contenido gástrico

Cuadro 22-3. Criterios de fallo de la VNI

Criterios de fallo
Deterioro del sensorio GCS < 11/15
No mejoría de $PaCO_2$
pH < 7,25
FR > 30 rpm
FR/VT > 105
Puntuación HACOR > 5
Intolerancia a la VNI
IAM
PCR

GCS: puntuación en la Escala de Coma de Glasgow; FR: frecuencia respiratoria; FR/VT: índice de respiración superficial rápida; IAM: infarto agudo del miocardio; PCR: paro cardiorrespiratorio.

La puntuación de HACOR (*Heart rate, Acidosis, Consciousness, Oxygenation and Respiratory Rate*) (**cuadro 22-4**) fue desarrollada por Duan y cols. en 2016.[40] Su objetivo fue encontrar un parámetro que sirviera como predictor del fallo de VNI en pacientes con fallo hipoxémico agudo. Para esto, realizaron un estudio prospectivo observacional con más de 700 pacientes y obtuvieron los factores de riesgo asociados al fallo de VNI en esta población. En base a estos datos, se desarrolló el índice HACOR en el que un puntaje > 5 a la hora de haberse aplicado la VNI predice el fracaso de la terapéutica con una sensibilidad del 72,6% y una especificidad del 90,2%.

Por último, Berg y cols.[41] realizaron un estudio prospectivo observacional donde determinaron que el índice de respiración rápida y superficial (relación entre la frecuencia respiratoria y el volumen corriente, FR/VT) desarrollado por Yang y Tobin en 1991 como predictor de fallo de extubación podría servir también como predictor de fallo de la VNI. Esto se debe a que el índice evalúa indirectamente el trabajo respiratorio. Según este estudio, los pacientes que tenían un FR/VT mayor de 105 luego de 15 minutos de la colocación de la VNI presentaron 3,7 veces más posibilidades de requerir intubación orotraqueal y 4,51 veces más de morir. Esto sugiere que este índice puede ser una herramienta útil a la hora de determinar los valores de IPAP/PSV necesarios para reducir el trabajo respiratorio del paciente de manera efectiva.

Cuadro 22-4. Puntuación (*score*) HACOR[40]

Parámetro	Puntuación
Frecuencia cardíaca	
< 120	0
< 120	1
pH	
> 7,35	0
7,30-7,34	2
7,25-7,29	3
< 7,25	4
GCS	
15	0
13-14	2
11-12	5
< 10	10
PaO_2/FiO_2	
> 201	0
176-200	2
151-175	3
126-150	4
101-125	5
< 100	6
Frecuencia respiratoria	
< 30	0
31-35	1
36-40	2
41-45	3
> 46	4

Una puntuación > 5 a la hora del inicio de la VNI predice el fracaso de la terapéutica con una alta sensibilidad y especificidad.

PUNTOS CLAVE

- El éxito de la VNI en la emergencia se desprende de la correcta selección del paciente (EPOC y EAP cardiogénico, preoxigenación antes de la intubación orotraqueal), correcta elección de la interfaz, la implementación de protocolos de atención y la disponibilidad de contar con profesionales capacitados en el uso de la ventilación no invasiva.
- Además de estar demostrada su utilidad como tratamiento de estas patologías, puede ser una herramienta útil durante el breve período de preoxigenación previo a la intubación en pacientes que presentan shunt como mecanismo de hipoxemia.

AEROPERLAS

- Por todo lo descrito en este capítulo, para el éxito de la VNI durante la emergencia debemos tener en cuenta:
  - Buena selección del paciente.
  - Correcta elección de la interfaz.
  - Tener profesionales capacitados en el arte de la VNI.
  - Monitorización para la correcta evaluación.
  - Protocolos de aplicación.

REFERENCIAS

1. Rochwerg B, Brochard L, Elliott MW, et al. Official ERS/ATS clinical practice guidelines: noninvasive ventilation for acute respiratory failure. Eur Respir J 2017;50(2).
2. Pham T, Brochard LJ, Slutsky AS. Mechanical ventilation: state of the art. Mayo Clin Proc 2017;92(9):1382-400.
3. Kacmarek RM. The mechanical ventilator: past, present, and future. Respir Care 2011;56(8):1170-80.
4. Nava S, Navalesi P, Gregoretti C. Interfaces and humidification for noninvasive mechanical ventilation. Respir Care 2009;54(1):71-84.
5. Hess DR. Noninvasive ventilation for acute respiratory failure. Respir Care 2013;58(6):950-72.
6. Liu Q, Gao Y, Chen R, et al. Noninvasive ventilation with helmet versus control strategy in patients with acute respiratory failure: a systematic review and meta-analysis of controlled studies. Crit Care Lond Engl 2016;20:265.
7. Vargas M, Marra A, Vivona L, et al. Performances of CPAP devices with an oronasal mask. Respir Care 2018;63(8):1033-9.
8. Wong DT, Tam AD, Van Zundert TCRV. The usage of the Boussignac continuous positive airway pressure system in acute respiratory failure. Minerva Anestesiol 2013;79(5):564-70.
9. Rabec C, Rodenstein D, Leger P, et al. Ventilator modes and settings during non-invasive ventilation: effects on respiratory events and implications for their identification. Thorax 2011;66(2):170-8.
10. Scala R, Naldi M. Ventilators for noninvasive ventilation to treat acute respiratory failure. Respir Care 2008;53(8):1054-80.
11. Archambault PM, St-Onge M. Invasive and noninvasive ventilation in the emergency department. Emerg Med Clin North Am 2012;30(2):421-49.
12. Tobin MJ, Lodato RF. PEEP, auto-PEEP, and waterfalls. Chest 1989;96(3):449-51.
13. Ranieri VM, Giuliani R, Cinnella G, et al. Physiologic effects of positive end-expiratory pressure in patients with chronic obstructive pulmonary disease during acute ventilatory failure and controlled mechanical ventilation. Am Rev Respir Dis 1993;147(1):5-13.
14. Kallet RH, Diaz JV. The physiologic effects of noninvasive ventilation. Respir Care 2009;54(1):102-15.
15. Weingart SD, Trueger NS, Wong N, et al. Delayed sequence intubation: a prospective observational study. Ann Emerg Med 2015;65(4):349-55.
16. Weingart SD, Levitan RM. Preoxygenation and prevention of desaturation during emergency airway management. Ann Emerg Med 2012;59:165-175.e1.
17. Baillard C, Fosse JP, Sebbane M, et al. Noninvasive ventilation improves preoxygenation before intubation of hypoxic patients. Am J Respir Crit Care Med 2006;174:171-7.
18. Castro de Oliveira BM, de Souza RLP. Advantages of delayed sequence intubation in selected patients with covid-Anesth Analg 2020;131(2):e133-4.
19. Waack J, Shepherd M, Andrew E. Delayed sequence intubation by intensive care flight paramedics in Victoria, Australia. Prehosp Emerg Care 2018;22(5):588-94.
20. Miescier MJ, Bryant RJ, Nelson DS. Delayed sequence intubation with ketamine in 2 critically ill children. Am J Emerg Med 2016;34(6):1190.e1-2.
21. von Goedecke A, Voelckel W, Wenzel V, et al. Mechanical versus manual ventilation via a face mask during the induction of anesthesia: a prospective, randomized, crossover study. Anesth Analg 2004;98(1):260-3.
22. Passive high flow oxygenation/CPAP lung window view [Internet]. YouTube. YouTube; 2015 [citado: 22 de junio de 2022]. Disponible en: https://www.youtube.com/watch?v=-dPlHU4wixnw
23. Allison MG, Winters ME. Noninvasive ventilation for the emergency physician. Emerg Med Clin North Am 2016;34(1):51-62.
24. Díaz PO. Efectos Fisiológicos de la Ventilación no Invasiva. Rev Chil Enferm Respir. [Internet]. 2008 [citado: 2 de abril de 2022] ;24(3):177-Disponible en: https://revchilenfermrespir.cl/index.php/RChER/article/view/522.
25. Demoule A, Brochard L, Dres M, et al. How to ventilate obstructive and asthmatic patients. Intensive Care Med 2020;46(12):2436-49.
26. Osadnik CR, Tee VS, Carson-Chahhoud KV, et al. Non-invasive ventilation for the management of acute hypercapnic respiratory failure due to exacerbation of chronic obstructive pulmonary disease. Cochrane Database Syst Rev 2017;7(7):CD004104.
27. Dobbe L, Rahman R, Elmassry M, et al. Cardiogenic pulmonary edema. Am J Med Sci 2019;358(6):389-97.
28. Bello G, De Santis P, Antonelli M. Non-invasive ventilation in cardiogenic pulmonary edema. Ann Transl Med 2018;6(18):355.
29. Gray A, Goodacre S, Newby DE, et al. Noninvasive ventilation in acute cardiogenic pulmonary edema. N Engl J Med 2008;359:142-51.
30. Berbenetz N, Wang Y, Brown J, et al. Non-invasive positive pressure ventilation (CPAP or bilevel NPPV) for cardiogenic pulmonary oedema. Cochrane Database Syst Rev 2019;4(4):CD005351.
31. Lim WJ, Mohammed Akram R, Carson KV, et al. Non-invasive positive pressure ventilation for treatment of respiratory failure due to severe acute exacerbations of asthma. Cochrane Database Syst Rev 2012;12:CD004360.
32. Green E, Jain P, Bernoth M. Noninvasive ventilation for acute exacerbations of asthma: A systematic review of the literature. Aust Crit Care 2017;30(6):289-97.
33. Hochman SM, Catapano A, Shawl A, et al. Emergency department management of acute asthma exacerbations. Emerg Med Pract 2022;24(2):1-32.
34. Antonelli M, Conti G, Bufi M, et al. Noninvasive ventilation for treatment of acute respiratory failure in patients undergoing solid organ transplantation. JAMA 2000;283:235-41.
35. Pickkers P, van Haren FMP. Immunocompromised patients with acute respiratory failure: "don't wait to intubate"? Am J Respir Crit Care Med 2021;204(2):121-3.
36. Hua A, Shah KH. Does noninvasive ventilation have a role in chest trauma patients? Ann Emerg Med 2014;64(1):82-3.
37. Duggal A, Perez P, Golan E, et al. Safety and efficacy of noninvasive ventilation in patients with blunt chest trauma: a systematic review. Crit Care 2013;17(4):R142.
38. Confalonieri M, Garuti G, Cattaruzza MS, et al. A chart of failure risk for noninvasive ventilation in patients with COPD exacerbation. Eur Respir J 2005;25(2):348-55.
39. Plachi F, Vieira FN, Berton DC, et al. Effectiveness assessment of a guideline based protocol for ventilatory support management of COPD exacerbations in an emergency department. Braz J Phys Ther 2017;21(5):357-64.
40. Duan J, Han X, Bai L, et al. Assesment of heart rate, acidosis, consciousness, oxygenation, and respiratory rate to predict noninvasive ventilation failure in hypoxemic patients. Intensive Care Med 2016 43(2):192-9.
41. Berg KM, Lang GR, Salciccioli JD, et al. The rapid shallow breathing index as a predictor of failure of noninvasive ventilation for patients with acute respiratory failure. Resp Care 2012; 57(10):1548-54.

Manejo de la vía aérea en situaciones específicas y poblaciones especiales IV

Vía aérea en el medio prehospitalario y en el primer nivel de atención

23

Pablo Daniel Luchini

OBJETIVOS

- Comprender las diferencias fundamentales del abordaje de la vía aérea en las emergencias prehospitalarias.
- Conocer las opciones de oxigenoterapia en los ámbitos prehospitalarios
- Brindar herramientas para poder confeccionar un bolso de vía aérea para el medio prehospitalario.

INTRODUCCIÓN

El manejo de la oxigenación, la permeabilización de la vía aérea y la ventilación de pacientes críticos o con una emergencia vital sigue siendo un pilar básico en la supervivencia, evolución y pronóstico de estos pacientes. La literatura científica disponible para esta práctica en el medio prehospitalario, así como también en las unidades de emergencias de baja complejidad, es escasa; las situaciones de urgencias y emergencias en este ámbito son de lo más variadas y se desarrollan en ambientes distintos a los de las clásicas unidades de reanimación de los medios hospitalarios.

Algunos ítems para considerar:

- Acerca de los equipos de emergencias:
  - Ambulancias medicalizadas con profesionales (médico y de enfermería) no siempre especializado en emergencias.
  - Ambulancias con técnicos en emergencias/paramédicos o profesionales de enfermería exclusivamente.
  - Centros de atención primaria de salud y personal que comparten la atención programada de su área con situaciones críticas como únicos prestadores de salud local.
- Acerca del ámbito de desarrollo:
  - Atención domiciliaria y en la vía pública, con traslado primario a centros de derivación desde áreas urbanas, suburbanas y rurales circulando por caminos asfaltados, ripio, tierra o nieve.
  - Ambientes donde el ruido, la luz solar intensa o la oscuridad, las temperaturas extremas, los problemas de acceso del paciente y las dificultades para colocarlo en la posición correcta (sea un politraumatizado o no) imponen un reto especial y tornan difícil el acceso a la vía aérea.
  - Centros de atención primaria de la salud y hospitales de bajo nivel de complejidad como primer nivel de atención con traslado secundario a unidades de emergencias.
- Espectro de situaciones clínicas:
  - No solo las víctimas politraumatizadas deben recibir evaluación, estabilización y trasladado, sino también las emergencias clínicas (neurológicas, cardiovasculares, metabólicas, tóxicas, respiratorias, etc.) que con frecuencia requieren gestión de la vía aérea y ventilación.
  - La presencia de alteraciones anatómicas o patológicas en el paciente con relativa frecuencia sitúa a los médicos frente a una intubación orotraqueal (IOT) complicada o imposible. Si bien se dispone de predictores de vía aérea difícil, en las situaciones de emergencia no hay de tiempo de evaluación y es durante el procedimiento de IOT cuando se detectan las dificultades.

Por lo tanto, la premisa de oxigenar y proteger la vía aérea no puede simplificarse a la indicación de colocar un tubo orotraqueal e iniciar la ventilación mecánica, sino que también se deben considerar diversos aspectos (**fig. 23-1**):

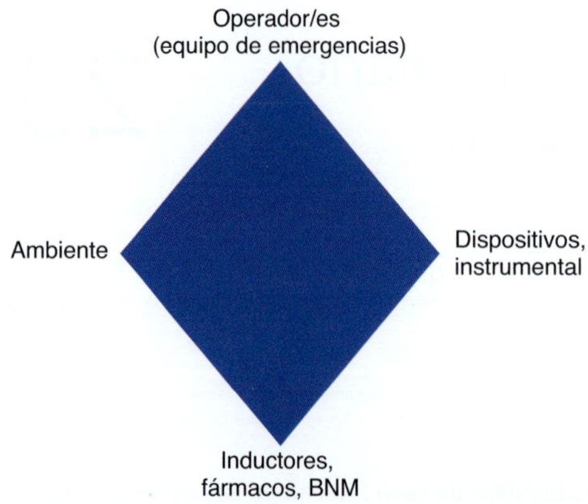

Fig. 23-1. Diamante crítico para la toma de decisiones en la gestión de la vía aérea prehospitalaria. BNM: bloqueantes neuromusculares.

- Las habilidades y destrezas del equipo de salud.
- El ámbito de realización de la práctica, considerando al ambiente prehospitalario como una situación de vía aérea dificultosa ambiental.
- La posibilidad de evaluar una vía aérea dificultosa anatómica y fisiopatológica.
- El conocimiento y la disponibilidad de los fármacos.
- La disponibilidad de planes alternativos de vía aérea (plan B, plan C, plan D).
- El conocimiento de las variables de la asistencia ventilatoria mecánica (AVM).

NIVELES DE ENTRENAMIENTO

Se puede plantear la siguiente secuencia para desarrollar programas de aprendizaje y capacitación en el manejo integral de la vía aérea prehospitalaria, orientado al desarrollo de competencias y experiencias del equipo de rescate.[1]

Medidas básicas

Consiste en detectar la insuficiencia ventilatoria y realizar un adecuado aporte de oxígeno con técnicas de apertura de vía aérea. Según el nivel de conciencia del paciente:

- Oxigenoterapia manteniendo la posición sentada.
- Oxigenoterapia en posición semisentada o en rampa.
- Posición de olfateo con elementos disponibles o maniobras de elevación del mentón.
- En pacientes obesos, lograr posición en rampa más posición de olfateo.
- Evaluar la colocación de cánulas nasofaríngeas u orofaríngeas.

Entrenamiento básico

Consiste en el desarrollo de técnicas adecuadas de uso del dispositivo de válvula-bolsa-máscara (DBVM), que es un elemento común, útil y eficaz para la oxigenación y la ventilación, aplicable a todo el equipo de emergencias de cualquier nivel de complejidad. Su correcto uso se encuentra dentro de las habilidades más difíciles de dominar, por lo que se requiere una clara comprensión de la obstrucción funcional de la vía aérea, familiaridad con el dispositivo, habilidad mecánica y trabajo en equipo.

Entrenamiento intermedio

Debe considerar la oxigenación y ventilación con DBVM, la evaluación de la necesidad de vía aérea avanzada y de la presencia de una vía aérea difícil y técnicas de colocación de dispositivos supraglóticos (DSG) y eventualmente con técnicas de control de vía aérea facilitada por fármacos (inducción y bloqueo neuromuscular en la mayoría de las situaciones).

> **!** La obtención de una vía aérea avanzada mediante la colocación de una máscara laríngea (ML) solucionaría gran parte de las reanimaciones respiratorias en el medio prehospitalario, pero debe evaluarse la dificultad para su colocación con la valoración RODS (restricción de apertura oral, obstrucción, vía oral distorsionada, pulmones rígidos) junto con la disponibilidad y conocimiento del uso de fármacos.

Otra competencia para considerar es el entrenamiento en ventilación con presión positiva no invasiva (VNI), típicamente presión positiva continua en la vía aérea (CPAP, *continuous positive airway pressure*) disponible en muchos modelos de ventiladores de transporte. Es una opción terapéutica para el traslado del paciente consciente con hipoxemia en el que la DBVM no es suficiente, así como también una estrategia de preoxigenación en equipos con número reducido de integrantes y una alternativa a la intubación en quienes se anticipa que esta será difícil.

Entrenamiento avanzado

Consiste en adquirir competencias en IOT, cricotirotomía y secuencias de intubación con uso de fármacos. Con la colocación de una vía aérea avanzada, independiente del dispositivo elegido (incluso con máscaras laríngeas), deben iniciarse los cuidados pertinentes, mantener una adecuada sedación con fármacos y dosis ajustados al estado hemodinámico, eventualmente dosis adicionales de bloqueantes neuromusculares para permitir ventilación obligatoria y considerar que la ventilación excesiva puede ser lesiva al igual que la hiperoxia. El manejo de estas situaciones se realiza con ventiladores de transporte prehospitalarios que permiten el ajuste del volumen, la frecuencia, la PEEP y las fracciones inspiradas de oxígeno, con lo cual es necesario también el entrenamiento en estas competencias.

> **!** Si bien el destino final del paciente puede ser la IOT y la AVM, la maniobra no está exenta de riesgos; sin embargo, ciertos estudios sugieren un beneficio de morbilidad y mortalidad asociado con el uso de técnicas avanzadas de vía aérea para todos los pacientes con lesiones graves.[2] Por otro lado, la experiencia con dispositivos avanzados para vía aérea muestra claramente que la intubación traqueal realizada por personal inexperto puede asociarse con una alta tasa de complicaciones.[3] Por lo expuesto, se recomienda que todo el equipo de emergencias prehospitalario esté capacitado en este nivel de entrenamiento.

Consideraciones particulares al aplicar la ventilación no invasiva en el medio prehospitalario

La mayor barrera para aplicar la VNI en el entorno prehospitalario es tener que adaptar a un paciente con hipoxemia y ansiedad en un entorno ruidoso y caótico para que utilice la mascarilla con el ajuste necesario. Es importante que el profesional ejerza una persistencia suave y adopte un comportamiento confiado y calmado. Es útil hacer contacto visual y decirle al paciente: "Esto le ayudará a respirar", mientras le pide ayuda para sujetar la mascarilla sobre su cara hasta que pueda percibir el beneficio. Un punto controversial es la consideración del uso de la VNI en pacientes con estado mental alterado (EMA) como una contraindicación relativa, adaptada según la situación. Un paciente en coma y con un esfuerzo respiratorio deficiente necesita ventilación a presión positiva con un DBVM. En cambio, una persona somnolienta y confusa con hipoxemia y que puede permanecer sentada puede ser candidata para la VNI si se mantiene una estrecha vigilancia. También puede ser el elemento clave de preoxigenación mientras el equipo prepara una vía aérea avanzada en un paciente con respiración espontánea, pero inconsciente.

ABORDAJE DE LA VÍA AÉREA EN EL ÁMBITO PREHOSPITALARIO

La esencia del rescate y la actuación del personal sanitario de atención prehospitalaria debe enfocarse en oxigenar al paciente de la forma más simple posible, teniendo en cuenta las complicaciones que pudieran surgir, como la broncoaspiración, en facilitar la extracción y el transporte y en ofrecer otros tratamientos críticos que pudieran estar indicados (mejoría/normalización hemodinámica). Se prefieren las intervenciones menos invasivas y que consumen menos tiempo para lograr los objetivos deseados. Dadas las limitaciones inherentes al entorno prehospitalario, los objetivos no incluyen necesariamente la obtención del control definitivo de la vía aérea.[4]

Cuando se detecta un paciente crítico, las medidas básicas para el control de la vía aérea nunca deben retrasarse, pero el equipo de emergencias prehospitalario tiene la opción de diferir el control avanzado de la vía aérea y preguntarse:

- ¿El paciente necesita control avanzado de la vía aérea?
- ¿Debe realizarse justo en este momento?
- ¿Se obtendrán mejores resultados si lo hago ahora?

Distintos escenarios en el prehospitalario

Vía aérea inmediata

La primera situación clínica para considerar es la de un paciente que requiere una vía aérea inmediata (paro respiratorio, respiración agónica, etc.), cuyo abordaje dependerá de la presencia de pulso o no. El primero, sigue las normas de reanimación cardiopulmonar avanzada con priorización de las compresiones y desfibrilación temprana (en caso de una FV/TV) y la administración de ventilaciones con DBVM o DSG. En aquellos pacientes con paro respiratorio o ventilaciones inefectivas (respiración agónica) que presentan pulso deben iniciarse inmediatamente ventilaciones a presión positiva con DBVM o DSG y asegurar una vía aérea definitiva (intubación) cuando el líder lo considere oportuno, teniendo en cuenta el ambiente, la habilidad en la técnica y la capacidad de respuesta del equipo prehospitalario (**cuadro 23-1**).[5]

Paciente hipóxico combativo

Un segundo escenario para tener en cuenta son los individuos agresivos, hipóxicos o con rápido deterioro que dificultan su evaluación y atención en el ámbito prehospitalario. El uso de fármacos puede mejorar estas condiciones y permitir adaptar al paciente al dispositivo de oxigenación en primer término para lograr una vía aérea avanzada en mejores condiciones. A pesar de que estos pacientes aparenten tener criterios de una vía aérea definitiva al inicio, quizás no sea el ámbito prehospitalario el lugar donde llevarlo a cabo y sea preferible mantener una adecuada oxigenación hasta su arribo al hospital. Son ejemplos los pacientes con hipoxemia grave que no toleran las medidas de oxigenación estándar y requieren el uso de ketamina a dosis disociativa para lograr la adaptación tanto a la oxigenoterapia habitual como a la VNI (primer paso de la secuencia de intubación retardada).[6] Otro ejemplo es el EAP hipertensivo, cuyo manejo inicial prehospitalario deberá enfocarse en el uso de nitratos sublinguales, VNI y bajas dosis de morfina para adaptarse a los métodos de oxigenación antes mencionados. En caso de no lograr el objetivo de oxigenación/ventilación (hipoxemia crítica), el equipo puede tomar la decisión de obtener una vía aérea avanzada en el medio prehospitalario.

> **!** Siempre que se lleva a cabo una intervención de este tipo, el equipo debe estar preparado para resolver un posible deterioro mediante una técnica avanzada de vía aérea.

Cuadro 23-1. Vía aérea avanzada

Definitiva	No definitiva
Tubo endotraqueal con manguito insuflado en la tráquea	Dispositivos extraglóticos Máscara laríngea (tres generaciones) *Combitube*

Vía aérea dinámica

Destinada a pacientes cuya vía aérea se estima que puede colapsar rápidamente debido a su cuadro clínico (p. ej., quemados en cabeza, cuello, orofaringe, angioedema). Estos pacientes pueden requerir una vía aérea definitiva inmediata, aún en situación de buena oxigenación.

Vía aérea diferida

El cuarto escenario es tal vez el más habitual. Se trata de un paciente crítico que no requiere en forma inmediata un control avanzado de vía aérea y tampoco se encuentra agresivo ni se sospecha una vía aérea dinámica o con rápido deterioro. Sin embargo, debido a su condición clínica, es muy probable que requiera una vía aérea definitiva (p. ej., paciente con shock séptico, intoxicado y con deterioro neurológico, etc.). La oxigenoterapia intensiva, el correcto posicionamiento del paciente, el uso de cánulas nasofaríngeas y de DBVM con PEEP, etc., son las medidas iniciales para mejorar la oxigenación del paciente, ya que brindan una situación de estabilidad clínica que le permite al equipo pensar los pasos a seguir, teniendo en cuenta:

- Las competencias del equipo.
- La distancia al hospital.
- La seguridad de la escena.
- El riesgo de broncoaspiración inminente.

Si las distancias hasta el hospital de destino son cortas y el paciente puede mantener la oxigenación y ventilación adecuadas hasta su arribo, la mejor opción es continuar con las medidas iniciales. En el caso de distancias prolongadas, será necesaria la implementación inmediata de planes de vía aérea (IOT, ML, etc.), establecer la secuencia de los fármacos que se utilizarán, comunicar al equipo los pasos a seguir y proceder en cuanto sea posible.

> **!** La esencia del rescate y la actuación del personal sanitario prehospitalario debe enfocarse en la oxigenación del paciente, lo que no necesariamente equivale a colocar un tubo endotraqueal, sino más bien a buscar la manera de oxigenar de la forma más simple posible considerando sus competencias.[7] A su vez, este accionar disminuye el tiempo de la secuencia rápida de intubación (SRI) del hospital, por lo que puede considerarse que se ha cumplido el paso de la preoxigenación.

LA KETAMINA EN EL MEDIO PREHOSPITALARIO

Referimos a los lectores a la **introducción** y al **capítulo 8**, donde se detallan las secuencias de intubación, las estrategias de vía aérea y su abordaje en los tres momentos, que son aplicables en el ambiente prehospitalario.

La ketamina tiene un potente efecto analgésico y anestésico disociativo, con capacidad para producir rápidos efectos sedantes, analgésicos y amnésicos junto con características secundarias (broncodilatación, conservación de los reflejos de la vía aérea y mantenimiento del tono simpático) que la tornan un fármaco muy útil en ciertas circunstancias.

Se mantiene estable a temperatura ambiente y no requiere condiciones especiales de almacenamiento. La sedación se logra con dosis de carga de 0,5 a 1,0 mg/kg, administradas en 30-60 segundos con un inicio de acción dentro del minuto de administrada y una duración de 10-15 min. De ser necesario, el estado disociativo puede mantenerse con dosis intermitentes de 0,5 mg/kg.[8,9]

A pesar de que la ketamina induce un aumento del metabolismo cerebral y de la PIC, no se ha mostrado un resultado clínico nocivo en la literatura científica.[10] Por lo tanto, se considera un fármaco seguro a nivel prenosocomial y en particular en pacientes hemodinámicamente inestables,[10] en quienes un mayor compromiso circulatorio puede provocar un aumento de la morbimortalidad.[11]

En situaciones del medio prehospitalario, donde la obtención de un acceso venoso puede ser infructuoso, puede utilizarse por vía intramuscular o intraósea, pero se debe considerar que el tiempo de inicio del efecto es mayor (**cuadro 23-2**) y las dosis requeridas son mayores.

BOLSO DE VÍA AÉREA

En este apartado se sugieren todos los elementos mínimos con los que se debe contar en un bolso de vía aérea para la ambulancia (**cuadro 23-3**). Resulta clave realizar un chequeo sistemático de estos, con la inclusión de listas de verificación (*checklists*) y ayudas cognitivas dentro del bolso.

ALGORITMO DE GESTIÓN DE LA VÍA AÉREA EN EL MEDIO PREHOSPITALARIO

El desarrollo de algoritmos ayuda al reconocimiento de patrones a través de preguntas específicas, para poder determinar una serie de acciones definidas a partir de allí. El propósito no es una receta universal, sino exponer un conjunto de acciones que aumenten al máximo las oportunidades de éxito, las cuales se deben compartir, conocer, consensuar o desarrollar con todo el equipo de salud de emergencias. Asimismo, se debe considerar realizar un chequeo del material necesario, así como adoptar la simulación como medio para mantener y optimizar las prácticas.

El médico o el personal de salud al mando de la unidad prehospitalaria (paramédicos altamente capacitados y técnicos en emergencias) habitualmente trabajan en entornos urbanos, donde los tiempos de transporte a los hospitales son cortos; por lo tanto, habitualmente no resulta necesario contar con habilidades avanzadas en vía aérea, excepto en dos situaciones clínicas:

- El deterioro rápido y progresivo de la oxigenación a pesar de los altos aportes de oxígeno.
- La vía aérea dinámica.

La mayoría de las veces en el medio prehospitalario suelen ser más beneficiosas las intervenciones menos invasivas y que consumen menos tiempo para lograr los objetivos deseados (oxigenación y ventilación adecuada) mediante DBVM o DSG y no necesariamente una intubación endotraqueal.[4] En cambio, en el segundo escenario –la vía aérea dinámica– donde existe riesgo de un posible colapso inminente (p. ej., angioedema en el contexto de anafilaxia o lesión térmica por inhalación), los DBVM y DSG no serían de mucha ayuda y debería colocarse un tubo endotraqueal de forma temprana. En los entornos rurales o donde el acceso al hospital requiere mayores tiempos es mucho más probable que los tiempos de respuesta y transporte se prolonguen y es menester el conocimiento y manejo avanzado de la vía aérea con el personal más capacitado (**fig. 23-2**).

Cuadro 23-2. Ketamina: vías de administración, biodisponibilidad y dosis

Vía de administración	Biodisponibilidad	Dosis
Intravenosa	100%	0,25-1 mg/kg (analgésica y sedante) 1-2 mg/kg
Intraósea	100%	0,5-1 mg/kg (analgésica y sedante) 1-2 mg/kg
Intramuscular	93%	4-5 mg/kg (analgésica y sedante) 8-10 mg/kg

Cuadro 23-3. Bolso de vía aérea
Equipo esencial de vía aérea
Tubo de oxígeno portátil
Dispositivo bolsa-válvula-máscara (reanimador manual) con válvula de PEEP, en tamaños adulto, pediátrico y lactante
Equipos de aspiración fijo (en el panel de la ambulancia) y manual (con una tubuladura rígida y una sonda flexible)
Cánula nasal de bajo flujo
Mascarilla con bolsa reservorio (de no reinhalación), en tamaños adulto y pediátrico
Bujía
Pinza de Magill en al menos dos tamaños para uso pediátrico y adulto (15 y 24 cm)
Estilete para tubo endotraqueal (TET) (opcional)
Laringoscopio con al menos tres tamaños de ramas curvas/videolaringoscopio
Pilas adicionales de repuesto para el laringoscopio
TET de todos los tamaños
Dispositivos supraglóticos (máscaras laríngeas, se recomienda de segunda generación) de todos los tamaños
Jeringas de 10 mL para insuflación de componentes neumáticos de vía aérea
Métodos de sujeción de vía aérea avanzada
Confirmación: detector colirométrico de CO_2- estetoscopio
Elementos para acceso FONA-vía aérea frontal de cuello (según reglamentaciones locales)

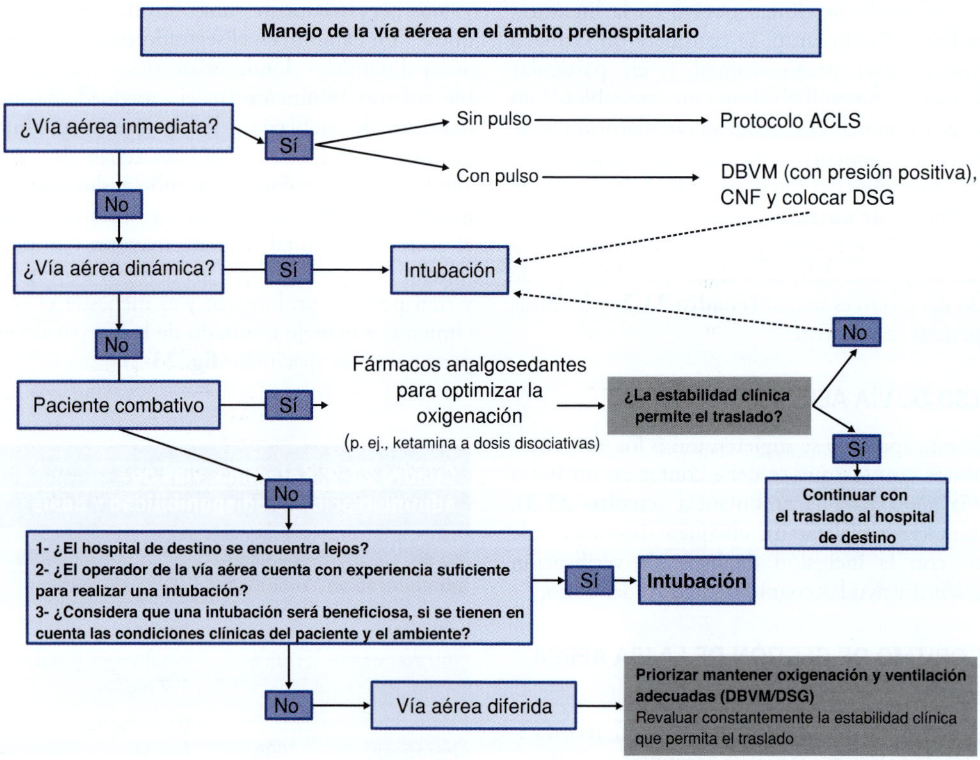

Fig. 23-2. Algoritmo de gestión de la vía aérea en el medio prehospitalario. ACLS: (*Advanced Cardiovascular Life Support*, Soporte Vital Cardiovascular Avanzado); CNF: cánula nasofaríngea; véanse también aclaraciones en el texto.

PUNTOS CLAVE

- La premisa principal en el manejo de la vía aérea en el medio prehospitalario consiste en mantener al paciente oxigenado.
- También resulta fundamental optimizar la hemodinamia en aquellos pacientes con shock.
- Por otro lado, el ámbito prehospitalario debe considerarse una vía aérea dificultosa ambiental, por lo que al momento de tomar la decisión de protegerla y realizar una vía aérea definitiva, se deben considerar tanto las distancias como el tiempo de traslado hasta el hospital, las habilidades y destrezas del equipo de salud a cargo y la situación clínica del paciente (principalmente el rápido deterioro de la oxigenación a pesar de los aportes de altos flujos de oxígeno y la vía aérea dinámica).
- Resulta fundamental la preparación del bolso de vía aérea en el medio prehospitalario, con los elementos necesarios para resolver todas las situaciones y los planes de rescate.

AEROPERLAS

- Se deben tomar decisiones rápidas y seguras para el paciente y el equipo prehospitalario en un ambiente muchas veces hostil, las cuales deben tener como meta fundamental mantener al paciente oxigenado y hemodinámicamente estable hasta el arribo al hospital.
- El personal de salud que trabaja en el medio prehospitalario debería estar altamente capacitado para resolver todas las situaciones de vía aérea posibles en los diferentes ambientes, principalmente en el uso de DBVM y DSG.

REFERENCIAS

1. Berlac P, Hyldmo PK, Kongstad P, et al. Pre-Hospital airway Management: Guidelines from a task force from Scandinavian Society for Anaesthesiology and Intensive Care Medicine. Acta Anaesthesiol Scand 2008;52:897-907.
2. Crewdson K, Rehn M, Lockey D. Airway management in pre-hospital critical care: a review of the evidence for a 'top five' research priority. Scand J Trauma Resusc Emerg Med 2018;26(1):89.
3. American Heart Association. Cardiopulmonary resuscitation. Part 7.1. Circulation 2005;112:IV 51-7.
4. Brown CA III, Sakles JC, Mick NW. The Walls Manual of Emergency Airway Management. 5a ed. Wolters Kluwer; 2018.
5. Petrosoniak A, Hicks C. Resuscitation resequenced: a rational approach to patients with trauma in shock. Emerg Med Clin North Am 2018;36(1):41-60.
6. Weingart S, Trueger N, Wong N, et al. Delayed sequence intubation: a prospective observational study. Ann Emerg Med 2015;65(4):349-55.
7. Gómez PJC. Manejo de la vía aérea en atención prehospitalaria. Propuesta de algoritmo. Rev Chil Anest 2010;39:152-7.
8. Porter K. Ketamine in prehospital care. Emerg Med J 2004;21:351-4.
9. Merelman A, Perlmutter M, Strayer RJ. Alternatives to rapid sequence intubation: contemporary airway management with ketamine. West J Emerg Med 2019;20(3):466-71.
10. Zeiler FA, Teitelbaum J, West M, et al. The ketamine effect on ICP in traumatic brain injury. Neurocrit Care 2014;21:163-73.
11. Driver BE, Prekker ME, Reardon RF, et al. Success and complications of the ketamine-only intubation method in the emergency department. J Emerg Med 2021;60(3):265-72.

Vía aérea pediátrica en emergencias

24

César Martín Santos, Juan Ignacio Casadei y Raffo Escalante-Kanashiro

OBJETIVOS

- Comprender los aspectos básicos del manejo de la vía aérea en pediatría y sus diferencias con los pacientes adultos.
- Reconocer las indicaciones de vía aérea avanzada y conocer las diferentes estrategias disponibles para asegurar la vía aérea en un paciente pediátrico.
- Obtener herramientas que le permitan implementar, en su lugar de trabajo, un plan para mejorar la atención de pacientes pediátricos que requieran manejo de la vía aérea.

INTRODUCCIÓN

La finalidad de este capítulo es acercar al lector los más actualizados conceptos sobre el manejo de la vía aérea pediátrica, así como también las diferencias fundamentales respecto de su manejo en el paciente adulto. Algunos tópicos tratados en otros capítulos de este manual, que no presentan diferencias significativas en esta población, no serán abordados con la intención de no ser repetitivos.

Al finalizar la lectura del capítulo, el lector será capaz de identificar las diferencias anatomofisiológicas más importantes de la vía aérea del paciente pediátrico respecto de la del paciente adulto; tendrá las herramientas para reconocer, mediante la anamnesis y el examen físico, la posibilidad de una vía aérea difícil; sabrá las indicaciones de oxigenación apneica, presión cricoidea y secuencia rápida de intubación (SRI) con sus respectivos fármacos en niños; podrá decidir qué herramientas utilizar para intubar un paciente pediátrico; conocerá la técnica de punción cricotiroidea con aguja para el escenario "No se puede intubar/No se puede oxigenar" y entenderá la importancia de contar con un plan de intubación de emergencia institucional que tenga en cuenta la población objetivo y los recursos del sistema.

El manejo de la vía aérea en el niño gravemente enfermo constituye un desafío por varias razones: ocurre raramente y es habitual contar con entrenamiento insuficiente y escaso tiempo para organizarnos en niños con reserva respiratoria limitada.

Los pacientes que se presentan en el departamento de emergencias y requieren manejo urgente de la vía aérea, lo hacen habitualmente sin advertencia previa; por lo tanto, hay oportunidad limitada para movilizar personal y equipos especializados antes del ingreso.[1]

El enfoque de la vía aérea debe ser sistemático –diversos estudios demuestran variabilidad de aproximación a la vía aérea pediátrica, incluso en condiciones programadas–,[2] adecuado a la edad y a los medios disponibles en el ámbito donde se desarrolla la atención del paciente, ya que no será lo mismo la atención en un medio intrahospitalario, que en uno extrahospitalario. Gausche y cols. no encontraron diferencias en la sobrevida de niños, al comparar la ventilación con bolsa-máscara e intubación endotraqueal en un ambiente prehospitalario.[3] No debe ser nuestra falta de entrenamiento o preparación una limitación para brindar atención de urgencias y emergencias de calidad, independientemente del medio donde se desarrolle nuestra práctica.

La anticipación y planificación son elementos clave en el abordaje general. Incluyen la selección y disponibilidad de equipo adecuado para la vía aérea, protocolos de SRI y manejo de la vía aérea difícil, tarjetas de medicación por peso, cinta métrica de reanimación pediátrica y entrenamiento frecuente del equipo tratante con simulación e intubación en condiciones controladas para reforzar destrezas.

Se debe recordar que el paciente mejora porque se oxigena y se ventila, no porque se intuba; por lo tanto, además de conocer las indicaciones de intubación endotraqueal, su técnica con distintos dispositivos disponibles y sus complicaciones, es necesario conocer también el manejo básico y avanzado de la vía aérea, con todas sus herramientas y posibilidades para ofrecer a cada niño lo que necesita, según su estado clínico.

La hipoxia es la causa predominante detrás del paro respiratorio y cardiorrespiratorio en pediatría, por lo que el manejo adecuado de la vía aérea constituye una herramienta fundamental de la atención del paciente pediátrico en la emergencia, algo que puede significar la diferencia entre un buen resultado y discapacidad o muerte.

ANATOMÍA

La vía aérea del paciente pediátrico difiere en muchas formas a la del paciente adulto. En el paciente pediátrico, el médico sin entrenamiento se acercará a una anatomía de la vía aérea que no le es familiar, con diferencias más pronunciadas a menor edad, en especial en los menores de 2 años.[5] Estas diferencias tienen relevancia a la hora de analizar las dificultades para realizar un manejo exitoso de la vía aérea pediátrica; por ejemplo, la edad (menor de 1 año) es un factor de riesgo independiente para una laringoscopia difícil.[6]

Los recién nacidos y lactantes pequeños son respiradores nasales exclusivos, algo que puede generar insuficiencia respiratoria en niños con obstrucción adquirida o congénita de las fosas nasales (p. ej., atresia de coanas) y hace imprescindible la permeabilización de las narinas como una maniobra básica, pero relevante en esta población en caso de que estas se encuentren obstruidas por secreciones.

La cabeza del paciente pediátrico es proporcionalmente más grande y tiene un occipucio prominente, lo que predispone a la obstrucción por colapso de la vía aérea en niños dormidos, cuyo cuello tiende a la flexión cuando se acuestan sobre una superficie rígida. Esto, en combinación con un cuello más corto, hace que la laringoscopia sea más difícil al proporcionar obstáculos para la alineación de los ejes oral, faríngeo y laríngeo.[7] A la hora de posicionar a un niño pequeño para despejar la vía aérea e intubar, no es necesario colocar un resalto debajo de la cabeza, sino debajo de los hombros (**fig. 24-1**).[8] Por otro lado, una extensión excesiva de la cabeza puede causar obstrucción al flujo de aire durante la ventilación, ya que la vía aérea superior en neonatos y lactantes es elástica y fácilmente colapsable.

La mandíbula es más corta en el niño pequeño, la lengua es más grande en relación con la cavidad oral y la base está situada cercana a la entrada de la faringe. Las amígdalas y adenoides pueden presentarse prominentes a partir del segundo año de vida. Todos estos factores contribuyen a una pérdida de espacio en la parte superior de la vía aérea, lo que puede provocar dificultades en la ventilación espontánea, en la reanimación con bolsa y máscara y en la laringoscopia.[9]

En los niños, la laringe se ubica más alta en el cuello, y el anillo cricoideo se encuentra aproximadamente a la altura de las vértebras C4 al nacer, de las C5 a los 6 años y de las C6 en el adulto.[10] Las cuerdas vocales no se ubican en ángulo recto a la tráquea, sino que están anguladas en un sentido anterior-inferior hacia posterior-superior.[11] Si bien esto no afecta a la vista laringoscópica, puede hacer que la inserción del tubo endotraqueal (TET) sea más desafiante, con mayor tendencia a colisionar con la comisura anterior de las cuerdas vocales.

Históricamente, basado en estudios de cadáveres, se ha sostenido que la vía aérea pediátrica tiene forma de embudo, con la porción más estrecha a la altura del cricoides, en contraste con la vía aérea adulta donde esta se describe como un cilindro y la porción más estrecha corresponde a la glotis.[12] Estudios más actuales con mediciones in vivo que utilizan imágenes broncoscópicas, de tomografía computarizada y resonancia magnética encontraron en estos pacientes aberturas glóticas más pequeñas que en el cricoides;[13-16] sin embargo, la distensibilidad de los tejidos glóticos puede conducir al efecto de que el cricoides sea funcionalmente la parte más estrecha de la vía aérea, entonces, un tubo endotraqueal que pasa fácilmente a través de las cuerdas vocales podría no pasar a través del anillo cricoideo. En los niños, este anillo es elíptico y tiene mayor diámetro en la dimensión anteroposterior,[16] lo que afectará el sellado del TET. Este es un factor para tener en cuenta en la elección de tubos traqueales, ya que genera implicaciones en la manera en la que encaja un TET, con mayor riesgo de compresión e isquemia en las paredes laterales.

La longitud de la tráquea también varía con el crecimiento, es de 4 cm al nacer, de 8 cm en los niños y de 12 cm en el adulto; por lo tanto, en niños pequeños, las variaciones en la flexoextensión del cuello pueden generar importantes desplazamientos del TET, con riesgo de intubación bronquial selectiva o extubación.

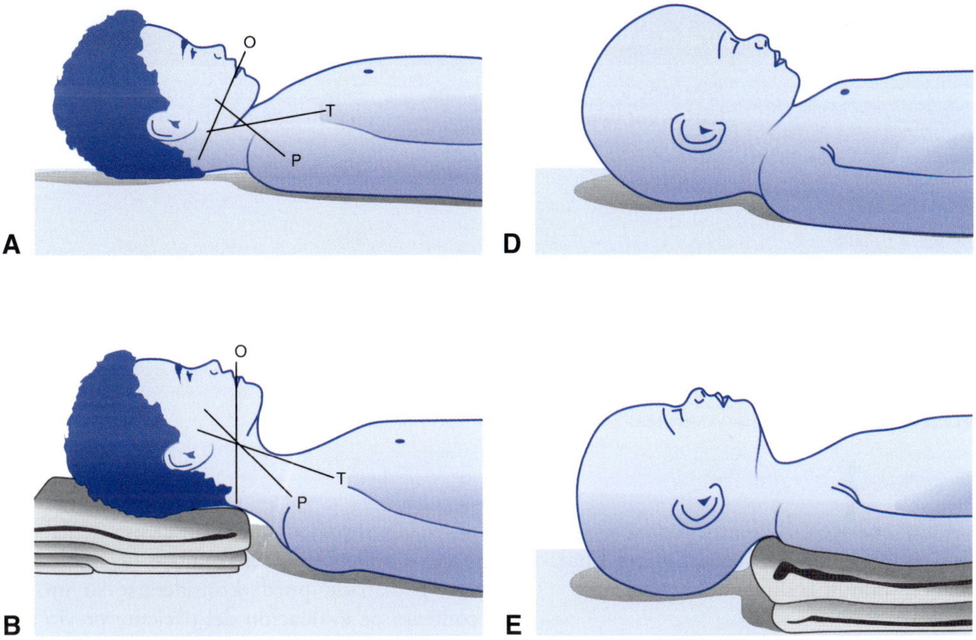

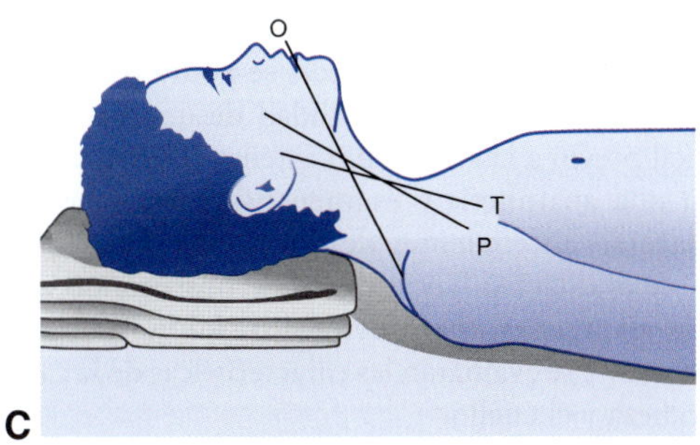

Fig. 24-1. Posición para realizar la ventilación e intubación en mayores de 2 años (**A**, **B** y **C**) y en lactantes (**D** y **E**). **A.** Posición incorrecta a 0°. **B.** Con la colocación de un resalto de apoyo debajo del occipucio se logra que la cabeza presente una leve flexión sobre el tronco. **C.** Además del resalto, con una leve extensión del cuello se logra la posición adecuada. Al igual que en el adulto, es importante lograr la alineación de oído-esternón. **D.** Posición incorrecta de un lactante con flexión del cuello. **E.** Posición correcta para ventilar e intubar a un lactante; se debe colocar un resalto bajo los hombros para despejar la vía aérea. Modificada de Cote C y cols., 1993.[8]

FISIOLOGÍA

El paciente pediátrico tiene una serie de diferencias funcionales que hay que tener en cuenta a la hora de aproximarnos al manejo de su vía aérea.

El consumo de oxígeno es proporcionalmente mayor en neonatos y niños menores (hasta 3 veces superior por kg de peso al del adulto), lo cual –sumado a una capacidad residual menor– concluye en una menor tolerancia de tiempos de apnea con desaturaciones más tempranas.[17-19] Incluso con preoxigenación adecuada, la saturación de oxígeno puede disminuir por debajo del 90% luego de 100 segundos de apnea en los recién nacidos, mientras que los niños en edad escolar mantienen su saturación por arriba de ese nivel durante al menos 400 segundos.[18]

Al tener un volumen corriente similar (por kg de peso), pero una mayor producción de CO_2 (expresada en mL/kg/min), se explica la necesidad de mantener frecuencias respiratorias superiores para lograr una mayor ventilación por minuto para eliminar el CO_2 generado[18] (**cuadro 24-1**).[20]

En el niño hay ciertos factores anatomofisiológicos, como el menor diámetro de las vías aéreas –lo cual incrementa la resistencia–, la configuración circular de la pared torácica, la inserción diafragmática en forma horizontal y un mayor número de fibras musculares de tipo II –propensas a la fatiga en el diafragma infantil–, que predisponen al fallo respiratorio, que ocurre con más frecuencia y más temprano que en el paciente adulto. La resistencia al pasaje del aire por una vía aérea anatómicamente más pequeña empeora de manera exponencial

Cuadro 24-1. Frecuencia respiratoria basal mínima y máxima por edad

Edad	Frecuencia respiratoria mínima (ciclos por minuto)	Frecuencia respiratoria máxima (ciclos por minuto)
Recién nacido	30	60
Lactante (1-6 meses)	30	50
Lactante (6-12 meses)	24	46
1-4 años	20	30
4-6 años	20	25
6-12 años	16	20
Más de 12 años	12	16

Extraído de La vía aérea pediátrica en la salud y enfermedad.[20]

cuando el flujo se hace turbulento, por ese motivo, el confort resultará una estrategia a veces fundamental para disminuir la dificultad respiratoria.

VÍA AÉREA DIFÍCIL

> **!** Una vía aérea se considera difícil cuando se presentan dificultades en la ventilación con bolsa y máscara, la intubación o ambas, realizadas por un profesional entrenado.[21]

La incidencia de una vía aérea pediátrica difícil es mucho menor, del 0,25 al 3%,[22] en comparación con 1,5 a 13% en adultos.[23]

Hallazgos del examen físico del adulto reconocidos en la literatura científica como causas de vía aérea difícil también aplican a la población pediátrica, como extensión limitada de la cabeza y cuello, espacio mandibular reducido y aumento del grosor de la lengua, todos predictores confiables de intubación difícil.[23] Los pacientes con un espacio mandibular reducido, con una distancia medida desde el cartílago tiroides hasta el mentón menor de 3-4 cm en el niño y menor de 1,5 cm en el lactante, pueden presentar dificultad en la intubación, así como también en la ventilación con bolsa y máscara.

El grado de apertura de la boca y el tamaño de la lengua en relación con la cavidad oral se evalúan con la escala de Mallampati modificada por Samsoon y Young.[24] Estudios recientes han informado la aplicabilidad de estas escalas en niños mayores de 4 años;[25-27] aún no se sabe si estas escalas pueden predecir el grado de dificultad en la intubación endotraqueal de niños más pequeños. Además, se requiere que el paciente esté consciente y colabore, algo poco aplicable en el contexto de una emergencia pediátrica; puede considerarse su uso en el contexto de evaluación del paciente previo a la sedoanalgesia para procedimientos.

En ocasiones, la causa de una vía aérea difícil en pacientes pediátricos es el resultado de un síndrome congénito o un defecto adquirido (**cuadro 24-2**). La mayoría de las veces se podrá reconocer en estos pacientes la posibilidad de una vía aérea difícil previo a la sedación o intento de intubación con una anamnesis y examen físico dirigidos. Se indagarán antecedentes de intubación difícil previa, se evaluará si hay indicios de obstrucción alta de la vía aérea en el examen físico (ronquido, estridor, etc.) y se evaluarán las características de la cara, la cabeza y el cuello.

Otros factores de riesgo para dificultad en la intubación son la edad menor de 1 año, desnutrición y pacientes clasificados como ASA III o IV (clasificación de salud física de la *American Society of Anaesthesiologists*).[6]

El 23% de las vías aéreas difíciles pediátricas son no anticipadas,[6] lo que resalta la importancia de la planificación previa y la protocolización de la atención de estos pacientes.

En 2016, el registro "PeDI" (*Pediatric Difficult Intubation*)[28] publicó un estudio prospectivo con la participación de 13 centros pediátricos de los EE. UU., donde se evaluaron 1018 intubaciones traqueales difíciles tanto en condiciones programadas como de emergencia. Dentro de sus resultados se destaca que la aparición de complicaciones se asoció con más de dos intentos de intubación traqueal, un peso menor de 10 kg, corta distancia tiromentoniana y tres intentos de laringoscopia directa antes

Cuadro 24-2. Listado de patologías congénitas y adquiridas con características que pueden configurar una vía aérea difícil	
Síndrome congénito o defecto adquirido	**Características**
Síndrome de Down	Macroglosia, micrognatia, inestabilidad atlantoaxial, laringoespasmo
Síndrome de Treacher-Collins	Micrognatia, retrognatia, hipoplasia malar, paladar ojival y paladar hendido, maloclusión dental
Acondroplasia	Macrocefalia, maxilar corto, macroglosia y extensión cervical limitada
Síndrome de Goldenhar	Microsomía hemifacial, hipoplasia maxilo-mandibular, alteraciones vertebrales
Síndrome de Turner	Cuello corto, hipoplasia maxilar y mandibular
Síndrome de Pierre-Robin	Micrognatia, retrognatia, glosoptosis, fisura palatina
Síndrome de Apert	Cabeza deforme, hipoplasia maxilar
Síndrome de Pfeiffer	Cabeza deforme, hipoplasia maxilar
Mucopolisacaridosis	Movilidad anormal de cuello, macroglosia
Síndrome de Crouzon	Cabeza deforme, hipoplasia maxilar
Epiglotitis	Dificultad para la visualización de las cuerdas vocales
Laringitis	Edema de cuerdas vocales
Tumores cervicales	Compresión de la vía aérea, sangrado
Quemado	Edema de vía aérea

de una técnica indirecta. La hipoxemia temporal fue la complicación no grave más frecuente. El estudio concluyó que intentar más de dos intubaciones en niños con intubación traqueal difícil se asocia con una alta tasa de fallos y aumento de complicaciones. Esta alta tasa de complicaciones es de origen multifactorial. Los factores inherentes al paciente incluyen examen físico anormal de la vía aérea y menor edad y peso. Los factores del proceso incluyen múltiples intentos de intubación traqueal, múltiples intentos de laringoscopia directa y retrasos en la transición de intubador aprendiz a experimentado.

Tiene una gran importancia reducir los intentos infructuosos para, a su vez, reducir el traumatismo potencial y el subsecuente edema, lo cual resultará en obstrucción significativa en vías aérea pequeñas.

OXIGENACIÓN APNEICA

El uso rutinario de oxigenación pasiva durante la intubación traqueal reduce la incidencia de efectos adversos.

En niños está bien documentado que la oxigenación pasiva apneica utilizada durante la secuencia de intubación (tanto en pacientes bajo SRI, como aquellos que requirieron reanimación con dispositivo de bolsa-válvula-máscara [DBVM] previo al procedimiento de intubación) disminuye la hipoxemia y aumenta la seguridad en los tiempos de apnea;[29-31] en adultos se relaciona incluso con un mayor éxito de intubación en el primer intento.[32]

Los dispositivos para la entrega pasiva de oxígeno durante la intubación varían desde cánulas nasales simples, cánulas de alto flujo, así como también máscaras laríngeas que permiten la intubación a través de esta con fibroscopio y otros dispositivos similares, que resultan de pequeñas modificaciones, aunque aún con necesidad de mayor evidencia para su recomendación.[33]

Es importante entender que si incluso durante la apnea se logra prolongar el tiempo hasta la desaturación (como efecto adverso más frecuente de la intubación), habrá riesgo de provocar hipercapnia, que será mayor cuanto mayor sea el tiempo de apnea. Por lo tanto, deben ajustarse los tiempos de cada intento de intubación teniendo ambas cuestiones en consideración.

SECUENCIA RÁPIDA DE INTUBACIÓN

La SRI es el método estándar para el manejo de la vía aérea de emergencia en pacientes sin una vía aérea difícil anticipada. Consiste en la administración simultánea de un agente sedante y un bloqueante neuromuscular previo a la maniobra de intubación.

Numerosos estudios demuestran una mayor posibilidad de éxito tanto en el primer intento como en el segundo, si se lo compara con métodos no SRI (intubación sin medicación o solo con sedante)[34,35] y menor frecuencia de efectos adversos.[35]

La SRI está indicada en pacientes que, debido a su patología, deben ser intubados con el objetivo de asegurar la vía aérea, pero que mantienen un nivel de conciencia que sostiene la ventilación espontánea hasta la realización de la maniobra. No está indicada en el paro respiratorio, paro cardiorrespiratorio ni en el coma profundo porque requieren intubación inmediata.

En la SRI clásica se evita el uso de ventilación con presión positiva en la preoxigenación para evitar la insuflación gástrica y el mayor riesgo de vómito y aspiración broncopulmonar, ya que en el contexto de una emergencia debe asumirse que el estómago se encuentra ocupado.

Estudios recientes con evidencia aún limitada proponen realizar modificaciones a la SRI con el objetivo de reducir sus efectos adversos, como la hipoxemia, relacionado con los menores tiempos de apnea tolerados por la población pediátrica.

En 2012, en un estudio publicado por Erhenfeld y cols.,[36] se realizaron 490 encuestas en 58 centros donde se analizaba la utilización de la técnica SRI y sus modificaciones. El 77% de los encuestados aplicaba ventilación con bolsa y máscara como parte de una SRI modificada (SRIm) y, al analizar la población encuestada, los médicos tratantes tenían mayores probabilidades de usar ventilación positiva con máscara en comparación con los residentes.

Eich y cols.[37] postulan que la SRI clásica en bebés y niños pequeños es un procedimiento crítico, tiempo dependiente y asociado regularmente a hipoxia, lo cual genera altos niveles de estrés para el proveedor de la atención y podría desencadenar acciones inseguras. En su estudio comparativo, se produjo hipoxemia siempre en la SRI clásica, pero no en la modificada (ventilación gentil con bolsa y máscara, desde la inducción hasta la relajación completa e intubación), lo que resultó repetidamente en acciones inseguras en el primer grupo. A su vez, la percepción del estrés subjetivo y algunos niveles de estrés objetivo fueron más bajos en los voluntarios que realizaron SRIm.

Neuhaus y cols.[38] realizaron un análisis de 1000 pacientes pediátricos, en quienes la SRI era modificada (SRIm), e incluía ventilación con bolsa-máscara antes de la intubación. Al compararlo con el estudio realizado por Gencorelli y cols.,[39] quienes analizaron 1070 pacientes con intubación orotraqueal bajo SRI clásica. La SRIm presentó menor incidencia de hipoxemia moderada y grave, y ambos estudios tuvieron una frecuencia similar de regurgitación gástrica, sin evidencia de aspiración broncopulmonar.

No es la intención de los autores de este capítulo recomendar estas prácticas, sino poner en evidencia la utilización de modificaciones a la SRI clásica por especialistas entrenados en el manejo de la vía aérea pediátrica, con la creencia de que se necesitan aún más estudios para modificar la práctica estándar.

FÁRMACOS

Hay gran variabilidad en la elección de los fármacos previo a la intubación de un paciente pediátrico, la cual está determinada por la edad del paciente, su patología actual, su estado hemodinámico, la disponibilidad de fármacos y la preferencia del médico tratante (**cuadro 24-3**).[40-42]

Atropina

Actualmente no se recomienda como premedicación de rutina y solo debería considerarse en pacientes con alto riesgo de presentar bradicardia (pacientes menores de 1 año, uso de succinilcolina en menores de 5 años o pacientes con múltiples dosis de succinilcolina) o con bradicardia ya instalada previa al procedimiento.[43]

Sedación/inducción

En un estudio multicéntrico de 19 unidades de cuidados intensivos pediátricos de los EE. UU., que agrupó a 3366 niños, Tarquinio y cols.[40] concluyeron que los fármacos más utilizados para el abordaje en SRI fueron midazolam, fentanilo y ketamina y, en menor medida, propofol y etomidato.

Cuadro 24-3. Características de los fármacos de utilización más común para sedación y bloqueo neuromuscular en la intubación

Fármaco	Dosis	Tiempo de inicio	Duración	Observaciones
Etomidato	0,15-0,3 mg/kg	15-45 s	3-12 min	CI: Shock séptico
Ketamina	1-2 mg/kg	45-60 s	10-20 min	CI: Pacientes hipertensos con injuria miocárdica
Propofol	1,5-2 mg/kg	15-45 s	5-10 min	Puede generar hipotensión por vasodilatación y depresión miocárdica Usar con precaución en pacientes hemodinámicamente inestables
Midazolam	0,2-0,3 mg/kg	60-90 s	15-30 min	Puede generar hipotensión por vasodilatación y depresión miocárdica Usar con precaución en pacientes hemodinámicamente inestables
Succinilcolina	1,5-2 mg/kg	45 s	6-10 min	Puede generar bradicardia e hiperpotasemia CI: insuficiencia renal, hiperpotasemia, enfermedades neuromusculares, grandes quemados, hipertermia maligna
Rocuronio	0,5-1,2 mg/kg	60 s	20-30 min	
Vecuronio	0,1 mg/kg	1-3 min	35-45 min	
Suggamadex	2-4 mg/kg	Reversión de bloqueo 1,5 a 4,5 minutos		

s: segundos; CI: contraindicaciones.

Bloqueantes neuromusculares

La succinilcolina ha sido tradicionalmente el fármaco más utilizado para la SRI tanto en situaciones de rutina como de emergencia.[44] Tiene como ventajas el rápido inicio de acción (40-60 segundos) y su corta duración (6-10 minutos). Dentro de sus posibles efectos adversos se encuentra la hiperpotasemia y los aumentos variables de las presiones intracraneal e intraocular. Está contraindicada en quemaduras graves o lesiones por aplastamiento, sepsis abdominal, síndromes de denervación, distrofia muscular, hipertermia maligna o en presencia de una reacción alérgica previa a la succinilcolina. Los agentes alternativos incluyen pancuronio y vecuronio; sin embargo, ninguno alcanza condiciones de intubación aceptables tan rápidamente como la succinilcolina.[45]

El rocuronio es un relajante muscular no despolarizante a base de esteroides que se ha utilizado para crear condiciones de intubación similares a las de la succinilcolina, con una duración de efecto mayor (37-72 min).[45]

En una revisión Cochranne,[46] donde se comparó la succinilcolina con el rocuronio utilizado en pacientes bajo SRI, no se encontraron diferencias significativas para lograr excelentes condiciones de intubación, pero se recomienda considerarlo como fármaco de segunda línea cuando la succinilcolina está contraindicada debido al tiempo prolongado de parálisis. A medida que el sugammadex, antídoto que permite revertir los efectos del rocuronio, este más ampliamente disponible, esto podría superarse con el rocuronio con un mejor perfil de efectos adversos.

> **!** Recomendamos contar con protocolos institucionales para la elección, dosificación y preparación de fármacos utilizados en situaciones de emergencia, con tablas de medicación por peso que permitan reducir los errores de medicación.

MANIOBRA DE SELLICK/ PRESIÓN CRICOIDEA

> ! La maniobra de Sellick o presión del cricoides para prevenir la regurgitación de contenido gástrico durante el procedimiento de intubación no está actualmente recomendada de rutina debido a la falta de evidencia para recomendar su uso. Algunos autores proponen que podría influenciar negativamente una buena visualización y reconocimiento de la anatomía de la vía aérea.[47,48]

En un estudio publicado en 2018, aleatorizado y doble ciego, con 3472 pacientes distribuidos en dos grupos (uno donde se realizó maniobra de Sellick y otro donde se simuló esta maniobra con el objetivo de mantener el ciego) la mortalidad, la neumonía y la duración de la internación no difirieron significativamente entre los grupos, mientras que las diferencias en el tiempo de intubación sugieren más dificultades para el procedimiento de intubación en el grupo de Sellick.[48]

INTUBACIÓN OROTRAQUEAL

La intubación del paciente pediátrico durante la emergencia es un proceso infrecuente y con una tasa elevada de efectos adversos (desaturación e hipotensión los más frecuentes).[49] Además, los efectos adversos relacionados con la intubación tanto en la emergencia como en la terapia intensiva tienen más probabilidad de generar daño persistente o muerte respecto de los relacionados con la intubación en el quirófano.[50]

Elección del laringoscopio

> ! La elección del laringoscopio con rama recta (Miller) o curva (Macintosh), ambas disponibles en una gama de tamaños, depende de la edad del paciente y la experiencia y preferencia del profesional.

Se colocará una rama curva en la valécula, en la base de la lengua, que se utilizará para levantar la epiglotis desde arriba. Los bebés pequeños poseen una larga epiglotis flácida con una posición más cefálica; por lo tanto, en menores de 2 años por lo general se prefiere usar un laringoscopio con la rama recta colocada debajo de la epiglotis, que se levantará directamente. Aunque esto proporciona una vista mejorada de la laringe, puede estimular el nervio vago y resultar en bradicardia.[51]

Elección del tubo endotraqueal

Diámetro

Para el cálculo del diámetro se puede utilizar la talla (cinta de Broselow), el peso (tarjetas de medicación por peso) o la edad. Según la edad, se utiliza un TET 3 a 3,5 para el recién nacido, hasta un 4,5 en el lactante menor de 2 años y para mayores de 2 años se utiliza la fórmula de Cole modificada para TET sin balón (TETsb) y la fórmula de Khine para tubos con balón (TETcb).

Fórmula de Cole modificada:

N.º de tubo = (edad en años/4) + 4

Fórmula de Khine:

N.º de tubo= (edad en años/4) + 3

Profundidad de fijación

Se utiliza lo recomendado por guías PALS,[52] multiplicando el diámetro del TET por 3 (diferirá según el método usado para elegir el diámetro de TET), por lo cual algunos especialistas recomiendan multiplicar por 3 el número de tubo según fórmula de Cole y no el número de tubo del paciente en caso de no coincidir.[53]

Tubo con balón frente a sin balón

Tradicionalmente se ha recomendado la utilización de TETsb en pacientes pediátricos por varias razones: un diámetro interno mayor permitiría disminuir la resistencia al pasaje del aire; la suposición de que el anillo cricoides es la región más estrecha de la vía aérea hasta la edad de 8 años (algunas investigaciones más recientes sugieren que no es así), junto con la creencia de que el TETsb se adapta a la forma del cartílago cricoides y proporciona un sello adecuado.[54] Ha existido también la idea que los TETcb estaban vinculados con una mayor lesión de las vías aéreas que los TETsb.[55] Actualmente hay suficiente evidencia en la literatura científica que puede demostrar que los TETsb no carecen de potencial para causar daño subglótico en la vía aérea pediátrica.[56] Además, el recambio de TET conlleva la posibilidad de lesión de las vías aéreas, siendo el recambio de TET más frecuente cuando se utiliza TETsb.[57]

> ! En los últimos años ha habido un cambio drástico hacia el uso de TETcb en pediatría. Se exponen como beneficios la capacidad de ventilar más predecible con un TETcb,[58] una mayor facilidad de inserción, menor relación fuga/volumen corriente, menos molestias posoperatorias, menos recambio de TET y menos eventos adversos.[57,59]

Además de lo expuesto, la tecnología actualmente disponible con TET modernos con balones de baja presión y gran volumen tienen mucho menos propensión a causar daño.[51]

ESCENARIO NO INTUBABLE, NO OXIGENABLE

Este es un escenario extremadamente raro en el manejo de la vía aérea pediátrica, cuya indicación es una vía aérea quirúrgica de emergencia "eFONA" (acceso anterior de cuello de emergencia, por sus siglas en inglés). Es una medida de salvataje y debe ser utilizada como último recurso en el manejo de la vía aérea pediátrica.[60]

A diferencia de los adultos, en quienes se prefieren técnicas de cricotirotomía quirúrgica basadas en bisturí/bujía, en los pacientes pediátricos hay limitaciones relacionadas con la anatomía y las dificultades en la visualización o palpación óptimas de puntos de referencia anatómicos en bebés y niños pequeños.[61] En neonatos en particular, el tamaño de la membrana cricotiroidea suele ser menor al diámetro externo de los tubos endotraqueales neonatales, por lo que existe consenso para recomendar un enfoque quirúrgico percutáneo basado en la punción cricotiroidea.[33] El corte de edad es controversial, por lo que existe indicación en pacientes menores de 6 años como técnica preferencial, aunque algunos autores extienden la franja etaria para la utilización de esta técnica a los menores de 10 años.[9,33]

Esta técnica permitirá asegurar la oxigenación del paciente con limitaciones en la ventilación, con hipercapnia progresiva debido a los diámetros de los dispositivos utilizados y con riesgo de barotrauma ante una obstrucción completa. Por lo antes expuesto, su utilización será transitoria hasta la obtención de un acceso quirúrgico definitivo.

Para la realización del procedimiento se coloca al paciente en posición supina con la cabeza extendida y se agrega un resalto debajo de los hombros para permitir la extensión del cuello. Se inicia la palpación del cuello desde el opérculo torácico hacia proximal hasta encontrar la primera estructura rígida, el anillo cricoideo, y nuevamente hacia proximal se encontrará la membrana cricotiroidea entre este anillo y el tiroideo. Se utiliza un catéter 14 *gauge* adosado a una jeringa de 10 mL y se realiza la punción a 90 grados. Una vez constatado el ingreso a la vía aérea (aspiramos aire con la jeringa), modificamos la posición a 45° hacia el pulmón y progresamos el catéter desenvainándolo y se retira la aguja. Luego se conecta este último al oxígeno de manera directa a través de dispositivos comerciales disponibles o se podrán realizar adaptaciones con materiales habitualmente disponibles en un servicio de emergencias, como detallaremos a continuación.

La conexión y adaptación del catéter a la fuente de oxígeno puede variar, lo que genera diferentes formas de ventilación (**fig. 24-2**):

- Conectar a una jeringa de 3 mL sin su respectivo émbolo para poder adosarla a un adaptador de 15 mm (de un TET de 7,5 mm de diámetro interno) y conectar el adaptador a un codo conector plástico de 90° con puerto de salida para monitorización de gases, lo que permite contar con un pulsador para control manual de la inspiración (**fig. 24-2A**).
- Conectar a una jeringa de 3 mL sin su respectivo émbolo para poder adosarla, a través de una manguera de aspiración, a una llave en "Y", lo que permite contar con un pulsador para control manual de la inspiración (**fig. 24-2B**).
- Conectar al adaptador de un TET de 3 mm, que luego se adosará a un dispositivo de bolsa-mascarilla autoinflable estándar (**fig. 24-2C**).

Estas técnicas se prefieren a la ventilación jet, que utiliza una fuente de oxígeno a una presión más alta y tiene un mayor potencial de lesión iatrogénica.[61]

Existen nuevos dispositivos, como el "Ventrain", que permite oxigenación y ventilación a través de un catéter, pero a diferencia de otras técnicas como la ventilación por chorro o los moduladores del flujo de oxígeno que dependen de la exhalación pasiva, este permite la exhalación activa a través de un diseño que canaliza el flujo de aire para crear presiones subatmosféricas utilizando el principio de Bernoulli. Con esta exhalación activa, el dióxido de carbono se puede eliminar de manera efectiva y el riesgo de barotrauma se minimiza. Además, Ventrain está regulado por flujo, lo que potencialmente limita la presión máxima durante la insuflación y permite adosar dispositivos para la medición de CO_2 espirado.[62]

Con técnica y dispositivos similares a los descritos se puede realizar una traqueostomía percutánea con aguja de emergencia ante la sospecha de un cuerpo extraño glótico, laringitis o pacientes neonatos o lactantes pequeños cuya membrana cricotiroidea es muy pequeña o difícil de identificar y esto hace que aumenten las probabilidades de perforar la laringe con la posterior punción esofágica.[9]

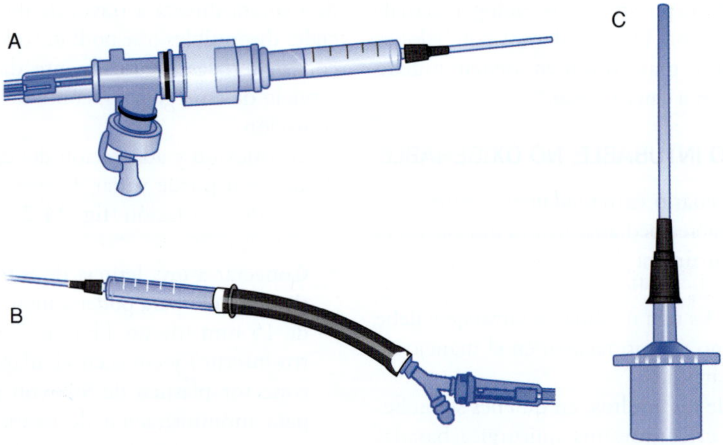

Fig. 24-2. Acceso anterior del cuello. **A.** Jeringa sin émbolo conectada a un adaptador de TET de 7,5 mm de diámetro interno. Este último se conecta a adaptador en T que permite el control manual de la inspiración. **B.** Jeringa sin émbolo adaptada a un tubo en "Y", que permite el control manual de la inspiración. **C.** Vaina de catéter de 14G conectado a un adaptador de TET de 3 mm de diámetro interno.

PLAN PARA INTUBACIÓN DE EMERGENCIA

> **!** Se recomienda confeccionar un plan institucional que tenga en cuenta las características del servicio, la institución y el sistema de salud en que la institución se encuentra.

A continuación, se presenta el algoritmo para vía aérea de emergencia del *Royal Children's Hospital* de Melbourne[47], traducido y modificado.

Preparación

- Evaluar:
  - Vía aérea.
  - Gravedad de la condición.
  - Entrenamiento de la persona disponible para intubar.

  * Si se anticipa dificultad, BUSCAR AYUDA.
- Corroborar:
  - Equipo.
  - Monitores.
  - Fármacos.
  - Requerimiento de reanimación previo a maniobra (precarga, inotrópicos).
- Posibilidad de asistencia:
  - ¿Quién? (emergentólogo pediátrico, anestesiólogo, intensivista, endoscopistas respiratorios y pediatra).
  - ¿Qué recurso humano hay disponible y en qué tiempos?
  - Informar al superior.
- Plan:
  - Discutir planes A, B, C y D con el equipo.
  - Asignar a alguien del equipo que se encargue de controlar el tiempo.
  - Si el intento falla, ¿este paciente puede despertarse?
- Optimizar:
  - Posición de la cabeza y cuello; colocar resaltos antes del procedimiento.
  - Asegurar la preoxigenación y brindar oxigenación apneica.

    * Los intentos sucesivos de intubación deben tener diferente personal, posición o equipo.

    * Hay que mantener la oxigenación, sedación y parálisis entre cada intento.

Plan A (plan de intubación inicial)

- Preoxigenación y oxigenación apneica, sedación y parálisis.
- Proceder al intento de intubación. Si no se logran ver las cuerdas vocales:
  - Manipular la laringe.
  - Considerar el uso de bujía.
  - Retirar el collar cervical.

Si el paciente no se puede ventilar, realizar un solo intento y pasar a plan B.
Paciente ventilable con DVBM: máximo 3 intentos en 3 minutos y luego pasar a plan B.
Para optimizar la ventilación:

- Máscara correcta.
- Cánula de Mayo.
- Técnica de dos manos para sostener la máscara.

Si no se logra la ventilación, retirar la cánula de Mayo y proceder a utilizar máscara laríngea.

Plan B (plan secundario de intubación)

- Volver a oxigenar y controlar los signos vitales (monitorización continua):
  - Insertar máscara laríngea.
  - Solicitar personal más entrenado.
  - Preparar el videolaringoscopio.

Si luego del "mejor intento" no se logra intubar, pero se logra oxigenar, pasar a plan C.
Si el paciente no se logra ventilar con métodos supraglóticos ni se logra oxigenar, pasar directamente a plan D.

Plan C (mantener oxigenación/ventilación)

- Mantener la oxigenación con bolsa y máscara, cánula de Mayo o máscara laríngea.
- Detener los intentos de intubación.
- Despertar al paciente, de ser posible.
- Organizar el quirófano para una traqueostomía de urgencia.

Plan D (cricotiroidotomía/traqueostomía de rescate)

- Cricotiroidotomía o traqueostomía por punción o quirúrgica.

PUNTOS CLAVE

- El médico que trabaja en emergencias debe estar preparado para realizar un manejo básico y avanzado de la vía aérea, independientemente de la edad del paciente, y debe conocer todos los dispositivos actualmente disponibles.
- La planificación es un elemento clave y el enfoque de la vía aérea debe ser sistemático, adecuado a la edad y a los medios disponibles en donde se desarrolla la atención del paciente.
- Los conocimientos y destrezas para brindar atención de calidad deben ser actualizados frecuentemente.

AEROPERLAS

- La anticipación y planificación son elementos clave en el abordaje general. Incluyen la selección y disponibilidad del equipo adecuado para la vía aérea, protocolos de secuencia rápida de intubación (SRI) y manejo de vía aérea difícil, tarjetas de medicación por peso, cinta métrica de reanimación pediátrica y entrenamiento frecuente del equipo tratante con simulación e intubación en condiciones controladas para reforzar destrezas.
- El confort resultará una estrategia, a veces fundamental, para disminuir la dificultad respiratoria.
- El paciente mejora porque se oxigena y se ventila, no porque se intuba.
- El uso de oxigenación pasiva de rutina durante la intubación traqueal reduce la incidencia de efectos adversos.
- La maniobra de Sellick o presión del cricoides durante el procedimiento de intubación no está actualmente recomendada de rutina.
- La SRI es el método estándar para el manejo de la vía aérea de emergencia para pacientes sin una vía aérea difícil anticipada.
- Se recomienda contar con protocolos institucionales para la elección, dosificación y preparación de fármacos utilizados en situaciones de emergencia, con tablas de medicación por peso que permitan reducir los errores de medicación.

(*continúa*)

AEROPERLAS (CONT.)

- La elección del laringoscopio con rama recta (Miller) o curva (Macintosh), ambas disponibles en una gama de tamaños, depende de la edad del paciente y la experiencia y preferencia del profesional.
- En los últimos años ha habido un cambio drástico hacia el uso de TETcb en pediatría.
- La vía aérea quirúrgica de emergencia es una medida de salvataje y debe ser utilizada como último recurso en el manejo de la vía aérea pediátrica.
- La cricotiroideotomía por punción permitirá asegurar la oxigenación del paciente que tiene límites en la ventilación, con hipercapnia progresiva.
- Es aconsejable confeccionar un plan de intubación de emergencia institucional que tenga en cuenta las características del servicio, la institución y el sistema de salud en que la institución se encuentra.

REFERENCIAS

1. Sullivan Kj, Kissoon N. Securing the child's airway in the emergency department. Pediatric Emergency Care 2002;18(2):108-21.
2. Engelhardt T, Virag K, Veyckemans F, et al. Airway management in paediatric anaesthesia in Europe—insights from APRICOT (Anaesthesia Practice in Children Observational Trial): a prospective multicentre observational study in 261 hospitals in Europe. Br J Anaesth 2018;121(1):66-75.
3. Gausche M, Lewis RJ, Stratton SJ, et al. Effect of out-of-hospital pediatric endotracheal intubation on survival and neurological outcome. JAMA 2000;283(6):783.
4. López-Herce J, García C, Domínguez P, et al. Characteristics and outcome of cardiorespiratory arrest in children. Resuscitation 2004;63(3):311-20.
5. Ríos Medina Á, Gómez LM, Aguirre Ospina O y cols. La vía aérea pediátrica: algunos conceptos para tener en cuenta en el manejo anestésico. Revista Colombiana de Anestesiología 2012;40(3):199-202.
6. Heinrich S, Birkholz T, Ihmsen H, et al. Incidence and predictors of difficult laryngoscopy in 11.219 pediatric anesthesia procedures. Paediatric Anaesthesia 2012;22:729-36.
7. Mancera E, Venegas Arenas A. La vía aérea difícil y sus implicaciones en pediatría. Anestesia Pediatrica e Neonatale 2009;7(2).
8. Cote C, Lerman J, Anderson B. Practice of anesthesia for infants and children. 2.ª ed. Philadelphia, PA: WB Saunders Co; 1993:55-83, copyright Elsevier.
9. Bhananker S, Harless J, Ramaiah R. Pediatric airway management. Int J Crit Illn Inj Sci 2014;4(1):65.
10. Adewale L. Anatomy and assessment of the pediatric airway. Pediatric Anesthesia 2009;19:1-8.
11. Carr RJ, Beebe DS, Belani KG. The difficult pediatric airway. Seminars in Anesthesia, Perioperative Medicine and Pain 2001;20(3):219-27.
12. Eckenhoff JE. Some anatomic considerations of the infant larynx influencing endotracheal anesthesia. Anesthesiology 1951;12(4):401-10.
13. Dalal PG, Murray D, Feng A, et al. Upper airway dimensions in children using rigid video-bronchoscopy and a computer software: description of a measurement technique. Pediatric Anesthesia 2008;18(7):645-53.
14. Dalal PG, Murray D, Messner AH, et al. Pediatric laryngeal dimensions: An age-based analysis. Anesthesia and Analgesia 2009;108(5):1475-9.
15. Litman RS, Weissend EE, Shibata D, et al. Developmental changes of laryngeal dimensions in unparalyzed, sedated children. Anesthesiology 2003;98:1-5.
16. Wani TM, Bissonnette B, Rafiq Malik M, et al. Age-based analysis of pediatric upper airway dimensions using computed tomography imaging. Pediatric Pulmonology 2016;51(3):267-71.
17. Lindahl SG. Oxygen consumption and carbon dioxide elimination in infants and children during anaesthesia and surgery. Br J Anaesth 1989;62(1):70-6.
18. Patel R, Lenczyk M, Hannallah RS, et al. Age and the onset of desaturation in apnoeic children. Can J Anaesth 1994;41(9):771-4.
19. Polgar G, Weng TR. The functional development of the respiratory system from the period of gestation to adulthood. Am Rev Respir Dis 1979;120(3):625-95.
20. American Academy of Pediatrics (AAP), American College of Emergency Physicians. La vía aérea pediátrica en la salud y enfermedad. En: Medicina de Emergencias Pediátricas, APLS. 5ta ed. Intersistemas; pp. 38-95.
21. Apfelbaum JL, Hagberg CA, Caplan RA, et al. Practice Guidelines for Management of the Difficult Airway. Anesthesiology 2013;118(2):251-70.
22. Ohkawa S. Incidence of Difficult Intubation in Pediatric Population. Anesthesiology 2005;103.
23. Frei Fj, Ummenhofer W. Difficult intubation in paediatrics. Pediatric Anesthesia 1996;6(4):251-63.
24. Samsoon GL, Young JR. Difficult tracheal intubation: a retrospective study. Anaesthesia 1987;42(5):487-90.
25. Santos APSV, Mathias LAST, Gozzani JL, et al. Intubação difícil em crianças: aplicabilidade do índice de Mallampati. Revista Brasileira de Anestesiologia 2011;61(2):159-62.
26. Avelar-Sánchez BY, Rángel-Ávila F, Bosques-Nieves G. Evaluación preoperatoria para intubación en pacientes pediátricos combinando valores predictivos de dos clasificaciones clínicas. Rev Mex Anest 2009;32(2):89-96.
27. Inal MT, Memiş D, Sahin SH, et al. Comparison of different tests to determine difficult intubation in pediatric patients. Brazilian Journal of Anesthesiology (English Edition) 2014;64(6):391-4.
28. Fiadjoe JE, Nishisaki A, Jagannathan N, et al. Airway management complications in children with difficult tracheal intubation from the Pediatric Difficult Intubation (PeDI)

registry: a prospective cohort analysis. The Lancet Respiratory Medicine 2016;4(1):37-48.
29. Riva T, Pedersen TH, Seiler S, et al. Transnasal humidified rapid insufflation ventilatory exchange for oxygenation of children during apnoea: a prospective randomised controlled trial. Br J Anaesth 2018;120(3):592-9.
30. Patel A, Nouraei SAR. Transnasal humidified rapid-insufflation ventilatory exchange (THRIVE): a physiological method of increasing apnoea time in patients with difficult airways. Anaesthesia 2015;70(3):323-9.
31. Scott A, Chua O, Mitchell W, et al. Apneic Oxygenation for Pediatric Endotracheal Intubation: A Narrative Review. J Pediatr Intensive Care 2019;08(03):117-21.
32. Binks MJ, Holyoak RS, Melhuish TM, et al. Apneic oxygenation during intubation in the emergency department and during retrieval: A systematic review and meta-analysis. Am J Emerg Med 2017;35(10):1542-6.
33. Stein ML, Park RS, Kovatsis PG. Emerging trends, techniques, and equipment for airway management in pediatric patients. Paediatric Anaesthesia pp. 269-79.
34. Okubo M, Gibo K, Hagiwara Y, et al. The effectiveness of rapid sequence intubation (RSI) versus non-RSI in emergency department: an analysis of multicenter prospective observational study. Int J Emerg Med 2017;10(1):1.
35. Walls RM, Brown CA, Bair AE, et al. Emergency airway management: a multi-center report of 8937 emergency department intubations. J Emerg Med 2011;41(4):347-54.
36. Ehrenfeld JM, Cassedy EA, Forbes VE, et al. Modified rapid sequence induction and intubation: a survey of United States current practice. Anesthesia and Analgesia 2012;115(1):95-101.
37. Eich C, Timmermann A, Russo SG, et al. A controlled rapid-sequence induction technique for infants may reduce unsafe actions and stress. Acta Anaesthesiologica Scandinavica 2009;53(9):1167-72.
38. Neuhaus D, Schmitz A, Gerber A, et al. Controlled rapid sequence induction and intubation - an analysis of 1001 children. Paediatric Anaesthesia 2013;23(8):734-40.
39. Gencorelli FJ, Fields RG, Litman RS. Complications during rapid sequence induction of general anesthesia in children: a benchmark study. Pediatric Anesthesia 2010;20(5):421-4.
40. Tarquinio KM, Howell JD, Montgomery V, et al. Current medication practice and tracheal intubation safety outcomes from a prospective multicenter observational cohort study. Pediatr Crit Care Med 2015;16(3):210-8.
41. Pillay L, Hardcastle T. Collective Review of the Status of Rapid Sequence Intubation Drugs of Choice in Trauma in Low- and Middle-Income Settings (Prehospital, Emergency Department and Operating Room Setting). World J Surg 2017;41(5):1184-92.
42. Stollings JL, Diedrich DA, Oyen LJ, et al. Rapid-sequence intubation: a review of the process and considerations when choosing medications. Ann Pharmacother 2014;48(1):62-76.
43. Singh A, Frenkel O. Evidence-based emergency management of the pediatric airway. Pediatr Emerg Med Pract 2013;10(1):1-25.
44. Weiss JH, Gratz I, Goldberg ME, et al. Double-blind comparison of two doses of rocuronium and succinylcholine for rapid-sequence intubation. J Clin Anesth1997;9(5):379-82.
45. Magorian T, Flannery KB, Miller RD. Comparison of rocuronium, succinylcholine, and vecuronium for rapid-sequence induction of anesthesia in adult patients. Anesthesiology 1993;79(5):913-8.
46. Perry J, Lee J, Sillberg VA, et al. Rocuronium versus succinylcholine for rapid sequence induction intubation. Cochrane Database of Systematic Reviews 2008;(2):CD002788.
47. Long E, Cincotta D, Grindlay J, et al. Implementation of NAP4 emergency airway management recommendations in a quaternary-level pediatric hospital. Paediatric Anaesthesia 2017;27(5):451-60.
48. Birenbaum A, Hajage D, Roche S, et al. Effect of cricoid pressure compared with a sham procedure in the rapid sequence induction of anesthesia. JAMA Surgery 2019;154(1):9.
49. Long E, Sabato S, Babl FE. Endotracheal intubation in the pediatric emergency department. Paediatric anaesthesia 2014;24(12):1204-11.
50. Streiff A, Chimhundu-Sithole T, Evans F. pproach to the paediatric difficult airway in a high-versus low resource setting: a compa- rison of algorithms and difficult-airway trolleys. Paediatr Anesth 2019; tutorial 399.
51. Bingham RM, Proctor LT. Airway Management. Pediatr Clin North Am 2008;55(4):873-86.
52. Disque K. PALS-Pediatric Advanced Life Support Provider Handbook PALS 2020-2025 Guidelines and Standards 2 PALS-Pediatric Advanced Life Support; 2021.
53. Rufach D, Santos S. Manejo de la vía aérea. En: Abreo GI, Moreno GE, Lolster T (eds). Manual de emergencias y cuidados críticos en pediatría. 3.ª ed. Buenos Aires: Sociedad Argentina de Pediatría; pp. 19-48.
54. Lerman J, Sampathi V, Watt S. Induction, Maintenance, and Emergence from Anesthesia. En: Gregory GA, Andropoulos DB (eds). Gregory's Pediatric Anesthesia. Oxford: Wiley-Blackwell; pp. 330-60.
55. Orliaguet GA, Renaud E, Lejay M, et al. Postal survey of cuffed or uncuffed tracheal tubes used for paediatric tracheal intubation. Pediatric Anesthesia 2001;11(3):277-81.
56. James I. Cuffed tubes in children. Pediatric Anesthesia 2001;11(3):259-63.
57. Chambers NA, Ramgolam A, Sommerfield D, et al. Cuffed vs. uncuffed tracheal tubes in children: a randomised controlled trial comparing leak, tidal volume and complications. Anaesthesia 2018;73(2):160-8.
58. Eschertzhuber S, Salgo B, Schmitz A, et al. Cuffed endotracheal tubes in children reduce sevoflurane and medical gas consumption and related costs. Acta Anaesthesiologica Scandinavica 2010;54(7):855-8.
59. Calder A, Hegarty M, Erb TO, et al. Predictors of postoperative sore throat in intubated children. Paediatric anaesthesia 2012;22(3):239-43.
60. Hansen ML, Eriksson C. Intubation and ventilation in Infants and childrens. En: Tintinalli JE (ed). Emergency Medicine, a comprehensive Study Guide. 9th ed. Mc Graw Hills; pp. 710-9.
61. Nagler J, Mick NW. Airway Management for the Pediatric patient. En: Walls Ron M (ed). Rosen´s Emergency Medicine: Concepts and Clinical Practice. 9.th ed. Philadelphia: Elsevier; pp. 1994-2004.
62. Morrison S, Aerts S, Saldien V. The Ventrain Device. A A Pract 2019;13(9):362-5.

Vía aérea en poblaciones especiales 25

25-1. *Vía aérea en el paciente con obesidad*

Mercedes Constanza Soler y Luis Daniel Sánchez Arreola

OBJETIVOS

- Comprender los cambios fisiopatológicos que ocurren en la obesidad y sus implicancias en el manejo de la vía aérea avanzada.
- Conocer los métodos disponibles para facilitar el manejo de la vía aérea en los pacientes obesos.

INTRODUCCIÓN

> ! La prevalencia mundial de pacientes con obesidad, definida por la OMS como IMC ≥ 30 kg/m^2, se encuentra en aumento a través de los años.[1]

En el 4.º Proyecto Nacional de Auditoría del Real Colegio de Anestesistas y de la Sociedad de Vía Aérea Dificultosa (NAP4), realizado en el Reino Unido, se identificaron 38 fallecimientos y 146 casos de morbilidad grave atribuibles a una complicación del manejo de la vía aérea. En ese informe, los pacientes obesos presentaron el doble de eventos adversos mayores periintubación, como lesión cerebral por hipoxia y muerte. En las conclusiones de este informe se menciona que hubo una baja sospecha o reconocimiento por parte del equipo tratante de una posible vía aérea complicada y ventilación difícil y, por ende, falta de preparación ante esta situación.[2]

En este capítulo se abordarán las dificultades para tener presente en el manejo de la vía aérea del paciente obeso, así como también las estrategias y herramientas que pueden ser de utilidad para afrontarlas.

CONSIDERACIONES EN EL PACIENTE OBESO

De Jong y cols. estudiaron la epidemiología de las complicaciones de la vía aérea en los pacientes obesos en la UCI, las cuales fueron: 39% hipoxemia, 22% hipotensión, 11% paro cardiorrespiratorio (PCR) y 4% muerte. Los factores de riesgo identificados en los pacientes obesos para una intubación difícil fueron: puntuación de Mallampati 3-4, presencia de apnea obstructiva del sueño y movilidad reducida de la columna cervical.[3]

Entre los pacientes obesos hay mayor prevalencia de insuficiencia cardíaca, cardiomiopatía, síndrome de apnea obstructivo del sueño, fallo respiratorio hipercápnico y *cor pulmonale*. La acumulación de tejido adiposo excesivo reduce el volumen espiratorio forzado, la capacidad vital forzada, la capacidad total pulmonar, la capacidad funcional residual y el volumen de reserva espiratorio.[4,5]

En el estudio de D'Anza y cols. se determinó que el aumento del IMC no se correlaciona con el aumento del diámetro traqueal,[6] por lo que recomendamos utilizar el peso ideal en la elección del TET y al preparar la mesa de vía aérea incorporar uno de un número menor y otro mayor del TET elegido.

La obesidad se asocia con una mayor probabilidad de intubación fallida. A pesar de que los predictores de laringoscopia difícil son los mismos que para los pacientes no obesos, la circunferencia del cuello es un indicador adicional útil, ya que cuando es superior a 60 cm se asocia con un 35% de probabilidad de una laringoscopia difícil.[7] El depósito de lípidos en los tejidos blandos condiciona que la laringe se ubique en una zona más anterior.[7]

El aumento del IMC se relaciona con una disminución de la capacidad residual funcional (CRF) exponencial ($Y = 0,86$; $p < 0,01$),[8] con un aumento de la presencia de atelectasias y cortocircuitos (*shunts*) en las regiones pulmonares inferiores.[9] Disminuye la distensibilidad (compliancia) de la caja torácica y se restringen los movimientos diafragmáticos, lo cual empeora con la posición supina o cuando el paciente está bajo los efectos de los sedantes. A su vez, el metabolismo basal, el trabajo respiratorio y las demandas de oxígeno se encuentran incrementadas. Esta combinación conlleva a un menor tiempo de acción durante la apnea en la secuencia rápida de intubación (SRI) y los niveles arteriales de oxígeno caen rápidamente.[10] Debido a esto, es de vital importancia realizar una buena preoxigenación previa a la parálisis o utilizar secuencias de intubación, prescindiendo de los bloqueantes neuromusculares.

Los pacientes con obesidad se encuentran en un estado proinflamatorio, que genera mayor hiperreactividad bronquial y pueden sufrir broncoespasmo durante el manejo de la vía aérea.[7]

Los predictores de vía aérea difícil en el paciente obeso se resumen en el **cuadro 25-1-1**.

La información sobre el efecto de los fármacos anestésicos en la obesidad es limitada. Existe un cambio en la farmacocinética de los fármacos, se incrementa el aclaramiento de las hidrofílicas y el volumen de distribución de las lipofílicas.[11] Hay que tener presente estas modificaciones, sobre todo con las benzodiazepinas y el fentanilo, porque en estos casos la vida media está prolongada. Pero como el aumento de la grasa corporal no se acompaña con un mayor flujo sanguíneo, se corre riesgo de sobredosis.

La determinación del peso solo con la estimación visual del médico resulta inadecuada en un gran porcentaje de casos. El peso del paciente debería medirse con una balanza, o a través de un interrogatorio sobre su último peso, aunque esta situación en circunstancias de emergencias puede ser difícil.[12] La dosificación en base al peso total del paciente puede resultar en sobredosificación o infradosificación y tener efectos negativos en él. Teniendo en cuenta estas circunstancias, la recomendación es calcular la dosis con el peso ideal e ir evaluando la respuesta según los objetivos deseados[13] (**cuadro 25-1-2**).[14-16]

¿QUÉ HERRAMIENTAS SE PUEDEN UTILIZAR EN EL MANEJO DE LA VÍA AÉREA?

La ventilación con máscara suele ser dificultosa,[7] mientras que la rápida evolución a la hipoxemia y la farmacocinética alterada hacen que la vía aérea del paciente con obesidad sea todo un desafío. El éxito en la intubación en el primer intento es menor.[17,18] El aumento de la presión intraabdominal incrementa el riesgo de aspiración durante la maniobra.

Para lograr una mejor ventilación con bolsa máscara se recomienda utilizar la técnica bimanual con uso de presión positiva al final de la espiración (PEEP); si está disponible, hay que sumarle la cánula nasofaríngea y, cuando esté indicada, la cánula orofaríngea que evita el colapso de la vía aérea al caer la lengua.

La preoxigenación con la cabecera a 25-30º mejora el intercambio gaseoso con respecto a en posición supina.[18] A su vez, para prevenir la hipoxemia temprana relacionada con la menor capacidad residual funcional y la formación de atelectasias durante la inducción o posterior a la intubación, se recomienda la utilización de ventilación no invasiva y el aporte de PEEP durante este período[19,20] (**fig. 25-1-1**).

La posición "en rampa" en pacientes con obesidad mórbida mejora las condiciones para intubar, en comparación con la posición de "olfateo" "(véase **fig. 2-13**).[1,21] La intubación de pacientes sin traumatismo ni paro cardíaco en un entorno prehospitalario y en una posición elevada en rampa se asocia con un mejor éxito en el primer paso, una mejor visualización glótica y una disminución de la presencia de secreciones de las vías aéreas durante la laringoscopia.[7] Para los pacientes del departamento de emergencias (DE) que requieren intubación, la posición en rampa tiene sentido fisiológico y está respaldada por estudios prehospitalarios, sin evidencia de daño en el entorno de urgencias.[22]

> **!** Es de vital importancia la alineación del oído con el esternón durante la ventilación, preoxigenación y laringoscopia.

Se debe tomar la decisión entre realizar una secuencia sin bloqueante neuromuscular o llevar a cabo una SRI, donde se administran bloqueantes neuromusculares y existe un período de apnea.[23] El dilema entre ambas estrategias opuestas surge de conocer las ventajas y riesgos de cada una de ellas. En las secuencias sin parálisis se pondera mantener la ventilación espontánea del paciente y, por lo tanto, la oxigenación en todo momento; mientras que la secuencias con parálisis reducen el riesgo de aspiración, mejoran las condiciones para

Cuadro 25-1-1. Predictores de dificultad de la vía aérea en el paciente obeso

Predictor de dificultad	Consideraciones
Dificultad en la ventilación con bolsa-máscara (VBM)	La ventilación puede ser difícil tanto por la disminución de la distensibilidad torácica y de la excursión diafragmática como por el aumento en la resistencia de la vía aérea alta y mayor depósitos de lípidos en los tejidos blandos supraglóticos
Dificultad en la laringoscopia e intubación	La intubación se ha asociado con una mayor dificultad cuando el paciente presenta el cuello corto o voluminoso (aumento de la circunferencia) y antecedentes de apnea obstructiva del sueño o diabetes
Dificultad en el acceso anterior del cuello	Cuello con aumento de tejido adiposo que dificulta encontrar correctamente los reparos anatómicos: cartílago tiroides, cartílago cricoides y membrana cricotiroidea

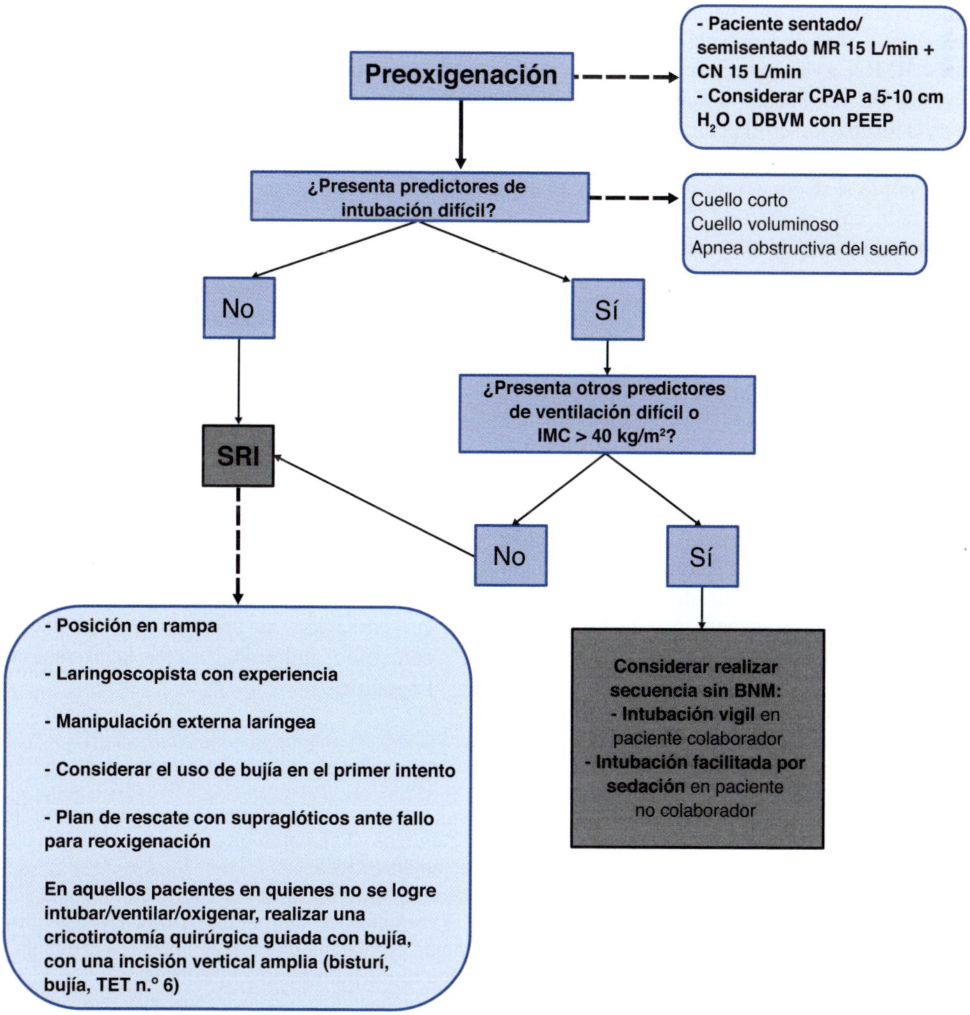

Fig. 25-1-1. Algoritmo de manejo de la vía aérea en el paciente obeso. MR: máscara con reservorio; CN: cánula nasal; CPAP: presión positiva continua en la vía aérea; DBVM: dispositivo de bolsa-válvula-máscara; IMC: índice de masa corporal; TET: tubo endotraqueal; PEEP: presión positiva al final de la espiración; SRI: secuencia rápida de intubación; BNM: bloqueantes neuromusculares.

Cuadro 25-1-2. Dosis estimada según peso del paciente[14-16]

Inductores	Ketamina	Peso magro (peso ideal + 20%)
	Propofol	Peso ideal
	Etomidato	Peso corporal total
Bloqueantes neuromusculares	Succinilcolina	Peso corporal total
	Rocuronio	Peso ideal

la visualización de la glotis, disminuyen el uso de elementos de rescate y presentan mayores índices de primer intento exitoso.[24,25] Ciertos autores recomiendan considerar la intubación vigil en aquellos pacientes con obesidad mórbida (índice de masa corporal [IMC] > 40 kg/m^2) o si presentan otros predictores de ventilación difícil.[14] La chance de éxito en la intubación en el primer intento es mayor con un videolaringoscopio o con la utilización de un fibroscopio si se encuentra disponible y se está familiarizado con el método.[26] Se debe recordar que el uso de la bujía en emergencias se ha asociado con mayores porcentajes de primer intento exitoso en los pacientes que presentan predictores de dificultad.[27,28] En la **figura 25-1-1** se propone un algoritmo de manejo de la vía aérea del paciente obeso, considerando las variables más importantes para tener en cuenta.

En los casos en los que se contemple una vía aérea quirúrgica, hay que tener en cuenta que el acceso es complicado debido al exceso de tejidos blandos y cuello corto, incluso para el caso de una intubación retrógrada.[12] Por lo tanto, se recomienda identificar los reparos anatómicos del paciente mediante ultrasonografía antes de comenzar con la intubación para disminuir los tiempos si es necesario aplicar el método, o, en caso de no contar con tiempo, realizar una incisión amplia con bisturí sobre línea media (8-10 cm vertical) para separar los tejidos con los dedos de ambas manos y así poder reconocer mejor la membrana cricotiroidea (como se explica en el **cap. 17**).

Una vez realizada la vía aérea definitiva, la programación de la ventilación mecánica en el paciente con obesidad tiene una serie de puntos que se deben tener muy presentes:[25,29]

- **El volumen corriente (Vt)** seleccionado debe estar basado en el peso ideal del paciente y no en el real. Es habitual que el tamaño pulmonar de estos pacientes esté sobreestimado y se utilicen altos Vt. Se debe recordar entonces utilizar 6-8 mL/kg con el peso ideal calculado en base a la talla.
- **Iniciar con una PEEP** de 10 cm H_2O desde el inicio de la ventilación mecánica, excepto en aquellos pacientes con patrón obstructivo (crisis asmática o enfermedad pulmonar obstructiva crónica [EPOC] reagudizada).
- **Posición de Trendelemburg invertida:** mejora la ventilación al prevenir que el exceso de contenido abdominal afecte la excursión diafragmática.

PUNTOS CLAVE

- El paciente con obesidad presenta cambios anatómicos y fisiopatológicos que condicionan una vía aérea de difícil acceso, ventilación e intubación dificultosas.
- Es de vital importancia realizar un buen posicionamiento en rampa o con la cabecera a 30°, una correcta preoxigenación (con la ayuda de la combinación de métodos como VNI o ventilación apneica y reanimador con PEEP) por la rápida hipoxemia que pueden presentar debido a la menor CRF y generación de atelectasias en las zonas pulmonares inferiores.
- El uso de la bujía puede ayudar en la intubación y, en caso de fallo, es importante tener planes adicionales, como el uso de dispositivos supraglóticos (para lo cual es importante contar con diferentes tamaños) o un acceso anterior del cuello.
- Evaluar la posibilidad de realizar una secuencia de Intubación sin parálisis, y el uso de videolaringoscopia según la experiencia del operador.

AEROPERLAS

- Todos los DE deberían contar con protocolos de manejo de vía aérea difícil y de casos especiales, como los pacientes obesos.
- Contar con dispositivos supraglóticos de distintos tamaños y capacitar al personal para su utilización.
- Identificar al paciente obeso como un factor de riesgo de ventilación, laringoscopia e intubación difícil y cricotirotomía. Por ello, debemos tener un plan de manejo de la vía aérea y posibles complicaciones en un ambiente tranquilo y cordial.
- Lograr una buena preoxigenación, utilidad para combinar métodos, como la oxigenación apneica, el agregado de PEEP, etc.
- Utilidad de la posición en rampa o cabecera a 30°.

REFERENCIAS

1. Tintinalli J, Ma OJ, Yealy D, et al. Tintinalli's Emergency Medicine. 9.ª ed. Mc Graw Hill; 2020.
2. Cook TM, Woodall N, Harper J, et al. Major complications of airway management in the UK: results of the Fourth National Audit Project of the Royal College of Anaesthetists and the Difficult Airway Society. Part 1: anaesthesia. Br J Anaesth 2011;106(5):632-42.
3. De Jong A, Molinari N, Pouzeratte Y, et al. Difficult intubation in obese patients: incidence, risk factors, and complications in the operating theatre and in intensive care units. Br J Anaesth 2015;114:297-306.
4. Lazarus R, Sparrow D, Weiss ST. Effects of obesity and fat distribution on ventilatory function: the normative aging study. Chest 1997;111:891.
5. Chinn DJ, Cotes JE, Reed JW. Longitudinal effects of change in body mass on measurements of ventilatory capacity. Thorax 1996;51:699.
6. D'Anza et al. Does body mass index predict tracheal airway size?: BMI and tracheal airway size. Laryngoscope 2014;125(5):1093-7.
7. Association of Anaesthetists of Great Britain and Ireland. Peri-operative management of the obese surgical patient Anaesthesia 2015;70: 859-76.
8. Pelosi P, Croci M, Ravagnan I, et al. The effects of body mass on lung volumes, respiratory mechanics, and gas exchange during general anesthesia. Anesthesia and Analgesia 1998;87:654-60.
9. Isono S. Obstructive sleep apnea of obese adults: pathophysiology and peri-operative airway management, Anesthesiology 2009;110:908-21.
10. Farmery AD, Roe PG. A model to describe the rate of oxyhaemoglobin desaturation during apnoea. Br J Anaesth 1996;76:284-91.
11. Hanley MJ, Abernethy DR, Greenblatt DJ. Effect of obesity on the pharmacokinetics of drugs in humans. Clin Pharmacokinet 2010;49:71.
12. Levitan RM, Chudnofsky C, Sapre N. Emergency airway management in a morbidly obese, noncooperative, rapidly deteriorating patient. Am J Emerg Med 2006;24:894.
13. Anglemyer BL, Hernandez C, Brice JH, et al. The accuracy of visual estimation of body weight in the ED. Am J Emerg Med 2004;22(7):526-9.
14. Dargin J, Medzon R. Emergency department management of the airway in obese adults. Ann Emerg Med 2010;56(2):95-104.
15. Parker BK, Manning S, Winters ME. The crashing obese patient. West J Emerg Med 2019;20(2):323-30.
16. Patanwala AE, Sakles JC. Effect of patient weight on first pass success and neuromuscular blocking agent dosing for rapid sequence intubation in the emergency department. Emerg Med J 2017;34(11):739-43.
17. Yakushiji H, Goto T, Shirasaka W, et al. Associations of obesity with tracheal intubation success on first attempt and adverse events in the emergency department: an analysis of the multicenter prospective observational study in Japan. PLoS One 2018;13:e0195938.
18. Dargin JM, Emlet LL, Guyette FX. The effect of body mass index on intubation success rates and complications during emergency airway management. Intern Emerg Med 2013;8(1):75-82.
19. Langeron O, Birenbaum A, Le Saché F, et al. Airway management in obese patient. Minerva Anestesiol 2014;80(3):382-92.
20. Gander S, Frascarolo P, Suter M, et al. Positive end-expiratory pressure during induction of general anesthesia increases duration of nonhypoxic apnea in morbidly obese patients. Anesthesia and Analgesia 2005;100:580-4.
21. Collins JS, Lemmens HJM, Brodsky JB, et al. Laryngoscopy and morbid obesity: a comparison of the "sniff" and "ramped" positions. Obesity Surgery 2004;14:1171-5.
22. Bryant R. ¿La elevación de la cabecera de la cama durante la intubación mejora los resultados orientados al paciente? [Internet]. Blog REBEL EM, 1 de agosto de Disponible en: https://rebelem.com/does-head-of-bed.
23. Bhat R, Mazer-Amirshahi M, Sun C, et al. Accuracy of rapid sequence intubation medication dosing in obese patients intubated in the ED. Am J Emerg Med 2016;34(12):2423-5.
24. Adams JP, Murphy PG. Obesity in anaesthesia and intensive care. Br J Anaesth 2000;85:91.
25. Frerk C, Mitchell VS, McNarry AF, et al. Difficult Airway Society 2015 guidelines for management of unanticipated difficult intubation in adults. Br J Anaesth 2015;115(6):827-48.
26. Dixon BJ, Dixon JB, Carden JR, et al. Preoxygenation is more effective in the 25 degrees head-up position than in the supine position in severely obese patients: a randomized controlled study. Anesthesiology 2005;102:1110.
27. Jabre P, Combes X, Leroux B, et al. Use of gum elastic bougie for prehospital difficult intubation. Am J Emerg Med 2005;23:552.
28. Driver B, Prekker M, Klein L, et al. effect of use of a bougie vs endotracheal tube and stylet on first-attempt intubation success among patients with difficult airways undergoing emergency intubation: a randomized clinical Trial. JAMA 2018;319(21):2179-89.
29. De Jong A, Chanques G, Jaber S. Mechanical ventilation in obese ICU patients: from intubation to extubation. Crit Care 2017;21(1):63.

25-2. *Manejo de la vía aérea en el embarazo*

Mercedes Constanza Soler

OBJETIVOS

- Conocer los cambios anatómicos y fisiológicos que acontecen en la mujer embarazada.
- Valorar técnicas y herramientas para el manejo adecuado de la vía aérea de la embarazada, a fin de evitar la hipoxemia de la madre y del feto.

INTRODUCCIÓN

El fallo respiratorio se presenta como una complicación en el 0,1 al 0,2% de los embarazos.[1] Esta es una situación rara, pero grave, que involucra no solo a la paciente en cuestión, sino también al feto, ya que se trata de un binomio. Por ello, se convierte en un desafío que suele generar un estrés adicional y un ambiente complicado, donde los factores humanos tienen un papel preponderante. La intubación fallida o dificultosa incrementa el riesgo de broncoaspiración y hasta de paro cardíaco por hipoxia. La incidencia informada en la intubación fallida es de 1 cada 250 casos y la intubación difícil ocurre en el 3,3% de los casos.[2] Glassenberg en un estudio informó que la incidencia de intubación fallida es 8 veces mayor en la población obstétrica que en la no obstétrica, 1 de cada 280 intubaciones, y el riesgo de desenlace mortal es 13 veces superior.[3] Existen numerosos cambios anatómicos y fisiológicos durante el embarazo que influyen en el manejo de la vía aérea. A su vez, se debe tener presente la existencia de patologías específicas del estado de embarazo que pueden desencadenar insuficiencia respiratoria y la necesidad de asistencia ventilatoria mecánica.

Al final del embarazo existe un riesgo elevado de complicaciones anestésicas durante el manejo de la vía aérea en comparación con mujeres de la misma edad no gestantes. Se convierte en una vía aérea difícil, por presentar una laringoscopia e intubación dificultosas, estrés ambiental y personal debido al riesgo de tratar dos vidas. Si esta situación ocurre, la hipoxemia y la aspiración del contenido gástrico son las complicaciones más temidas con efecto potencial devastador tanto para la madre como para el feto.[4]

CAUSAS DEL FALLO RESPIRATORIO EN EL EMBARAZO

Existen causas propias del estado de embarazo, además de las que acontecen en la población general. Podemos resumirlas en el **cuadro 25-2-1**.[1]

CAMBIOS ANATÓMICOS Y FISIOLÓGICOS

Existen numerosos cambios anatómicos y fisiológicos durante el embarazo. La congestión capilar de la mucosa debido al incremento de estrógeno provoca edema de la vía aérea superior, con dificultad para la respiración nasal, mucosa friable y riesgo de sangrado,[5,6] por lo que se recomienda la elección de un operador experimentado y un menor diámetro de tubo endotraqueal.

La progesterona tiene un efecto relajante del músculo, sumado a que el útero grávido genera un cambio en la posición del estómago y del ángulo de la unión gastroesofágica, lo que resulta en la incompetencia del mecanismo valvular y el consecuente riesgo de reflujo gástrico y broncoaspiración.[7]

La circunferencia del cuello incrementada, un elevado valor de la puntuación de Mallampati y la obesidad son factores predictores de una vía aérea difícil.[8]

La puntuación de Mallampati cambia durante la gestación, aumenta hasta la clase IV desde la semana 12 a la 38 y es secundario a la ganancia de peso y el edema faríngeo. Durante el trabajo de parto, este edema puede exacerbarse con la terapia de líquidos administrada,[9,10] lo que dificulta aún más la laringoscopia.

Rocke y cols. evaluaron el manejo de la vía aérea en 1500 cesáreas electivas y de emergencia y hallaron una fuerte correlación entre la dificultad en

Cuadro 25-2-1. Causas de fallo respiratorio más comunes en el embarazo

Específicas del embarazo	SDRA debido a preeclampsia, SDRA debido a corioamnionitis y SDRA debido a *abruptio placentae* Cardiomiopatía periparto Embolismo pulmonar amniótico, edema pulmonar asociado a tocolíticos y embolismo trofoblástico
Riesgo aumentado por el embarazo	Tromboembolismo pulmonar, aspiración de contenido gástrico, TRALI (lesión pulmonar secundaria a transfusión), asma, SDRA por sepsis (pielonefritis, neumonía), hipertensión pulmonar, enfermedad cardíaca por estenosis valvular
Condiciones no específicas	Traumatismo, enfermedades relacionadas con el consumo de drogas, pancreatitis aguda

Extraído y adaptado de Lapinsky SE.[1]
SDRA: síndrome de dificultad respiratoria del adulto.

la visualización de las estructuras de la orofaringe y la intubación dificultosa. Los factores de riesgo asociados fueron el cuello corto, las puntuaciones de Mallampati III y IV y la retracción mandibular. El riesgo relativo de experimentar una intubación dificultosa fue de 3,23 Mallampati II; 7,58 Mallampati III y 11,3 Mallampati IV. Al combinar los factores de riesgo se encontró que la asociación de Mallampati III o IV con retracción mandibular y el cuello corto tenía una probabilidad de una laringoscopia dificultosa del 90%.[11]

Durante la gestación, el diafragma es desplazado unos 4 cm hacia cefálico, pero la potencial pérdida de volumen pulmonar se compensa con los aumentos de los diámetros torácicos anteroposterior y transverso. La capacidad funcional residual (CRF) disminuye del 10 al 25% en el tercer trimestre del embarazo.[1] La combinación de una menor CRF y un consumo aumentado de oxígeno hacen que la paciente gestante desarrolle rápidamente hipoxemia ante la hipoventilación o apnea.

La ventilación minuto incrementa progresivamente desde el 1.º trimestre hasta llegar a un 20-40% al finalizar la gestación. Existe un incremento de la demanda ventilatoria por el aumento de niveles séricos de progesterona, que conlleva a una alcalosis respiratoria y a una excreción renal de bicarbonato compensatoria, con una caída de la $PaCO_2$ a 28-32 mm Hg y un HCO_3 sérico de 18-21 mEq/L.[1]

La preeclampsia acompañada de edema en los tejidos blandos y coagulopatía se puede complicar con los intentos repetitivos de laringoscopia, lo que causa laceraciones o sangrados de la vía aérea.[12]

Las parturientas con obesidad mórbida presentan un aumento de la morbimortalidad durante el manejo anestésico, con un mayor riesgo de fallo en la intubación y riesgo de aspiración gástrica.[10] En un gran estudio realizado en un centro especializado, realizado desde 1984 a 2003, se identificó como predictor de riesgo de intubación dificultosa la edad materna mayor de 35 años, el peso de 90-99 kg y la falta de trabajo de parto (por mayor riesgo de cesárea de urgencia).[13]

RECOMENDACIONES

En la **figura 25-2-1** se presenta el esquema de manejo de la vía aérea recomendado en la emergencia durante el embarazo y a continuación se enumeran algunos aspectos particulares.[14]

- Sería de gran utilidad adoptar protocolos institucionales de manejo de la vía aérea en las pacientes embarazadas y entrenamiento en esa situación crítica.[3]
- Es muy importante poder plantear un plan de acción y otros de contingencia ante el fracaso del primero. Tener un plan A, B, C, etc. El operador debe ser el más capacitado.[15]
- La manipulación de la vía aérea en las pacientes parturientas requiere especial atención, sobre todo se debe prevenir la aspiración y ser cuidadosos al realizar la laringoscopia por el riesgo de traumatismo y sangrado. Se recomienda la utilización de tubos endotraqueales de menor calibre.[10]

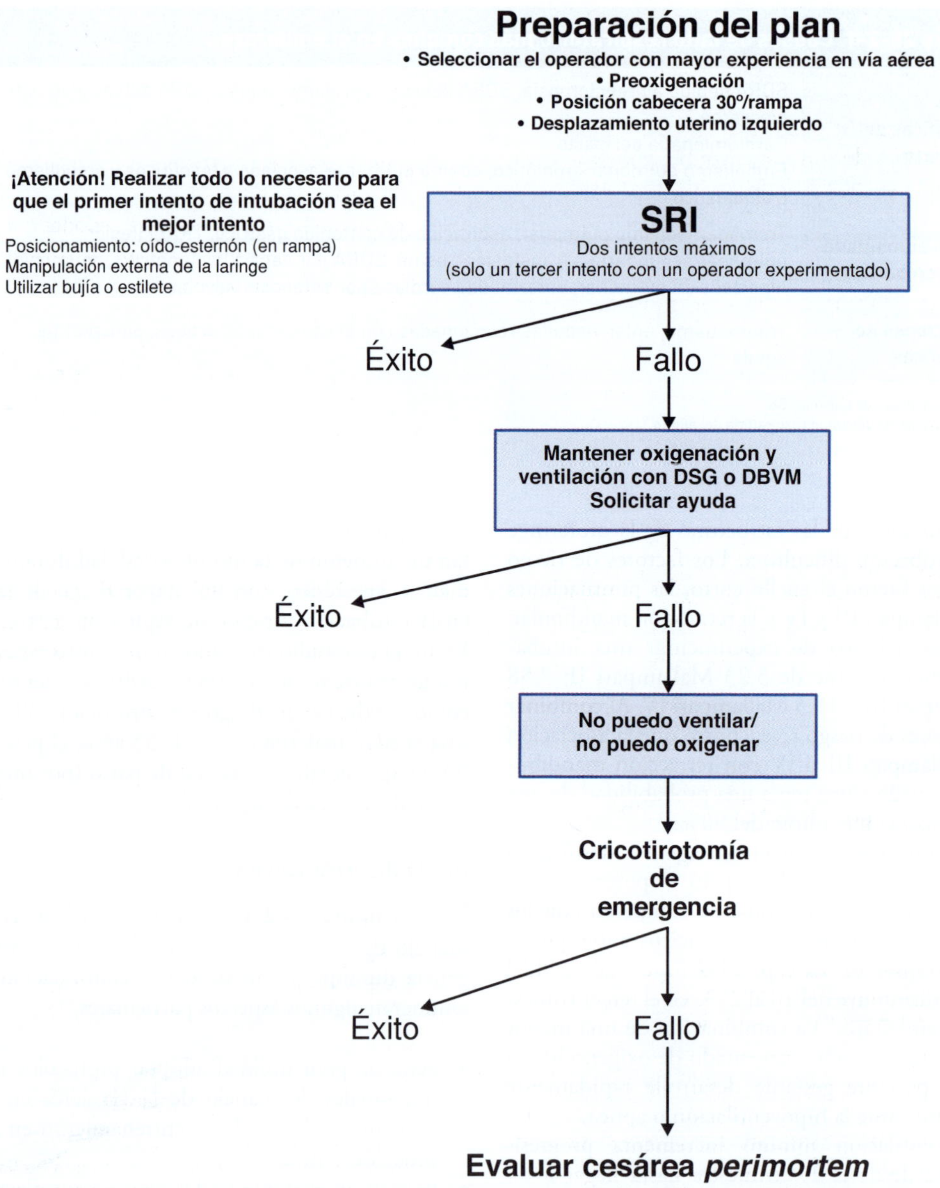
Preparación del plan
• Seleccionar el operador con mayor experiencia en vía aérea
• Preoxigenación
• Posición cabecera 30°/rampa
• Desplazamiento uterino izquierdo
¡Atención! Realizar todo lo necesario para que el primer intento de intubación sea el mejor intento
Posicionamiento: oído-esternón (en rampa)
Manipulación externa de la laringe
Utilizar bujía o estilete
SRI
Dos intentos máximos
(solo un tercer intento con un operador experimentado)
Éxito
Fallo
Mantener oxigenación y ventilación con DSG o DBVM
Solicitar ayuda
Éxito
Fallo
No puedo ventilar/ no puedo oxigenar
Cricotirotomía de emergencia
Éxito
Fallo
Evaluar cesárea *perimortem*

Fig. 25-2-1. Manejo de la vía aérea en emergencias durante el embarazo. Los intentos tanto de intubación como de colocación de un dispositivo supraglótico (DSG) deben ser como máximo 2. DBVM: dispositivo de bolsa-válvula-máscara; SRI: secuencia rápida de intubación. Modificada y adaptada para situaciones de emergencias de Henderson JJ y cols, 2004.[14]

- Es de vital importancia lograr una buena preoxigenación, combinando métodos de aporte de oxígeno, como la oxigenación apneica y el aporte de PEEP[15] (véase **cap. 8**).
- Es fundamental un adecuado posicionamiento previo a la intubación. En estos casos es de gran utilidad la posición en rampa, la de Trendelemburg invertida o la colocación de almohadas

para la elevación de la cabeza y un correcto alineamiento oído-esternón[8,10] (véase **cap. 2**).

- Una opción viable y segura es la intubación vigil cuando la paciente presenta predictores de vía aérea difícil. Se puede realizar con la aplicación tópica de lidocaína en aerosol en la base de la lengua y las paredes laterales de la faringe, como hemos desarrollado en otros capítulos de esta obra[10] (véase **cap. 8**).
- Tener en cuenta la posibilidad de uso de los dispositivos supraglóticos de forma temprana ante la imposibilidad de ventilar o intubar a la paciente.[15]
- El uso de videolaringoscopia es un recurso creciente en los departamentos de emergencias hospitalarios y en manos entrenadas demuestran mejorar la posibilidad de intubación.[16]
- La bujía es una herramienta importante para mejorar la posibilidad de intubación en pacientes con determinantes de vía aérea difícil.[17] Por lo tanto, en pacientes con cambios inducidos por el embarazo debe estar presente en nuestro plan A de intubación orotraqueal.

FÁRMACOS

En los casos de patologías propias de las mujeres gestantes, como preeclampsia y enfermedad neurológica o cardíaca, la utilización correcta de los opioides podría ofrecer protección contra los cambios bruscos de presión arterial que pueden ocurrir durante la laringoscopia. El fentanilo sería una buena opción, teniendo en cuenta la posibilidad de revertir su efecto (con naloxona) en los casos de depresión respiratoria neonatal significativa posparto.[18,19] Recomendación de dosificación: 1-1,5 mg/kg de bolo de fentanilo, luego 1-1,5 mg/kg/hora de infusión.[18] La transferencia placentaria de propofol depende del flujo sanguíneo placentario y del gradiente de concentración entre la madre y el feto. La dosis de inducción y el tiempo desde la anestesia hasta el pinzamiento del cordón umbilical probablemente tengan un efecto importante en la concentración de propofol en el feto.[20]

Existe controversia en cuanto al uso de ketamina en pacientes gestantes. La FDA no le asigna clase por no contar con estudios en humanos; pero otros, como el Comité Australiano de Evaluación Farmacológica, la cataloga como clase A.[20] Está comprobado el paso placentario y al feto en dosis mayores de 2 mg/kg. Puede ser una alternativa en pacientes con descompensación hemodinámica y durante períodos cortos, siempre en dosis menores de 1 mg/kg, y se debe evitar su uso en la hipertonía uterina para minimizar situaciones de riesgo en el feto.[18,21,22]

El midazolam tuvo un tiempo de inducción lento y se asoció con puntuaciones de Apgar más bajas y una profundidad de anestesia más ligera que el tiopental. En el estudio de Celleno y cols., el Apgar a 1 min > 7 fue 89% para tiopental, 46% para propofol y 51% para midazolam, y a los 5 minutos Apgar > 7 fue de 100% para todos los grupos. Los recién nacidos, cuyas madres recibieron propofol o midazolam como fármacos de inducción, se encontraron más hipotónicos y somnolientos durante la primera hora, en comparación con el grupo de tiopental. El midazolam no muestra ninguna ventaja sobre el propofol y las infusiones prolongadas de midazolam generalmente se evitan por su acción prolongada.[23]

La dexmedetomidina está clasificada como categoría C en el embarazo. Es un agente factible para utilizar como analgésico y sedante luego de la intubación. Disminuiría el uso de midazolam y antihipertensivos y la estancia en UCI en comparación con el primero. Recomendación de dosificación: infusión 0,2-1,4 mg/kg/hora. Considerar 1 mg/kg bolo IV durante 10-20 minutos[24,25] (**cuadro 25-2-2**).

> **!** Si bien el propofol es el único inductor de clase B en el embarazo, la selección del fármaco debe basarse en la patología de la madre y en la condición clínica que la ha llevado a la intubación.[22] Dentro los bloqueantes neuromusculares, el rocuronio resulta de elección en la secuencia rápida de intubación (categoría B).[25]

Cuadro 25-2-2. Fármacos utilizados con más frecuencia en el manejo avanzado de vía aérea y su categoría en el embarazo según la FDA

	FÁRMACO	CLASE FDA
Analgésico	Fentanilo	C
Inductores/sedantes	Propofol	B
	Etomidato	C
	Midazolam	D
	Ketamina	N
	Dexmedetomidina	C
Paralizantes	Rocuronio	B
	Succinilcolina	C

Categoría A: estudios controlados no han podido demostrar un riesgo para el feto en el primer trimestre del embarazo (y no hay evidencia de riesgo en los trimestres posteriores). **Categoría B:** estudios de reproducción en animales no han podido demostrar un riesgo para el feto y no existen estudios adecuados y bien controlados en mujeres embarazadas. **Categoría C:** estudios de reproducción en animales han mostrado un efecto adverso en el feto y no hay estudios adecuados y bien controlados en humanos, pero los beneficios potenciales pueden justificar el uso del medicamento en mujeres embarazadas a pesar de los riesgos potenciales. **Categoría D:** existe evidencia positiva de riesgo para el feto basada en datos de reacciones adversas de la experiencia de investigación o comercialización o estudios en humanos, pero los beneficios potenciales pueden justificar el uso del medicamento en mujeres embarazadas a pesar de los riesgos potenciales. **Categoría N:** sin clasificación. FDA: *Food and Drug Administration* de los EE. UU.

PUNTOS CLAVE

- Debido a los cambios anatómicos y fisiológicos, la mujer gestante se encuentra en una situación desfavorable ante la insuficiencia respiratoria. A su vez, por tratarse de un binomio, el estrés ambiental y personal genera que el manejo avanzado de la vía aérea tenga mayor riesgo de complicaciones. Para evitarlas, debemos hacer un uso temprano de los dispositivos supraglóticos, tener protocolos y un plan previo de acción y planes alternativos ante el fracaso del primero. Es de vital importancia una buena preoxigenación y optimizar la ubicación de la paciente con la posición en rampa o cabecera a 30º. De ser posible, el personal más experimentado debe ser quien enfrente esta situación tan estresante.

AEROPERLAS

- Disminuir la ansiedad, tener un plan de acción y varios planes de contingencia ante el fracaso del primero.
- Lograr una buena preoxigenación es fundamental. Utilidad de la combinación de métodos de aporte de O_2.
- Tanto la videolaringoscopia como la bujía deben ser consideradas en el primer intento de intubación en el embarazo, siempre que el operador se encuentre familiarizado con estas herramientas.

REFERENCIAS

1. Lapinsky SE. Acute respiratory failure in pregnancy. Obstet Med 2015;8(3):126-32.
2. McDonnell NJ, Paech MJ, Clavisi OM, et al. Difficult and failed intubation in obstetric anaesthesia: an observational study of airway management and complications associated with general anaesthesia for caesearean section. Int J Obstet Anesth 2008;17:292-7.
3. Glassenberg R. General anesthesia and maternal mortality. Semin Perinatol 1991;15:386-96.

4. Biro P. Difficult intubation in pregnancy. Curr Opin Anaesthesiol 2011;24(3):249-54.
5. Kuczkowski KM, Reisner LS, Benumof JL. Airway problems and new solutions for the obstetric patient. J Clin Anesth 2003;15:552-63.
6. Norwitz ER, Robinson JN, Malone FD. Pregnancy-induced physiologic alterations. En: Dildy GA, Belfort MA, Saade GR, et al. Critical Care Obstetrics. 4.th ed. Malden, MA: Blackwell Publishing; pp. 19-42.
7. Cheek TG, Gutsche BB. Pulmonary aspiration of gastric contents. En: Hughes SC, Levinson G, Rosen MA. Shnider and Levinson's Anesthesia for Obstetrics. 4.th ed. Philadelphia, PA: Lippincott Williams & Wilkins; pp. 391-405.
8. Douglas MJ, Preston RL. The obstetric airway: things are seldom as they seem. Can J Anaesth 2011;58(6):494-8.
9. Bhavani-Shankar K, Lynch EP, Datta S. Airway changes during cesarean hysterectomy. Can J Anaesth 2000;47:338-41.
10. Munnur U, de Boisblanc B, Suresh MS. Airway problems in pregnancy. Crit Care Med 2005;33(10 Suppl):S259-68.
11. Rocke DA, Murray WB, Rout CC, et al. Relative risk analysis of factors associated with difficult intubation in obstetric anesthesia. Anesthesiology 1992;77:67-73.
12. Rasmussen GE, Malinow AM. Toward reducing maternal mortality: The problem airway in obstetrics. Int Anesthesiol Clin 1994;32:83-101.
13. McKeen DM, George RB, O'Connell CM, et al. Difficult and failed intubation: Incident rates and maternal, obstetrical, and anesthetic predictors. Can J Anaesth 2011;58(6):514-24.
14. Henderson JJ, Popat MT, Latto IP, et al. Difficult Airway Society guidelines for management of the unanticipated difficult intubation. Anaesthesia 2004;59:675-94.
15. Mushambi MC, Kinsella SM, Popat M, et al. Guidelines for failed intubation in obstetrics. Anaesthesia 2015;70:1286-1306.
16. Aziz MF, Kim D, Mako J, et al. A retrospective study of the performance of video laryngoscopy in an obstetric unit. Anesth Analg 2012;115(4):904-6.
17. Driver B, Prekker M, Klein L, et al. Effect of use of a bougie vs endotracheal tube and stylet on first-attempt intubation success among patients with difficult airways undergoing emergency intubation: a randomized clinical trial. JAMA 2018;319(21):2179-89.
18. Devroe S, Van de Velde M, Rex S. General anesthesia for caesarean section. Curr Opin Anaesthesiol 2015;28(3):240-6. Bryant R. Post Intubation Sedation for Pregnant Patients. [Internet] blog REBEL EM. 10 de agosto de 2015 [citado: marzo de 2023]. Disponible en: https://rebelem.com/post-intubation-sedation-for-pregnant-patients/.
19. Bacon RC, Razis PA. The effect of propofol sedation in pregnancy on neonatal condition. Anaesthesia 1994;49(12):1058-60.
20. Australian Drug Evaluation Committee. Medicines in Pregnancy-An Australian categorisation of risk of drug use in pregnancy. 4.th ed. Canberra, Australia: Australian Government Publishing Service; 1999.
21. Ansari J, Carvalho B, Shafer SL, et al. Pharmacokinetics and pharmacodynamics of drugs commonly used in pregnancy and parturition. Anesth Analg 2016;122(3):786-804.
22. Celleno D, Capogna G, Emanuelli M, et al. Which induction drug for cesarean section? A comparison of thiopental sodium, propofol, and midazolam. J Clin Anesth 1993;5(4):284-8.
23. Esmaoglu A, Ulgey A, Akin A, et al. Comparison between dexmedetomidine and midazolam for sedation of eclampsia patients in the intensive care unit. J Crit Care 2009;24(4):551-5.
24. Shin J. Anesthetic management of the pregnant patient: Part Anesth Prog 2021;68(2):119-27.
25. Kostelecky N, Pastores SM. Drugs in Pregnancy [Internet]. En: Oropello JM, Pastores SM, Kvetan V (eds). Access Medicine. New York, NY: McGraw-Hill Education; 2017 [citado13 de marzo de 2023]. Disponible en: https://accessanesthesiology.mhmedical.com/content.aspx?bookid=1944§ionid=143523323.

25-3. Vía aérea en el paciente traumatizado

Mercedes Constanza Soler y Juan Ignacio Casadei

OBJETIVOS

- Exponer las bases fisiopatológicas asociadas a la intervención de la vía aérea en el paciente traumatizado.
- Entender el enfoque global y la seguridad del procedimiento de manejo de la vía aérea en un paciente traumatizado.
- Conocer las principales indicaciones de una vía aérea segura en un traumatismo y sus alternativas terapéuticas y de abordaje para mejorar la sobrevida en el paciente traumatizado.
- Entender la importancia de contar con protocolos de abordaje y alternativas ante eventualidades preestablecidas y al alcance del operador a la hora de enfrentarse a la vía aérea de un paciente traumatizado.
- Conocer la farmacoterapia para el abordaje de una vía aérea segura en un traumatismo.

INTRODUCCIÓN

La vía aérea en el paciente con trauma grave es peligrosa por definición: difícil desde el punto de vista anatómico, psicológico y fisiológico.[1] El espíritu de este capítulo es introducir al lector al enfoque adecuado basado en la evidencia y, por sobre todo, en la seguridad del paciente a la hora de asistir a un individuo traumatizado. El traumatismo es la primera causa de muerte en la población joven, motivo frecuente de asistencia prehospitalaria e ingreso hospitalario en los departamentos de emergencias en todo el mundo. Al igual que en el resto de las patologías de emergencia, las indicaciones de vía aérea definitiva en el traumatismo son protección de la vía aérea, fallo en la oxigenación o ventilación y anticipación a una evolución clínica desfavorable.[2]

VÍA AÉREA EN PACIENTES CON TRAUMATISMO Y SHOCK

Desde el tan difundido ATLS para el manejo del traumatismo, se genera la estructura de ABC, donde la protección de la vía aérea es el primer paso. Pero hay que tener en cuenta que los pacientes traumatizados graves tienen baja reserva fisiológica, se encuentran hipovolémicos, con acidosis metabólica e hipoxemia, por lo tanto, el organismo intenta compensar su estado hemodinámico mediante una respuesta simpática incrementada.

Clásicamente, cuando se indica una vía aérea definitiva, se utilizan fármacos inductores que tienen hipotensión como efecto adverso debido a sus características simpaticolíticas. Los bloqueantes neuromusculares (BNM) generan apnea, lo cual conlleva a la pérdida de la hiperventilación compensadora de la acidosis metabólica asociada a esta patología. A su vez, la exposición a una presión positiva propia de la ventilación mecánica disminuye el retorno venoso por las fuerzas generadas sobre la aurícula derecha, con el consecuente riesgo incrementado de paro cardíaco periintubación.[3,4]

Los pacientes politraumatizados pueden estar en shock (shock hipovolémico hemorrágico como primera causa), tener un traumatismo torácico con contusión pulmonar o alteración en la ventilación por dolor, deterioro del nivel de conciencia por traumatismo craneoencefálico (TCE) o tóxicos asociados, lesión de la vía aérea y traumatismo cervical presente o sospechado. Estas son causas que plantean la necesidad de instrumentar la vía aérea en un contexto sumamente complicado.[1,5]

Por todo lo antes expuesto, muchos autores plantean que la intubación orotraqueal es una indicación que no está exenta de múltiples efectos adversos y agravamiento del cuadro inicial del paciente, por lo que la reanimación previa al manejo de la vía aérea (también llamada estabilización hemodinámica previa a la intubación orotraqueal) redefine el ABC por el CAB (tratamiento de la hemorragia catastrófica, circulación, vía aérea y ventilación) o el MARCH (hemorragia masiva, vía aérea, ventilación, circulación).[6,7] Se debe recordar que oxigenar y ventilar no son sinónimos de vía aérea segura.[8] En este capítulo se plantea la necesidad de una indicación basada en la relación de riesgo-beneficio en el paciente traumatizado y las alternativas de manejo de la oxigenación hasta tener un margen de seguridad a la hora de intervenir con maniobras invasivas.[9]

Con el uso de la tensión arterial sistólica (TAS) y la frecuencia cardíaca (FC) es posible calcular el índice de shock (*shock index*, SI) previo al procedimiento (FC/TAS), cuyo valor normal es menos de 0,8. Está demostrado que un valor superior a 0,9 aumenta el riesgo de PCR periintubación y se asocia con mayores requerimientos de hemoderivados.[4] En aquellos pacientes que previamente consumen betabloqueantes es de ayuda el *Delta-Shock Index* (Delta SI), que consiste simplemente en la medición del SI en dos momentos durante la reanimación inicial (previo y posterior). Una diferencia > 0,1 puede indicar mayor mortalidad y necesidad de hemoderivados.[10] En los casos con SI elevado, la recomendación es la reanimación previa al manejo avanzado de la vía aérea, con terapia de líquidos inicial, hemoderivados preferentemente, y la utilización temprana de vasopresores.[11]

Es fundamental la corrección de "los tres asesinos de la vía aérea" antes de su instrumentación: hipotensión, hipoxemia y acidosis.[7,12] Esta recomendación se basa no solo en el riesgo de PCR periintubación, sino también en el mal pronóstico neurológico que conlleva un episodio de hipoxemia o hipotensión en un paciente con TCE grave.[13,14] Es fundamental que se pueda conseguir una vía aérea definitiva en el primer intento. Los efectos adversos se triplican cuando se requiere más de un procedimiento, por lo que el operador más experimentado es el indicado para realizar la maniobra.[15]

PREDICTORES DE VÍA AÉREA DIFICÍL EN EL TRAUMATISMO

Predictores de ventilación dificultosa:[5]

- Posicionamiento (collar cervical y restricción espinal).
- Traumatismo facial, cervical y de la vía aérea propiamente dicha.
- Vía aérea contaminada (vómitos, sangre).

Predictores de laringoscopia e intubación dificultosas:[5]

- Apertura bucal limitada.
- Movilidad de la mandíbula reducida.
- Posicionamiento inadecuado.
- Vía aérea contaminada (vómitos, sangre).
- Traumatismo anterior del cuello.

Los procedimientos que se deben tener en cuenta para sortear las posibles complicaciones y mejorar la ventilación, oxigenación, visualización de la glotis e introducción del TET son los siguientes:

- Evaluación de la utilidad de los dispositivos supraglóticos básicos y avanzados (cánula orofaríngea, cánula nasofaríngea, máscara laríngea y otros).
- Realizar la maniobra de MILS (véase **fig. 13-8B**), Trendelemburg invertida y camilla a 20-30°.
- Aspiración rígida y transparente (p. ej.: cánula de succión de Yankauer o la Ducanto).
- Posibilidad de fibrolaringoscopia flexible.[16]
- Vía aérea quirúrgica (acceso en la cara anterior del cuello; cricotiroidotomía quirúrgica).

Los predictores de vía aérea difícil, ya sea dentro de la ventilación o en la intubación orotraqueal, deben funcionar como un gatillo para que en su accionar se tenga en cuenta un abanico de procedimientos que se deben realizar con el fin de lograr los objetivos.

Un ejemplo claro es el traumatismo maxilofacial complejo con pérdida de sustancia, vía aérea contaminada e imposibilidad de oxigenación.

> ! Tener siempre presente la posibilidad de realizar una vía aérea quirúrgica de emergencia ante la imposibilidad de una IOT exitosa.[5]

Dentro de los conocimientos adquiridos en la atención inicial del traumatismo que se vienen repitiendo durante años, está la cautela con la que se debe manejar la estabilidad de la columna cervical cuando se manipula la vía aérea. El temor se basa en el riesgo de generar un daño irreversible en los pacientes. No obstante, hay que tener en cuenta que la incidencia de traumatismo cervical por la movilización durante la IOT es del 0,03%.[5]

> ! La restricción cervical dificulta la visualización de la glotis y hace que el procedimiento sea más complejo, tenga tiempos más prolongados, mayor número de intentos y riesgo de hipoxemia consecuente.[5,17]

Hay que poner en la balanza el riesgo de movilización frente al riesgo de hipoxemia e hipercapnia (ambas son complicaciones para todo TCE grave, la causa más frecuente de requerimiento de vía aérea avanzada en estos casos). Quizás, el collar cervical solo cumpla la función de recordar que existe un potencial riesgo de lesión de la columna cervical.[5]

HERRAMIENTAS PARA MEJORAR LA INTUBACIÓN OROTRAQUEAL EN EL PRIMER INTENTO

Como se explica en los demás capítulos de este libro, existen diversos dispositivos y maniobras que pueden facilitar la ventilación e intubación para obtener mejores resultados a la hora de indicar una vía aérea avanzada. Para no ser repetitivos, solo los enunciaremos (en los anteriores capítulos se encuentran desarrollados con mayor detalle).

- Lista de verificación (*checklist*) prearribo.[18]
- Preoxigenación (opción: uso de dispositivo bolsa-válvula-máscara con válvula de PEEP).[19]
- Posicionamiento con elevación a 30° (véase **fig. 13-3C**).[20-24]
- Uso del introductor o bujía en el primer intento (véase **fig. 14-1**).[25-27]
- Oxigenación apneica.[28-31]
- Maniobra de manipulación externa bimanual (véase **fig. 2-14**).[32]

Respecto de los fármacos inductores, se recomienda utilizar aquellos que mantengan un perfil hemodinámico estable, como ketamina o etomidato.[1,33]

En un gran número de ocasiones, el etomidato es el fármaco elegido como inductor por su estabilidad hemodinámica, su rápido inicio de acción y disminución de las demandas de O_2 cerebral, pero esta puede agravarse en los casos de inestabilidad hemodinámica, por lo que se recomienda una disminución de la dosis a 0,15 mg/kg en estos pacientes.[34]

La ketamina parece ser el mejor agente inductor para pacientes con shock compensado o descompensado. Mucho se ha hablado del riesgo infundado de aumento de la presión intracraneal (PIC) asociado su uso. Una revisión de Zeiler y cols.[35] demostró que esta premisa no está basada en la evidencia.

En cuanto a la elección del BNM, Tran y cols. en una revisión sistemática de Cochrane de 2017 mostraron que el uso de succinilcolina y rocuronio son buenas opciones en la secuencia rápida de intubación (SRI), utilizando como motivo de elección las condiciones de intubación.[36] La succinilcolina es muy deseable por su rápido inicio de acción y breve duración. Mucho se teme ante el riesgo de hiperpotasemia transitoria que genera, pero el aumento de receptores (*up-regulation*) requiere unos 3-5 días para desarrollarse, por lo que no supone un peligro en el momento agudo.[34] Kovarik y cols. abordaron el riesgo de aumento de PIC por las fasciculaciones, lo cual sigue siendo motivo de discusión sin evidencia clínica determinante en cuanto a la mortalidad o complicaciones.[37] Patanwala y cols., en un estudio de cohorte retrospectivo con 233 pacientes, mostraron una mayor mortalidad en los pacientes con TCE grave, en los cuales la succinilcolina era el paralizante elegido sobre el rocuronio.[38] Dado que la evidencia actual sigue siendo controversial, ambos fármacos son buenas alternativas para lograr condiciones de intubación óptimas dentro de la secuencia y la selección debería realizarse en base a la disponibilidad y contraindicaciones de cada uno.

VÍA AÉREA EN PACIENTES QUEMADOS

Los pacientes que están expuestos al humo, fuego o gases con alta temperatura a menudo requieren la intervención de la vía aérea, antes de que sea tarde. Muchas veces ingresan a la sala de emergencias conscientes y relatando lo ocurrido, pero tienen una vía potencialmente peligrosa. Se debe observar estrechamente y estar atentos a los signos clínicos tempranos de quemadura de vía aérea, como estridor laríngeo, disfonía, voz ronca, hollín en la boca y faringe, tos, hipoxia, sibilancias y taquipnea.[39,40]

Cuando se está frente a la intubación de un paciente quemado siempre se debe estar preparado para la eventual vía aérea quirúrgica.[39]

Respecto del agente inductor, la ketamina sería de utilidad por su efecto broncodilatador y estabilidad hemodinámica.[34]

Es necesario tener presente la posibilidad de usar succinilcolina como BNM solo en el período agudo debido a la posibilidad de hiperpotasemia. En días posteriores se recomienda el rocuronio.

VÍA AÉREA EN EL TRAUMATISMO CRANEOENCEFÁLICO GRAVE

Es la causa más frecuente de intubación en los pacientes traumatizados.[41] En los pacientes con TCE grave (GCS menor o igual a 8/15), su estado neurológico no permite mantener la vía aérea permeable ni una correcta ventilación, con riesgo de aumento de la PIC[42,43] por acumulación de $PaCO_2$, por lo que se encuentra indicada la realización de una vía aérea definitiva. Hay que tener presente que la utilización de medicación para la instrumentación de la vía aérea tiene como consecuencia la pérdida de la valoración clínica neurológica, por lo que es de vital importancia la evaluación pupilar antes del procedimiento.

La IOT debe ser cautelosa en el primer intento y debe realizarla un operador experimentado. Para el éxito en el primer intento es de gran utilidad la bujía.[27] Previamente, es crucial una correcta reanimación inicial para evitar la hipotensión e hipoxemia, ya que un solo episodio aumenta la morbimortalidad de estos pacientes.[13] Como no se cuenta con una medición confiable de la presión de perfusión cerebral (PPC) durante la reanimación inicial, se estima que ante una patología cerebral aguda existe una pérdida de la autorregulación cerebral, por lo que, incluso, se debe considerar mantener una tensión arterial media más elevada de lo habitual.[44]

Luego de la IOT, se debe monitorizar la ventilación de manera estricta. Si se dispone de su determinación, se recomienda mantener un valor de dióxido de carbono de final de espiración a volumen corriente (*end-tidal* CO_2, $ETCO_2$) entre 35-40 mm Hg.[43] La hiperventilación solo es una maniobra extrema ante el riesgo inminente de herniación cerebral que se puede realizar con datos clínicos duros, como anisocoria.[45]

> **!** En cuanto al uso de premedicación para disminuir la PIC durante el procedimiento, no se cuenta actualmente con evidencia científica para recomendarlo de forma sistemática.

La lidocaína intravenosa hoy no está recomendada,[46,47] pero resulta de utilidad su aplicación tópica para disminuir la respuesta simpática de la laringoscopia en la secuencia de intubación vigil.[48] El fentanilo podría utilizarse para atenuar la respuesta hemodinámica y como prevención del dolor para no generar aumentos de la PIC durante la maniobra, en dosis de 2-5 gammas/kg IV.[49-51] El esmolol a dosis de 1,5 mg/kg mantiene la estabilidad hemodinámica durante la IOT[52] y minimiza la respuesta simpática.[53,54] No existen estudios con esmolol en politraumatizados y tampoco sabemos si la supresión de la respuesta simpática podría tener un efecto deletéreo en el caso de shock hipovolémico concomitante.[49]

La **ketamina** es el inductor de elección en la gran mayoría de los casos. Está demostrado que los aumentos de la PIC no son clínicamente significativos e incluso pueden ser neutrales ante cambios en la PPC.[35] Además, tiene como ventaja un efecto analgésico, amnésico, ansiolítico y sedante con excelente perfil hemodinámico,[55,56] y presenta baja posibilidad de eventos adversos en pacientes neurocríticos.[57,58] El etomidato presenta un perfil hemodinámico más neutral y sería de elección en el TCE puro. En cambio, si el paciente presenta shock asociado a hemorragia, por ejemplo, es preferible la utilización de ketamina para aprovechar su efecto simpaticomimético.

En cuanto al **BNM**, podría utilizarse tanto succinilcolina como rocuronio. Está demostrado que las fasciculaciones que se producen con el uso de la succinilcolina no generan aumento de la PIC.[37,59] Una dosis de BNM para evitar la fasciculación debida a la succinilcolina no ha demostrado cambios en la PIC y tampoco la fasciculación posterior a la administración del fármaco. El rocuronio a dosis de 1,4 mg/kg genera excelentes condiciones de intubación, tiene un efecto rápido y es más duradero que la succinilcolina, por lo que al seleccionar este fármaco se debe tener presente que se perderá la posibilidad de la evaluación neurológica temprana posterior a la intubación.[36]

En los casos de lesión cervical concomitante, o su sospecha, es necesaria la correcta alineación manual durante la laringoscopia (MILS)[5,39] (véase **fig. 13-8B**). También resulta de utilidad la videolaringoscopia (VL hiperangulados) porque genera una menor movilización cervical.[60]

En el **cuadro 11-5** se propone la secuencia farmacológica para la intubación rápida de pacientes neurocríticos.

PUNTOS CLAVE

- El manejo avanzado de la vía aérea en pacientes traumatizados es difícil por definición.
- Nos podemos enfrentar a distintos escenarios, pero es de vital importancia evitar la hipotensión e hipoxemia de los tejidos, por lo que el algoritmo de atención debe ser CAB, con reanimación y preoxigenación adecuadas previo a la IOT, sobre todo en los pacientes neurocríticos.
- Se deben utilizar todos los dispositivos supraglóticos si son necesarios y tener en mente de forma temprana la posibilidad de la vía aérea quirúrgica.

AEROPERLAS

- Reanimación hemodinámica y preoxigenación adecuadas antes del manejo de la vía aérea.
- Uso de dispositivos facilitadores, como la bujía, posicionamiento en rampa a 30°, movilización bimanual de la laringe durante la laringoscopia y dispositivos supraglóticos.
- Maniobra MILS ante la sospecha de lesión cervical. Valoración del costo-beneficio de la movilización cervical durante la intubación.
- Vía aérea quirúrgica como plan latente (con reconocimiento de estructuras anatómicas en el momento de informar los planes de vía aérea).

REFERENCIAS

1. Weingart S. The psychologically difficult airway by george kovacs. [Internet]. EMCrit Project; 2017 [citado: marzo de 2023]. Disponible en: https://emcrit.org/?s=The+Psychologically+Difficult+Airway+by+George+Kovacs.
2. Brown CA III, Walls RM. The Trauma Patient. En: Brown CA III, Sakles JC, Mick N. The Walls Manual of Emergency Airway Management. Philadelphia: Wolters Kluwer; 2018.
3. De Jong A, Rolle A, Molinari N, et al. Cardiac arrest and mortality related to intubation procedure in critically ill adult patients: A multicenter cohort study. Crit Care Med 2018;46:532-9.
4. Heffner AC, Swords DS, Neale MN, et al. Incidence and factors associated with cardiac arrest complicating emergency airway management. Resuscitation 2013;84(11):1500-4.
5. Kovacs G, Sowers N. Airway Management in Trauma. Emerg Med Clin North Am 2018;36:61-84.
6. Weingart S. Podcast Laryngoscope as a Murder Weapon Series. Hemodynamic Kills [Internet] Podchaser. August 5, 2013 [citado: marzo de 2023]. Disponible en: https://www.podchaser.com/podcasts/emcrit-podcast-critical-care-a-41964/episodes/podcast-104-laryngoscope-as-a-3525005.
7. Qasim Z. First do no harm: rethinking our approach to intubation in trauma [Internet]. REBEL EM blog. June 10, 2019 [citado: marzo de 2023]. Disponible en: https://rebelem.com/first-do-no-harm-rethinking-our-approach-to-intubation-in-trauma/.
8. Rajajee V. Airway Safety in the Neurocritical Care Unit. En: Wartenberg K, Shukri K, Abdelhak T (eds). Neurointensive Care. Cham: Springer; 2015.
9. Weingart SD, Trueger NS, Wong N, et al. Delayed sequence intubation: a prospective observational study. Ann Emerg Med 2015;65:349-55.
10. Schellenberg M, Strumwasser A, Grabo D, et al. Delta shock index in the emergency department predicts mortality and need for blood transfusion in trauma patients. Am Surg 2018;83:1059-62.
11. Hudson AJ, Strandenes G, Bjerkvig CK, et al. Airway and ventilation management strategies for hemorrhagic shock: To tube or not to tube, that is the question! J Trauma Acute Care Surg 2018;84(6S Suppl 1):S77-82.
12. Weingart S. The HOP mnemonic and AirwayWorld.com Next week. [Internet]. EMCrit RACC2012 [citado: marzo de 2023]. Disponible en: https://emcrit.org/blogpost/hop-mnemonic/.
13. Chesnut RM, Marshall LF, Klauber MR, et al. The role of secondary brain injury in determining outcome from severe head injury. J Trauma 1993;34:216-22.
14. Davis DP, Dunford JV, Poste JC, et al. The impact of hypoxia and hyperventilation on outcome after paramedic rapid sequence intubation of severely head-injured patients. J Trauma 2004;57:1-8. discussion 8-10.
15. Sakles, Chiu S, Mosier J, et al. The importance of first pass success when performing orotracheal intubation in the emergency department. Acad Emerg Med 2013;20(1):71-8.
16. Bhattacharjee S, Maitra S, Baidya DK. a comparison between video laryngoscopy and direct laryngoscopy for endotracheal intubation in the emergency department: a meta-analysis of randomized controlled trials. J Clin Anesth 2018;47:21-6.
17. Durga P, Yendrapati C, Kaniti G, et al. Effect of rigid cervical collar on tracheal intubation using airtraq. Indian J Anaesth 2014;58(4):416-22.
18. Smith KA, High K, Collins SP, et al. A preprocedural checklist improves the safety of emergency department intubation of trauma patients. Acad Emerg Med 2015;22(8):989-92.
19. Weingart SD, Levitan RM. Preoxygenation and prevention of desaturation during emergency airway management. Ann Emerg Med 2012;59:165-75.
20. Dixon B, Dixon J, Carden J, et al. Preoxygenation is more effective in the 25 degrees head-up position than in the supine position in severely obese patients: a randomized controlled study. Anesthesiology 2005;102(6):1110-5.
21. Khandelwal N, Khorsand S, Mitchell SH, et al. Head-elevated patient positioning decreases complications of emergent tracheal intubation in the ward and intensive care unit. Anesth Analg 2016;122(4):1101-7.
22. Semler MW, Janz DR, Russell DW, et al. A Multicenter, randomized trial of ramped position vs sniffing position during endotracheal intubation of critically ill adults. Chest 2017;152(4):712-22.
23. Agbeko RS, Pearson S, Peters MJ, et al. Intracranial pressure and cerebral perfusion pressure responses to head elevation changes in pediatric traumatic brain injury. Pediatr Crit Care Med 2012;13:e39-47.
24. Blissitt PA, Mitchell PH, Newell DW, et al. Cerebrovascular dynamics with head-of-bed elevation in patients with mild or moderate vasospasm after aneurysmal subarachnoid hemorrhage. Am J Crit Care 2006;15:206-16.
25. Driver B, Prekker M, Klein L, et al. Effect of use of a bougie vs endotracheal tube and stylet on first-attempt intubation success among patients with difficult airways undergoing emergency intubation: a randomized clinical trial. JAMA 2018;319(21):2179-89.
26. Frerk C, Mitchell VS, McNarry AF, et al. Difficult Airway Society 2015 guidelines for management of unanticipated difficult intubation in adults. Br J Anaesth 2015;115(6):827-48.
27. Driver B, Dodd K, Klein LR, et al. The bougie and first-pass success in the emergency department. Ann Emerg Med 2017;70(4):473-8.e1.
28. Mosier JM, Joshi R, Hypes C, et al. The physiologically difficult airway. WJEM 2015;16(7):1109-17.
29. Pavlov I, Medrano S, Weingart S. Apneic oxygenation reduces the incidence of hypoxemia during emergency intubation: a systematic review and meta-analysis. Am J Emerg Med 2017;35(8):1184-9.
30. Binks MJ, Holyoak RS, Melhuish TM, et al. Apneic oxygenation during intubation in the emergency department and during retrieval: a systematic review and meta-analysis. Am J Emerg Med 2017;35(10):1542-6.
31. Oliveira L, Cabrera D, Barrionuevo P, et al. Effectiveness of apneic oxygenation during intubation: a systematic review and meta-analysis. Ann Emerg Med 2017;70(4):483-94.
32. Hwang J, Park S, Huh J, et al. Optimal external laryngeal manipulation: modified bimanual laryngoscopy. Am J Emerg Med 2013;31(1):32-6.
33. Bourgoin A, Albanese J, Wereszczynski N, et al. Safety of sedation with ketamine in severe head injury patients: comparison with sufentanil. Crit Care Med 2003;31:711-7.
34. Brown CA III, Sakles JC, Mick N. The Walls Manual of Emergency Airway Management. Philadelphia: Wolters Kluwer; 2018.
35. Zeiler FA, Teitelbaum J, West M, et al. The ketamine effect on ICP in traumatic brain injury. Neurocrit Care 2014;21(1):163-73.

36. Tran DTT, Newton EK, Mount VAH, et al. Rocuronium vs. succinylcholine for rapid sequence intubation: a Cochrane systematic review. Anaesthesia 2017;72:765-77.
37. Kovarik WD, Mayberg TS, Lam AM, et al. Succinylcholine does not change intracranial pressure, cerebral blood flow velocity, or the electroencephalogram in patients with neurologic injury. Anesth Analg 1994;78:469-73.
38. Patanwala AE, Erstad BL, Roe D, et al. Succinylcholine is associated with increased mortality when used for rapid sequence intubation of severely brain injured patients in the emergency department. Pharmacotherapy 2016;36(1):57-63.
39. Cabrera J, Auerbach JS, Merelman AH, et al. The high-risk airway. Emerg Med Clin North Am 2020;38:401-17.
40. Sabri A, Dabbous H, Dowli A, et al. The airway in inhalational injury: diagnosis and management. Ann Burns Fire Disasters 2017;30:24-9.
41. Brown CA III, Bair AE, Pallin DJ, et al. Techniques, success, and adverse events of emergency department adult intubations. Ann Emerg Med 2015;65(4):363-70.e1.
42. Mobbs RJ, Stoodley MA, Fuller J. Effect of cervical hard collar on intracranial pressure after head injury. ANZ J Surg 2002;72(6):389-91.
43. Dumont TM, Visioni AJ, Rughani AI, et al. Inappropriate prehospital ventilation in severe traumatic brain injury increases in-hospital mortality. J Neurotrauma 2010;27(7):1233-41.
44. Enevoldsen EM, Jensen FT. Autoregulation and CO_2 responses of cerebral blood flow in patients with acute severe head injury. J Neurosurg 1978;48:689-703.
45. Godoy DA, Seifi A, Garza D, et al. Hyperventilation therapy for control of posttraumatic intracranial hypertension. Front Neurol 2017;8:250.
46. Lin CC, Yu JH, Lin CC, et al. Postintubation hemodynamic effects of intravenous lidocaine in severe traumatic brain injury. Am J Emerg Med 2012;30:1782-7.
47. Robinson N, Clancy M. In patients with head injury undergoing rapid sequence intubation, does pretreatment with intravenous lignocaine/lidocaine lead to an improved neurological outcome? A review of the literature. Emerg Med J 2001;18:453-7.
48. Hamaya Y, Dohi S. Differences in cardiovascular response to airway stimulation at different sites and blockade of the responses by lidocaine. Anesthesiology 2000;93:95-103.
49. Bucher J, Koyfman A. Intubation of the neurologically injured patient. J Emerg Med 2015;49(6):920-7.
50. Dahlgren N, Messeter K. Treatment of stress response to laryngoscopy and intubation with fentanyl. Anaesthesia 1981;36:1022-6.
51. Cork RC, Weiss JL, Hameroff SR, et al. Fentanyl preloading for rapid-sequence induction of anesthesia. Anesth Analg 1984;63:60-4.
52. Singh H, Vichitvejpaisal P, Gaines GY, et al. Comparative effects of lidocaine, esmolol, and nitroglycerin in modifying the hemodynamic response to laryngoscopy and intubation. J Clin Anesth 1995;7:5-8.
53. Chung KS, Sinatra RS, Halevy JD, et al. A comparison of fentanyl, esmolol, and their combination for blunting the haemodynamic responses during rapid-sequence induction. Can J Anaesth 1992;39:774-9.
54. Ugur B, Ogurlu M, Gezer E, et al. Effects of esmolol, lidocaine and fentanyl on haemodynamic responses to endotracheal intubation: a comparative study. Clin Drug Invest 2007;27:269-77.
55. Mayberg TS, Lam AM, Matta BF, et al. Ketamine does not increase cerebral blood flow velocity or intracranial pressure during isoflurane/nitrous oxide anesthesia in patients undergoing craniotomy. Anesth Analg 1995;81:84-9.
56. Jabre P, Combes X, Lapostolle F, et al. Etomidate versus ketamine for rapid sequence intubation in acutely ill patients: a multicentre randomised controlled trial. Lancet 2009;374:293-300.
57. Wang X, Ding X, Tong Y, et al. Ketamine does not increase intracranial pressure compared with opioids: meta-analysis of randomized controlled trials. J Anesth 2014;28:821-7.
58. Cohen L, Athaide V, Wickham ME, et al. The effect of ketamine on intracranial and cerebral perfusion pressure and health outcomes: a systematic review. Ann Emerg Med 2015;65:43-51.
59. Brown MM, Parr MJ, Manara AR. The effect of suxamethonium on intracranial pressure and cerebral perfusion pressure in patients with severe head injuries following blunt trauma. Eur J Anaesthesiol 1996;13:474-7.
60. Austin N, Krishnamoorthy V, Dagal A. Airway management in cervical spine injury. Int J Crit Illn Inj Sci 2014;4(1):50-6.

Conceptos bioéticos en el manejo de la vía aérea en emergencias

26

Nazareno Galvalisi y Agustín Julián-Jiménez

OBJETIVOS

- Comprender la importancia de la bioética en la actividad profesional.
- Aplicar conceptos bioéticos en la toma de decisiones en el manejo de vía aérea en situaciones de emergencia.

"Urgencia es falta de tiempo. Y la falta de tiempo obliga a simplificar los procesos de toma de decisiones. Cosas que en situaciones normales no pueden ni deben considerarse correctas, en los casos de urgencia resultan preceptivas. Esta es la peculiaridad de la ética de las urgencias".

Diego Gracia[1]

INTRODUCCIÓN

Los departamentos de emergencia tienen como pilar fundamental y fundacional brindar los cuidados que requiere cada paciente en forma inmediata, de acuerdo con su nivel de gravedad y en el mismo lugar donde se encuentre, ya sea en su domicilio, la calle o una sala de reanimación, con la finalidad de intentar preservar la vida o disminuir las secuelas. Los conceptos de accesibilidad, eficacia, calidad y continuidad son inherentes a este proceso. Este tipo de actividad condiciona el uso de las capacidades, habilidades y competencias del profesional, y exige una adecuada preparación técnica y psicológica fundamentada en procedimientos aprendidos y entrenados, además de una reflexión ética, también entrenada, que permita una toma de decisiones rápida y de la forma más adecuada.[2]

Un estudio realizado por Rubí en 2001 evidenció que era frecuente la actitud de aplicar medidas de intubación e inicio de la ventilación mecánica en todas las situaciones de fracaso respiratorio e incluso en escenarios que entran en el terreno de la futilidad, como el estado vegetativo permanente.[3]

> **!** En una emergencia, la mejor opción de tratamiento debe otorgar al paciente el mayor beneficio general y el deber inicial del personal de urgencias es el de prolongar la vida y no acelerar la muerte, sin embargo, hay situaciones en las que el alivio del sufrimiento es un objetivo más apropiado.[4]

En 2002, el Instituto Picker,[5] en colaboración con pacientes y familiares, identificó las características de los cuidados que, desde la perspectiva del paciente, indican una atención médica segura y de alta calidad; estos son:

- Respeto por los valores, preferencias y necesidades expresadas.
- Coordinación e integración de cuidados.
- Información, comunicación y educación.
- Comodidad física, especialmente el manejo óptimo del dolor.
- Apoyo emocional y alivio del miedo y la ansiedad.
- Participación de amigos y familiares, cuando corresponda.
- Continuidad de la atención, incluidas las transiciones de atención.
- Acceso oportuno a la atención.

El profesional de emergencias desarrolla su actividad en un proceso de múltiples etapas que inician con el primer contacto con el paciente e involucran, luego de la adecuada anamnesis y examen físico, el diagnóstico, pronóstico y eventual tratamiento hasta su implementación y la evaluación de sus resultados. En cada una de estas etapas se presentan alternativas, las cuales son seleccionadas por el médico con el fundamento del "mejor resultado". Este concepto no está influenciado solo por aspectos puramente "técnicos", sino también por otros "personales y emocionales" del paciente, del médico y el entorno. Cuando resulta complejo identificar "lo mejor", nos encontramos frente a un dilema ético-clínico.[6]

De acuerdo con lo dicho por Potter, podemos definir a la bioética como una vía para ayudar a los semejantes y propiciar su realización plena como personas, brindando soluciones razonadas y defendibles de índole moral.

IMPORTANCIA DE LOS VALORES Y PRINCIPIOS

La medicina actual, alejada del paternalismo, se caracteriza por la generación de "sociedades" entre los profesionales y los pacientes y sus familiares o allegados con un fin común, que es resolver la situación de salud de la mejor forma para el paciente. Así, cada paciente y sus familias o amigos posee un papel activo en la toma de decisiones sobre el cuidado.

La sociedad actual se caracteriza por una pluralidad de valores, donde las personas tienen una gama de creencias diferentes que resultan importantes para cada una de ellas.

Los valores son estándares a través de los cuales juzgamos el comportamiento humano. Son reglas morales que promueven aquellas cosas o actos que consideramos buenos y evitan, o al menos minimizan al máximo posible, aquellas que se definen como malas.[7]

> ! Hay ciertos valores que han sido globalmente aceptados por la comunidad médica y la sociedad en general. Aunque el modelo principialista actualmente se discute y se amplía por modelos más extensivos y abarcativos, como el de la UNESCO, esto no ha afectado su aplicación en el proceso de la atención sanitaria. El respeto por la voluntad de la persona (autonomía), el de la búsqueda del bien (beneficencia) y el de evitar el mal (no maleficencia) son inherentes a toda la actividad médica.[7]

MOMENTOS DE FIN DE VIDA

> ! Los médicos de urgencias deben ser capaces de identificar a los pacientes que se acercan al final de la vida (por cualquier causa), tanto en una situación de emergencia como en la que no lo es. Se debe consultar de forma rutinaria al paciente y su familia si han tenido diálogos respecto del tema y si poseen algún tipo de planificación sobre esta situación.[4]

Las decisiones que se toman en los momentos finales de la vida involucran a personas que se encuentran seriamente enfermas y generan un impacto directo sobre el lugar y momento de la muerte, pero también sobre la forma, lo que puede afectar gravemente valores individuales como su propia dignidad.[8]

Ante un paciente que no está en condiciones de elegir, los equipos de salud deben realizar los mayores y mejores esfuerzos a través del diálogo con la familia y los allegados para tomar decisiones que sean consistentes y fundamentadas en los valores, creencias personales y deseos del paciente, de manera que se priorice lo que este realmente hubiera decidido.

Se puede obtener una respuesta operativa preguntando a los pacientes cuál es el objetivo de su tratamiento y por qué quieren intervenciones específicas. La pregunta subyacente debe ser: "¿Cuál es el resultado deseado por el paciente para esta atención médica?". Las respuestas de los pacientes representan resultados concretos. En pacientes incompetentes se debe consultar a un sustituto para poder expresar esto. Es primordial evitar la coerción. Sin preguntar no hay forma de saber qué desea el paciente.[7]

DEFINICIONES

Los profesionales que desarrollan su actividad en áreas de emergencias deben conocer ciertos conceptos con precisión, ya que es habitual enfrentarse a situaciones donde estos son fundamentales y necesarios.

Adecuación del esfuerzo terapéutico

Es un concepto donde se definen y realizan las prácticas relacionadas con las necesidades globales de cada persona resultantes del encuentro y el diálogo participativo entre médicos y pacientes y sus familiares o allegados (en caso de incompetencia del paciente), basados en el respeto y la confianza mutua. No significa "dejar de hacer" o no "hacer nada", sino realizar otro tipo de prácticas a las habitualmente mecanizadas y protocolizadas desde los aspectos puramente "técnicos".[8] Además de ser un sinónimo de buena práctica médica, es la materialización de un uso racional y equitativo de los recursos.

Directivas anticipadas

Son aquellas declaraciones de voluntad de una persona, donde esta expresa sus deseos y decisiones ante determinados actos médicos, los cuales, en determinadas circunstancias o no, son rechazados con antelación. Este documento voluntario debe ser redactado en pleno uso las facultades mentales del individuo, con el objeto de que surta efecto cuando este no pueda expresar su voluntad, y debe ser respetado por los profesionales. En otras palabras, se trata de una declaración de voluntad que hace un individuo para que se respete su voluntad cuando quede privado de su capacidad. Desde el punto de vista ético, existe también la posibilidad de "designar a la persona o personas que han de expresar el consentimiento para los actos médicos y para ejercer la curatela". Esto es sumamente útil, ya que el sujeto al momento de redactar las directivas anticipadas solo puede prever algunas de las situaciones en las que eventualmente pueda verse comprometido; en cambio, si designa a una persona para que exprese el consentimiento, se abre un espectro muy amplio de posibilidades.

Toda directiva anticipada puede ser revocada por la persona en cualquier momento, en consecuencia, se debe respetar la voluntad de quien ha dejado instrucciones previas, pero que al momento de ingresar a un centro de salud lúcido y capaz decide dejarlas sin efecto o establecer otras.[9]

Eutanasia

El concepto de eutanasia debe quedar restringido a aquella situación en la que, con la finalidad de provocar la muerte de la persona con una enfermedad incurable o intratable, un profesional, ante el requerimiento del paciente, le administra una sustancia en dosis tóxica. Esta definición excluye aquellas situaciones donde no existe intencionalidad de causar la muerte ni la abstención de prácticas o procedimientos.

El concepto de eutanasia pasiva debe ser descartado, ya que puede incluir prácticas que nada tienen que ver con la intencionalidad de acortar la vida, sino con asegurar una muerte digna, como son el control y el alivio de los síntomas que generan sufrimiento, adecuando el esfuerzo terapéutico a cada persona en particular.[8]

Futilidad

La definición de futilidad se basa en conceptos cuantitativos y cualitativos. Así, un tratamiento es fútil cuando los conocimientos empíricos muestran una probabilidad de éxito menor del 1% o cuando el tratamiento conduce solo a preservar un estado de inconsciencia permanente o no consigue acabar con la dependencia total de los cuidados de sostén. Existen aspectos tanto cuantitativos como cualitativos de la futilidad:

- Futilidad fisiológica: no producir ninguna respuesta fisiológica.
- Futilidad por fallecimiento inminente: no evitar la muerte en un futuro muy cercano.
- Futilidad por condición letal: no afectar a una condición letal subyacente que provocará la muerte en un futuro no muy lejano.
- Futilidad cualitativa: no conducir a una calidad de vida aceptable.[10]

Todo esto es difícil de evaluar en una situación de emergencia, pero desde un punto de vista estrictamente médico puede definirse como todo procedimiento o tratamiento del que, razonablemente, no puede esperarse que alcance sus objetivos fisiológicos. Y desde el punto de vista ético cuando no ofrece una esperanza razonable de beneficio al enfermo, supone una carga gravosa para él, su familia y la sociedad, y solo retrasa la muerte y prolonga la agonía. Estas prácticas no necesitan ser ofrecidas ni iniciadas.

TOMA DE DECISIONES

> **!** El concepto fundacional, y para algunos su obligación, de la medicina de emergencias de mantener la vida como interés primordial del paciente lleva con frecuencia a no considerar el perjuicio que se provoca a aquellas personas con mal pronóstico o mala calidad de vida previa. Este concepto debe ser adecuado a cada situación y paciente en particular. Así, las medidas terapéuticas que desde el principio no pueden conseguir el objetivo (futilidad terapéutica) no debieran ser iniciadas, así como tampoco aquellas medidas extraordinarias y desproporcionadas para conseguir un fin imposible.

La dificultad está en definir cuáles son estas medidas y las situaciones que las contraindican, éticamente hablando, ya que la emergencia tiene que ajustarse al caso concreto (individuo y situación) para considerarlas.[2]

En la práctica diaria habitual, al profesional de emergencias le es muy difícil contar con información suficiente en tiempo y forma para actuar de acuerdo con el concepto de bienestar del paciente y el respeto por su autonomía moral. El concepto de bienestar, entendido como lo que es mejor para un paciente concreto, se fundamenta no solo en la situación médica, sino también –y sobre todo– en los propios fines y valores del paciente. En este sentido, preservar o mantener la vida no es siempre ni necesariamente un beneficio para el paciente; estará en función del tipo de vida que se va a mantener y de la valoración que el paciente haga realmente de ella.[11]

En caso de no contar con esos datos, es necesario utilizar el concepto del mejor interés, es decir, lo que la comunidad científica y la sociedad en general entenderían que es lo mejor para esa persona, en ese momento y en esa situación, tanto para iniciar el sostén vital como para permitirle morir dignamente.[2]

Entre lo que debería hacerse y lo que está de más desde lo técnico o entre lo que moralmente se debe hacer y se debe omitir, no existe una línea divisoria clara y mucho menos precisa. No hay una fórmula exacta que nos permita eludir las responsabilidades de ponderar una cantidad de eventos y circunstancias para decidir con relativa certeza.[12]

Proporcionalidad y ordinariedad

Al abordar la proporcionalidad, o no, de los actos médicos resulta importante conocer la teoría elaborada por Calipari, a partir de la Doctrina del Magisterio de la Fe. La proporcionalidad, o no, de un medio de conservación de la vida se basará en si es adecuado desde un punto de vista "técnico", siguiendo algunos criterios fundamentales, como eficacia para la patología, adaptada a las condiciones del paciente en particular, con menores riesgos y efectos adversos. Se debería evaluar también su disponibilidad. A esto se suma la evaluación subjetiva (del paciente o sus allegados) de la ordinariedad. Un método ordinario es aquel que el paciente considera pasible de que se le realice, teniendo en cuenta los posibles efectos secundarios, riesgos y padecimientos tanto físicos como emocionales. Aquellos que exigen un esfuerzo incapaz de cumplir, dolor o sufrimiento insoportable, efectos secundarios no tolerables y le generan un costo o un esfuerzo excesivo para lograr el medio resultan no ordinarios. También lo es cuando le impide a la persona el cumplimiento de sus deberes morales.[13]

Cruzando estas variables se alcanza la siguiente clasificación teórica de los medios de conservación de la vida (**cuadro 26-1**):

- Medios proporcionados y ordinarios.
- Medios proporcionados y extraordinarios.
- Medios desproporcionados y ordinarios.
- Medios desproporcionados y extraordinarios.

Toma de decisiones compartidas

La toma de decisiones compartidas es un imperativo ético que genera desafíos mayores en la medicina de emergencias, donde los profesionales no tienen a menudo una relación previamente establecida con los pacientes. Este proceso colaborativo entre los pacientes, sus sustitutos y los médicos permite la toma de decisiones conjunta, basada en la mejor evidencia científica disponible asociada a las metas, valores y preferencias del paciente. Este proceso tiene cuatro características fundamentales:[14,15]

- Involucra al médico y al paciente.
- El intercambio de información es un prerrequisito.
- Ambos participantes toman medidas para lograr un consenso.
- Se toma una decisión de tratamiento y ambas partes están de acuerdo.

El diálogo abierto y cuidadoso con el paciente (o sus familiares o allegados en caso de incompetencia) debe estar idealmente liderado por los profesionales de mayor experiencia, y resulta

Cuadro 26-1. Clasificación de los medios de conservación de la vida

Evaluación objetiva (profesional)	Evaluación subjetiva (paciente)	Legalidad bioética	Accionar
Proporcionado	Ordinario	Sin dilema	Instaurar medidas
Proporcionado	Extraordinario	Dilema	Evaluar capacidad-respetar autonomía
Desproporcionado	Ordinario	Dilema	Comité de Bioética/derivar/ objeción de conciencia
Desproporcionado	Extraordinario	Sin dilema	Asegurar cuidados paliativos

fundamental asegurar que el cambio del objetivo del tratamiento llevará al cuidado paliativo y reconfortante de los síntomas, lo que debiera ser una fuente de consuelo.[16]

Modelo para la toma rápida de decisiones

Existen múltiples modelos para el análisis de los dilemas éticos, los cuales suelen poseer dos fases: una descriptiva inicial y una posterior de juicio, más allá de la corriente ético-filosófica utilizada. Los más reconocidos son el de la casuística, los propuestos por Thomasma y Pellegrino, James Drane, Diego Gracia, Bernart Lo y Verónica Anguita. Aunque su análisis excede a este capítulo, cada uno se sustenta en un pensamiento ético-filosófico y son diversos entre sí, ya que algunos se centran en ciertos elementos que son dejados de lado por otros.[17]

Entre ellos existen dos grandes posiciones: los modelos basados en principios que afirman que lo importante es la teoría y las normas, y los casuísticos que centran el análisis en las circunstancias concretas de cada caso.[3]

Uno de los motivos más fuertes de la provisión de atención inútil es que para el médico a menudo es el camino más fácil, ya que implica "hacer lo que siempre hemos hecho", "tratar la enfermedad". Otros impulsores son el crecimiento de la autonomía del paciente, junto con la información poco realista de los resultados de algunas intervenciones médicas y el temor a las demandas. Sin embargo, el camino más fácil no siempre es el camino correcto.[16]

El cambio de pensamiento puede verse favorecido si se pregunta "¿Funcionará la intervención?" y no "¿Vale la pena la intervención?".

En la búsqueda de generar una herramienta que ayude a los médicos de emergencias en la toma de decisiones en ámbitos de falta de tiempo o también de recursos, Iserson[18] propuso un modelo para la toma rápida de decisiones.

Paso 1. Existencia de precedentes. Al igual que con las prácticas "técnicas", donde los médicos se entrenan y preparan para las situaciones más frecuentes, debería existir una formación y preparación para los dilemas éticos más frecuentes. Esto requiere anticipación, planificación, estudio y discusión previa.

Paso 2. Si no hay precedentes en los que basar sus acciones, pueden idear una estrategia de manejo (**fig. 26-1**):

- Comprar tiempo: ¿se puede ganar tiempo sin afectar la seguridad del paciente?
- Regla de imparcialidad: ¿qué haría si yo fuera el paciente?
- Regla de la universalidad: ¿esta acción es correcta en todos los casos o situaciones similares?
- Justificación interpersonal: ¿puedo defender ante los demás las acciones propuestas para resolver este dilema ético?

Como ya hemos mencionado, no existen reglas completamente efectivas ni certeras para lograr la mejor resolución del dilema. Debemos recordar que nuestra meta es lograr el mayor beneficio general para el paciente, y evitar tomar medidas o generar procedimientos fútiles.

La medicina de emergencias surgió por la necesidad de que los pacientes accedieran a una atención médica de alta calidad en situaciones agudas. Su historia y sus bases se centran en lo mejor para el paciente.

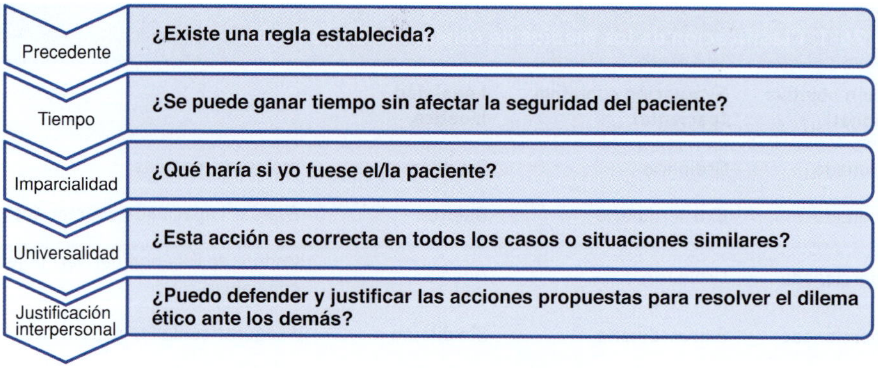
Precedente
¿Existe una regla establecida?
Tiempo
¿Se puede ganar tiempo sin afectar la seguridad del paciente?
Imparcialidad
¿Qué haría si yo fuese el/la paciente?
Universalidad
¿Esta acción es correcta en todos los casos o situaciones similares?
Justificación interpersonal
¿Puedo defender y justificar las acciones propuestas para resolver el dilema ético ante los demás?

Fig. 26-1. Estrategia de actuación en caso de no haber precedentes.

> ! Aunque el camino por delante presenta muchos desafíos, el contexto actual exige a los profesionales en emergencias uno muy importante: maximizar el respeto por la autonomía de los pacientes.[19]

PAPEL DE LOS COMITÉS DE BIOÉTICA

Los Comités de Bioética son un cuerpo de personas establecido y asignado con el propósito de deliberar y argumentar racionalmente sobre los dilemas de orden moral que se presentan en el campo de las ciencias de la vida y la salud, con el horizonte puesto en la protección de la dignidad y derechos de las personas, amparando tanto el respeto por los derechos de los pacientes, así como también los intereses legítimos de las instituciones y los trabajadores de la salud. Son ámbitos de reflexión plural, interdisciplinario y democrático, conformado por profesionales y personas vinculadas y ajenas al ámbito de la salud. Habitualmente participan médicos, enfermeros, trabajadores sociales, administrativos, personal de servicios complementarios, abogados, filósofos, antropólogos, sociólogos, bioeticistas y representantes de culto, entre otros, y resulta fundamental la participación de representantes de la comunidad y de los pacientes.[20] Sus funciones han sido definidas en 2005 a través de la Declaración Universal de Bioética y Derechos Humanos de la UNESCO,[21] entre las que se destacan:

- Prestar asesoramiento sobre problemas éticos en contextos clínicos.
- Evaluar los adelantos de la ciencia y la tecnología, formular recomendaciones y contribuir a la preparación de orientaciones.
- Fomentar el debate, la educación y la sensibilización del público sobre la bioética, así como su participación al respecto.

Aunque estos poseen (o debieran poseer) alternativas para la evaluación de casos *ad-hoc*, desafortunadamente no siempre se logra la inmediatez requerida por los profesionales de emergencias para resolver situaciones críticas.

Con la necesidad de generar una bioética proactiva desde los departamentos de emergencias, resulta fundamental lograr una interacción entre estos y los Comités de Bioética, estimulando a emergentólogos a participar de los Comités y a estos a conocer las particularidades y matices de la medicina de emergencias. Estimular a los profesionales a solicitar una consulta ética temprana a pesar de que la situación inicial se haya superado es un punto de partida que se debe sustentar con la educación, preparación y planificación, que deben ser un objetivo y no un desafío.[22]

Algunas recomendaciones para desarrollar son:

- Disponibilidad de un “asesor o interconsultor bioético”.
- Formación de médicos emergentólogos como referentes en bioética para su servicio.
- Desarrollo de herramientas educativas específicas.
- Desarrollo de lineamientos y protocolos.

PUNTOS CLAVE

- La formación de los médicos de emergencias para la resolución de dilemas bioéticos debe ser un objetivo primordial en los servicios, del mismo modo que se capacita o entrena para la toma de decisiones en una situación de vía aérea difícil, paro cardíaco o convulsiones.
- El profesional debe conocer los principios básicos de la bioética para poder resolver los más frecuentes de la mejor manera y comunicar y documentar tales decisiones.

REFERENCIAS

1. Gracia D. La ética en las situaciones trágicas. EIDON 2016;46:70-Disponible en: 10.13184/eidon.46.2016.70-82 [consultado: agosto 2023].
2. Casado MI. Ética en la atención de emergencias: en busca una preparación ética deliberada. EIDON 2016;45:2-17.
3. Gómez Rubí JA, Gómez Company JA, Sanmartín Monzó JL y cols. Conflictos éticos en la instauración de la ventilación mecánica: análisis de la actitud de profesionales de cuidados críticos, emergencia y estudiantes. Rev Clin Esp 2001;201(7):371-7.
4. European Recommendations for End-of-Life Care for Adults in Emergency Departments [Internet]. EuSEM 2017 [consultado: agosto 2023]. Disponible en: https://eusem.org/wp-content/uploads/2017/10/EuSEM-Recommendations-End-of-life-care-in-EDs-September2017.pdf.
5. Jenkinson C, Coulter A, Bruster S, et al. Patients' experiences and satisfaction with health care: results of a questionnaire study of specific aspects of care. Qual Saf Health Care 2002;11(4):335-9.
6. Ekmekci PE, Arda B. Enhancing John Rawls's theory of justice to cover health and social determinants of health. Acta Bioeth 2015;21(2):227-36.
7. Iserson KV. Principles of biomedical ethics. Emerg Med Clin North Am 1999;17(2):283-306.
8. Maglio I. Comités de Bioética. DELS. Ministerio de Salud República Argentina [Internet]. MINSAL 2017 [citado: marzo 2022]. Disponible en: https://salud.gob.ar/dels/entradas/comites-de-bioetica.
9. Lamm E. Directivas médicas anticipadas. DEL. Ministerio de Salud, República Argentina [Internet]. MINSAL 2017 [citado: marzo 2022]. Disponible en: https://salud.gob.ar/dels/entradas/directivas-medicas-anticipadas.
10. Marco CA, Larkin GL, Moskop JC, et al. Determination of "futility" in emergency medicine. Ann Emerg Med 2000;35(6):604-12.
11. Barbero Gutiérrez J, Romeo Casabona C, Gijón P y cols. Limitación del esfuerzo terapéutico. Medicina Clínica (Barc) 2001;117(5):586-94.
12. Prat E. Decisiones prudenciales ante enfermedades terminales. El caso de la hidratación y alimentación artificial [Internet]. Jornada de Bioética. Pamplona, 23 de mayo de 2009 [citado: marzo 2022]. Disponible en https://www.unav.edu/web/unidad-de-humanidades-y-etica-medica/material-de-bioetica/decisiones-prudenciales-ante-enfermedades-terminales.
13. Bustamante M. Limitación terapéutica y conflictos éticos. Proporcionalidad. Revista Argentina de Medicina Respiratoria 2006;3:147-51.
14. Kraus CK, Marco CA. Shared decision making in the ED: ethical considerations. Am J Emerg Med 2016;34(8):1668-72.
15. Charles C, Gafni A, Whelan T. Shared decision-making in the medical encounter: what does it mean? (or it takes at least two to tango). Soc Sci Med 1997;44(5):681-92.
16. O'Connor AE, Winch S, Lukin W, et al. Emergency medicine and futile care: Taking the road less travelled. Emerg Med Australas 2011;23(5):640-3.
17. López Barreda R. Modelos de análisis de casos en ética clínica. Acta Bioeth 2015;21(2):281-90.
18. Iserson KV. The rapid ethical decision-making model: critical medical interventions in resource-poor environments. Camb Q Healthc Ethics 2011;20(1):108-14.
19. Hess EP, Grudzen CR, Thomson R, et al. Shared decision-making in the emergency department: respecting patient autonomy when seconds count. Acad Emerg Med 2015;22(7):856-64.
20. Maglio I, Wierzba S, Belli L, et al. El derecho en los finales de la vida y el concepto de muerte digna. Rev Am Med Respir 2016;16(1):71-7.
21. UNESCO. Declaración Universal sobre Bioética y Derechos Humanos [Internet]. UNESCO. 2005 [citado: marzo de 2022]. Disponible en: https://unesdoc.unesco.org/ark:/48223/pf0000146180_spa.
22. Baker EF, Geiderman JM, Kraus CK, et al. The role of hospital ethics committees in emergency medicine practice. J Am Coll Emerg Physicians Open 2020;1(4):403-7.

Índice analítico

Los números de página seguidos de una "c" indican un cuadro y los seguidos de una "f" una figura.

A

B

C

D

E

F

G

H

I

K

L

U

V